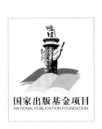

U0177150

中国中药资源大典

资源大典

江西德兴卷

3

黄璐琦 / 总主编

陈武军　曹　岚 / 主　编

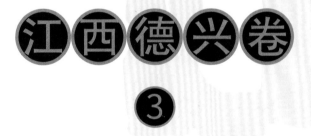

北京科学技术出版社

图书在版编目（CIP）数据

中国中药资源大典 . 江西德兴卷 . 3 / 陈武军，曹岚主
编 . — 北京 : 北京科学技术出版社，2023.3
ISBN 978-7-5714-2699-6

Ⅰ . ①中… Ⅱ . ①陈… ②曹… Ⅲ . ①中药资源－资
源调查－德兴 Ⅳ . ①R281.4

中国版本图书馆 CIP 数据核字（2022）第 253425 号

责任编辑： 侍　伟　李兆弟　尤竞爽
责任校对： 贾　荣
图文制作： 樊润琴
责任印制： 李　茗
出 版 人： 曾庆宇
出版发行： 北京科学技术出版社
社　　址： 北京西直门南大街16号
邮政编码： 100035
电　　话： 0086-10-66135495（总编室）　0086-10-66113227（发行部）
网　　址： www.bkydw.cn
印　　刷： 北京博海升彩色印刷有限公司
开　　本： 889 mm×1 194 mm　　1/16
字　　数： 1 214千字
印　　张： 54.75
版　　次： 2023年3月第1版
印　　次： 2023年3月第1次印刷
ISBN 978-7-5714-2699-6

定　　价： 790.00元

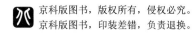

被子植物

豆科 Leguminosae 合萌属 Aeschynomene

合萌

Aeschynomene indica Linn.

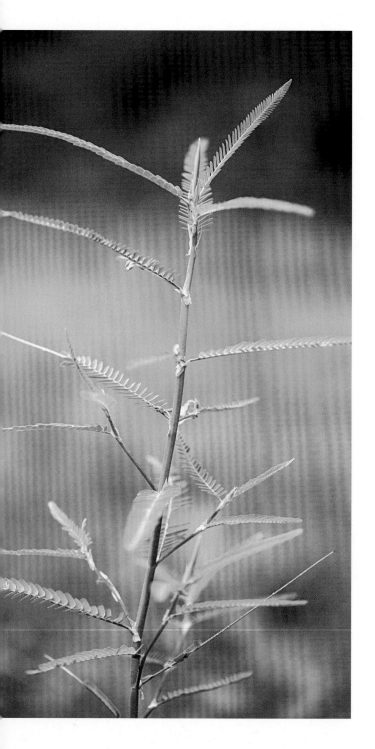

| 植物别名 |

禾镰草、田皂角。

| 药 材 名 |

合萌（药用部位：全草或地上部分）、梗通草（药用部位：茎的木部）、合萌根（药用部位：根）、合萌叶（药用部位：叶）。

| 形态特征 |

一年生亚灌木状草本，高 30 ~ 100 cm，无毛。羽状复叶；小叶超过 20 对，矩圆形，长 0.3 ~ 0.8 cm，宽 0.1 ~ 0.3 cm，先端圆钝，有短尖头，基部圆形，无小叶柄；托叶膜质，披针形，长约 1 cm，先端锐尖。总状花序腋生，花少数，总花梗有疏刺毛，有黏质；膜质苞片 2，边缘有锯齿；花萼二唇形，上唇 2 裂，下唇 3 裂；花冠黄色带紫纹，旗瓣无爪，翼瓣有爪，较旗瓣稍短，龙骨瓣较翼瓣短；子房无毛，有子房柄。荚果条状矩圆形，微弯，有 6 ~ 10 荚节，荚节平滑或有小瘤突。

| 生境分布 |

生于潮湿地或水边。德兴各地均有分布。

| 资源情况 | 野生资源丰富。药材来源于野生。

| 采收加工 | 合萌：9～10月采收，鲜用或晒干。

梗通草：9～10月拔起全株，除去根、枝叶及茎先端部分，剥去茎皮，取木部，晒干。

合萌根：秋季采挖，鲜用或晒干。

合萌叶：夏、秋季采集，鲜用或晒干。

| 药材性状 | 合萌：本品长50～100 cm。茎圆柱形，具细纵纹，无毛，常有红褐色不规则斑点，上部中空，下部实心或中央有1小孔，木部白色，松软。叶多皱缩卷曲，展平后为偶数羽状复叶，互生；小叶长椭圆形，长3～8 mm，宽1～3 mm，全缘，近无毛，先端圆钝，有短尖头，基部圆形，无柄；托叶膜质，披针形，长约1 cm，先端锐尖。总状花序腋生，花1～4。荚果线状长圆形，扁平，长2～5 cm，宽不及1 cm，有6～10荚节，荚节平滑或中央有小瘤状突起，成熟时逐节脱落，常见最后的荚节留在果柄上，每荚节有1种子。种子肾形，黄棕色至黑棕色，有光泽。气微，味淡。

梗通草：本品呈圆柱状，上端较细，长达40 cm，直径1～3 cm。表面乳白色，平滑，具细密的纵纹，并有皮孔样凹点及枝痕。质轻脆，易折断，断面类白色，不平坦，隐约可见同心性环纹，中央有小孔。气微，味淡。

合萌根：本品呈圆柱形，上端渐细，直径1～2 cm。表面乳白色，平滑，具细密的纵纹理及残留的分枝痕，基部有时连有多数须状根。质轻而松软，易折断，折断面白色，不平坦，中央有小孔洞。气微，味淡。

| 功能主治 | 合萌：甘、苦，寒。归肺、胃经。清热解毒，平肝明目，利尿。用于小便不利，尿路感染，黄疸性肝炎，腹水，肠炎，痢疾，疳积，夜盲，结膜炎，荨麻疹；外用于外伤出血，疖肿。

梗通草：苦，凉。清热，利尿，通乳，明目。用于热淋，小便不利，水肿，乳汁不通，夜盲。

合萌根：甘、苦，寒。清热利湿，消积，解毒。用于血淋，泄泻，痢疾，疳积，目昏，牙痛，疮疖。

合萌叶：甘，微寒。解毒，消肿，止血。用于痈肿疮疡，创伤出血，毒蛇咬伤。

| 用法用量 | 合萌：内服煎汤，15～30 g。外用适量，煎汤熏洗；或捣敷。

梗通草：内服煎汤，6～15 g。溲多者忌用。

合萌根：内服煎汤，9 ~ 15 g，鲜品 30 ~ 60 g。外用适量，捣敷。

合萌叶：内服捣汁，60 ~ 90 g。外用适量，研末调涂；或捣敷。

| 附　　方 | （1）治疖肿：鲜合萌根 21 g，煎汤去渣，加入鸭蛋、鸡蛋各 1 个，同煮服；另用鲜叶适量，捣敷。

（2）治风火牙痛：合萌根 21 g，同鸭蛋炖服。

（3）治创伤出血：鲜合萌叶杵烂或揉碎敷患处。

（4）治毒蛇咬伤、眼蒙眼花：鲜合萌叶 90 g，捣烂，加入水，擂汁服。［方（1）~（4）出自《江西民间草药》］

| 附　　注 | 本种异名：*Aeschynomene diffusa* Klein ex Willd.、*Aeschynomene indica* L. var. *viscose* Miq.、*Aeschynomene indica* L. var. *punctata* Pers.。

药材水皂角，为本种的干燥全草或地上部分，《四川省中草药标准（试行稿）·第三批》（1980 年版）中有收载；《上海市中药材标准》（1994 年版）以"田皂角"之名收载之。

药材梗通草，为本种除去外皮的主茎，《上海市中药材标准》（1994 年版）、《中华人民共和国卫生部药品标准·中药成方制剂·第十五册·附录》（1998 年版）中有收载。

豆科 Leguminosae 合欢属 Albizia

合欢 *Albizia julibrissin* Durazz.

| 植物别名 | 合欢花、孵鸡母屎树。

| 药 材 名 | 合欢皮（药用部位：树皮）、合欢花（药用部位：花序或花蕾）。

| 形态特征 | 乔木。二回羽状复叶具 4 ~ 12 对羽片；小叶 10 ~ 30 对，矩圆形至条形，两侧极偏斜，长 0.6 ~ 1.2 cm，宽 0.1 ~ 0.4 cm，先端急尖，基部圆楔形；托叶条状披针形，早落。花序头状，多数，呈伞房状排列，腋生或顶生；花淡红色，连雄蕊长 2.5 ~ 4 cm，具短花梗；花萼与花冠疏生短柔毛。荚果条形，扁平，长 9 ~ 15 cm，宽 1.2 ~ 2.5 cm，幼时有毛。

| 生境分布 | 生于山坡。分布于德兴三清山北麓、大茅山等，常栽培作行道树。

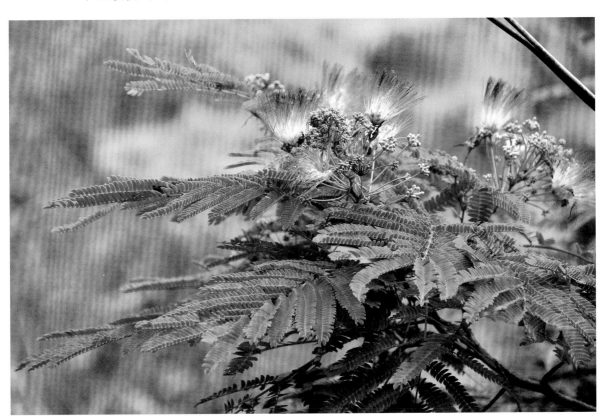

| 资源情况 | 野生资源一般，栽培资源一般。药材主要来源于野生。

| 采收加工 | 合欢皮：夏、秋季间剥取，切段，晒干或炕干。

合欢花：夏季花开时择晴天采收或花蕾形成时采收，及时晒干。前者习称"合欢花"，后者习称"合欢米"。

| 药材性状 | 合欢皮：本品呈浅槽状或卷成单筒状，长 4 ~ 8 cm，厚 0.1 ~ 0.3 cm。外表面灰褐色，稍粗糙，皮孔红棕色，椭圆形；内表面平滑，淡黄白色，有纵直的细纹理。质硬而脆，易折断，折断面裂片状。气微香，味微涩，稍刺舌，而后喉部有不适感。

合欢花：本品头状花序皱缩成团；花细长而弯曲，长 0.7 ~ 1 cm，淡黄棕色或淡黄褐色，具短梗；花萼筒状，先端具 5 小齿，疏生短柔毛；花冠筒长约为萼筒的 2 倍，先端 5 裂，裂片披针形，疏生短柔毛；雄蕊多数，花丝细长，黄棕色或黄褐色，下部合生，上部分离，伸出花冠筒外。体轻，易碎。气微香，味淡。花蕾米粒状，青绿色或黄绿色，有毛，下部 1/3 被萼筒包裹。

| 功能主治 | 合欢皮：甘，平。归心、肝、肺经。解郁安神，活血消肿。用于心神不安，忧郁失眠，肺痈，疮肿，跌扑伤痛。

合欢花：甘，平。归心、肝经。解郁安神。用于心神不安，忧郁失眠。

| 用法用量 | 合欢皮：内服煎汤，6 ~ 15 g；或入丸、散剂；风热自汗、外感不眠者禁服，孕妇慎服。外用适量，研末调敷。

合欢花：内服煎汤，5 ~ 10 g；或入丸、散剂。阴虚津伤者慎用。

| 附　注 | 本种异名：*Sericandra julibrissin* (Durazz.) Raf.、*Mimosa julibrissin* (Durazz.) Scop.、*Acacia julibrissin* (Durazz.) Willd.、*Albizia julibrissin* Durazz. f. *tianshuiensis* T. S. Yao。

药材合欢皮，为本种的干燥树皮，《中华人民共和国药典》（1963 年版至 2020 年版）、《新疆维吾尔自治区药品标准·第二册》（1980 年版）等中有收载；《中华人民共和国药典》（1977 年版）、《新疆维吾尔自治区药品标准·第二册》（1980 年版）收载的合欢皮的基原除本种外，还包括山合欢（山槐）*Albizia kalkora* (Roxb.) Prain。

药材合欢花，为本种的干燥花序或花蕾，《中华人民共和国药典》（1977 年版至 2020 年版）、《新疆维吾尔自治区药品标准·第二册》（1980 年版）中有收载；

但在《中华人民共和国药典》（1977 年版至 2005 年版）中，本种的药用部位为干燥花序。

《中华人民共和国药典》规定，合欢皮按干燥品计算，含（-）-丁香树脂酚 -4-O-β-D- 呋喃芹糖基 -（1 → 2）-β-D- 吡喃葡萄糖苷（$C_{33}H_{44}O_{17}$）不得少于 0.030%；合欢花按干燥品计算，含槲皮苷（$C_{21}H_{20}O_{11}$）不得少于 1.0%。

豆科 Leguminosae 合欢属 Albizia

山槐 *Albizia kalkora* (Roxb.) Prain

| 药 材 名 | 山合欢皮（药用部位：树皮）。

| 形态特征 | 乔木。二回羽状复叶，羽片 2 ~ 3 对；小叶 5 ~ 14 对，条状矩圆形，长 1.5 ~ 4.5 cm，宽 1 ~ 1.8 cm，先端急尖或圆，有小短尖，基部近圆形，偏斜，两面密生短柔毛。头状花序 2 ~ 3 生于上部叶腋或多个排成顶生的伞房状花序；花白色，有花梗，连雄蕊长约 3.5 cm；花萼、花冠密生短柔毛。荚果扁平，条形，深棕色，长 7 ~ 17 cm，宽 1.5 ~ 3 cm，疏生短柔毛，有 5 ~ 12 种子。

| 生境分布 | 生于山坡灌丛、疏林中。分布于德兴大茅山、三清山北麓等。

| 资源情况 | 野生资源一般。药材来源于野生。

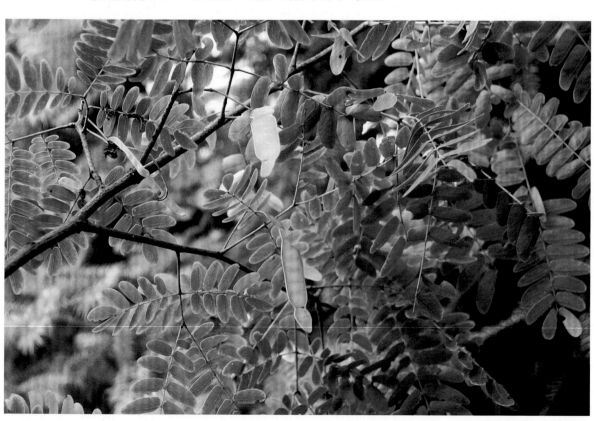

| 采收加工 | 夏、秋季间剥取，切段，晒干或炕干。

| 药材性状 | 本品呈卷曲筒状或半筒状，长短不等，厚 1 ~ 7 mm，外表淡灰褐色、棕褐色或灰黑色相间。较薄的树皮上可见棕色或棕黑色纵棱线，密生棕色或棕红色横向皮孔。老树皮粗糙，栓皮厚，常呈纵向开裂，无皮孔；内表面黄白色，有细密纵纹，质硬而脆，易折断，断面呈纤维性片状，淡黄色或黄白色。气微，味淡、微涩，稍有刺舌感。

| 功能主治 | 甘，平。归心、肝经。解郁安神，活血消肿。用于心神不安，忧郁失眠，肺脓疡，痈肿，折伤疼痛。

| 用法用量 | 内服煎汤，6 ~ 12 g；或入丸、散剂。外用适量，研末调敷。

| 附　　注 | 本种异名：*Mimosa kalkora* Roxb.、*Albizia macrophylla* (Bunge) P. C. Huang、*Albizia esquirolii* H. Lévl.、*Albizia henryi* Ricker、*Acacia macrophylla* Bunge、*Albizia longepedunculata* Hayata。

药材合欢皮，为本种的干燥树皮，《中华人民共和国药典》（1977 年版）、《贵州省中药材质量标准》（1988 年版）、《新疆维吾尔自治区药品标准·第二册》（1980 年版）中有收载；《中华人民共和国药典》（1977 年版）、《新疆维吾尔自治区药品标准·第二册》（1980 年版）收载的合欢皮的基原除本种外，还包括合欢 *Albizia julibrissin* Durazz.；《河南省中药材标准》（1991 年版）以"合欢皮（山合欢皮）"之名收载之。

豆科 Leguminosae 紫穗槐属 Amorpha

紫穗槐 *Amorpha fruticosa* Linn.

| 药 材 名 | 紫穗槐（药用部位：叶、花）。

| 形态特征 | 灌木，高 1 ~ 4 m。羽状复叶；小叶 11 ~ 25，卵形、椭圆形或披针状椭圆形，长 1.5 ~ 4 cm，宽 0.6 ~ 1.5 cm，先端圆或微凹，有短尖，基部圆形，两面有白色短柔毛。穗状花序集生于枝条上部，长 7 ~ 15 cm；花冠紫色，旗瓣心形，无翼瓣和龙骨瓣；雄蕊 10，每 5 雄蕊 1 组，包于旗瓣之中，伸出花冠外。荚果下垂，弯曲，棕褐色，有瘤状腺点，长 0.7 ~ 0.9 cm，宽约 0.3 cm。

| 生境分布 | 德兴铁路、公路沿线有栽培。

| 资源情况 | 栽培资源丰富。药材来源于栽培。

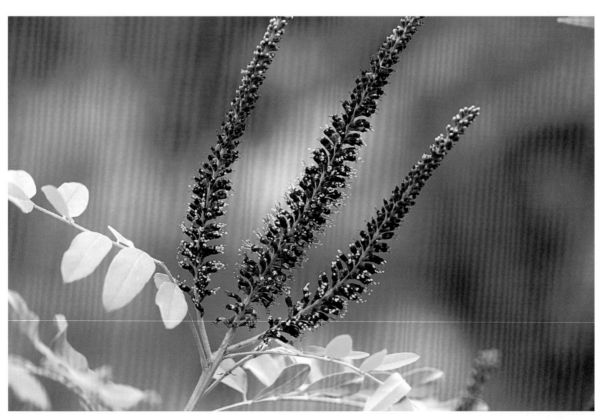

| 采收加工 | 春、夏季采收，鲜用或晒干。

| 功能主治 | 微苦，凉。清热解毒，祛湿消肿。用于痈疮，烫火伤，湿疹。

| 用法用量 | 外用适量，捣敷；或煎汤洗。

| 附　　注 | 本种异名：*Amorpha occidentalis* Abrams、*Amorpha virgata* Small、*Amorpha fruticosa* L. var. *emarginata* Pursh。

本种原产北美洲，我国各地引种栽培。

豆科 Leguminosae 土圞儿属 Apios

土圞儿 *Apios fortunei* Maxim.

| **药 材 名** | 土圞儿（药用部位：块根。别名：金丝吊葫芦）。

| **形态特征** | 多年生缠绕草本，有球状块根。茎有稀疏白色短柔毛。羽状复叶；小叶 3 ~ 7，卵形或宽披针形，长 3 ~ 7 cm，宽 1.5 ~ 4 cm，先端急尖，有短尖头，基部圆形；小叶柄有时有疏毛；托叶及小托叶早落。总状花序腋生，长 6 ~ 26 cm，苞片及小苞片条形，有白色短毛；花萼为二唇形，无毛；花冠绿白色，旗瓣圆形，长约 1 cm，翼瓣矩形，长约 0.7 cm，龙骨瓣长，狭矩形，卷曲成半圆形；雄蕊 10，二体；子房无柄，有白色疏短毛，花柱长而卷曲成半圆形。荚果条形，长约 8 cm，有短柔毛。

| **生境分布** | 生于海拔 300 ~ 1 000 m 的山坡灌丛中，缠绕在树上。德兴各地山

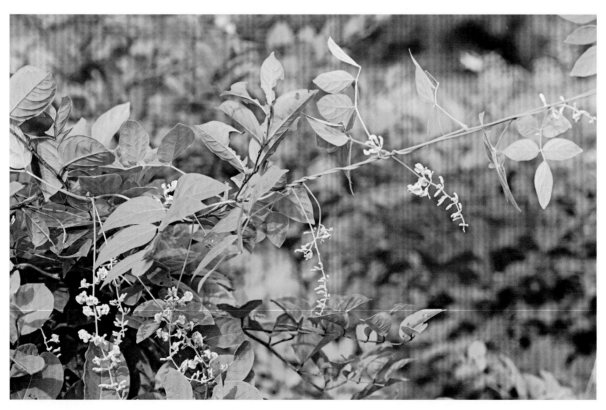

区均有分布。

| **资源情况** | 野生资源丰富。药材来源于野生。

| **采收加工** | 冬季倒苗前采收块根，挖大留小，可连年收获，块根挖出后，晒干或炕干，撞去泥土，或鲜用。

| **药材性状** | 本品呈扁长卵形，长约 2.2 cm，直径约 1.2 cm，根头部有数个茎基或茎痕，基部稍偏斜，并有支根或支根痕。表面棕色，不规则皱缩，具须根痕。质轻而较柔韧，易折断，断面粗糙。味微苦、涩，微有豆腥气。

| **功能主治** | 甘、微苦，平；有毒。归脾、肺经。清热解毒，止咳祛痰。用于感冒咳嗽，咽喉肿痛，百日咳，乳痈，瘰疬，无名肿毒，毒蛇咬伤，带状疱疹。

| **用法用量** | 内服煎汤，9 ~ 15 g，鲜品 30 ~ 60 g；内服宜慎。外用适量，鲜品捣敷；或酒、醋磨汁涂。

| **附　　注** | 本种异名：*Apios cavaleriei* H. Lévl.。
药材土圞儿，为本种的干燥块根，《浙江省中药材标准·第一册》（2017 年版）中有收载。
本种的块根含淀粉，味甜可食，可提制淀粉或作酿酒的原料。

豆科 Leguminosae 落花生属 Arachis

落花生 Arachis hypogaea Linn.

| 药 材 名 | 落花生（药用部位：成熟种子）、花生油（药材来源：种子榨出的脂肪油）、花生衣（药用部位：种皮）、花生壳（药用部位：果皮）、落花生枝叶（药用部位：茎叶）、落花生根（药用部位：根）。

| 形态特征 | 一年生草本。根部多根瘤。茎高 20 ~ 70 cm，有棕色长柔毛。羽状复叶；小叶 4，倒卵形，长 2.5 ~ 5 cm，宽 1.5 ~ 2.5 cm，先端圆形，基部狭，两面无毛；托叶披针形，长 1.5 ~ 3 cm，疏生长柔毛。花单生或簇生于叶腋；花萼与花托合生成托管，呈花梗状，萼齿二唇形；花冠黄色，旗瓣近圆形，龙骨瓣先端有喙；9 雄蕊合生，1 雄蕊退化；子房藏于萼管中。荚果大，膨胀，有网纹，成熟于土中。

| 生境分布 | 德兴各地广泛栽培。

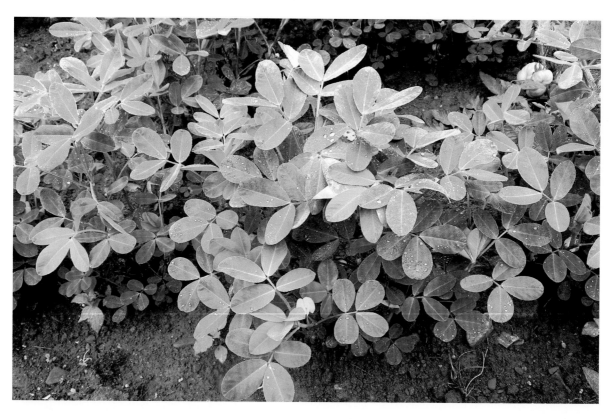

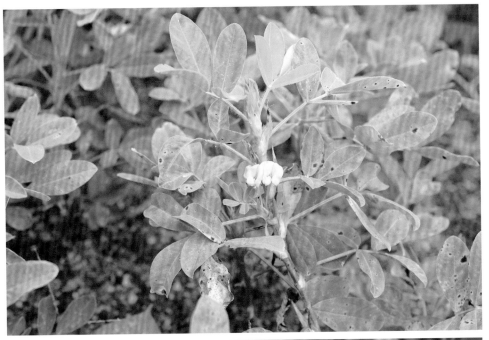

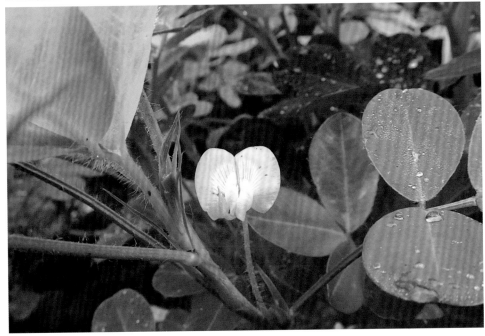

| **资源情况** | 栽培资源丰富。药材来源于栽培。

| **采收加工** | 落花生：秋末挖取果实，剥去果壳，取种子，晒干。

花生油：取种子，榨油，即得。

花生衣：在加工花生时，收集洁净的种皮，晒干。

花生壳：剥取花生时，收集荚壳，晒干。

落花生枝叶：夏、秋季采收，洗净，鲜用或切碎晒干。

落花生根：秋季采挖，洗净，鲜用或切碎晒干。

| 药材性状 | 落花生：本品呈短圆柱形或一端较平截，长 0.5 ~ 1.5 cm，直径 0.5 ~ 0.8 cm。种皮棕色或淡棕红色，不易剥离，子叶 2，类白色，油润，中间有胚芽。气微，味淡，嚼之有豆腥味。

花生油：本品为淡黄色的澄明液体，有类似落花生种子的香气，味淡。本品在乙醇中极微溶解，与乙醚、氯仿、石油醚能任意混合。

花生衣：本品为不规则菲薄状碎片，外表面紫红色或红棕色，具纵向皱棱；内表面淡黄棕色或黄白色，较光滑。质轻，易碎。具清香气，味淡。

落花生枝叶：本品下部茎呈圆柱形，表面有纵纹；上部茎及枝呈类方形，长30 ~ 70 cm，直径 0.3 ~ 0.5 cm。表面黄绿色至黄棕色，有棱及长毛，质较脆，断面有髓或中空。偶数羽状复叶，互生；小叶片长圆形至卵圆形，长 2.5 ~ 5 cm，宽 1.5 ~ 2.5 cm，先端钝或有小突尖，基部渐窄，全缘；表面黄绿色至棕褐色，侧脉明显；叶柄长 2 ~ 5 cm，被毛。气微，味淡。

| 功能主治 | 落花生：甘，平。归脾、肺经。健脾养胃，润肺化痰。用于脾虚不运，反胃不舒，乳妇奶少，脚气，肺燥咳嗽，大便燥结。

花生油：淡，平。归脾、胃、大肠经。润燥滑肠去积。用于蛔虫性肠梗阻，胎衣不下，烫火伤。

花生衣：甘、微苦、涩，平。归肝、脾经。凉血止血，散瘀消肿。用于血友病，原发性及继发性血小板减少性紫癜，各种出血。

花生壳：淡、涩，平。化痰止咳，降血压。用于咳嗽气喘，痰中带血，高胆固醇血症，高血压。

落花生枝叶：甘、淡，平。清热解毒，宁神降压。用于跌打损伤，痈肿疮毒，失眠，高血压；外用于盗汗。

落花生根：淡，平。祛风除湿，通络。用于风湿关节痛。

| 用法用量 | 落花生：内服煎汤，30 ~ 100 g；或生研冲汤，每次 10 ~ 15 g；或炒熟或煮熟食，30 ~ 60 g。体寒湿滞、肠滑便泄者慎服。

花生油：内服煎汤，60 ~ 125 g。外用适量，涂抹。

花生衣：内服煎汤，10 ~ 30 g。

花生壳：内服煎汤，10 ~ 30 g。

落花生枝叶： 内服煎汤，30 ～ 60 g。外用适量，鲜品捣敷。

落花生根： 内服煎汤，15 ～ 30 g。

| 附　注 | 药材花生衣，为本种的（干燥成熟种子）种皮，《湖北省中药材质量标准》（2009年版）、《上海市中药材标准》（1994 年版）、《中华人民共和国卫生部药品标准·中药成方制剂·第三册·附录》（1991 年版）中有收载；《江西省中药材标准》（2014 年版）以"落花生衣（花生衣）"之名收载之，《山东省中药材标准》（1995 年版、2002 年版）以"花生红衣"之名收载之。

药材花生壳，为本种的成熟果实的果壳，《云南省药品标准》（1996 年版）中有收载。

药材花生油，为本种的成熟种仁制得的精制脂肪油，《中华人民共和国药典》（1953 年版）等中有收载。

本种的种子可生食、煮食、炒食等，也可与鸡等炖汤。

本种原产巴西，我国引种栽培。

豆科 Leguminosae 黄耆属 Astragalus

紫云英 *Astragalus sinicus* L.

| **植物别名** | 红花草。

| **药 材 名** | 红花菜（药用部位：全草）、紫云英子（药用部位：种子）。

| **形态特征** | 一年生草本。茎直立或匍匐，高 10 ~ 30 cm，无毛。羽状复叶；小叶 7 ~ 13，宽椭圆形或倒卵形，长 0.5 ~ 2 cm，先端凹或圆形，基部楔圆形，两面有白色长毛。总状花序近伞形，总花梗长达 15 cm；花萼钟状，萼齿三角形，有长毛；花冠紫色或白色；子房无毛，有短柄。荚果条状矩圆形，微弯，长 1 ~ 2 cm，黑色，无毛。

| **生境分布** | 生于海拔 400 ~ 3 000 m 的山坡、溪边及潮湿处。德兴大目源、绕二等地有分布，德兴各地均有栽培，并逸为野生。

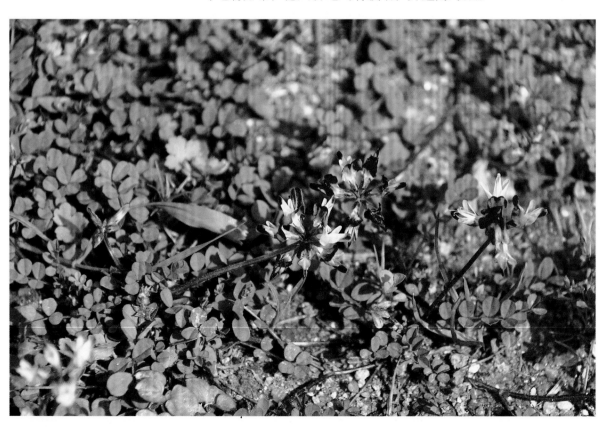

| 资源情况 | 野生资源丰富，栽培资源丰富。药材主要来源于栽培。

| 采收加工 | 红花菜：春、夏季采收，洗净，鲜用或晒干。
紫云英子：春、夏季果实成熟时割下全草，打下种子，晒干。

| 药材性状 | 紫云英子：本品呈长方状肾形，两侧明显压扁，长达 0.35 cm；腹面中央内陷较深，一侧呈沟状；表面黄绿色或棕绿色。质坚硬。气微弱，嚼之微有豆腥气，味淡。

| 功能主治 | 红花菜：甘、辛，平。清热解毒，祛风明目，凉血止血。用于咽喉痛，风痰咳嗽，目赤肿痛，疔疮，带状疱疹，疥癣，痔疮，齿衄，外伤出血，月经不调，带下，血小板减少性紫癜。
紫云英子：辛，凉。归肝经。清热解毒，利尿消肿。用于风痰咳嗽，咽喉痛，目赤肿痛，疔疮，腰缠火丹，外伤出血。

| 用法用量 | 红花菜：内服煎汤，鲜根 60 ~ 90 g，全草 15 ~ 30 g。外用适量，鲜品捣敷；或干品研末调敷。
紫云英子：内服煎汤，6 ~ 9 g；或研末。

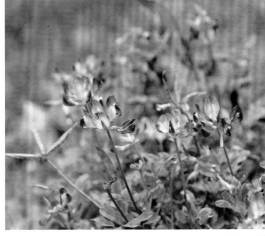

| 附　方 | （1）治火眼：红花菜捣敷。
（2）治外伤出血：红花菜叶捣敷。
（3）治风痰咳嗽：白花的红花菜干全草 30 g，白马骨 15 ~ 18 g，煎汤，加白糖，早、晚饭前各服 1 次。忌食酸、辣、芥菜。
（4）治疟疾：红花菜、鹅不食草各 30 g，煎汤服。［方（1）~（4）出自《草药手册》（江西）］

| 附　注 | 本种异名：*Astragalus nokoensis* Sasaki、*Astragalus nankotaizanensis* Sasaki、*Astragalus sinicus* L. var. *macrocalyx* Ulbr.。
药材沙苑子，为本种的干燥成熟种子，《四川省中草药标准（试行稿）·第二批》（1979 年版）中有收载。
本种的嫩苗焯水后可烩炒或做汤等。

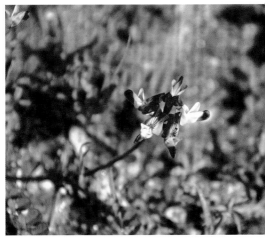

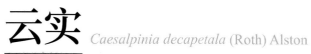

豆科 Leguminosae 云实属 Caesalpinia

云实 *Caesalpinia decapetala* (Roth) Alston

| 植物别名 | 百鸟不停、鸟不踏。

| 药 材 名 | 云实（药用部位：种子）、云实根（药用部位：根、茎）、四时青（药用部位：叶）、云实蛀虫（药材来源：茎及根中寄生的天牛及其近缘昆虫的幼虫）、云实花（药用部位：花）。

| 形态特征 | 藤本。树皮暗红色。枝、叶轴和花序均被柔毛和钩刺。二回羽状复叶长 20 ～ 30 cm；羽片 3 ～ 10 对，具柄，基部有 1 对刺；小叶 8 ～ 12 对，长圆形，长 1 ～ 2.5 cm。总状花序顶生，长 15 ～ 30 cm，具多花；总花梗多刺；花梗长 3 ～ 4 cm，在花萼下具关节，故花易脱落；萼片 5，长圆形，被短柔毛；花瓣黄色，圆形或倒卵形，长 1 ～ 1.2 cm，盛开时反卷；雄蕊与花瓣近等长。荚果长圆状舌形，

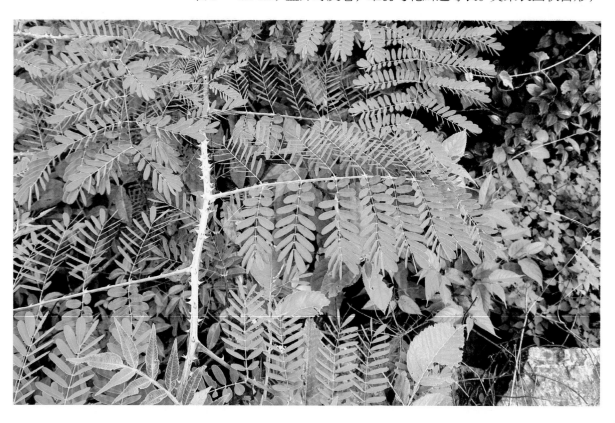

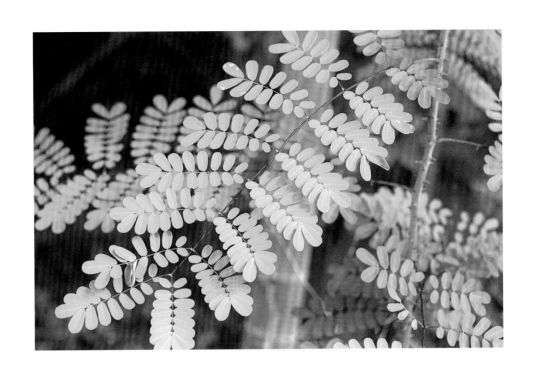

长 6 ~ 12 cm，先端具尖喙；种子 6 ~ 9，椭圆状，长约 1.1 cm，棕色。

| **生境分布** | 生于山坡灌丛中及平原、丘陵、河旁等地。德兴各地均有分布。

| **资源情况** | 野生资源丰富。药材来源于野生。

| **采收加工** | 云实：秋季果实成熟时采收果实，剥取种子，晒干。
云实根：全年均可采收，洗净，切片，鲜用或晒干。
四时青：夏、秋季采收，鲜用或晒干。
云实蛀虫：夏、秋季云实茎中下部有蛀虫孔、有较新鲜的木渣推出孔口外时，将茎截下，用刀纵剖开，取出幼虫；冬、春季幼虫多寄生于根部，可挖根剖取。取出的幼虫置瓦片上焙干。鲜用可随时收取。
云实花：夏季采集，晒干。

| **药材性状** | 云实：本品呈长圆形，长约 1 cm，宽约 0.6 cm。外皮棕黑色，有纵向灰黄色纹理及横向裂缝状环圈。种皮坚硬，剥开后，内有 2 棕黄色子叶。气微，味苦。
云实根：本品根呈圆柱形，弯曲，有分枝，长短不等，直径 2 ~ 6 cm，根头膨大，外皮灰褐色，粗糙，具横向皮孔，纵皱纹明显；质坚，不易折断，断面皮部棕黄色，木部白色，占绝大部分；气微，味辛、涩、微苦。根皮呈卷筒状、槽状或不规则碎片状，长短、厚薄不一，外表面灰褐色，粗糙，具疣状突起及灰黄色横向皮孔，常有内陷环纹，内表面浅褐色，略平坦，具细纵纹；质硬而脆，

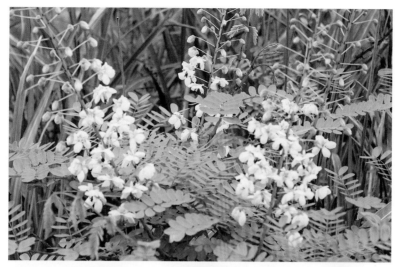

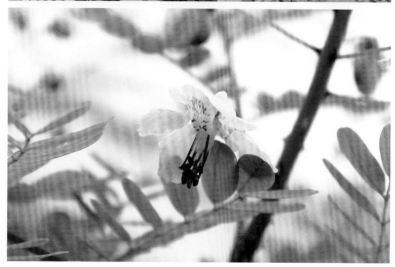

易折断，断面颗粒性，平整切面可见由石细胞群形成的斑纹；气微，味微涩，嚼之有沙粒感。

四时青： 本品呈长圆形，绿色，长 1 ~ 2.5 cm。气微香，味淡。

云实蛀虫： 本品鲜品形如蚕，长圆筒形，稍扁，乳白色（干品棕色），长 4 ~ 5 cm，前胸硬皮板有凸形纹，深棕色，其前方有飞鸟状纹，后方密生棕色粒状小点，其中两侧各夹有 1 对尖叶状空白纹；后胸至第 7 腹节背部各有 1 呈扁圆状凸起的移动器，其上整齐密生 2 圈棕色小粒点；前胸至第 7 节腹面亦有移动器。腹节两侧丛生棕色毛。

云实花： 本品皱缩。展开后花萼黄绿色，5 深裂。花瓣 5，黄色，其中 1 花瓣较小、微凹，下部具红色条纹，其余 4 花瓣类圆形。雄蕊 10，花丝细长，下部密生柔毛；雌蕊圆杜形，弯曲，子房被毛。花梗细，长 2 ~ 4 cm。体轻。气微，味微甜。

| **功能主治** | 云实：辛，温；有小毒。归肺、脾经。解毒除湿，止咳化痰，杀虫。用于痢疾，疟疾，慢性支气管炎，疳积，虫积。

云实根：苦、辛，平。归肺、肾经。祛风除湿，解毒消肿。用于感冒发热，咳嗽，咽喉肿痛，牙痛，风湿痹痛，肝炎，痢疾，淋证，痈疽肿毒，皮肤瘙痒，毒蛇咬伤。

四时青：苦、辛，凉。归肺、胃经。除湿解毒，活血消肿。用于皮肤瘙痒，口疮，痢疾，跌打损伤，产后恶露不尽。

云实蛀虫：益气，透疹，消疳。用于劳伤，疹毒内陷，疳积。

云实花：甘，平。归肺、肾经。补气健脾，养阴益肾。用于脾胃虚弱，体倦乏力，口干食少，精血不足。

| **用法用量** | 云实：内服煎汤，9～15 g；或入丸、散剂。

云实根：内服煎汤，10～15 g，鲜品加倍；或捣汁。外用适量，捣敷。

四时青：内服煎汤，10～30 g。外用适量，煎汤洗；或研末搽。

云实蛀虫：内服研末，3～6 g；或制成食品。

云实花：内服煎汤，5～9 g。

| **附　注** | 本种异名：*Biancaea decapetala* (Roth) O. Deg.、*Biancaea sepiaria* Tod.、*Reichardia decapetala* Roth、*Caesalpinia sepiaria* Roxb.、*Caesalpinia japonica* Siebold et Zucc.。

药材云实皮（倒挂牛），为本种的根或（干燥）根皮，《中华人民共和国药典》（1977 年版）中有收载；《贵州省中药材、民族药材质量标准》（2003 年版）、《贵州省中药材质量标准》（1988 年版）以"云实皮（阎王刺）"之名收载之。

药材云实花，为本种的花，《贵州省中药材、民族药材质量标准》（2003 年版）中有收载。

药材云实根，为本种的干燥根和茎，《广西中药材标准·第二册》（1996 年版）中有收载。

豆科 Leguminosae 杭子梢属 Campylotropis

杭子梢
Campylotropis macrocarpa (Bge.) Rehd.

| **药 材 名** | 壮筋草（药用部位：根、枝叶）。

| **形态特征** | 落叶灌木，高达 2.5 m。幼枝密生白色短柔毛。小叶 3，顶生小叶矩圆形或椭圆形，长 3 ~ 6.5 cm，宽 1.5 ~ 4 cm，先端圆或微凹，有短尖，基部圆形，上面无毛，脉网明显，下面有淡黄色柔毛，侧生小叶较小。总状花序腋生；花梗细长，长可达 1 cm，有关节，有绢毛；花萼宽钟状，萼齿 4，有疏柔毛；花冠紫色。荚果斜椭圆形，膜质，长约 1.2 cm，具明显脉网。

| **生境分布** | 生于海拔 150 m 以上的山坡、灌丛、林缘、山谷沟边及林中。德兴各地均有分布。

| **资源情况** | 野生资源丰富。药材来源于野生。

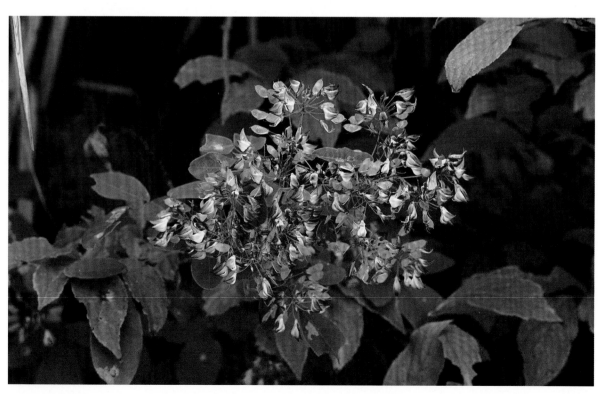

| 采收加工 | 夏、秋季采收，洗净，切片或切段，晒干。

| 功能主治 | 苦、微辛，平。归肝、脾经。疏风解表，活血通络。用于风寒感冒，痧证，肾炎水肿，肢体麻木，半身不遂。

| 用法用量 | 内服煎汤，10 ~ 15 g；或浸酒。

| 附　　注 | 本种异名：*Lespedeza macrocarpa* Bunge、*Campylotropis chinensis* Bunge、*Lespedeza ciliate* Benth.、*Lespedeza rosthornii* Schindl.、*Lespedeza ichangensis* Schindl.。

豆科 Leguminosae 刀豆属 Canavalia

刀豆 Canavalia gladiata (Jacq.) DC.

| **药 材 名** | 刀豆（药用部位：成熟种子）、刀豆根（药用部位：根）、刀豆壳（药用部位：成熟荚果壳或果实的果皮）。

| **形态特征** | 一年生缠绕状、草质藤本。茎枝光滑。小叶 3，顶生小叶宽卵形，长 8 ~ 20 cm，两面无毛，侧生小叶偏斜。总状花序腋生；花疏，生于花序轴隆起的节上；花萼唇形，上唇大，长约 1.5 cm，2 裂，下唇具 3 齿，卵形，均无毛；花冠淡红色或淡紫色，长 3 ~ 4 cm；子房有疏长硬毛。荚果条形，略弯曲，长可达 30 cm，边缘有隆脊；种子肾形，红色或褐色，长约 3.5 cm。

| **生境分布** | 德兴各地均有栽培。

| **资源情况** | 栽培资源丰富。药材来源于栽培。

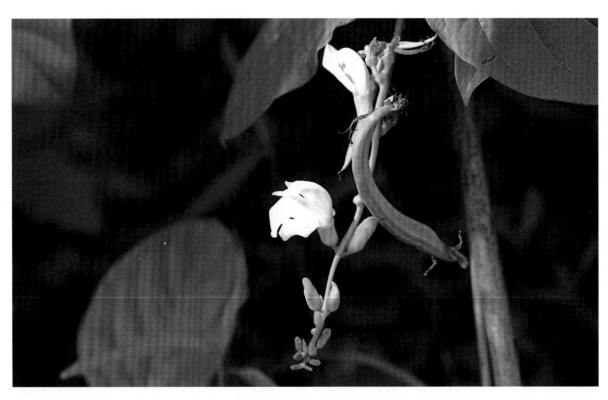

| 采收加工 | 刀豆：秋季采收成熟果实，剥取种子，晒干。
刀豆根：秋季采挖，洗净，晒干。
刀豆壳：秋季果实成熟时采收，晒干，剥去种子，将果壳晒至全干。

| 药材性状 | 刀豆：本品呈扁卵形或扁肾形，长 2 ~ 3.5 cm，宽 1 ~ 2 cm，厚 0.5 ~ 1.5 cm。表面淡红色、红紫色或黄褐色，少数类白色或紫黑色，略有光泽，微皱缩，边缘具灰褐色种脐，长约为种子的 3/4，宽约 0.2 cm，其上有类白色膜片状珠柄残留，近种脐的一端有凹点状珠孔，另一端有深色的合点，合点与种脐间有隆起的种脊。质硬，难破碎。种皮革质，内表面棕绿色，平滑，子叶黄白色，胚根位于珠孔一端，歪向一侧。气微，味淡，嚼之有豆腥气。
刀豆壳：本品为不规则丝片。外表面淡黄色至黄棕色，具皱纹及粗肋，有稀疏短毛及斜向排列的白色细条纹，散生黑色斑点；内面有白色海绵状物。质硬，带纤维性。气微，味淡。

| 功能主治 | 刀豆：甘，温。归脾、胃、肾经。温中，下气，止呃。用于虚寒呃逆，呕吐。
刀豆根：苦，温。归脾、肾经。祛瘀止痛，行气活血，消肿。用于风湿腰痛，肾虚腰痛，头风，感冒，呃逆，疝，牛皮癣。
刀豆壳：苦、涩，平。归脾、胃经。益肾，温中，除湿。用于腰痛，呃逆，久痢，痹痛。

| 用法用量 | 刀豆：内服煎汤，6 ~ 15 g；或烧存性，研末，1 ~ 3 g。胃热者禁服。
刀豆根：内服煎汤，9 ~ 15 g；胃火盛者忌用。外用适量，捣敷。
刀豆壳：内服煎汤，30 ~ 60 g。

| 附　注 | 本种异名：*Dolichos gladiatus* Jacq.、*Canavalia loureirii* G. Don。
药材刀豆，为本种的干燥成熟种子，《中华人民共和国药典》（1963 年版至 2020 年版）、《内蒙古蒙药材标准》（1986 年版）、《新疆维吾尔自治区药品标准·第二册》（1980 年版）、《藏药标准》（1979 年版）、《广西壮族自治区壮药质量标准·第二卷》（2011 年版）中有收载。
药材刀豆壳，为本种的干燥成熟荚果壳（或成熟果实的果皮），《上海市中药材标准》（1994 年版）、《江苏省中药材标准》（1989 年版）中有收载。

豆科 Leguminosae 锦鸡儿属 Caragana

锦鸡儿 *Caragana sinica* (Buc'hoz) Rehd.

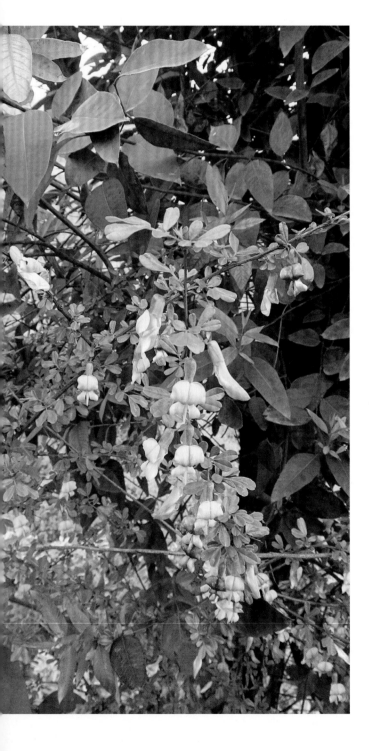

| 植物别名 |

雀儿花、土黄芪。

| 药 材 名 |

金雀花（药用部位：花。别名：阳雀花）、锦鸡儿（药用部位：根或根皮。别名：金雀花根、阳雀花根、土黄芪）。

| 形态特征 |

灌木。小枝有棱，无毛。托叶三角形，硬化成针刺状；叶轴脱落或宿存变成针刺状；小叶4，羽状排列，上面1对小叶通常较大，倒卵形或矩圆状倒卵形，长 1 ~ 3.5 cm，先端圆或微凹，有针尖，无毛。花单生，长 2.8 ~ 3.1 cm；花梗长约 1 cm，中部有关节；花萼钟状，长 1.2 ~ 1.4 cm，基部偏斜；花冠黄色带红色，旗瓣狭长倒卵形。荚果长 3 ~ 3.5 cm，宽约 0.5 cm，无毛，稍扁。

| 生境分布 |

生于山坡、灌丛。分布于德兴大茅山及香屯、新岗山、黄柏等，大目源有栽培。

| 资源情况 |

野生资源一般，栽培资源较少。药材主要来

源于野生。

| 采收加工 | 金雀花：4 ~ 5 月花开时采摘，晒干或炕干。

锦鸡儿：8 ~ 9 月采挖根，洗净泥沙，剪成单枝，除去细根和尾须，刮去表面黑褐色粗皮，用木棒轻轻把根皮敲破，抽去木心，切成长 15 ~ 16 cm 的短节，晒干。

| 药材性状 | 金雀花：本品为蝶形花，呈长形，多破碎。花冠黄色或赭黄色；花萼钟状，基部具囊状突起，萼齿 5 裂；花冠旗瓣狭倒卵形，基部粉红色，翼瓣顶圆钝，基部伸长成短耳状，具长爪，龙骨瓣宽而钝，直立；雄蕊 10，二体，（9）＋1。气微，味淡。

锦鸡儿：本品根呈圆柱形，未去栓皮时褐色，有纵皱纹，并有稀疏而不规则的凸出横纹；已除去栓皮者多为淡黄色，间有横裂痕；质坚韧，横断面皮部淡黄色，木部淡黄棕色，折断面纤维性；气微，味微苦，嚼之有豆腥味。根皮多呈卷筒状，多折断或为块片，长 5 ~ 20 cm，直径 1 ~ 2 cm，厚 0.3 ~ 0.6 cm；外表面栓皮多已除净，呈黄棕色，残存棕色横长皮孔，稀疏而明显，内表面呈浅棕色，有细纹；质较硬，折断面淡黄白色，带粉性，呈纤维状；气微，味微苦。

| 功能主治 | 金雀花：甘，微温。归脾、肾经。健脾益肾，和血祛风，解毒。用于虚劳咳嗽，头晕耳鸣，腰膝酸软，气虚，带下，疳积，痘疹透发不畅，乳痈，痛风，跌打损伤。

锦鸡儿：甘、辛、微苦，平。归肺、脾经。补肺健脾，活血祛风。用于虚劳倦怠，肺虚久咳，妇女血崩，带下，乳少，风湿骨痛，痛风，半身不遂，跌打损伤，高血压。

| 用法用量 | 金雀花：内服煎汤，3 ~ 15 g；或研末。忌生、冷及酸味饮食。

锦鸡儿：内服煎汤，15 ~ 30 g。外用适量，捣敷。

| 附　　注 | 本种异名：*Robinia sinica* Buc'hoz、*Caragana chinensis* Turcz. ex Maxim.、*Aspalathus chamlagu* (Lam.) Kuntze、*Robinia chamlagu* L'Hér.、*Caragana chamlagu* Lam.。

药材阳雀花根皮，为本种的干燥根或根皮，《四川省中草药标准（试行稿）·第一批》（1977 年版）中有收载；《上海市中药材标准》（1994 年版）以"金雀根"之名收载之，《湖南省中药材标准》（1993 年版、2009 年版）以"锦鸡儿"之名收载之。

药材金雀花，为本种的干燥花，《上海市中药材标准》（1994 年版）中有收载。

豆科 Leguminosae 决明属 *Cassia*

短叶决明
Cassia leschenaultiana DC.

| 药 材 名 | 铁箭矮陀（药用部位：全草或根）。

| 形态特征 | 一年生或多年生亚灌木状草本，高 30 ~ 80 cm。嫩枝密生黄色柔毛。叶长 3 ~ 8 cm，在叶柄的上端有 1 圆盘状腺体；小叶 14 ~ 25 对，线状镰形，长 0.8 ~ 1.5 cm；托叶线状锥形，长 0.7 ~ 0.9 cm，宿存。花序腋生，有 1 或数朵花；总花梗先端的小苞片长约 0.5 cm；萼片 5，长约 1 cm，带状披针形，外面疏被黄色柔毛；花冠橙黄色，花瓣稍长于萼片或与萼片等长；雄蕊 10，或有时 1 ~ 3 雄蕊退化。荚果扁平，长 2.5 ~ 5 cm，有 8 ~ 16 种子。

| 生境分布 | 生于山地路旁的灌丛或草丛中。分布于德兴三清山北麓及香屯等，德兴有栽培。

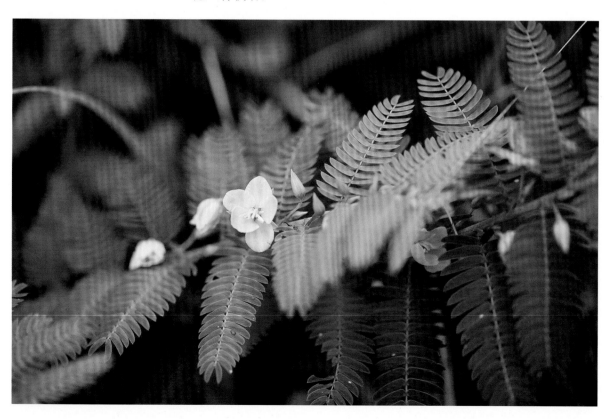

| 资源情况 | 野生资源丰富，栽培资源一般。药材主要来源于野生。

| 采收加工 | 夏、秋季采收全草，秋季采挖根，除去泥土、杂质，洗净，晒干。

| 功能主治 | 微苦，平。消食化滞，健脾利湿。用于宿食不消，泄泻，疳积，水肿。

| 用法用量 | 内服煎汤，9 ~ 15 g。

| 附　注 | 本种异名：*Cassia wallichiana* DC.、*Cassia imosoides* Linn. var. *wallichiana* (DC.) Baker。

豆科 Leguminosae 决明属 Cassia

含羞草决明 *Cassia mimosoides* Linn.

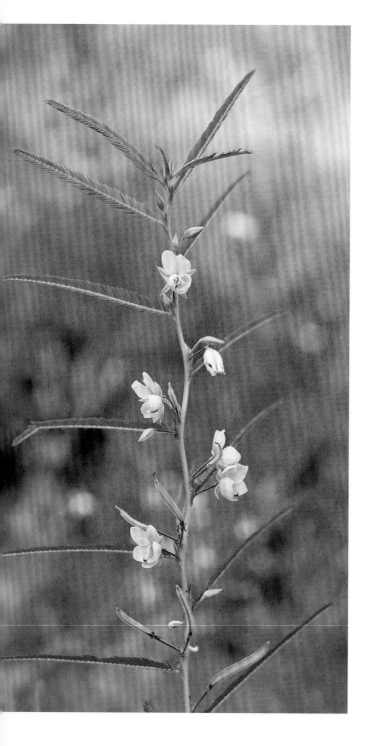

| 药 材 名 |

山扁豆（药用部位：全草）、山扁豆藤（药用部位：茎叶）、山扁豆子（药用部位：果实）。

| 形态特征 |

一年生或多年生亚灌木状草本，高 30 ~ 60 cm，多分枝。枝条纤细，被微柔毛。叶长 4 ~ 8 cm，在叶柄的上端、最下 1 对小叶的下方有 1 圆盘状腺体；小叶 20 ~ 50 对，线状镰形，长 0.3 ~ 0.4 cm，两侧不对称；托叶线状锥形，长 0.4 ~ 0.7 cm，宿存。花序腋生，1 或数朵聚生不等，总花梗先端有 2 小苞片，长约 0.3 cm；花萼长 0.6 ~ 0.8 cm，外被疏柔毛；花瓣黄色，不等大，具短柄，略长于萼片；雄蕊 10，5 长 5 短相间而生。荚果镰形，扁平，长 2.5 ~ 5 cm；种子 10 ~ 16。

| 生境分布 |

生于坡地或空旷地的灌丛或草丛中。德兴各地均有分布，德兴各地均有栽培。

| 资源情况 |

野生资源丰富，栽培资源一般。药材主要来

源于野生。

| 采收加工 | 山扁豆：夏、秋季采收，扎成把，晒干。

山扁豆藤：夏季茎叶茂盛时采收，晒干。

山扁豆子：秋季果实成熟时采摘果实，晒干，打出种子。

| 药材性状 | 山扁豆：本品长 30 ~ 45 cm。根细长，须根发达，外表棕褐色；质硬，不易折断。茎多分枝，呈黄褐色或棕褐色，被短柔毛。叶卷曲，下部的叶多脱落，黄棕色至灰绿色，质脆，易碎；托叶锥尖。气微，味淡。

| 功能主治 | 山扁豆：甘、微苦，平。归肝、肾、脾、胃经。清热解毒，健脾利湿，通便。用于黄疸，暑热吐泻，疳积，水肿，小便不利，习惯性便秘，疔疮痈肿，毒蛇咬伤。

山扁豆藤：健胃，驱虫。用于黄疸。

山扁豆子：健胃。用于肾炎，便秘。

| 用法用量 | 山扁豆：内服煎汤，9 ~ 18 g；过量服用会引起腹泻，孕妇多食会引起流产。外用适量，研末调敷。

山扁豆藤：内服煎汤，9 ~ 18 g。

山扁豆子：内服煎汤，9 ~ 18 g。

| 附　　注 | 本种异名：*Chamaecrista mimosoides* Standl.、*Cassia angustissima* Lam.。本种原产美洲热带地区，现广布于全世界热带和亚热带地区。

豆科 Leguminosae 决明属 Cassia

望江南

Cassia occidentalis Linn.

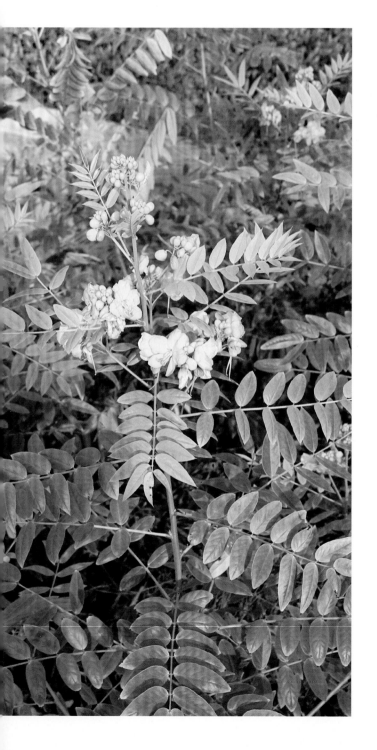

| 药 材 名 |

望江南（药用部位：茎、叶）、望江南子（药用部位：种子）。

| 形态特征 |

直立、少分枝的亚灌木或灌木，高 0.8 ~ 1.5 m。枝有棱。叶长约 20 cm；叶柄近基部有一大而带褐色的圆锥形腺体；小叶 4 ~ 5 对，卵形至卵状披针形，长 4 ~ 9 cm，边缘有小缘毛；叶揉之有腐败气味。花数朵组成伞房状总状花序，腋生和顶生，长约 5 cm；苞片线状披针形或长卵形，早脱；花长约 2 cm；萼片不等大；花瓣黄色，外生花瓣卵形，长约 1.5 cm，其余花瓣可长达 2 cm；7 雄蕊发育，3 雄蕊不育。荚果带状镰形，褐色，压扁，长 10 ~ 13 cm；种子 30 ~ 40，种子间有薄隔膜。

| 生境分布 |

生于河边滩地、旷野或丘陵的灌木林或疏林中、村边荒地。德兴各地均有分布，德兴各地均有栽培。

| 资源情况 |

野生资源丰富，栽培资源一般。药材主要来

源于野生。

| 采收加工 | 望江南：夏季植株生长旺盛时采收，阴干，鲜用可随采随用。

望江南子：10 月果实成熟变黄时割取全株，晒干后脱粒，取种子，再晒干。

| 药材性状 | 望江南：本品茎枝呈圆柱形，有分枝，微呈"之"字形弯曲，直径 0.5 ～ 1 cm，先端幼枝更细；表面青绿色或绿褐色，略具纵向纹，有节，节间距 4 ～ 6 cm；质硬实，老茎木质化，折断面中空。叶互生，偶数羽状复叶，叶柄基部有 1 大腺体，托叶多已脱落；小叶 4 ～ 5 对，疏距而生，小叶片卵形至椭圆状披针形，长 2.5 ～ 5 cm，先端渐尖，基部圆形或稍偏斜，全缘，绿色至绿褐色；中脉白色，在叶背上微凸起，侧脉羽状排列；小叶纸质，易碎。叶腋间可见总状花序，小花黄色，雄蕊数枚，常外露。豆荚长条形。略具草青气，味淡。

望江南子：本品呈卵形而扁，一端稍尖，长径 0.3 ～ 0.4 cm，短径 0.2 ～ 0.3 cm，暗绿色，中央有淡褐色椭圆形斑点，微凹，有的四周有白色细网纹，但贮藏后网纹渐脱落而平滑，先端具斜生的黑色条状种脐。质坚硬。气香，有豆腥味，富黏液。

| 功能主治 | 望江南：苦，寒；有小毒。归肝、胃经。清热健脾，润肠通便，消肿解毒。用于咳嗽气喘，头痛目赤，小便血淋，大便秘结，痈肿疮毒，蛇虫咬伤。

望江南子：甘、苦，凉；有小毒。归肝、胃、大肠经。清肝明目，健胃润肠。用于目赤肿痛，头晕头胀，消化不良，胃痛，痢疾，便秘，痈肿疔毒。

| 用法用量 | 望江南：内服煎汤，6 ～ 9 g，鲜品 15 ～ 30 g；或捣汁；体虚者慎服。外用适量，鲜叶捣敷。

望江南子：内服煎汤，6 ～ 9 g；或研末，1.5 ～ 3 g；体虚者慎服，过量服用易引起呕吐、腹泻。外用适量，研末调敷。

| 附　注 | 本种异名：*Senna occidentalis* (L.) Link、*Ditremexa occidentalis* (L.) Britton et Rose、*Cassia occidentalis* L. var. *aristata* Collad.。

药材望江南，为本种的干燥（成熟）种子，《贵州省中药材质量标准》（1988 年版）、《湖北省中药材质量标准》（2009 年版）中有收载；《广西中药材标准》（1990 年版）、《贵州省中药材、民族药材质量标准》（2003 年版）以"望江南子"之名收载之。

本种原产美洲热带地区，现广布于全世界热带和亚热带地区。

豆科 Leguminosae 决明属 Cassia

决明 *Cassia tora* Linn.

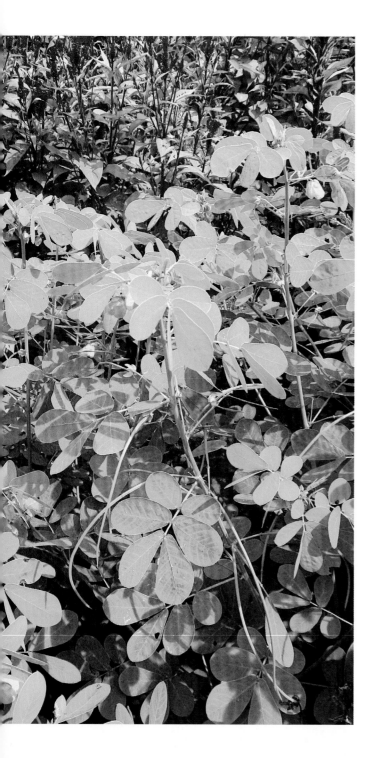

植物别名

野绿豆。

药材名

决明子（药用部位：成熟种子）、野花生（药用部位：全草或叶）、决明根（药用部位：根）。

形态特征

一年生亚灌木状粗壮草本，高 1 ~ 2 m。叶长 4 ~ 8 cm；叶柄上无腺体；叶轴上每对小叶间有 1 棒状腺体；小叶 3 对，膜质，倒卵形或倒卵状长椭圆形，长 2 ~ 6 cm，上面被稀疏柔毛，下面被柔毛；小叶柄长 0.15 ~ 0.2 cm；托叶线状，早落。花腋生，通常 2 花聚生；总花梗长 0.6 ~ 1 cm；花梗长 1 ~ 1.5 cm；萼片稍不等大，卵形或卵状长圆形，外面被柔毛；花瓣黄色，下面 2 花瓣略长，长 1.2 ~ 1.5 cm，宽 0.5 ~ 0.7 cm；能育雄蕊 7。荚果纤细，近四棱形，长达 15 cm，宽 0.3 ~ 0.4 cm；种子菱形，光亮。

生境分布

生于山坡、旷野及河滩沙地。德兴各地均有分布，德兴各地均有栽培。

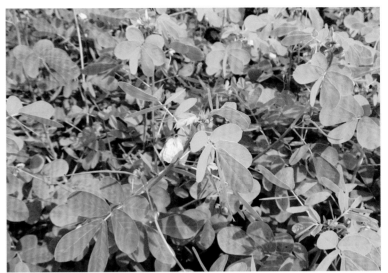

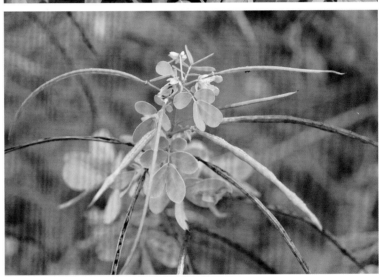

| **资源情况** | 野生资源一般，栽培资源丰富。药材主要来源于栽培。 |

| **采收加工** | **决明子**：秋末果实成熟、荚果变黄褐色时，将全株割下，晒干，打下种子，除去杂质。 |

野花生：夏、秋季间采收，晒干。

决明根：秋、冬季采挖，洗净，切段，干燥。

| **药材性状** | **决明子**：本品呈短圆柱形，较小，长 0.3 ~ 0.5 cm，宽 0.2 ~ 0.3 cm。表面棱线两侧各有一宽广的浅黄棕色带。质坚硬，不易破碎。种皮薄，子叶 2，黄色，呈 "S" 形折曲并重叠。气微，味微苦。 |

决明根：本品呈短柱状，长 1 ~ 1.5 cm，直径 0.3 ~ 1.5 cm。外表面棕褐色至深褐色，有须根。质硬，切面木部类白色或灰白色，具放射状纹理。气微，味淡。

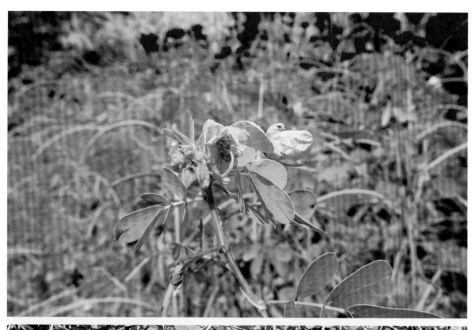

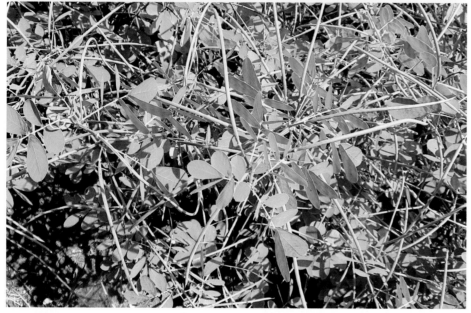

| 功能主治 | **决明子**：甘、苦、咸，微寒。归肝、肾、大肠经。清热明目，润肠通便。用于目赤涩痛，羞明多泪，头痛眩晕，目暗不明，大便秘结。

野花生：咸、微苦，平。祛风清热，解毒利湿。用于风热感冒，流行性感冒，急性结膜炎，湿热黄疸，急、慢性肾炎，带下，瘰疬，疮痈疔肿，乳腺炎。

决明根：淡、微涩，凉。归肝、胆、胃、膀胱经。清火解毒，镇静安神，除风止痛，利胆退黄。用于风火气血不调所致的头昏头痛，失眠多梦，夜卧惊惕，脘腹胀痛，六淋证出现的尿频、尿急、尿痛，胆汁病出现的黄疸、胁痛，疟疾，癫痫，痤疮。

| 用法用量 | 决明子：内服煎汤，6 ～ 15 g；或研末；或泡茶；脾胃虚寒及便溏者慎服。外用适量，研末调敷。

野花生：内服煎汤，9 ～ 15 g。

决明根：内服煎汤，10 ～ 30 g。

| 附　　注 | 在 FOC 中，本种的拉丁学名被修订为 *Senna tora* (L.) Roxb.。

药材决明子，为本种的干燥成熟种子，《中华人民共和国药典》（1963 年版至2020 年版）、《内蒙古蒙药材标准》（1986 年版）、《新疆维吾尔自治区药品标准·第二册》（1980 年版）、《藏药标准》（1979 年版）等中有收载；《贵州省中药材标准规格·上集》（1965 年版）以"决明子（草决明）"之名收载之。

药材决明根，为本种的干燥根，《云南省中药材标准·第三册·傣族药》（2005年版）中有收载。

《中华人民共和国药典》规定，决明子药材按干燥品计算，含大黄酚（$C_{15}H_{10}O_4$）不得少于 0.20%，含橙黄决明素（$C_{17}H_{14}O_7$）不得少于 0.080%；决明子饮片含大黄酚（$C_{15}H_{10}O_4$）不得少于 0.12%，含橙黄决明素（$C_{17}H_{14}O_7$）不得少于 0.080%。

本种原产美洲热带地区，现广布于全世界热带、亚热带地区。

豆科 Leguminosae 紫荆属 Cercis

紫荆
Cercis chinensis Bunge

| 药 材 名 | 紫荆皮（药用部位：树皮）、紫荆木（药用部位：木部）、紫荆根（药用部位：根或根皮）、紫荆花（药用部位：花）、紫荆果（药用部位：果实）。

| 形态特征 | 丛生或单生灌木，高 2 ~ 5 m。叶近圆形或三角状圆形，长 5 ~ 10 cm，宽与长近相等或较长略短。花紫红色或粉红色，2 ~ 10 或更多花成束，簇生于老枝和主干上，通常先叶开放，长 1 ~ 1.3 cm；花梗长 0.3 ~ 0.9 cm；龙骨瓣基部具深紫色斑纹。荚果扁狭长形，长 4 ~ 8 cm，翅宽约 0.15 cm，喙细而弯曲；果颈长 0.2 ~ 0.4 cm；种子 2 ~ 6，阔长圆形，长 0.5 ~ 0.6 cm，黑褐色，光亮。

| 生境分布 | 栽培于庭园、屋旁、街边，或密林或石灰岩地区。德兴市区、公园

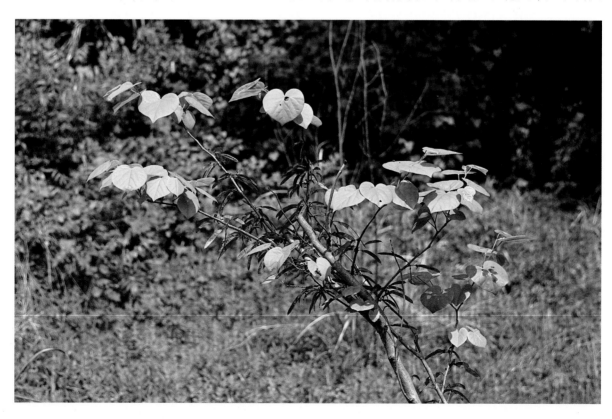

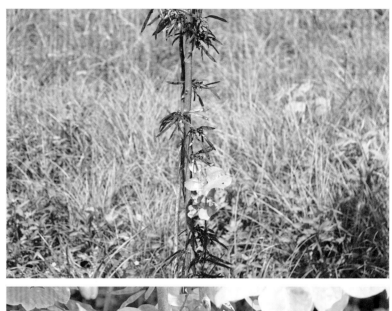

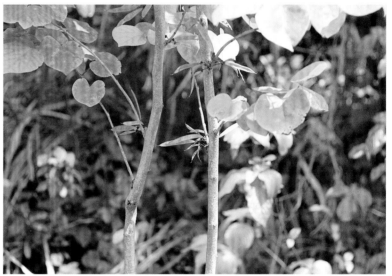

有栽培。

| **资源情况** | 栽培资源丰富。药材主要来源于栽培。

| **采收加工** | 紫荆皮：7 ~ 8 月剥取，晒干。

紫荆木：全年均可采收，趁鲜切片，晒干。

紫荆根：全年均可采挖根，洗净，切片晒干或剥皮鲜用。

紫荆花：4 ~ 5 月采摘，晒干。

紫荆果：5 ~ 7 月采摘，晒干。

| **药材性状** | 紫荆皮：本品呈筒状或槽状或为不规则的块片，向内卷曲，长 6 ~ 25 cm，宽约 3 cm，厚 0.3 ~ 0.6 cm。外表面灰棕色，粗糙，有皱纹，常呈鳞甲状；内表面紫

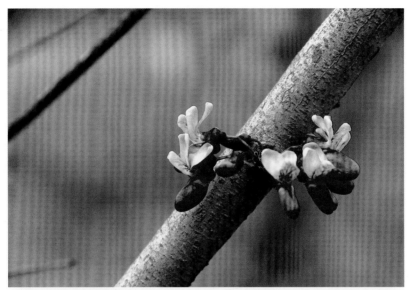

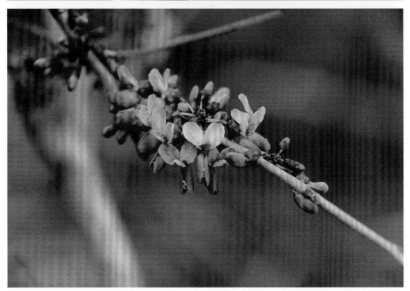

棕色或红棕色，有细纵纹理。质坚实，不易折断，断面灰红棕色。对光照视可见细小的亮点。气无，味涩。

紫荆根：本品根皮呈卷筒状或为槽状的块片，长短不等，厚 0.15 ~ 0.3 cm。外表面灰棕色，有皱纹，内表面紫棕色，有细纵纹理。皮表面有苔类斑痕，质坚实，不易折断，断面灰红色。对光照视可见细小的亮星点。气无，味涩。

紫荆花：本品花蕾呈椭圆形，开放的花呈蝶形，长约 1 cm。花萼钟状，先端5 裂，钝齿状，长约 0.3 cm，黄绿色；花冠蝶形；花瓣 5，大小不一，紫色，有黄白色晕纹；雄蕊 10，分离，基部附着于萼内，花药黄色；雌蕊 1，略扁，有柄，光滑无毛，花柱上部弯曲，柱头短小，呈压扁状，色稍深。花梗细，长 0.3 ~ 0.9 cm。质轻脆。有茶叶样气，味酸、略甜。

| 功能主治 | 紫荆皮：苦，平。归肝经。活血，通淋，解毒。用于月经不调，瘀滞腹痛，风湿痹痛，小便淋痛，喉痹，痈肿，疥癣，跌打损伤，蛇虫咬伤。

紫荆木：苦，平。归肝、膀胱经。活血，通淋。用于月经不调，瘀滞腹痛，小便淋沥涩痛。

紫荆根：苦，平。破瘀活血，消痈解毒。用于月经不调，瘀滞腹痛，痈肿疮毒，疬腮，狂犬咬伤。

紫荆花：苦，平。归肝、脾、小肠经。清热凉血，通淋解毒。用于热淋，血淋，疮疡，风湿筋骨痛。

紫荆果：甘、微苦，平。归心、肺经。止咳平喘，行气止痛。用于咳嗽多痰，哮喘，心口痛。

| 用法用量 | 紫荆皮：内服煎汤，6 ~ 15 g；或浸酒；或入丸、散剂；孕妇禁服。外用适量，研末调敷。

紫荆木：内服煎汤，9 ~ 15 g。孕妇禁服。

紫荆根：内服煎汤，6 ~ 12 g。外用适量，捣敷。

紫荆花：内服煎汤，3 ~ 6 g。外用适量，研末调敷。

紫荆果：内服煎汤，6 ~ 12 g。

| 附　注 | 本种异名：*Cercis pauciflora* Li、*Cercis chinensis* Bunge f. *rosea* Hsu。

药材紫荆皮，为本种的干燥根皮，《新疆维吾尔自治区药品标准·第二册》（1980年版）、《上海市中药材标准·附录》（1994年版）、《贵州省中药材、民族药材质量标准》（2003年版）、《湖南省中药材标准》（2009年版）中有收载。

药材紫荆花，为本种的干燥花，《贵州省中药材、民族药材质量标准》（2003年版）中有收载。

本种 IUCN 评估等级为 LC 级。本种为江西省Ⅲ级保护植物。

豆科 Leguminosae 香槐属 Cladrastis

香槐
Cladrastis wilsonii Takeda

| 药 材 名 | 香槐（药用部位：根、果实）。

| 形态特征 | 乔木。芽叠生，不具芽鳞，为叶柄基部覆盖。羽状复叶；小叶 9 ～ 11，长椭圆形或矩圆状倒卵形，长 6 ～ 12 cm，无毛，上面深绿色，下面灰白色。圆锥花序疏松，顶生或腋生，长约 15 cm；花长 1.8 ～ 2 cm；花萼钟状，长约 0.6 cm，密生黄棕色短柔毛，萼齿三角形，急尖；花冠白色，与花瓣近等长；子房条形，具短柄，密生绢毛。荚果扁平，条形，长 3.5 ～ 8 cm，密生短柔毛。

| 生境分布 | 生于海拔 1 000 m 的山坡杂木林缘或林中，现多栽培。分布于德兴三清山北麓、大茅山等，德兴各地均有栽培。

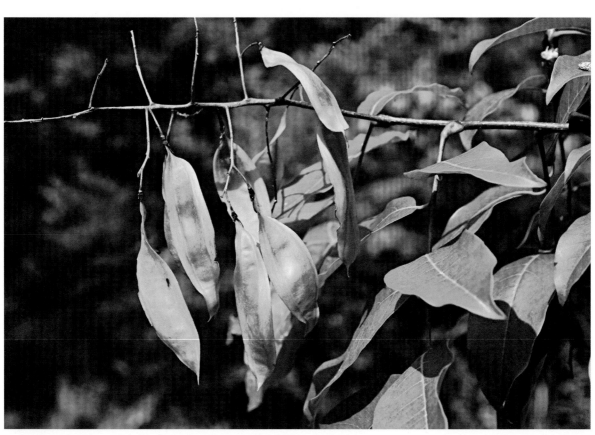

| 资源情况 | 野生资源一般，栽培资源较丰富。药材主要来源于栽培。

| 采收加工 | 全年均可采挖根，洗净，切片，鲜用；9 ~ 10 月采收成熟果实，晒干。

| 药材性状 | 本品荚果呈条状而扁，长 3 ~ 7 cm，宽约 0.8 cm，表面黄绿色，密被短柔毛，果皮硬，内有 2 ~ 4 种子。种子肾状，椭圆形，扁平，长约 0.4 cm，直径约 0.3 cm，青灰褐色，光滑。

| 功能主治 | 苦，平。归肝经。祛风止痛。用于关节疼痛，肠道寄生虫病。

| 用法用量 | 内服煎汤，鲜根 30 ~ 60 g；果实 10 ~ 30 g，炒熟食之。

| 附　注 | 本种异名：*Cladrastis lichuanensis* Q. W. Yao et G. G. Tang。
本种 IUCN 评估等级为 LC 级。本种为江西省 Ⅲ 级保护植物。

豆科 Leguminosae 猪屎豆属 Crotalaria

响铃豆
Crotalaria albida Heyne ex Roth

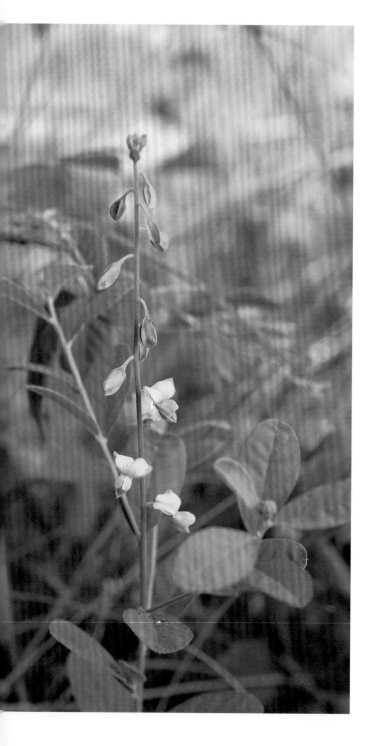

| 药 材 名 |

响铃豆（药用部位：全草）。

| 形态特征 |

灌木状草本，高 30 ~ 150 cm，有白色柔毛。叶倒卵状披针形或倒披针形，长 1.5 ~ 4 cm，先端钝圆，有小凸尖，上面光滑，下面生疏柔毛；托叶细小。总状花序顶生或腋生；小苞片着生于花萼基部；花萼长约 0.7 cm，深裂，上面 2 萼齿椭圆形，下面 3 萼齿披针形，均有短柔毛；花冠黄色，稍长于萼。荚果圆柱形，膨胀，长 0.8 ~ 1.2 cm，光滑，有 6 ~ 12 种子。

| 生境分布 |

生于海拔 200 m 以上的荒地路旁及山坡疏林下。分布于德兴三清山北麓等。

| 资源情况 |

野生资源一般。药材来源于野生。

| 采收加工 |

夏、秋季采收，鲜用，或扎成把，晒干。

| **功能主治** | 苦、辛，凉。归心、肺经。泻肺消痰，清热利湿，解毒消肿。用于咳喘痰多，湿热泻痢，黄疸，小便淋痛，心烦不眠，乳痈，痈肿疮毒。 |

| **用法用量** | 内服煎汤，9 ~ 15 g。外用适量，鲜品捣敷。 |

| **附　　注** | 本种异名：*Crotalaria montana* Roxb.、*Crotalaria formosana* Matsumura ex Ito et Matsumura。 |

豆科 Leguminosae 猪屎豆属 Crotalaria

假地蓝
Crotalaria ferruginea Grah. ex Benth.

| **药 材 名** | 响铃草（药用部位：全草或根）。

| **形态特征** | 多年生草本，高 30 ～ 100 cm，全株均有开展的长糙毛。叶长椭圆形或矩圆状卵形，长 3 ～ 9 cm；叶柄长约 0.2 cm；托叶披针形，长可达 1 cm，常反折。总状花序顶生或腋生，有 2 ～ 6 花；苞片及小苞片与托叶相似；花萼杯状，萼齿披针形，长约 1 cm；花冠黄色，稍短于萼；雄蕊 10，联合成 1 组，花药二型。荚果圆柱形，长 2 ～ 3 cm，先端具喙；种子肾形，长约 0.2 cm，宽约 0.15 cm。

| **生境分布** | 生于海拔 400 ～ 1 000 m 的山坡疏林及荒山草地。分布于德兴龙头山等。

| **资源情况** | 野生资源一般。药材来源于野生。

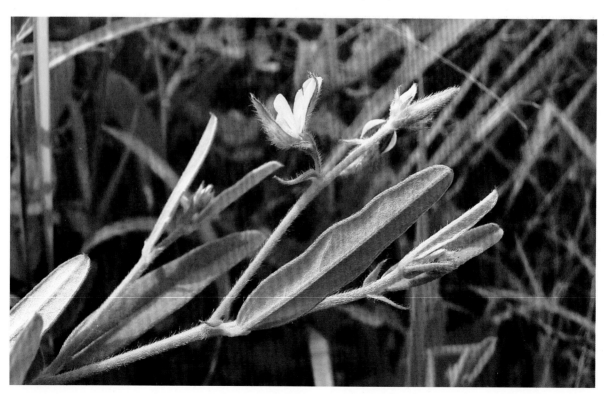

| 采收加工 | 夏、秋季采收，鲜用，或扎成把，晒干。

| 药材性状 | 本品茎呈圆柱形，多弯曲，全体有黄棕色茸毛。根较长，圆条形，少分枝，须根细长，表面土黄色。叶片多卷曲，或已脱落，展开后呈椭圆形或卵形，黄绿色，有黄棕色茸毛。枝端常有膨胀成矩圆形的果实，果实长 2.5 ～ 3 cm，内有 20 ～ 30 种子，摇之有声，如响铃，或种子已散落。种子肾形。气微，味微苦。种子具豆腥气。

| 功能主治 | 苦、微酸，平。归肺、肝、肾经。滋肾养肝，止咳平喘，利湿解毒。用于耳鸣，耳聋，头目眩晕，遗精，月经过多，带下，久咳痰血，哮喘，肾炎，小便不利，扁桃体炎，腮腺炎，疔疮肿毒。

| 用法用量 | 内服煎汤，10 ～ 30 g。外用适量，鲜品捣敷。

| 附　　注 | 本种异名：*Crotalaria rufescens* Franch.、*Crotalaria pilosissima* Miq.、*Crotalaria ferruginea* Grah. ex Benth. var. *pilosissima* Benth. ex Baker、*Crotalaria lonchophylla* Hand.-Mazz.、*Crotalaria bodinieri* Lévl.。

药材响铃草，为本种的干燥全草，《上海市中药材标准·附录》（1994 年版）、《四川省中草药标准（试行稿）· 第三批》（1980 年版）、《云南省中药材标准·第二册·彝族药》（2005 年版）中有收载。

豆科 Leguminosae 猪屎豆属 Crotalaria

菽麻 *Crotalaria juncea* L.

| 药 材 名 | 太阳麻根（药用部位：根）、菽麻子（药用部位：种子）。

| 形态特征 | 一年生草本。茎直立，高达 2 m，茎、枝具小沟纹，密生绢质短柔毛。单叶，矩圆状披针形或矩圆形，长 5 ~ 10 cm，宽 1.5 ~ 2.3 cm，两端渐狭，先端具短尖头，两面密生绢质短柔毛；叶柄长约 0.3 cm；托叶狭披针形，长 0.1 ~ 0.2 cm。总状花序顶生或腋生，有 12 ~ 20 花；小苞片生于萼的基部，细小，密生绢质短柔毛；萼长约 2 cm，有毛，萼齿长为花萼的 3/4；花冠黄色，较花萼长；雄蕊 10，合生成 1 组，花药二型。荚果圆柱形，长 3 ~ 4 cm，密生绢质短柔毛；种子 10 ~ 15。

| 生境分布 | 生于海拔 50 ~ 2 000 m 的荒地路旁及山坡疏林中。德兴有栽培。

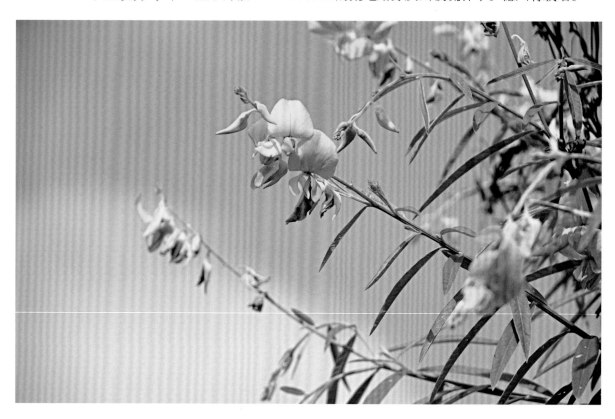

| 资源情况 | 栽培资源丰富。药材来源于栽培。

| 采收加工 | 太阳麻根：夏、秋季采挖，洗净，切片，晒干。
菽麻子：秋、冬季种子成熟时采收，晒干。

| 功能主治 | 太阳麻根：苦，寒。利尿解毒。用于尿浊，小便淋痛，尿道结石，疥癣，跌打损伤。
菽麻子：清血解毒。用于疥癣。

| 用法用量 | 太阳麻根：内服煎汤，3 ~ 10 g。外用适量，捣敷；或煎汤洗。
菽麻子：外用适量，捣敷；或煎汤洗。

| 附　注 | 本种异名：*Crotalaria tenuifolia* Roxb. ex DC.、*Crotalaria sericea* Willd.、*Crotalaria benghalensis* Lamk.。
本种原产印度，现广泛栽培或逸生于非洲、大洋洲、美洲和亚洲其他地区的热带和亚热带地区。

豆科 Leguminosae 猪屎豆属 Crotalaria

猪屎豆 *Crotalaria pallida* Ait.

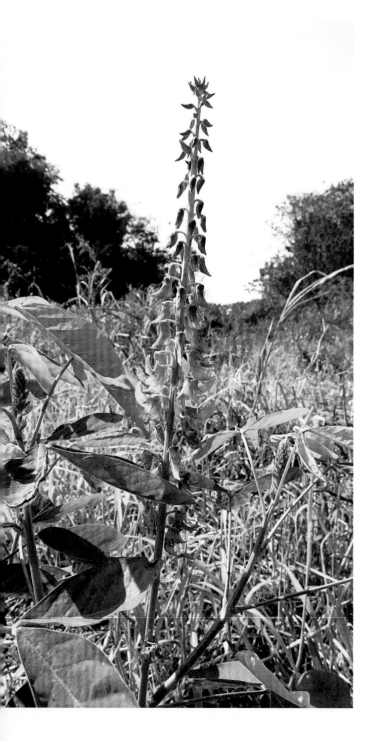

| 植物别名 |

椭圆叶猪屎豆、野落花生。

| 药 材 名 |

猪屎豆（药用部位：全草）、猪屎豆根（药用部位：根）、猪屎豆子（药用部位：种子）。

| 形态特征 |

多年生草本或灌木状。茎枝圆柱形，具小沟纹，密被紧贴的短柔毛。托叶极细小，刚毛状，常早落；叶三出，柄长 2 ~ 4 cm；小叶长圆形或椭圆形，长 3 ~ 6 cm，上面无毛，下面略被丝光质短柔毛；小叶柄长 0.1 ~ 0.2 cm。总状花序顶生，长达 25 cm，有 10 ~ 40 花；苞片线形，长约 0.4 cm，早落，小苞片的形状与苞片相似；花梗长 0.3 ~ 0.5 cm；花萼近钟形，长 0.4 ~ 0.6 cm，5 裂，密被短柔毛；花冠黄色，伸出萼外。荚果长圆形，长 3 ~ 4 cm；种子 20 ~ 30。

| 生境分布 |

生于海拔 100 ~ 1 000 m 的荒山草地及砂壤土中，常栽培。分布于德兴三清山北麓，德兴大目源有栽培。

| 资源情况 | 野生资源一般，栽培资源一般。药材主要来源于栽培。

| 采收加工 | **猪屎豆**：秋季采收，打去荚果及种子，鲜用或晒干。
猪屎豆根：夏、秋季间采挖，洗净，切片，晒干。
猪屎豆子：秋季果实成熟时采收，晒干。

| 功能主治 | **猪屎豆**：苦、辛，平；有毒。归大肠、膀胱经。清热利湿，解毒散结，补肝肾。用于痢疾，湿热腹泻，小便淋沥，疳积，乳腺炎，肾虚，眼目昏花。
猪屎豆根：微苦、辛，平。解毒散结，消积化滞。用于淋巴结结核，乳腺炎，痢疾，疳积。
猪屎豆子：甘、涩，凉。明目固精，补肝肾。用于头晕目花，神经衰弱，遗精早泄，小便频数，遗尿，带下。

| 用法用量 | **猪屎豆**：内服煎汤，6 ~ 12 g；孕妇慎服。外用适量，捣敷。
猪屎豆根：内服煎汤，9 ~ 15 g。孕妇慎服。
猪屎豆子：内服煎汤，6 ~ 12 g。孕妇慎服。

| 附　　方 | （1）治乳腺炎：①猪屎豆全草适量，和酒糟捣敷患处；并可取茎叶浓煎，于换药时熏洗患处。②猪屎豆全草30 g，海金沙全草30 g，珍珠菜15 g，煎汤服，红糖、米酒为引。
（2）治淋巴结结核：猪屎豆根、凤尾草根、过坛龙根各15 g，煎汤去渣，加陈酒50 g兑服。［方（1）~（2）出自《草药手册》（江西）］

| 附　　注 | 本种异名：*Crotalaria mucronata* Desv.、*Crotalaria striata* DC.、*Crotalaria saltiana* Prain ex King。

豆科 Leguminosae 猪屎豆属 Crotalaria

野百合 *Crotalaria sessiliflora* L.

| **药 材 名** | 农吉利（药用部位：全草或地上部分）。 |

| **形态特征** | 直立草本，高 20 ~ 100 cm。茎有平伏长柔毛。叶条形或条状披针形，长 3 ~ 8 cm，背面有平伏柔毛。总状花序顶生或腋生，有 2 ~ 20花，紧密；花梗短，结果时下垂；花萼长 1 ~ 1.4 cm，有棕黄色长毛；花冠紫色或淡蓝色，与萼等长；雄蕊 10，合生成 1 组，花药二型。荚果圆柱形，与萼等长；种子 10 ~ 15。 |

| **生境分布** | 生于海拔 70 ~ 1 500 m 的荒地路旁及山谷草地。德兴各地均有分布。 |

| **资源情况** | 野生资源一般。药材来源于野生。 |

| **采收加工** | 夏、秋季采集，鲜用或切段晒干。 |

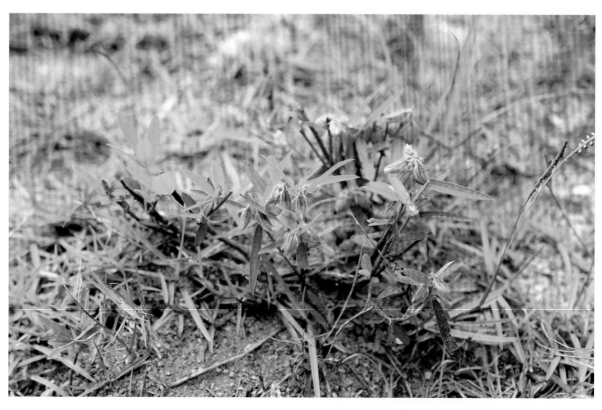

| 药材性状 | 本品主根呈细圆锥形，侧根细长，浅黄棕色。茎圆柱形，稍有分枝，表面灰绿色，密被灰白色茸毛。单叶互生，叶片多皱缩卷曲，完整者线形或线状披针形，暗绿色，下表面有柔毛，全缘。荚果长圆柱形，长 1 ～ 1.4 cm，包于宿存花萼内，宿萼 5 裂，密被棕黄色或白色长毛。种子细小，肾形或心形而扁，成熟时棕色，有光泽。气无，味淡。

| 功能主治 | 甘、淡，平；有毒。归肺、肝、大肠经。清热，利湿，解毒，消积。用于痢疾，热淋，喘咳，风湿痹痛，疔疮疖肿，毒蛇咬伤，疳积，恶性肿瘤。

| 用法用量 | 内服煎汤，15 ～ 60 g；本品有毒，内服宜慎，有肝肾疾病者禁服。外用适量，研末调敷或撒敷；或鲜品捣敷；或煎汤洗。

| 附 注 | 本种异名：*Crotalaria brevipes* Champ.。
药材农吉利，为本种的干燥全草或地上部分，《中华人民共和国药典》（1977 年版）、《山东省中药材标准·附录》（1995 年版、2002 年版）、《上海市中药材标准》（1994 年版）、《北京市中药材标准·附录》（1998 年版）中有收载。

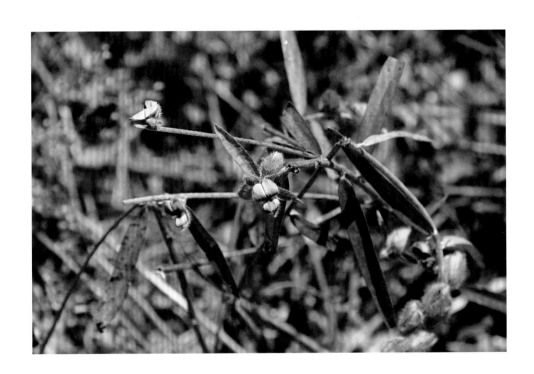

豆科 Leguminosae 黄檀属 *Dalbergia*

藤黄檀
Dalbergia hancei Benth.

| 药 材 名 | 藤檀（药用部位：藤茎）、藤黄檀树脂（药材来源：树脂）、藤檀根（药用部位：根）。

| 形态特征 | 藤本。幼枝疏生白色柔毛，有时枝条变成钩状或螺旋状。羽状复叶；小叶 9 ~ 13，矩圆形，长 1 ~ 2.2 cm，先端钝，微缺，下面疏生平贴柔毛；托叶早落。圆锥花序腋生，花微小，花梗密生锈色短柔毛；基生小苞片卵形，副萼状小苞片披针形，均密生锈色柔毛，脱落；花萼阔钟状，萼齿 5，宽三角形，先端钝，有锈色毛；花冠白色。荚果矩圆形，扁平，长 3 ~ 7 cm，无毛，具柄，含 1 ~ 4 种子；种子肾形。

| 生境分布 | 生于山坡灌丛中或山谷溪旁。德兴各地山区均有分布。

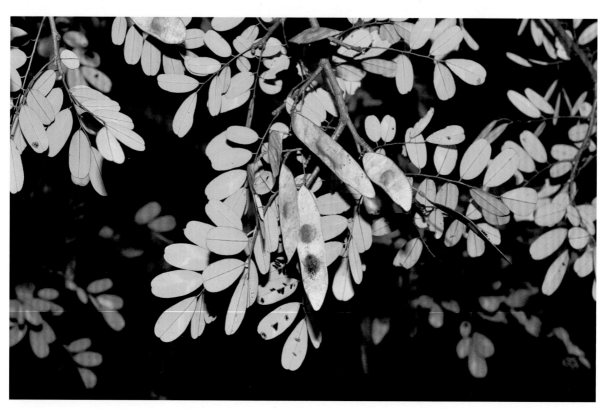

| 资源情况 | 野生资源丰富。药材来源于野生。

| 采收加工 | 藤檀：夏、秋季采收，砍碎，晒干。
藤黄檀树脂：夏、秋季砍破树皮，让树脂渗出，干燥后收集。
藤檀根：夏、秋季采挖，洗净，切片，晒干。

| 药材性状 | 藤檀：本品呈圆柱形，可见呈钩状或螺旋状排列的小枝条，折断面木部占大部分。羽状复叶，小叶 9 ~ 13 或散落，小叶片长圆形，长 1 ~ 2.2 cm，宽 0.5 ~ 1 cm。先端钝，呈截形，微缺，基部楔形或圆形，全缘，绿色或枯绿色，下表面具贴伏的柔毛。质脆。气微。
藤檀根：本品呈圆柱形，直径 0.4 ~ 2.6 cm。表面棕褐色，粗糙，栓皮易破裂脱落，破裂后向外卷曲，脱落后呈红褐色，栓皮未脱落处有凸起的皮孔及支根痕。质硬，难折断，断面黄棕色或灰白色，针孔密集。气微，味微甜。

| 功能主治 | 藤檀：辛，温。理气止痛，破积。用于胸胁痛，胃痛，腹痛，劳伤疼痛，衄血。
藤黄檀树脂：行气止痛，止血。用于胸胁痛，胃痛，腹痛，外伤出血。
藤檀根：辛、涩，温。归肝经。舒筋活络，强壮筋骨。用于腰腿痛，关节痛，跌打损伤，骨折。

| 用法用量 | 藤檀：内服煎汤，3 ~ 9 g。
藤黄檀树脂：内服煎汤，6 ~ 9 g。
藤檀根：内服煎汤，3 ~ 6 g。

| 附　注 | 本种异名：*Amerimnon hancei* (Benth.) Kuntze。
药材藤黄檀，为本种的根，《广西壮族自治区壮药质量标准·第二卷》（2011 年版）有收载。

黄檀 *Dalbergia hupeana* Hance

| **药 材 名** | 檀根（药用部位：根或根皮）、黄檀叶（药用部位：叶）、檀树皮（药用部位：树皮）。 |

| **形态特征** | 乔木。树皮灰色。羽状复叶；小叶 9 ~ 11，矩圆形或宽椭圆形，长 3 ~ 5.5 cm，先端钝，微缺；叶轴及小叶柄有白色疏柔毛；托叶早落。圆锥花序顶生或生于上部叶腋间；花梗有锈色疏毛；花萼钟状，萼齿 5，不等，最下面 1 萼齿披针形，较长，上面 2 萼齿宽卵形，联合，两侧 2 萼齿卵形，较短，有锈色柔毛；花冠淡紫色或白色；雄蕊（5）+（5），二体。荚果矩圆形，扁平，长 3 ~ 7 cm，有 1 ~ 3 种子。 |

| **生境分布** | 生于海拔 600 ~ 1 400 m 的山地林中或灌丛中、山沟溪旁及有小树 |

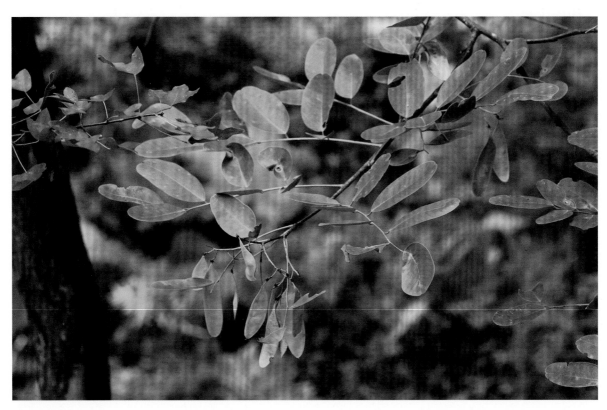

林的坡地，常栽培于村前屋后。德兴各地山区均有分布，德兴各地均有栽培。

| **资源情况** | 野生资源丰富，栽培资源一般。药材主要来源于野生。

| **采收加工** | **檀根**：夏、秋季采收，洗净，切碎，晒干。

黄檀叶：夏、秋季采收，鲜用或晒干。

檀树皮：冬、春季剥取，晒干。

| **功能主治** | **檀根**：辛、苦，平；有小毒。清热解毒，止血消肿。用于疮疖疔毒，毒蛇咬伤，细菌性痢疾，跌打损伤。

黄檀叶：辛、苦，平；有小毒。清热解毒，活血消肿。用于疔疮肿毒，跌打损伤。

檀树皮：辛，平；有小毒。杀虫。用于疥疮。

| **用法用量** | **檀根**：内服煎汤，15 ～ 30 g。外用适量，研末调敷。

黄檀叶：外用适量，鲜品捣敷；或干品研末调敷。

檀树皮：外用适量，研末调敷。

| **附 注** | 本种 IUCN 评估等级为 NT 级，被《中国生物多样性红色名录——高等植物卷》列为近危种。本种为江西省 Ⅲ 级保护植物。

豆科 Leguminosae 山蚂蝗属 Desmodium

小槐花
Desmodium caudatum (Thunb.) DC.

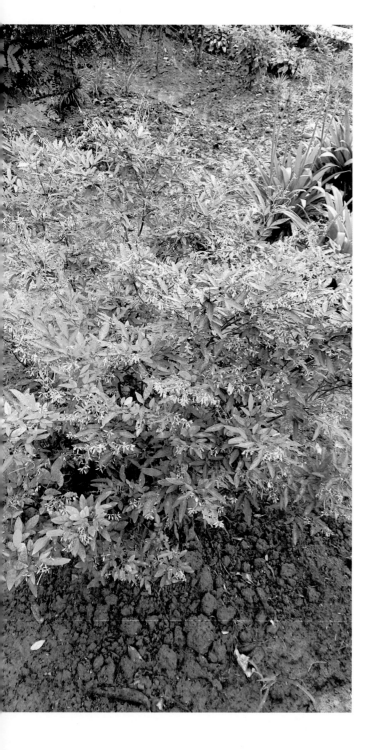

| 植物别名 |

棺材板、逢人打、扁草子。

| 药 材 名 |

清酒缸（药用部位：地上部分）、清酒缸根（药用部位：根）。

| 形态特征 |

灌木或亚灌木，高 1 ~ 2 m。小叶 3，顶生小叶披针形或阔披针形，长 4 ~ 9 cm，上面近无毛，下面有疏短毛，侧生小叶较小，近无柄；托叶狭披针形，长 0.5 ~ 0.8 cm。总状花序腋生；花萼钟状，萼齿二唇形，上面 2 齿几联合，下面 3 齿披针形；花冠绿白色，长约 0.7 cm，龙骨瓣有爪；子房密生绢毛。荚果长 5 ~ 8 cm，稍弯，有钩状短毛；荚节 4 ~ 6，矩圆形，长 1 ~ 1.5 cm。

| 生境分布 |

生于海拔 150 ~ 1 000 m 的山坡、路旁草地、沟边、林缘或林下。德兴各地均有分布。

| 资源情况 |

野生资源丰富。药材来源于野生。

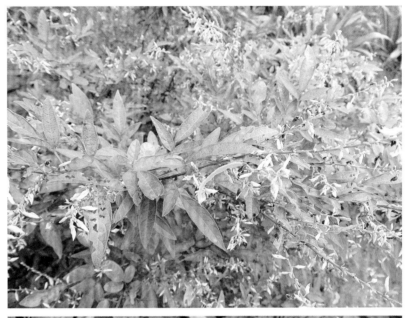

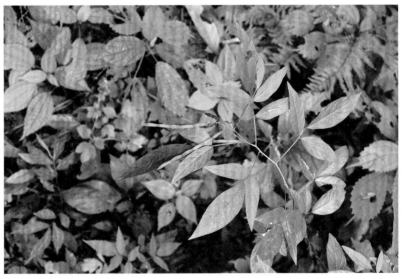

| 采收加工 | 清酒缸：9 ~ 10 月采挖，切段，晒干。
清酒缸根：9 ~ 10 月采挖，洗净，切段，晒干。

| 药材性状 | 清酒缸：本品根呈圆柱形，大小不一，有支根；表面灰褐色或棕褐色，具细纵皱纹，可见疣状突起及长圆形皮孔；质坚韧，不易折断，断面黄白色，纤维性。茎圆柱形，常有分枝；表面灰褐色，具类圆形的皮孔；质硬而脆，折断面黄白色，纤维性。三出复叶互生；叶柄长 1.6 ~ 2.8 cm，小叶片多皱缩脱落，展平后呈阔披针形，长 4 ~ 9 cm，宽 1 ~ 3 cm，先端渐尖或锐尖，基部楔形，全缘，上表面深褐色，下表面色稍淡；小叶柄长约 0.1 cm。气微，味淡。

清酒缸根：本品呈圆柱形，大小不等，有支根。表面棕褐色，具纵皱纹，可见

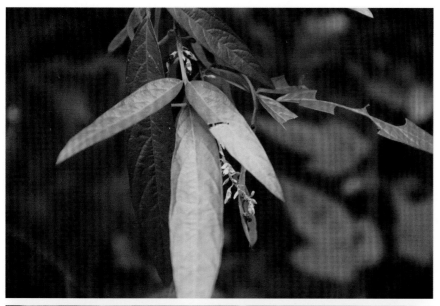

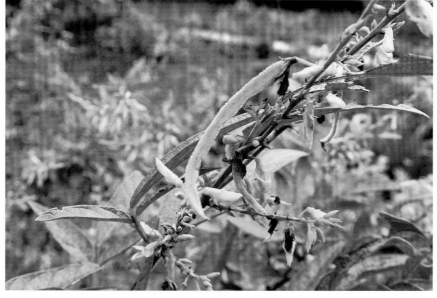

疣状突起；皮孔明显，类圆形或椭圆形。质坚硬而脆，略带韧性，不易折断，断面纤维性，黄白色。气微，味淡。

| **功能主治** | **清酒缸**：微苦，平。归肺、心、胃经。清热利湿，消积散瘀。用于劳伤咳嗽，吐血，水肿，疳积，痈疮溃疡，跌打损伤。

清酒缸根：微苦，温。归肝、心、大肠经。祛风利湿，化瘀拔毒。用于风湿痹痛，痢疾，黄疸，痈疽，瘰疬，跌打损伤。

| **用法用量** | **清酒缸**：内服煎汤，9 ~ 15 g，鲜品15 ~ 30 g；孕妇忌用。外用适量，煎汤洗；或捣敷；或研末调敷。

清酒缸根：内服煎汤，15 ～ 30 g；或浸酒。外用适量，捣敷；或煎汤洗。

| **附　方** | （1）治溃疡、疮口溃烂：清酒缸研末，麻油调敷。

（2）治烫火伤溃烂：清酒缸捣汁洗或捣敷。

（3）治漆疮：清酒缸煎汤，待凉后洗患处。［方（1）～（3）出自《江西民间草药》］

（4）治风湿腰痛：清酒缸根 15 g，六月雪根 30 g，野荞麦根 30 g，酒水各半，煎服，每日 1 剂。

（5）治痢疾：清酒缸根 15 g，野花生根 15 g，过坛龙 15 g，煎汤服，白糖为引。

（6）治黄疸性肝炎：清酒缸根 60 g，淡竹叶 30 g，虎刺根 60 g，三叶木通根 60 g，猪蹄 1 只，煎汤，服汤食肉，每日 1 剂。［方（4）～（6）出自《江西草药》］

| **附　注** | 本种异名：*Meibomia caudata* (Thunb.) Kuntze、*Desmodium laburnifolium* (Poir.) DC.、*Hedysarum caudatum* Thunb.、*Hedysarum laburnifolium* Poir.、*Catenaria laburnifolia* (Poir.) Benth.。

药材小槐花，为本种的干燥地上部分，《广西壮族自治区壮药质量标准·第一卷》（2008 年版）、《广西中药材标准》（1990 年版）中有收载；《中华人民共和国卫生部药品标准·中药成方制剂·第四册·附录》（1991 年版）以"饿蚂蟥"之名收载之。

豆科 Leguminosae 山蚂蝗属 Desmodium

假地豆

Desmodium heterocarpon (L.) DC.

| 药 材 名 | 山花生（药用部位：全株）。

| 形态特征 | 小灌木或亚灌木。茎直立或平卧，高 30 ～ 150 cm，基部多分枝。叶为羽状三出复叶；托叶宿存，狭三角形，长 0.5 ～ 1.5 cm，叶柄长 1 ～ 2 cm；小叶纸质，顶生小叶椭圆形、长椭圆形或宽倒卵形，长 2.5 ～ 6 cm，侧生小叶常较小，上面无毛，下面被贴伏白色短柔毛；小托叶丝状。总状花序顶生或腋生，长 2.5 ～ 7 cm，总花梗密被淡黄色开展的钩状毛；花极密，每 2 生于花序的节上；苞片卵状披针形；花梗长 0.3 ～ 0.4 cm；花萼长 0.15 ～ 0.2 cm；花冠紫红色、紫色或白色，长约 0.5 cm。荚果密集，狭长圆形，长 1.2 ～ 2 cm，被钩状毛，有 4 ～ 7 荚节，荚节近方形。

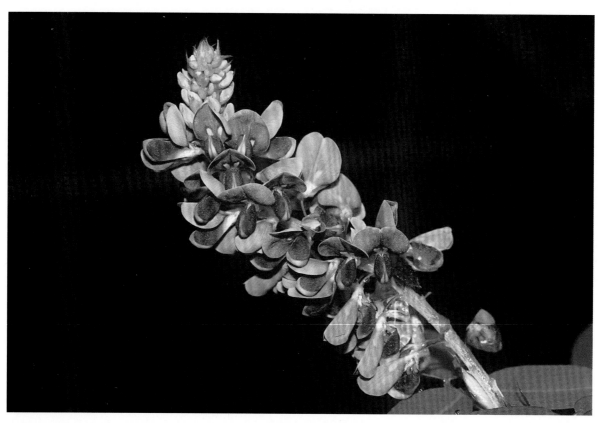

| 生境分布 | 生于海拔 350 m 以上的山坡草地、水旁、灌丛或林中。德兴各地均有分布。

| 资源情况 | 野生资源丰富。药材来源于野生。

| 采收加工 | 9 ~ 10 月采收，切段，鲜用或晒干。

| 药材性状 | 本品小枝呈圆柱形，光滑。掌状复叶具 3 小叶，先端小叶较大，椭圆形或倒卵形，长 1.5 ~ 5.5 cm，宽 1 ~ 2.4 cm，先端圆形或钝，有的微有缺刻，基部楔形，全缘；两侧小叶稍小，椭圆形；气特异。有时可见排列密集的荚果，长 1.4 ~ 2.2 cm，宽约 0.3 cm，4 ~ 7 荚节，腹缝线较平直，背缝线稍缢缩，表面被带钩的缘毛。

| 功能主治 | 甘、微苦，寒。清热，利尿，解毒。用于肺热咳喘，水肿，淋证，尿血，跌打肿痛，毒蛇咬伤，痈疖，暑温，疟腮。

| 用法用量 | 内服煎汤，15 ~ 60 g。外用适量，鲜品捣敷。

| 附　注 | 本种异名：*Hedysarum heterocarpon* Linn.、*Desmodium buergeri* Miq.、*Desmodium heterocarpon* (Linn.) DC. var. *buergeri* (Miq.) Hosokawa。

豆科 Leguminosae 山蚂蝗属 *Desmodium*

小叶三点金 *Desmodium microphyllum* (Thunb.) DC.

| **植物别名** | 疳积草。

| **药 材 名** | 小叶三点金草（药用部位：全草）、辫子草根（药用部位：根）。

| **形态特征** | 平卧草本。分枝纤细，无毛。小叶 3，顶生小叶矩圆形，长 0.2 ~ 0.9 cm，宽约 0.4 cm，先端圆钝，微凹，有短尖，上面无毛，下面有白色长柔毛，侧生小叶稍小，近无柄；托叶披针形。总状花序腋生或顶生，总花梗有开展的短毛；花萼浅钟状，萼齿披针形，较萼筒长，有白色柔毛；花冠淡紫色，旗瓣近圆形，基部狭，无爪，龙骨瓣与翼瓣等长。荚果有 2 ~ 4 荚节，有毛，荚节长约 0.4 cm，宽约 0.3 cm。

| **生境分布** | 生于海拔 150 m 以上的荒地草丛或灌木林中。德兴各地均有分布。

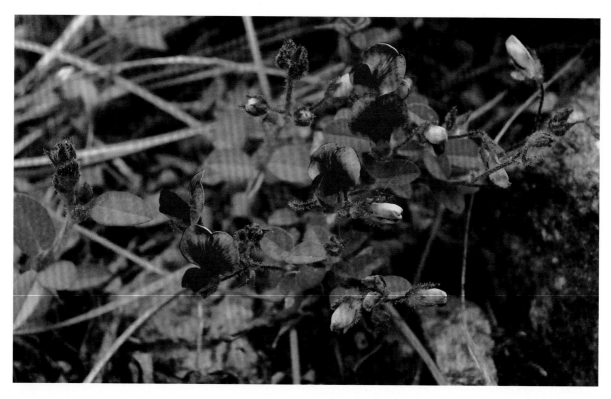

| 资源情况 | 野生资源丰富。药材来源于野生。

| 采收加工 | **小叶三点金草：**夏、秋季采收，鲜用或晒干。
辫子草根：夏、秋季采收，鲜用或晒干。

| 药材性状 | **小叶三点金草：**本品多缠绕成团。根粗壮，有分枝，木化。茎较细。小叶 3，先端小叶较大，长 0.2 ~ 0.9 cm，宽约 0.4 cm，椭圆形，先端圆形，具短尖，基部圆形，全缘，绿色，下表面具柔毛，两侧小叶很小。有时可见总状花序或荚果，荚果长 0.8 ~ 1.6 cm，直径约 0.3 cm，有 2 ~ 4 荚节，节处缢缩，表面被短毛。气特异，味淡、微甘。
辫子草根：本品粗壮，有分枝，木化。气特异。

| 功能主治 | **小叶三点金草：**微苦，凉。归肝、脾、肾经。清热利湿，止咳平喘，消肿解毒，活血调经。用于石淋，胃痛，黄疸，痢疾，咳嗽，哮喘，疳积，毒蛇咬伤，痈疮，瘰疬，漆疮，痔疮，月经不调，赤白带下，外阴瘙痒。
辫子草根：甘，平。清热利湿，调经止血，活血通络。用于黄疸，痢疾，淋证，风湿痹痛，咯血，崩漏，带下，痔疮，跌打损伤。

| 用法用量 | **小叶三点金草：**内服煎汤，9 ~ 15 g，鲜品 30 ~ 60 g。外用适量，鲜品捣敷；或煎汤熏洗。
辫子草根：内服煎汤，15 ~ 30 g；或浸酒。

| 附 注 | 本种异名：*Codoriocalyx microphyllus* (Thunb.) H. Ohashi、*Meibomia parvifolia* (DC.) Kuntze、*Meibomia microphylla* (Thunb.) Kuntze、*Desmodium parvifolium* DC.、*Hedysarum microphyllum* Thunb.。
药材小叶三点金，为本种的干燥全草，《四川省中草药标准（试行稿）·第二批》（1979 年版）中有收载；《云南省中药材标准·第四册·彝族药（Ⅱ）》（2005 年版）以"斑鸠窝"之名收载之。

豆科 Leguminosae 山蚂蝗属 Desmodium

饿蚂蝗

Desmodium multiflorum DC.

| 药 材 名 | 饿蚂蝗（药用部位：全株）、山豆根种子（药用部位：种子）。

| 形态特征 | 灌木。幼枝密被柔毛。叶具 3 小叶；叶柄长 1.5 ~ 4 cm，密被茸毛；小叶椭圆形或倒卵形，长 5 ~ 10 cm，侧生小叶较小，上面几无毛，下面多少被丝状毛。顶生花序多为圆锥状，腋生花序为总状，长可达 18 cm，花序梗密被丝状毛和小钩状毛；常 2 花生于每节，无小苞片；花梗长约 0.5 cm；花萼长约 0.45 cm，密被钩状毛；花冠紫色，长约 1 cm；雄蕊单体。荚果长 1.5 ~ 2.4 cm，有 4 ~ 7 荚节，密被贴伏褐色丝状毛。

| 生境分布 | 生于海拔 500 m 以上的山坡草地或林缘。德兴各地均有分布。

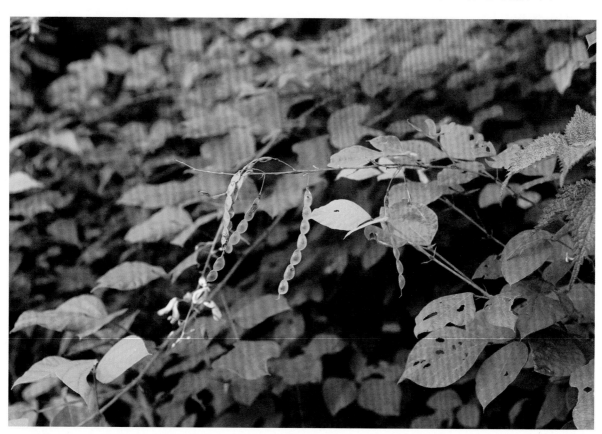

| **资源情况** | 野生资源丰富。药材来源于野生。

| **采收加工** | 饿蚂蝗：夏、秋季采收，切段，鲜用或晒干。
山豆根种子：秋后果实成熟时采集，晒干，剥取种子。

| **药材性状** | 饿蚂蝗：本品茎枝呈圆柱形，直径约 0.3 cm，表面具纵棱。可见三出复叶，先端小叶较大，长 5.5 ~ 9 cm，宽 3.5 ~ 5 cm，椭圆状倒卵形，先端钝或急尖，具硬尖，基部楔形，全缘，枯绿色，下表面具柔毛，质脆。有时可见总状花序或荚果，荚果长 1.5 ~ 2.4 cm，腹缝线缢缩，背缝线深波状，有 4 ~ 7 荚节，表面密被褐色绢状毛。气微，具豆腥气。

| **功能主治** | 饿蚂蝗：苦，凉。归脾、胃、肝经。活血止痛，解毒消肿。用于脘腹疼痛，疳积，干血劳，腰扭伤，创伤，尿道炎，腮腺炎，毒蛇咬伤。
山豆根种子：苦，凉。活血止痛，截疟。用于腹痛，疟疾。

| **用法用量** | 饿蚂蝗：内服煎汤，9 ~ 30 g。外用适量，鲜品捣敷；或取汁涂。
山豆根种子：内服研末；或烧存性研末，0.3 g。

| **附　注** | 本种异名：*Hedysarum sambuense* D. Don、*Hedysarum floribundum* D. Don、*Desmodium sambuense* (D. Don) DC.、*Desmodium floribundum* (D. Don) Sweet、*Desmodium mairei* Pampan.。

豆科 Leguminosae 野扁豆属 Dunbaria

野扁豆 *Dunbaria villosa* (Thunb.) Makino

| 药 材 名 | 野扁豆（药用部位：全草或种子。别名：毛野扁豆）。

| 形态特征 | 多年生缠绕草本，全体有锈色腺点。茎细弱，密被短柔毛。小叶3，顶生小叶较大，近菱形，侧生小叶偏斜，长1.5～3 cm，宽2～3.5 cm，疏被毛。总状花序腋生，长可达6 cm，有2～7花；花长约2 cm；花萼钟状，有4萼齿，有短柔毛和锈色腺点；花冠黄色；子房密生长柔毛和锈色腺点。荚果扁条形，长约4 cm，有6～7种子。

| 生境分布 | 生于旷野或山谷路旁灌丛中。德兴各地均有分布。

| 资源情况 | 野生资源丰富。药材来源于野生。

| 采收加工 | 春季采收全草，洗净，晒干；秋季采收种子，晒干。

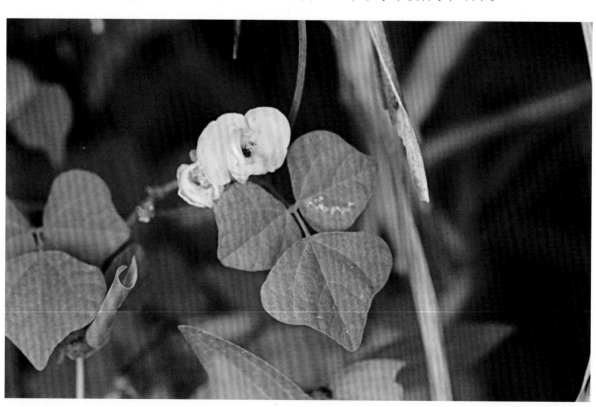

| **药材性状** | 本品缠绕成团。茎纤细长，草绿色，具毛茸和锈色腺点。叶皱缩易碎，完整叶为三出复叶，先端小叶较大，长 1.5 ~ 3 cm，宽 2 ~ 3.5 cm，叶片菱形，先端渐尖或凸尖，基部圆形，全缘，两侧小叶斜菱形，绿色或枯绿色，下表面具腺点。荚果条形而扁，长约 4 cm，宽 0.7 cm，表面具毛茸，有 6 ~ 7 种子；种子椭圆形；果柄长约 0.25 cm。气微，具豆腥气。 |

| **功能主治** | 甘，平。归肾经。清热解毒，消肿止带，活血止痛。用于咽喉肿痛，乳痈，牙痛，肿毒，毒蛇咬伤，带下，刀伤。 |

| **用法用量** | 内服煎汤，10 ~ 30 g。外用适量，捣敷；或煎汤洗。 |

| **附　注** | 本种异名：*Glycine villosa* Thunb.、*Atylosia subrhombea* Miq.、*Dunbaria subrhombea* (Miq.) Hemsl.。 |

豆科 Leguminosae 千斤拔属 Flemingia

千斤拔 *Flemingia philippinensis* Merr. et Rolfe

| **药 材 名** | 千斤拔（药用部位：根）。

| **形态特征** | 直立或披散亚灌木，全体多少被毛。叶具 3 指状小叶；托叶线状披针形，长 0.6 ~ 1 cm；叶柄长 2 ~ 2.5 cm；小叶长椭圆形或卵状披针形，偏斜，长 4 ~ 9 cm，基出脉 3，侧生小叶略小；小叶柄极短。总状花序腋生，通常长 2 ~ 2.5 cm；苞片狭卵状披针形；花密生，具短梗；萼裂片披针形，远较萼管长；花冠紫红色，与花萼近等长；雄蕊二体；子房被毛。荚果椭圆状，长 0.7 ~ 0.8 cm；种子 2，近圆球形，黑色。

| **生境分布** | 生于海拔 50 ~ 300 m 的平地旷野或山坡路旁草地上。分布于德兴黄柏等，德兴大目源、黄柏等地有栽培。

| **资源情况** | 野生资源一般，栽培资源一般。药材主要来源于栽培。

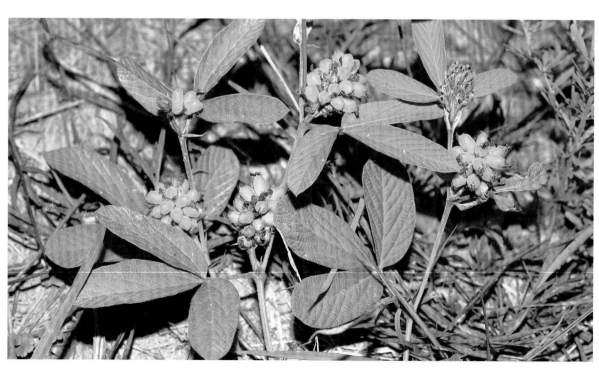

| 采收加工 | 秋季采收，洗净，除去杂质，晒干。

| 药材性状 | 本品呈长圆柱形，上粗，下渐细，极少分枝，长 30 ～ 70 cm，上部直径 1 ～ 2 cm。表面棕黄色、灰黄色至棕褐色，有稍凸起的横长皮孔及细皱纹，近顶部常呈圆肩膀状，下半部可见须根痕；栓皮薄，鲜时易刮去，刮去栓皮可见棕红色或棕褐色皮部。质坚韧，不易折断，横切面皮部棕红色，木部宽广，淡黄白色，有细微的放射状纹理。气微，味微甘、涩。

| 功能主治 | 甘、辛，微温。归肝、脾经。祛风利湿，益气活血，强筋壮骨。用于风湿痹痛，气虚水肿，跌打损伤，痈肿，喉蛾。

| 用法用量 | 内服煎汤，15 ～ 30 g；孕妇慎服。外用适量，磨汁涂；或研末调敷。

| 附　方 | （1）治跌打损伤：千斤拔 20 ～ 30 g，酒、水各半煎服。
（2）治妇女带下：千斤拔 20 ～ 30 g，同猪精肉 60 ～ 90 g，与水同炖，去渣，食肉及汤。［方（1）～（2）出自《江西中医药》］
（3）治咽喉肿痛：千斤拔 6 ～ 12 g，王瓜根 6 ～ 9 g，煎汤，频频含服，每日 1 剂。
（4）治齿龈肿痛：①千斤拔 9 ～ 15 g，煎汤服，每日 1 剂。②千斤拔鲜根切片，每次 1 片，含于肿痛处，至味淡，再换 1 片。
（5）治疯狗咬伤：千斤拔适量，焙干研末，白酒调敷，每日换药 1 次。［方（3）～（5）出自《江西草药》］

| 附　注 | 本种异名：*Flemingia prostrata* Roxb. f. ex Roxb.、*Moghania prostrata* F. T. Wang et T. Tang、*Flemingia prostrata* C. Y. Wu、*Moghania philippinensis* (Merr. et Rolfe) H. L. Li。
药材千斤拔，为本种的干燥根，《北京市中药材标准》（1998 年版）、《湖南省中药材标准》（1993 年版、2009 年版）、《广西壮族自治区壮药质量标准·第一卷》（2008 年版）、《贵州省中药材、民族药材质量标准》（2003 年版）、《中华人民共和国药典·附录》（1977 年版、2000 年版至 2010 年版）、《广东省中药材标准·第一册》（2004 年版）、《湖北省中药材质量标准》（2009 年版）、《上海市中药材标准》（1994 年版）、《江西省中药材标准》（1996 年版、2014 年版）、《广西中药材标准·附录》（1990 年版）、《广西中药材标准·第二册》（1996 年版）中有收载；《中华人民共和国卫生部药品标准·中药成方制剂·第三册·附录》（1991 年版）以"千金拔"之名收载之。《江西省中药材标准》（2014 年版）收载的千斤拔药材的基原还包括大叶千斤拔 *Flemingia macrophylla* (Willd.) Prain。

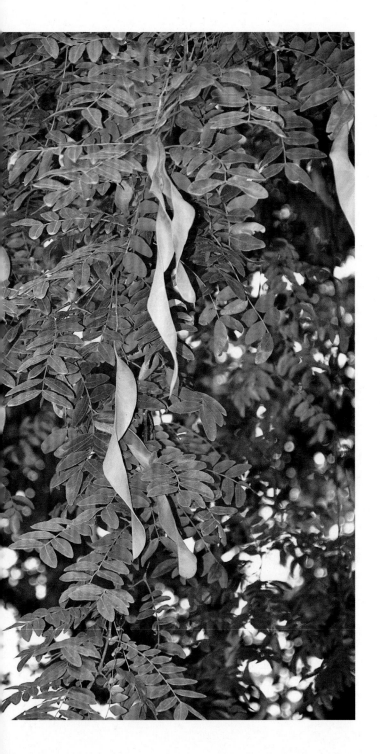

豆科 Leguminosae 皂荚属 Gleditsia

山皂荚
Gleditsia japonica Miq.

| 药 材 名 |

皂角刺（药用部位：棘刺）、山皂荚（药用
部位：果实）。

| 形态特征 |

落叶乔木。刺略扁，常分枝，长 2 ~ 15.5 cm。
叶为一回或二回羽状复叶，羽片 2 ~ 6 对，长
11 ~ 25 cm；小叶 3 ~ 10 对，卵状长圆形、
卵状披针形或长圆形，长 2 ~ 8 cm，全缘
或具波状疏圆齿。花黄绿色，组成穗状花序，
腋生或顶生，雄花序长 8 ~ 20 cm，雌花序长
5 ~ 16 cm；雄花直径 0.5 ~ 0.6 cm，萼管
外面密被褐色短柔毛，花瓣 4，长约 0.2 cm，
被柔毛；雌花直径 0.5 ~ 0.6 cm，萼片和花
瓣均为 4 ~ 5，长约 0.3 cm，两面密被柔毛。
荚果扁平带形，长 20 ~ 35 cm，不规则旋
扭或弯曲成镰状，果颈长 1.5 ~ 5 cm，有多
数种子。

| 生境分布 |

生于海拔 100 ~ 1 000 m 的向阳山坡或谷地、
溪边路旁。分布于德兴三清山北麓、大茅
山等。

| **资源情况** | 野生资源丰富。药材来源于野生。

| **采收加工** | **皂角刺**：全年均可采收，但以 9 月至翌年 3 月采收为宜，切片，晒干。
山皂荚：秋季果实成熟变黑时采摘，晒干。

| **药材性状** | **皂角刺**：本品完整者为主刺及 1 ~ 2 次分枝的棘刺，扁圆柱状，长 2 ~ 5 cm，基部直径 0.3 ~ 1 cm，末端尖锐；分枝刺螺旋形排列，与主刺形成 60° ~ 80° 角，向周围伸出，一般长 1 ~ 6 cm；次分枝上又常有更小的刺，分枝刺基部内侧常呈小阜状隆起；全体紫棕色，光滑或有细皱纹。体轻，质坚硬，不易折断。气微，味淡。

| **功能主治** | **皂角刺**：辛，温。归肝、肺、胃经。消肿透脓，搜风，杀虫。用于痈疽肿毒，瘰疬，疠风，疮疹顽癣，产后缺乳，胎衣不下。
山皂荚：辛，温；有小毒。祛痰通窍，消肿。用于中风，癫痫，痰涎壅盛，痰多咳喘。

| **用法用量** | **皂角刺**：内服煎汤，3 ~ 9 g；或入丸、散剂；疮痈已溃者及孕妇禁服。外用适量，醋煎涂；或研末撒或调敷。
山皂荚：内服煎汤，1 ~ 1.5 g；或入丸、散剂。外用适量，研末吹鼻取嚏；或研末调敷。

| **附　注** | 本种异名：*Fagara horrida* Thunb.、*Gleditsia horrida* Hort. ex Willd.、*Gleditsia koraiensis* Nakai ex T. Mori、*Gleditsia melanacantha* Tang et Wang。

豆科 Leguminosae 皂荚属 Gleditsia

皂荚
Gleditsia sinensis Lam.

| 植物别名 | 大板皂、皂角刺。

| 药 材 名 | 大皂角（药用部位：成熟果实）、猪牙皂（药用部位：不育果实）、皂荚子（药用部位：种子）、皂角刺（药用部位：棘刺）、皂荚木皮（药用部位：茎皮、根皮）、皂荚叶（药用部位：叶）、皂荚根（药用部位：根）。

| 形态特征 | 乔木。刺粗壮，通常有分枝，长可达 16 cm，圆柱形。羽状复叶簇生，具 6 ~ 14 小叶；小叶长卵形、长椭圆形至卵状披针形，长 3 ~ 8 cm，基部斜圆形或斜楔形，边缘有细锯齿，无毛。花杂性，排成总状花序，腋生；花萼钟状，有 4 披针形裂片；花瓣 4，白色；雄蕊 6 ~ 8。荚果条形，不扭转，长 12 ~ 30 cm，宽 2 ~ 4 cm，微厚，黑棕色，

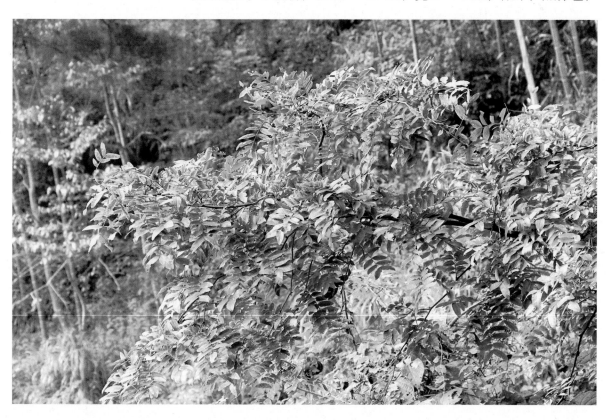

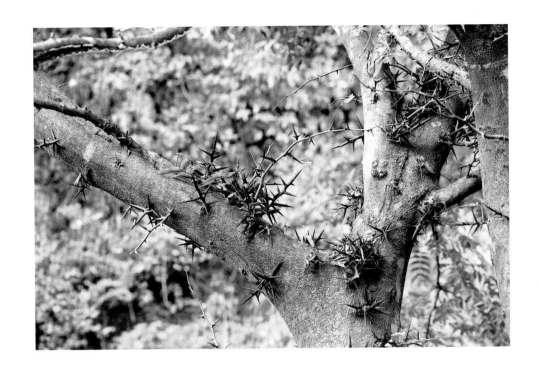

被白色粉霜。

| **生境分布** | 生于山坡林中或谷地、路旁。分布于德兴三清山北麓等。

| **资源情况** | 野生资源一般。药材来源于野生。

| **采收加工** | **大皂角**：秋季果实成熟变黑时采摘，晒干。

猪牙皂：秋季果实成熟时选取不育果实，晒干。

皂荚子：秋季果实成熟时采收果实，剥取种子，晒干。

皂角刺：全年均可采收，但以 9 月至翌年 3 月采收为宜，干燥，或趁鲜切片，干燥。

皂荚木皮：秋、冬季采收，切片，晒干。

皂荚叶：春季采收，晒干。

皂荚根：秋、冬季采挖，洗净，晒干。

| **药材性状** | **大皂角**：本品呈扁长的剑鞘状，有的略弯曲，长 12 ~ 30 cm，宽 2 ~ 4 cm，厚 0.1 ~ 1.5 cm。表面棕褐色或紫褐色，被灰色粉霜，擦去后有光泽，种子所在处隆起。基部渐窄而弯曲，有短果柄或果柄痕，两侧有明显的纵棱线。质硬，摇之有声，易折断，断面黄色，纤维性。种子多数，扁椭圆形，黄棕色至棕褐色，光滑。气特异，有刺激性，味辛、辣。

猪牙皂：本品呈圆柱形，略扁而弯曲，长 5 ~ 11 cm，宽 0.7 ~ 1.5 cm。表面紫棕色或紫褐色，被灰白色蜡质粉霜，擦去后有光泽，并有细小的疣状突起和线状或网状裂纹。先端有鸟喙状花柱残基，基部具果柄残痕。质硬而脆，易折断，断面棕黄色，中间疏松，有淡绿色或淡棕黄色丝状物，偶有发育不全的种子。气微，有刺激性，味先甜而后辣。

皂荚子：本品呈长椭圆形，一端略狭尖，长 1.1 ~ 1.3 cm，宽 0.7 ~ 0.8 cm，厚约 0.7 cm。表面棕褐色，平滑而有光泽，较狭尖的一端有微凹的点状种脐，有的不甚明显。种皮剥落后可见 2 大型鲜黄色子叶。质极坚硬。气微，味淡。

皂角刺：本品为主刺和 1 ~ 2 次分枝的棘刺。主刺长圆锥形，长 3 ~ 15 cm 或更长，直径 0.3 ~ 1 cm；分枝刺长 1 ~ 6 cm，刺端锐尖。表面紫棕色或棕褐色。体轻，质坚硬，不易折断。切片厚 0.1 ~ 0.3 cm，常带尖细的刺端；木部黄白色，髓部疏松，淡红棕色。质脆，易折断。气微，味淡。

| 功能主治 | 大皂角、猪牙皂：辛、咸，温；有小毒。归肺、大肠经。祛痰开窍，散结消肿。用于中风口噤，昏迷不醒，癫痫痰盛，关窍不通，喉痹痰阻，顽痰喘咳，咳痰不爽，大便秘结；外用于痈肿。

皂荚子：辛，温；有小毒。归肺、大肠经。润肠通便，祛风散热，化痰散结。用于大便燥结，肠风下血，痢疾，里急后重，痰喘肿满，疝气疼痛，瘰疬，肿毒，疮癣。

皂角刺：辛，温。归肝、肺、胃经。消肿托毒，排脓，杀虫。用于痈疽初起或脓成不溃；外用于疥癣麻风。

皂荚木皮：辛，温。解毒散结，祛风杀虫。用于淋巴结结核，无名肿毒，风湿骨痛，疥癣，恶疮。

皂荚叶：辛，微温。归肺经。祛风解毒，生发。用于风热疮癣，毛发不生。

皂荚根：辛，温。通便开窍，祛风解毒。用于风湿骨痛，疮毒，无名肿毒。

| 用法用量 | 大皂角、猪牙皂：内服多入丸、散剂，1 ~ 1.5 g；孕妇及咯血、吐血者忌服。外用适量，研末吹鼻取嚏；或研末调敷。

皂荚子：内服煎汤，5 ~ 9 g；或入丸、散剂。外用适量，研末调敷。

皂角刺：内服煎汤，3 ~ 9 g；或入丸、散剂；疮痈已溃者及孕妇禁服。外用适量，醋煎涂；或研末撒或调敷。

皂荚木皮：内服煎汤，3 ~ 15 g；或研末。外用适量，煎汤熏洗。

皂荚叶：外用煎汤洗，10 ~ 20 g。

皂荚根：内服煎汤，3 ~ 9 g。

| 附　注 | 本种异名：*Gleditsia horrida* Willd.、*Gleditsia macracantha* Desf.、*Gleditsia officinalis* Hemsl.。

药材大皂角，为本种的干燥（成熟）果实，《中华人民共和国药典》（1963 年版、1977 年版、2000 年版至 2020 年版）、《北京市中药材标准》（1998 年版）、《贵州省中药材、民族药材质量标准》（2003 年版）、《河南省中药材标准》（1993 年版）、《江苏省中药材标准》（1989 年版）、《山东省中药材标准》（1995 年版、2002 年版）、《山西省中药材标准》（1987 年版）、《新疆维吾尔自治区药品标准·第二册》（1980 年版）中有收载；《中华人民共和国卫生部药品标准·中药成方制剂·第十三册·附录》（1997 年版）、《湖南省中药材标准》（2009 年版）等以"皂荚"之名收载之，《上海市中药材标准》（1994 年版）以"皂荚（大皂角）"之名收载之，《甘肃省中药材标准》（2009 年版）以"皂角"之名收载之。

药材皂荚子（皂角子），为本种的干燥（成熟）种子，《上海市中药材标准》（1994 年版）中有收载；《山东省中药材标准》（1995 年版、2002 年版）、《山西省中药材标准》（1987 年版）、《内蒙古中药材标准》（1988 年版）、《河南省中药材标准》（1993 年版）以"皂角子"之名收载之。

药材皂角刺，为本种的干燥棘刺，《中华人民共和国药典》（1963 年版至 2020 年版）、《新疆维吾尔自治区药品标准·第二册》（1980 年版）等中有收载；《贵州省中药材标准规格·上集》（1965 年版）以"皂角刺（天丁）"之名收载之。

药材猪牙皂，为本种的干燥不育果实，《中华人民共和国药典》（1977 年版至 2020 年版）等中有收载。

本种的嫩叶可炒蛋；种仁可煮粥。

豆科 Leguminosae 大豆属 Glycine

大豆 *Glycine max* (Linn.) Merr.

| 药 材 名 | 黑大豆（药用部位：黑色种子）、黄大豆（药用部位：黄色种子）、淡豆豉（药材来源：成熟种子的发酵加工品）、豆黄（药材来源：黑色种子的蒸罨加工品）、大豆黄卷（药材来源：成熟种子经发芽干燥的炮制加工品）、黑大豆皮（药用部位：黑色种子的种皮）、豆腐浆（药材来源：种子制成的浆汁）、豆腐皮（药材来源：豆腐浆煮沸后，浆面所凝结的薄膜）、腐巴（药材来源：煮豆腐浆时锅底所结的焦巴）、豆腐（药材来源：种子的加工品）、豆腐渣（药材来源：制豆腐时，滤去浆汁后所剩的渣滓）、豆腐泔水（药材来源：压制豆腐时沥下的淡乳白色水液）、酱（药材来源：用大豆、蚕豆、面粉等作原料，经蒸罨发酵，并加入盐水制成的糊状食品）、腐乳（药材来源：以豆腐作坯，经发酵、腌制，加酒糟等辅料的加 |

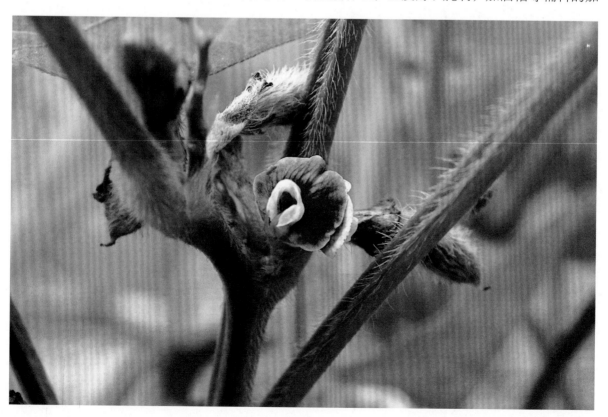

工品）、豆油（药材来源：种子所榨取的脂肪油）、黑大豆花（药用部位：花）、黑大豆叶（药用部位：叶）、大豆根（药用部位：根）。

| 形态特征 | 一年生直立草本。茎粗壮，密生褐色长硬毛，高可达 2 m。小叶 3，菱状卵形，长 7 ~ 13 cm，两面均生白色长柔毛，侧生小叶较小，斜卵形；叶轴及小叶柄密生黄色长硬毛。总状花序腋生，苞片及小苞片披针形，有毛；花萼钟状，萼齿 5，披针形，下面 1 齿最长，萼齿均密生白色长柔毛；花冠小，白色或淡紫色，较萼稍长。荚果矩形，略弯，下垂，黄绿色，密生黄色长硬毛；种子 2 ~ 5，黄绿色，卵形至近球形，长约 1 cm。

| 生境分布 | 德兴各地均有栽培。

| 资源情况 | 栽培资源丰富。药材来源于栽培。

| 采收加工 | **黑大豆**：8 ~ 10 月果实成熟后采收果实，晒干，碾碎果壳，拣取黑色种子。

黄大豆：8 ~ 10 月果实成熟后采收，取黄色种子，晒干。

淡豆豉：取桑叶、青蒿各 70 ~ 100 g，加水煎煮，滤过，煎液拌入 1 000 g 净大豆中，待大豆吸尽煎液后，蒸透，取出，稍晾，再置容器内，用煎过的桑叶、青蒿渣覆盖，发酵至黄衣上遍时，取出，除去药渣，洗净，置容器内再闷 15 ~ 20 天，至充分发酵、香气溢出时，取出，略蒸，干燥，即得。

豆黄：将黑大豆蒸熟，铺席上，以青蒿覆盖，发酵至上黄，取出，晒干，捣末。

大豆黄卷：将大豆浸泡至膨胀，取出，用湿布覆盖，每日淋水 2 次，待芽长至 0.5 ~ 1 cm 时，取出，干燥。

黑大豆皮：将黑大豆用清水浸泡，待发芽后，搓下种皮，晒干；或取做豆腐时剩下的种皮，晒干。

豆腐浆：将黄大豆用水浸泡约 1 天（夏季可较短），待泡发后，带水磨碎，滤去渣滓，将浆汁倒入锅中煮沸。

豆腐皮：豆腐煮浆时，捞取豆浆面上的薄膜，干燥。

腐巴：煮豆浆后，铲取锅底的焦巴，干燥。

豆腐：在豆腐浆中加入盐卤或石膏，即凝成豆腐花，然后用布包裹豆腐花，榨去部分水液，即成。

豆腐渣：收取制豆腐后的渣滓，干燥。

豆腐泔水：收取压制豆腐时沥下的水液，即得。

酱：将大豆、蚕豆、面粉经蒸罨发酵后的糊状食品，置密闭容器中即可。

豆油：取大豆，置榨油机中进行压榨所得的脂肪油。

黑大豆花：6～7月花开时采收，晒干。

黑大豆叶：春季采收，鲜用或晒干。

大豆根：秋季采挖，洗净，晒干。

| 药材性状 |

黑大豆： 本品呈椭圆形而略扁，长0.6～1 cm，直径0.5～0.7 cm，厚0.1～0.6 cm。表面黑色，略有光泽，有时具横向皱纹，一侧边缘具长圆形种脐。种皮薄，内表面呈灰黄色，除去种皮，可见2子叶，子叶黄绿色，肥厚。质较坚硬。气微，具豆腥味。

黄大豆： 本品呈黄色、黄绿色。种皮薄，除去种皮，可见2子叶，子叶黄绿色，肥厚。质坚硬。气微，具豆腥味。

淡豆豉： 本品呈椭圆形，略扁，长0.6～1 cm，直径0.5～0.7 cm。表面黑色，皱缩不平，无光泽，一侧有棕色条状种脐，珠孔不明显。子叶2，肥厚。质柔软，断面棕黑色。气香，味微甘。以粒大、饱满、色黑者为佳。

大豆黄卷： 本品呈椭圆形或肾形，稍扁，长0.7～1.4 cm，宽0.5～0.8 cm；表面灰黄色、黑褐色或紫褐色，光亮，有横向皱纹，一侧有长圆形种脐，种脐长0.2～0.3 cm。种皮常裂开、破碎或脱落；子叶黄色，肥厚，胚根细长，伸出种皮外，弯曲，长0.5～1 cm；质脆，易断。也有少数未发芽的种子，种皮完整。气无，味淡，有油腻感。以粒大、饱满、有皱纹及短芽者为佳。

黑大豆皮： 本品为不规则卷曲的碎片，厚约0.1 mm。外表面黑色，光滑，微具光泽，有的碎片可见色稍淡的椭圆形种脐；内表面浅灰黄色至浅灰棕色，平滑。气微，味淡。

豆油： 本品为黄棕色或淡黄色半透明的液体，有滑腻感。气清香，加热时更明显。在纯乙醇中微溶，与乙醚、氯仿、石油醚能任意混合。相对密度为0.918～0.930。折光率为1.473～1.478。碘价为130～138。皂化价为190～195。酸价不大于3。

| 功能主治 |

黑大豆： 甘，平。归脾、肾经。益精明目，养血祛风，利水，解毒。用于阴虚烦渴，头晕目昏，体虚多汗，肾虚腰痛，水肿尿少，痹痛拘挛，手足麻木，药食中毒。

黄大豆： 甘，平。归脾、胃、大肠经。宽中导滞，健脾利水，解毒消肿。用于食积泻痢，腹胀食呆，疮痈肿毒，脾虚水肿，外伤出血。

淡豆豉： 苦、辛，凉。归肺、胃经。解表，除烦，宣发郁热。用于感冒，寒热头痛，烦躁胸闷，虚烦不眠。

豆黄： 甘，温。归脾、胃经。祛风除湿，健脾益气。用于湿痹，关节疼痛，脾虚食少，胃脘妨闷，阴囊湿痒。

大豆黄卷： 甘，平。归脾、胃、肺经。解表祛暑，清热利湿。用于暑湿感冒，湿温初起，发热汗少，胸闷脘痞，肢体酸重，小便不利。

黑大豆皮： 甘，凉。归肝、肾经。养血疏风，解毒利尿。用于阴虚烦热，盗汗，眩晕，头痛，肾虚水肿。

豆腐浆： 甘，平。归肺、大肠、膀胱经。清肺化痰，润燥通便，利尿解毒。用于虚劳咳嗽，痰火哮喘，肺痈，湿热黄疸，血崩，便血，大便秘结，小便淋浊，食物中毒。

豆腐皮： 甘、淡，平。归肺、脾、胃经。清热化痰，解毒止痒。用于肺寒久嗽，自汗，脓疱疮。

腐巴： 苦、甘，凉。健胃消滞，清热通淋。用于反胃，痢疾，肠风下血，带下，淋浊，血风疮。

豆腐： 甘，凉。归脾、胃、大肠经。泻火解毒，生津润燥，和中益气。用于目赤肿痛，肺热咳嗽，消渴，脾虚腹胀。

豆腐渣： 甘、微苦，平。凉血，解毒。用于肠风便血，无名肿毒，疮疡湿烂，臁疮不愈。

豆腐泔水： 淡、微苦，凉。通利二便，敛疮解毒。用于大便秘结，小便淋涩，臁疮，鹅掌风，恶疮。

酱： 咸、甘，平。归脾、胃经。清热解毒。用于蛇虫蜂螫毒，烫火伤，疬疡风，浸淫疮，鱼、肉、蔬菜中毒。

腐乳： 咸、甘，平。归脾、胃经。益胃和中。用于腹胀，萎黄，泄泻，疳积。

豆油： 辛、甘，温。润肠通便，驱虫解毒。用于肠虫梗阻，大便秘结，疥癣。

黑大豆花： 苦、微甘，凉。明目去翳。用于翳膜遮睛。

黑大豆叶： 利尿通淋，凉血解毒。用于热淋，血淋，蛇咬伤。

大豆根： 甘，平。归膀胱经。利水消肿。用于水肿。

| **用法用量** | **黑大豆：** 内服煎汤，9～30 g；或入丸、散剂；脾虚腹胀、肠滑泄泻者慎服。外用适量，研末掺；或煮汁涂；或煎汤洗。

黄大豆： 内服煎汤，30～90 g；或研末；内服不宜过量。外用适量，捣敷；或炒焦，研末调敷。

淡豆豉： 内服煎汤，6～12 g；或入丸剂；胃虚易泛恶者慎服。外用适量，捣敷；

或炒焦，研末调敷。

豆黄： 内服煎汤，6 ~ 15 g；或研末。外用适量，研末调敷。

大豆黄卷： 内服煎汤，9 ~ 15 g；或捣汁；或入散剂。凡无湿热者忌用。

黑大豆皮： 内服煎汤，6 ~ 15 g。外用适量，捣敷。

豆腐浆： 内服，50 ~ 250 ml。

豆腐皮： 内服嚼食，适量；或烧存性研末。外用适量，烧存性调搽。

腐巴： 内服研末，3 ~ 9 g；或入丸、散剂。外用适量，研末调敷。

豆腐： 内服煮食，适量。外用适量，切片敷贴。

豆腐渣： 内服炒黄，清茶调服，9 ~ 15 g。外用适量，涂敷。

豆腐泔水： 冷服或温服，30 ~ 150 ml。外用适量，煎熬浓稠后涂搽。

酱： 内服适量，汤饮化服；不宜多食。外用适量，调敷；或化汁涂。

腐乳： 内服佐餐，适量。

豆油： 内服炖温，15 ~ 30 g。外用适量，涂搽；或调他药敷。

黑大豆花： 内服煎汤，3 ~ 9 g。

黑大豆叶： 内服煎汤，鲜品 15 ~ 30 g。外用适量，鲜品捣敷。

大豆根： 内服煎汤，30 ~ 60 g。

| **附　注** | 本种异名：*Phaseolus max* Linn.、*Dolichos soja* Linn.、*Soja hispida* Moench、*Glycine hispida* (Moench) Maxim.、*Soja max* (Linn.) Piper、*Glycine soja* Sieb. et Zucc.。

药材大豆卷（大豆黄卷），为本种（黑色种皮品种）的成熟种子经发芽干燥（炮制）而得的加工品，《上海市中药材标准》（1994 年版）中有收载；《中华人民共和国药典》（1963 年版、1977 年版、1990 年版至 2020 年版）、《河南省中药材标准》（1993 年版）、《黑龙江省中药材标准》（2001 年版）、《湖南省中药材标准》（2009 年版）、《山东省中药材标准》（1995 年版、2002 年版）、《山西省中药材标准》（1987 年版）、《新疆维吾尔自治区药品标准·第二册》（1980 年版）、《北京市中药材标准》（1998 年版）、《贵州省中药材、民族药材质量标准》（2003 年版）、《辽宁省中药材质量标准》（2009 年版）、《湖北省中药材标准》（2009 年版）以"大豆黄卷"之名收载之；《四川省中药材标准》（1987 年版增补本）以"大豆黄卷（豆卷）"之名收载之，《贵州省中药材质量标准》（1988 年版）以"大豆黄卷（黄豆卷）"之名收载之，《中华人民共和国卫生部药品标准·中药成方制剂·第三册·附录》（1991 年版）以"豆黄卷"之名收载之。

药材黄豆，为本种种皮为黄色的干燥种子，《山西省中药材标准·附录》（1987

年版）中有收载。

药材淡豆豉，为本种的成熟种子（经纳豆芽孢杆菌）发酵而制成的加工品，《中华人民共和国药典》（1963 年版至 2020 年版）、《新疆维吾尔自治区药品标准·第二册》（1980 年版）等中有收载；《黑龙江省中药材标准》（2001 年版）以"黄豆豉"之名收载之。

药材黑大豆，为本种（黑色种子栽培品种）的干燥成熟（乌黑色圆粒）种子，《上海市中药材标准》（1994 年版）中有收载；《北京市中药材标准》（1998 年版）以"雄黑豆"之名收载之，《中华人民共和国药典》（1985 年版至 2020 年版）、《中华人民共和国卫生部药品标准·中药成方制剂·第一册·附录》（1990 年版）、《新疆维吾尔自治区药品标准·第二册》（1980 年版）、《四川省中药材标准》（1987 年版增补本）、《山西省中药材标准·附录》（1987 年版）、《河南省中药材标准》（1993 年版）、《湖北省中药材质量标准》（2009 年版）、《山东省中药材标准》（1995 年版、2002 年版）、《北京市中药材标准》（1998 年版）以"黑豆"之名收载之。

药材黑豆衣，为本种的（黑色种子）的干燥种皮，《上海市中药材标准》（1994 年版）、《江西省中药材标准》（1996 年版、2014 年版）、《山东省中药材标准》（1995 年版、2002 年版）中有收载；《江苏省中药材标准》（1989 年版）、《河南省中药材标准》（1993 年版）以"黑大豆衣"之名收载之。

本种的种子可食用。嫩果荚可煮食，或将种子与其他食材配伍炒食。干燥种子也可炒食、炖汤等，或用于制作豆汁、豆浆、豆腐；或发豆芽炒食等；亦可用于制作豆豉或酿造酱油。

豆科 Leguminosae 大豆属 Glycine

野大豆 *Glycine soja* Sieb. et Zucc.

| 植物别名 | 野毛豆。

| 药材名 | 稆豆（药用部位：种子）、野大豆藤（药用部位：地上部分）。

| 形态特征 | 一年生缠绕草本。茎细瘦，各部有黄色长硬毛。小叶3，顶生小叶卵状披针形，长1~5 cm，两面生白色短柔毛，侧生小叶斜卵状披针形；托叶卵状披针形，急尖，有黄色柔毛，小托叶狭披针形，有毛。总状花序腋生；花梗密生黄色长硬毛；花萼钟状，萼齿5，上唇2齿合生，披针形，有黄色硬毛；花冠紫红色，长约0.4 cm。荚果矩形，长约3 cm，密生黄色长硬毛；种子2~4，黑色。

| 生境分布 | 生于海拔150 m以上的潮湿的田边、园边、沟旁、河岸、湖边、沼

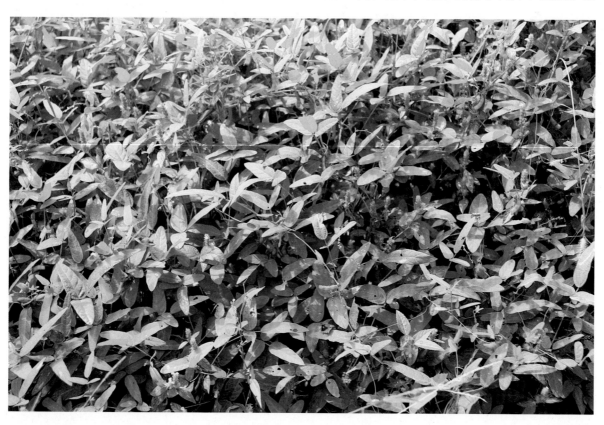

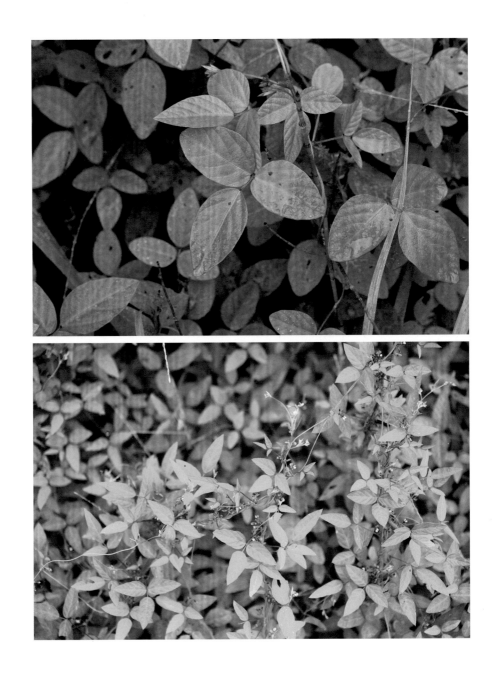

泽、草甸、沿海和岛屿的向阳矮灌丛或芦苇丛中，稀见于沿河岸疏林下。德兴各地均有分布。

| **资源情况** | 野生资源丰富。药材来源于野生。

| **采收加工** | **稽豆**：秋季果实成熟时割取全株，晒干，打开果荚，收集种子，再晒至足干。
野大豆藤：秋季采收，晒干。

| **药材性状** | **稽豆**：本品呈圆矩形而略扁，外表黑褐色，有黄白色斑纹，微具光泽。内有 2 子叶，子叶黄色，质坚硬。嚼之微有豆腥气。

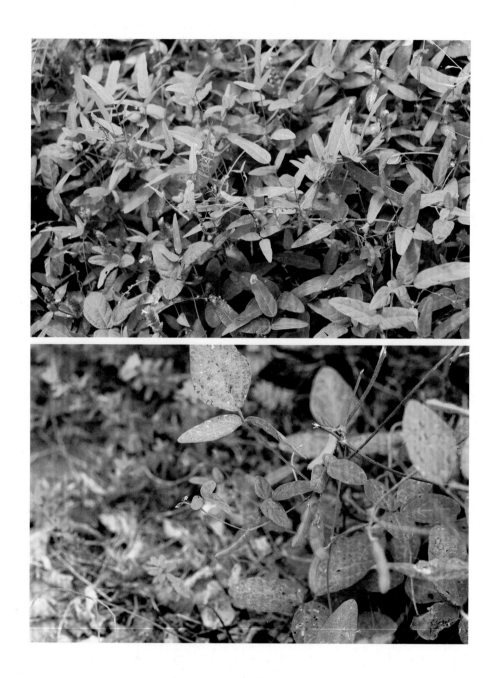

野大豆藤： 本品茎纤细，缠绕，有黄色硬毛。叶多皱缩卷曲，为羽状三出复叶，叶柄长 2 ~ 6 cm；托叶卵状披针形，急尖，有黄色柔毛；小托叶线状披针形，有毛；小叶全缘，两面疏生白色短柔毛，叶脉羽状；顶生小叶卵状披针形，先端急尖或钝，基部圆形；侧生小叶卵状披针形。荚果条形，略弯，扁平，长 1 ~ 3 cm，宽约 5 mm，密生黄褐色长硬毛；种子 2 ~ 4，扁平，矩圆形，黑色。茎、叶无臭，味淡。种子具豆腥气。

| **功能主治** | **穞豆：** 甘，凉。归肾、肝经。补益肝肾，祛风解毒。用于肾虚腰痛，风痹，筋骨疼痛，阴虚盗汗，内热消渴，目昏头晕，产后风痉，疳积，痈肿。

野大豆藤：甘，凉。归肝、脾经。清热敛汗，舒筋止痛。用于自汗，盗汗，伤筋骨，无名肿毒，黄疸，疳积，蜂蜇伤。

| **用法用量** | **稆豆**：内服煎汤，9 ~ 15 g；或入丸、散剂。脾虚泄泻者慎服。
野大豆藤：内服煎汤，30 ~ 120 g。外用适量，捣敷；或研末调敷。

| **附　　注** | 本种异名：*Glycine ussuriensis* Regel et Maack、*Rhynchosia argyi* Lévl.、*Glycine soja* Sieb. et Zucc. var. *ovata* Skv.、*Glycine formosana* Hosokawa、*Glycine ussuriensis* Regel et Maack var. *brevifolia* Kom. et Alis.。

药材豆油（大豆油），为本种的（成熟）种子（压出或浸出）的一种（精制）脂肪油，《中华人民共和国药典》（1953 年版）中有收载。

药材野毛豆藤，为本种的干燥地上部分，《上海市中药材标准》（1994 年版）中有收载。

药材野料豆，为本种的干燥（成熟）（黑色）种子，《北京市中药材标准·附录》（1998 年版）、《上海市中药材标准》（1994 年版）中有收载；《四川省中药材标准》（1987 年版增补本）、《湖南省中药材标准》（2009 年版）以"黑豆"之名收载之。

本种的种子可制酱、酱油和豆腐等，也可榨油。

本种为国家二级保护植物、中国特有植物，被《中国植物红皮书》列为 VU 级。

本种为吉林省 Ⅱ 级保护植物、河北省保护植物。

豆科 Leguminosae 肥皂荚属 Gymnocladus

肥皂荚 *Gymnocladus chinensis* Baill.

| 药 材 名 | 肥皂荚（药用部位：果实）、肥皂核（药用部位：种子）。

| 形态特征 | 落叶乔木。树皮灰褐色，具明显的白色皮孔。当年生小枝被锈色或白色短柔毛，后变光滑无毛。二回偶数羽状复叶长 20 ~ 25 cm；羽片 5 ~ 10 对；小叶 8 ~ 12 对，几无柄，具钻形小托叶，小叶片长圆形，长 2.5 ~ 5 cm，基部稍斜，两面被绢质柔毛。总状花序顶生，被短柔毛；花杂性，白色或带紫色；花托深凹，长 0.5 ~ 0.6 cm，被短柔毛；萼片钻形，较花托稍短；花瓣长圆形，较萼片稍长，被硬毛；花丝被柔毛；花柱粗短，柱头头状。荚果长圆形，长 7 ~ 10 cm，先端有短喙；种子近球形，直径约 2 cm，黑色。

| 生境分布 | 生于海拔 150 ~ 1 500 m 的山坡、山腰、杂木林中、竹林中以

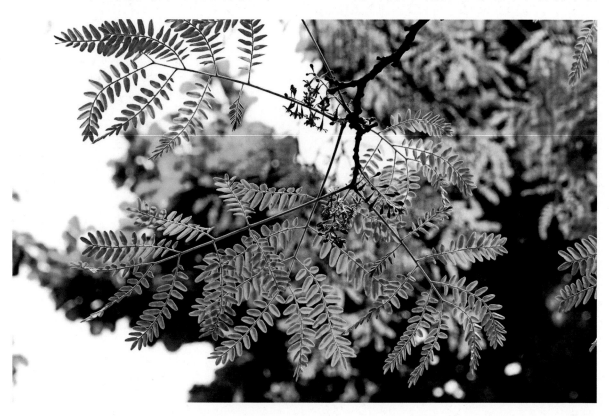

及岩边、村旁、宅旁和路边等。德兴各地均有分布。

| 资源情况 | 野生资源一般。药材主要来源于野生。

| 采收加工 | 肥皂荚：10 月采摘，阴干。

肥皂核：9 ~ 10 月采摘果实，干燥后剥取种子，晒干。

| 药材性状 | 肥皂荚：本品呈长椭圆形，长 7 ~ 10 cm，宽 3 ~ 4 cm，先端有短喙，扁平或肥厚，外表紫棕色，光滑无毛，内有 2 ~ 4 种子。种子近球形，稍扁，黑色，直径约 2 cm。气辛，味辛、辣。

肥皂核：本品呈类球形，一端略狭尖，长 1.5 ~ 2 cm，宽 1.5 ~ 1.8 cm，厚 1 ~ 1.2 cm。外皮黑色，光滑，种脐位于尖端，呈点状，棕色。剥开种皮，见 2 白色子叶。气微，味甘。

| 功能主治 | 肥皂荚：辛，温。归肺、大肠经。涤痰除垢，解毒杀虫。用于咳嗽痰壅，风湿肿痛，痢疾，肠风，便毒，疥癣。

肥皂核：甘，温。祛痰，通便，利尿，杀虫。用于顽痰阻塞，大肠风秘，下痢，淋证，疥癣。

| 用法用量 | 肥皂荚：内服煎汤，1.5 ~ 3 g；或入丸、散剂；胃虚食欲不振者慎服。外用适量，捣敷；或研末撒；或调涂。

肥皂核：内服煎汤，3 ~ 6 g。

| 附　注 | 药材肥皂子，为本种的干燥成熟种子，《上海市中药材标准》（1994 年版）中有收载。

豆科 Leguminosae 木蓝属 Indigofera

多花木蓝
Indigofera amblyantha Craib

| **药 材 名** | 木蓝山豆根（药用部位：根）。

| **形态特征** | 直立灌木，高 80 ~ 200 cm。枝条密生白色丁字毛。羽状复叶；小叶 7 ~ 11，倒卵形或倒卵状矩圆形，长 1.5 ~ 4 cm，先端圆形，有短尖，全缘，上面疏生丁字毛，下面的毛较密；叶柄密生丁字毛；小叶柄长约 0.1 cm，密生丁字毛。总状花序腋生；总花梗较叶柄短；花冠淡红色，长约 0.5 cm，外面有白色丁字毛。荚果条形，棕褐色，长 3.5 ~ 6 cm，有丁字毛；种子褐色，长圆形。

| **生境分布** | 生于海拔 600 ~ 1 600 m 的山坡草地、沟边、路旁灌丛中及林缘。分布于德兴三清山北麓、大茅山等。

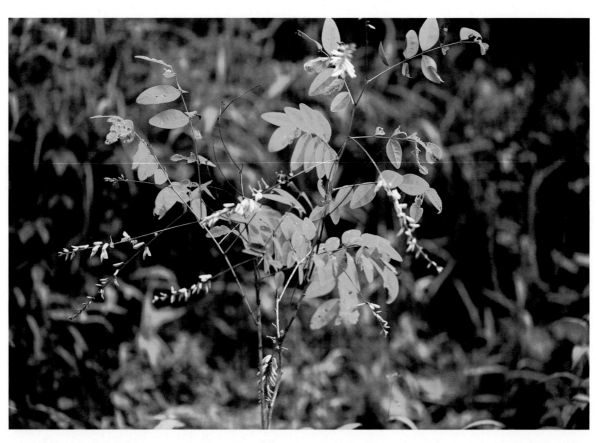

| **资源情况** | 野生资源一般。药材来源于野生。

| **采收加工** | 秋季采收，鲜用或晒干。

| **药材性状** | 本品呈圆柱形，头部膨大成结节状，下面着生 3 ~ 5 支根，多扭曲，有 2 ~ 3 分枝和多数须根。长 30 ~ 60 cm，直径 0.5 ~ 1.2 cm，表面黄褐色至棕褐色，有不规则纵皱纹和微凸起的横长皮孔，栓皮多皱缩开裂，易脱落，脱落处色较深，呈深棕褐色。质硬而脆，易折断，断面纤维状，皮部棕色，木部淡黄色，有放射状纹理。气微，味微苦。

| **功能主治** | 苦、涩，寒。清热利咽，解毒，通便。用于暑温，热结便秘，咽喉肿痛，肺热咳嗽，黄疸，痔疮，秃疮，蛇、虫、犬咬伤。

| **用法用量** | 内服煎汤，15 ~ 30 g。外用适量，研末调敷；或捣汁搽。

| **附　注** | 本种异名：*Indigofera amblyantha* Craib var. *purdomii* Rehder。

豆科 Leguminosae 木蓝属 Indigofera

苏木蓝 *Indigofera carlesii* Craib

| **药 材 名** | 苏木蓝（药用部位：根及根茎）。

| **形态特征** | 灌木。幼枝具棱，疏生丁字毛。羽状复叶长 7 ~ 20 cm；叶柄长 1.5 ~ 3.5 cm，被紧贴丁字毛；托叶线状披针形，早落；小叶 3 ~ 6 对，椭圆形或卵状椭圆形，长 2 ~ 5 cm，两面密被白色丁字毛。总状花序长 10 ~ 20 cm；花序梗长约 1.5 cm，疏被平贴丁字毛；花梗长 0.2 ~ 0.4 cm；花萼杯状，长 0.4 ~ 0.45 cm，外面被白色丁字毛，萼齿披针形；花冠粉红色或玫瑰红色，稀白色，旗瓣近椭圆形，长 1.3 ~ 1.8 cm，外面近无毛，翼瓣、龙骨瓣长 1.3 cm，边缘有睫毛。荚果褐色，圆柱形或线状圆柱形，长 4 ~ 6 cm。

| **生境分布** | 生于海拔 500 ~ 1 000 m 的山坡路旁及丘陵灌丛中。德兴各地均

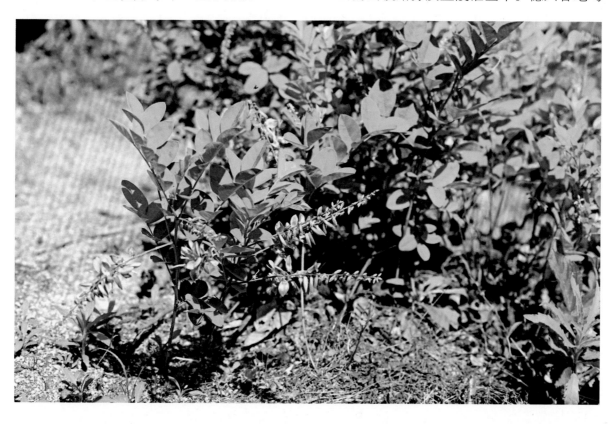

有分布。

| **资源情况** | 野生资源一般。药材来源于野生。

| **采收加工** | 秋季采收，切段，晒干。

| **药材性状** | 本品呈圆柱形，头部略膨大，有 3 ~ 5 分枝和须根，多弯曲。长 15 ~ 45 cm，直径 0.2 ~ 0.8 cm，表面灰褐色，有细密纵皱纹和凸起的点状或横长皮孔，有的可见栓皮脱落，脱落处类白色或浅棕褐色。质硬，易折断，断面纤维状，皮部浅棕褐色，木部类白色，有放射状纹理。气微，味微苦。

| **功能主治** | 微苦，平。归肺、肝经。清肺，敛汗，止血。用于咳嗽，自汗，外伤出血。

| **用法用量** | 内服煎汤，9 ~ 15 g。外用适量，研末撒。

| **附　　注** | 本种异名：*Indigofera decora* Lindl. subsp. *carlesii* (Craib) P. S. Hsu et Y. Y. Fang。药材山豆根（木蓝豆根），为本种的干燥根及根茎，《河南省中药材标准》（1991 年版）中有收载。

豆科 Leguminosae 木蓝属 Indigofera

庭藤 *Indigofera decora* Lindl.

| 药 材 名 | 铜罗伞（药用部位：全株或根）。

| 形态特征 | 灌木。枝无毛。羽状复叶有 7 ~ 11 小叶；小叶卵状披针形或矩圆状披针形，长 2 ~ 5.5 cm，先端渐尖，有长约 0.1 cm 的短尖头，叶上面无毛，背面有白色丁字毛；叶柄与叶轴上面有槽；小叶柄长约 0.2 cm；小托叶披针形，与小叶柄几等长。总状花序腋生，长约 15 cm；花萼杯状，萼齿宽三角形，有白色疏柔毛；花冠粉红色，长 1.2 ~ 1.5 cm。荚果圆柱形，长 2.5 ~ 5.5 cm，宽约 0.4 cm，棕黑色，种子多数。

| 生境分布 | 生于海拔 200 ~ 1 800 m 的溪边、沟谷旁、杂木林和灌丛中。分布于德兴三清山北麓等。

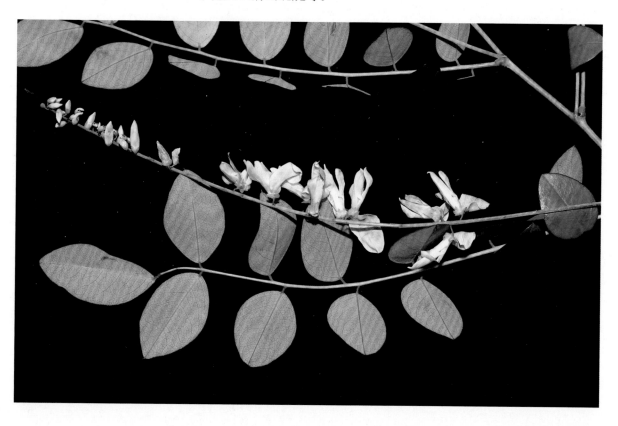

| 资源情况 | 野生资源一般。药材来源于野生。

| 采收加工 | 全年均可采收，洗净，鲜用或晒干。

| 功能主治 | 辛、微酸，平。归肝、肾经。续筋接骨，散瘀止痛。用于跌打损伤，痛经，血瘀闭经，风湿痹痛。

| 用法用量 | 内服煎汤，15 ~ 30 g。外用适量，鲜品捣敷。

| 附　注 | 本种异名：*Indigofera ichangensis* Craib f. *rigida* Craib、*Indigofera ichangensis* Craib f. *leptantha* Craib。

豆科 Leguminosae 木蓝属 Indigofera

宜昌木蓝

Indigofera decora Lindl. var. *ichangensis* (Craib) Y. Y. Fang et C. Z. Zheng

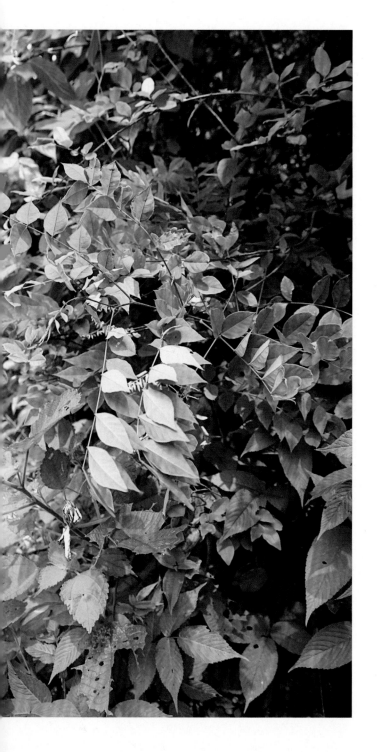

| 药 材 名 |

木蓝山豆根（药用部位：根及根茎）。

| 形态特征 |

本变种与庭藤的区别在于小叶 3 ~ 6 对，两面有毛。

| 生境分布 |

生于灌丛或杂木林中。分布于德兴三清山北麓等。

| 资源情况 |

野生资源较少。药材来源于野生。

| 采收加工 |

秋季采收，鲜用或晒干。

| 药材性状 |

本品呈圆柱形，头部略膨大，微扭曲，有 1 ~ 3 分枝及少数须根。长 25 ~ 60 cm，直径 0.3 ~ 1 cm。表面黄白色至灰黄色，具细纵皱纹及微凸起的点状或横长皮孔，有的栓皮已脱落，脱落处呈类白色。质硬，易折断，断面纤维状，皮部浅棕色，木部淡黄色，有放射状纹理。气微，味微苦。

| 功能主治 | 苦、涩，寒。清热利咽，解毒，通便。用于暑温，热结便秘，咽喉肿痛，肺热咳嗽，黄疸，痔疮，秃疮，蛇、虫、犬咬伤。

| 用法用量 | 内服煎汤，15 ～ 30 g。外用适量，研末调敷；或捣汁搽。

| 附　注 | 本种异名：*Indigofera ichangensis* Craib、*Indigofera faberii* Craib。
药材山豆根（木蓝豆根），为本种的干燥根及根茎，《河南省中药材标准》（1991年版）中有收载。

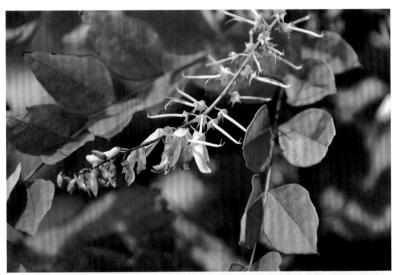

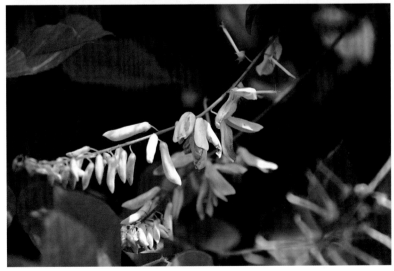

豆科 Leguminosae 木蓝属 Indigofera

华东木蓝 *Indigofera fortunei* Craib

| 药 材 名 | 木蓝山豆根（药用部位：根及根茎）。

| 形态特征 | 小灌木。茎无毛。羽状复叶长约 20 cm，有 7 ～ 15 小叶；小叶卵形、卵状椭圆形或披针形，长 1.5 ～ 4.5 cm，先端急尖、钝或微凹，有长约 0.2 cm 的短尖，全缘，无毛；小托叶针状。总状花序腋生，长 10 ～ 13 cm；花萼筒状，长约 0.2 cm，有短柔毛；花冠紫色，长约 1 cm，疏生短柔毛。荚果细长，长 3 ～ 6 cm，无毛，成熟时开裂，褐色。

| 生境分布 | 生于海拔 200 ～ 800 m 的山坡疏林或灌丛中。德兴各地山区均有分布。

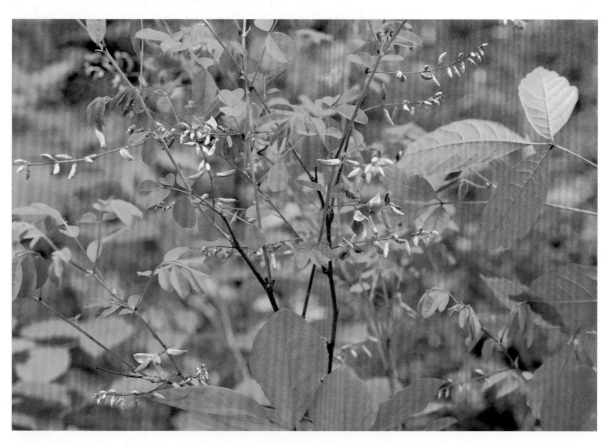

| **资源情况** | 野生资源丰富。药材来源于野生。

| **采收加工** | 秋季采收，鲜用或晒干。

| **药材性状** | 本品根茎横生，呈不规则结节状，上端残留茎基，下端着生 3 ~ 5 细长根。根呈圆柱状，有分枝及须根，略弯曲；长 20 ~ 50 cm，直径 0.4 ~ 1 cm。表面灰黄色或黄褐色，具细纵皱纹及微凸的横长皮孔，有的栓皮开裂或呈鳞片状脱落，脱落处呈棕褐色。质坚实，易折断，断面略呈纤维性，黄白色或淡黄色，有放射状纹理。气微，味微苦。

| **功能主治** | 苦、涩，寒。清热利咽，解毒，通便。用于暑温，热结便秘，咽喉肿痛，肺热咳嗽，黄疸，痔疮，秃疮，蛇、虫、犬咬伤。

| **用法用量** | 内服煎汤，15 ~ 30 g。外用适量，研末调敷；或捣汁搽。

| **附　　注** | 本种异名：*Indigofera subnuda* Craib。

豆科 Leguminosae 木蓝属 Indigofera

马棘
Indigofera pseudotinctoria Matsum.

| 药 材 名 | 马棘（药用部位：全株）。

| 形态特征 | 小灌木。茎多分枝；小枝具棱，有丁字毛。羽状复叶长 3.5 ~ 6 cm；叶柄长 1 ~ 1.5 cm，被丁字毛；小叶 3 ~ 5 对，椭圆形、倒卵形或倒卵状椭圆形，长 1 ~ 2.5 cm，先端圆或微凹，有短尖，两面均被白色丁字毛。总状花序长 3 ~ 11 cm，有花 20 以上，密生，花序梗短于叶柄；花萼钟状，外有白色和棕色丁字毛，萼筒长 0.1 ~ 0.2 cm，下方 3 萼齿较长；花冠淡红色或紫红色，旗瓣倒宽卵形，长 0.45 ~ 0.65 cm，外面有白色丁字毛，翼瓣、龙骨瓣近等长，距长 0.1 cm。荚果圆柱形，长 2.2 ~ 5.5 cm，幼时密生丁字毛；种子椭圆形。

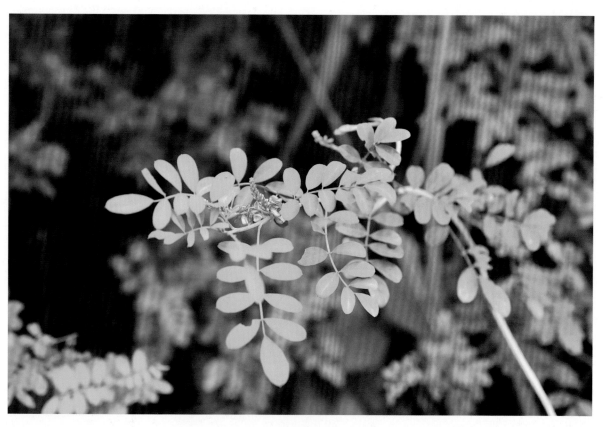

| **生境分布** | 生于海拔 100 ～ 1 300 m 的山坡林缘及灌丛中。德兴各地均有分布。 |

| **资源情况** | 野生资源丰富。药材来源于野生。 |

| **采收加工** | 8 ～ 9 月收获，选晴天，在离地面 10 cm 处割下地上部分，晒干；秋后采挖根，切段，鲜用或晒干。 |

| **药材性状** | 本品根呈长圆柱形，弯曲，有分枝，长 10 ～ 20 cm，直径 0.2 ～ 2 cm，表面灰棕色至黄棕色，着生少数须根。茎圆柱形，长 20 ～ 40 cm，直径 0.1 ～ 1 cm，表面灰棕色或黄绿色；断面黄白色，纤维性。小叶多破碎，完整者卵形或卵状披针形，被毛，全缘，先端圆或微凹，有小尖头。花多脱落，淡紫色。气微，味微苦。 |

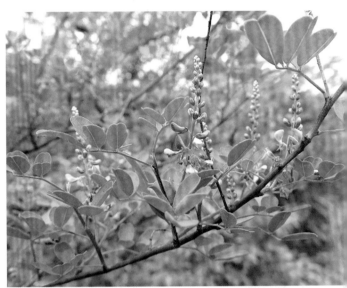

| **功能主治** | 苦、涩，平。归心、肺、胃经。清热解表，散瘀消积。用于风热感冒，肺热咳嗽，烫火伤，疔疮，毒蛇咬伤，跌打损伤，食积腹胀。 |

| **用法用量** | 内服煎汤，20 ～ 30 g。外用适量，鲜品捣敷；或炒炭存性，研末调敷。 |

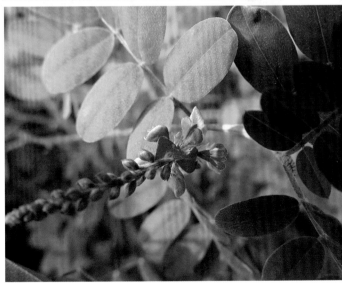

| **附　　注** | 本种异名：*Indigofera tinctoria* auct. non Linn.、*Indigofera bungeana* auct. non Walp.。药材逼火丹，为本种的全株，《云南省中药材标准·第六册·彝族药（Ⅲ）》（2005年版）中有收载。 |

| 豆科 | Leguminosae | 鸡眼草属 | Kummerowia |

长萼鸡眼草

Kummerowia stipulacea (Maxim.) Makino

| **植物别名** | 公母草、阴阳草。

| **药 材 名** | 鸡眼草（药用部位：全草）。

| **形态特征** | 一年生草本，高 10 ~ 25 cm。分枝多而开展，幼枝生疏硬毛。小叶 3，倒卵形或椭圆形，长 0.7 ~ 2 cm，先端圆或微凹，具短尖，上面无毛，下面中脉及叶缘有白色长硬毛，侧脉平行；托叶 2，宿存。花 1 ~ 2 簇生于叶腋；花梗有白色硬毛，有关节；小苞片 3，小；花萼钟状，萼齿 5，卵形，在果期长为果实的 1/2；花冠上部暗紫色，龙骨瓣较长。荚果卵形，长约 0.4 cm，有 1 种子；种子黑色，平滑。

| **生境分布** | 生于海拔 100 ~ 1 200 m 的路旁、草地、山坡、固定或半固定沙丘等。德兴各地均有分布。

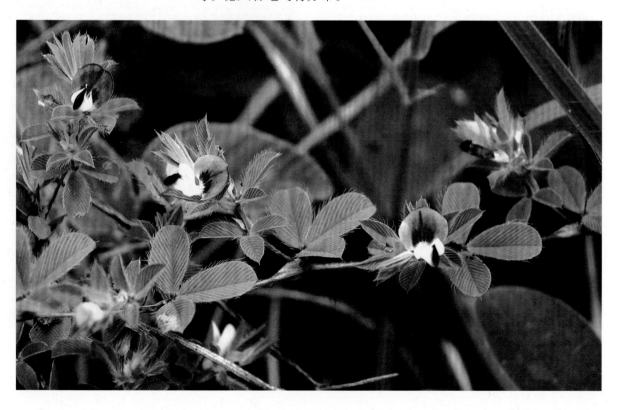

| 资源情况 | 野生资源丰富。药材来源于野生。

| 采收加工 | 7 ~ 8 月采收，鲜用或晒干。

| 药材性状 | 本品茎多分枝，较粗壮，长 10 ~ 25 cm，疏被向上生长的硬毛。小叶 3，完整者倒卵形或椭圆形，长 0.7 ~ 2 cm，宽 0.3 ~ 1.2 cm；叶端圆或微凹，具短尖，叶基楔形；上面无毛，下面中脉及叶缘有白色长硬毛。花簇生于叶腋，花梗有白色硬毛，花萼钟状，花冠暗紫色。荚果卵形，长约 0.4 cm。种子黑色，平滑。气微，味淡。

| 功能主治 | 甘、辛、微苦，平。清热解毒，健脾利湿，活血止血。用于感冒发热，暑湿吐泻，黄疸，痈疖疔疮，痢疾，疳积，血淋，咯血，衄血，跌打损伤，赤白带下。

| 用法用量 | 内服煎汤，9 ~ 30 g，鲜品 30 ~ 60 g；或捣汁；或研末。外用适量，捣敷。

| 附　　注 | 本种异名：*Lespedeza stipulacea* Maxim.、*Lespedeza striata* (Thunb.) Hook. & Arn. var. *stipulacea* Debeaux、*Kummerowia striata* (Thunb.) Schindl.、*Microlespedeza stipulacea* Makino。

药材鸡眼草，为本种的干燥全草，《上海市中药材标准》（1994 年版）中有收载；同属植物鸡眼草 *Kummerowia striata* (Thunb.) Schindl. 亦为鸡眼草的基原。

豆科 Leguminosae 鸡眼草属 *Kummerowia*

鸡眼草
Kummerowia striata (Thunb.) Schindl.

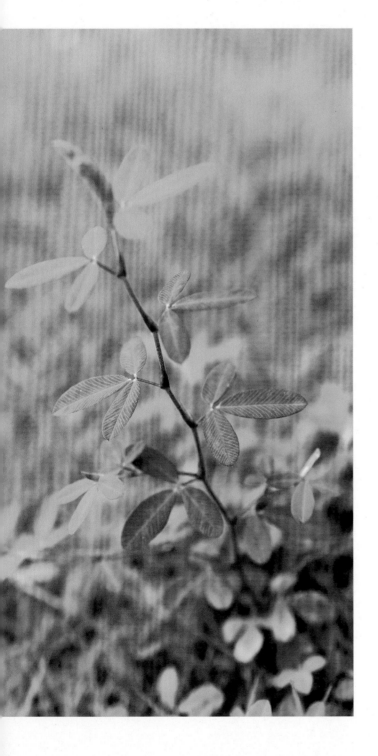

| 药 材 名 |

鸡眼草（药用部位：全草）。

| 形态特征 |

一年生草本。茎平卧，长 10 ～ 30 cm，茎和分枝有白色向下的毛。叶互生，有 3 小叶；托叶长卵形，宿存；小叶倒卵形、倒卵状矩圆形或矩圆形，长 0.5 ～ 1.5 cm，主脉和叶缘疏生白色毛。花 1 ～ 3 腋生；小苞片 4，其中 1 苞片生于花梗的关节以下，其余 3 苞片生于萼下；花萼钟状，深紫色，长 0.25 ～ 0.3 cm；花冠淡红色。荚果卵状矩圆形，通常较萼稍长或长不超过萼的 1 倍，外面有细短毛。

| 生境分布 |

生于海拔 500 m 以下的路旁、田边、溪旁、砂质地或缓山坡草地。德兴各地均有分布。

| 资源情况 |

野生资源丰富。药材来源于野生。

| 采收加工 |

夏、秋季植株茂盛时采挖，晒干。

| 药材性状 | 本品茎枝呈圆柱形，多分枝，长 5 ~ 30 cm，被白色向下的细毛。三出复叶互生，叶多皱缩，完整小叶长椭圆形或倒卵状长椭圆形，长 0.5 ~ 1.5 cm；叶端钝圆，有小凸刺，叶基楔形；沿中脉及叶缘疏生白色长毛；托叶 2。花腋生，花萼钟状，深紫褐色，蝶形花冠浅玫瑰色，较萼长 2 ~ 3 倍。荚果卵状矩圆形，先端稍急尖，有小喙，长达 0.4 cm。种子 1，黑色，具不规则褐色斑点。气微，味淡。

| 功能主治 | 甘，平。归肝、脾、肺、肾经。清热解毒，健脾利湿，活血止血。用于感冒发热，暑湿吐泻，黄疸，痈疖疔疮，痢疾，血淋，咯血，衄血，跌打损伤，赤白带下，疳积。

| 用法用量 | 内服煎汤，9 ~ 30 g，鲜品 30 ~ 60 g；或捣汁；或研末。外用适量，捣敷。

| 附　注 | 本种异名：*Hedysarum striatum* Thunb.、*Lespedeza striata* Hook. et Arn.、*Micro-lespedeza striata* (Thunb.) Makino。
药材鸡眼草，为本种的干燥全草，《上海市中药材标准》（1994 年版）、《江西省中药材标准》（2014 年版）中有收载；《广东省中药材标准·第二册》（2011 年版）以"人字草"之名收载之。同属植物长萼鸡眼草 *Kummerowia stipulacea* (Maxim.) Makino 亦为鸡眼草的基原。

豆科 Leguminosae 扁豆属 Lablab

扁豆
Lablab purpureus (Linn.) Sweet

| 药 材 名 | 白扁豆（药用部位：成熟种子）、扁豆衣（药用部位：种皮）、扁豆花（药用部位：花）、扁豆叶（药用部位：叶）、扁豆藤（药用部位：藤茎）、扁豆根（药用部位：根）。

| 形态特征 | 多年生缠绕藤本，全株几无毛。茎长可达6 m，常呈淡紫色。羽状复叶具3小叶；托叶基着，披针形；小托叶线形，长0.3 ~ 0.4 cm；小叶宽三角状卵形，长6 ~ 10 cm，宽约与长相等，侧生小叶两边不等大。总状花序直立，长15 ~ 25 cm，花序轴粗壮，总花梗长8 ~ 14 cm；小苞片2，近圆形，长0.3 cm，脱落；花2至多朵簇生于每节上；花萼钟状，长约0.6 cm；花冠白色或紫色。荚果长圆状镰形，长5 ~ 7 cm，先端有弯曲的尖喙；种子3 ~ 5，长椭圆形，在白花品种中为白色，在紫花品种中为紫黑色。

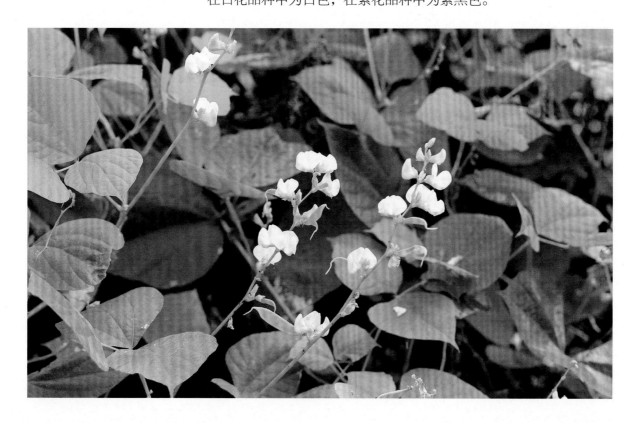

| **生境分布** | 德兴各地均有栽培。 |

| **资源情况** | 栽培资源丰富。药材来源于栽培。 |

| **采收加工** | **白扁豆**：秋、冬季采收成熟果实，晒干，取出种子，再晒干。

扁豆衣：秋季采收种子，剥取种皮，晒干。

扁豆花：7 ~ 8 月采收未完全开放的花，晾干或阴干。

扁豆叶：秋季采收，鲜用或晒干。

扁豆藤：秋季采收，晒干。

扁豆根：秋季采收，洗净，晒干。

| **药材性状** | **白扁豆**：本品呈扁椭圆形或扁卵形，长 0.8 ~ 1.3 cm，宽 0.6 ~ 0.9 cm，厚约 0.7 cm。表面淡黄白色或淡黄色，平滑，稍有光泽，有的可见棕褐色斑点，一侧边缘有隆起的白色半月形种阜，长 0.7 ~ 1 cm，剥去后可见凹陷的种脐，紧接种阜的一端有珠孔，另一端有种脊。质坚硬，种皮薄而脆，子叶 2，肥厚，黄白色。气微，味淡，嚼之有豆腥气。以粒大、饱满、色白者为佳。

扁豆衣：本品呈囊壳状、凹陷或卷缩成不规则瓢片状，长约 1 cm，厚不超过 0.1 cm。表面光滑，乳白色或淡黄白色，有的可见种阜，完整的种阜半月形，类白色。质硬韧，体轻。气微，味淡。以囊壳完整、色黄白、不带种仁者为佳。

扁豆花：本品呈扁平的不规则三角形，长、宽均约 1 cm。下部有绿褐色钟状花萼，萼齿 5，其中有 2 齿几合生，外被白色短柔毛。花瓣 5，皱缩，黄白色、黄棕色或紫棕色，未开放的花被旗瓣包围，开放后，广卵圆形旗瓣向外反折；两侧为翼瓣，斜椭圆形，基部有小耳；龙骨瓣镰钩状，几弯成直角。雄蕊 10，其中 9 雄蕊基部联合，内有 1 柱状雌蕊，弯曲。质软，体轻。气微香，味淡。以朵大、色黄白、气香者为佳。

扁豆叶：本品为散落小叶或具长柄的三出复叶，多卷缩破碎。完整顶生小叶宽三角状卵形，长 4.5 ~ 9 cm，宽约与长相等，先端渐尖，基部楔形，侧生小叶基部不对称，略呈斜卵形，较中央小叶稍大；两面疏被毛，暗绿色或枯绿色。质脆。气微。

扁豆藤：本品呈细长圆柱形，直径 0.2 ~ 0.8 cm，常缠绕成团，黄绿色或淡紫棕色，质较脆。三出复叶，具长叶柄，基部稍膨大；小叶片三角状卵形，先端渐尖，先端小叶基部楔形，两侧小叶基部不等大，全缘，暗绿色。质脆，易碎。气微，味淡。

| 功能主治 | 白扁豆：甘，微温。归脾、胃经。健脾化湿，和中消暑。用于脾胃虚弱，食欲不振，大便溏泻，带下，暑湿吐泻，胸闷腹胀。

扁豆衣：甘，微温。归脾、胃经。消暑化湿，健脾和胃。用于暑湿内蕴，呕吐泄泻，胸闷纳呆，脚气浮肿，带下。

扁豆花：甘，平。解暑化湿，和中健脾。用于夏伤暑湿，发热，泄泻，痢疾，赤白带下，跌打伤肿。

扁豆叶：微甘，平。消暑利湿，解毒消肿。用于暑湿吐泻，疮疖肿毒，蛇虫咬伤。

扁豆藤：微苦，平。化湿和中。用于暑湿吐泻不止。

扁豆根：消暑，化湿，止血。用于暑湿泄泻，痢疾，淋浊，带下，便血，痔疮，漏管。

| 用法用量 | 白扁豆：内服煎汤，9～15 g；或生品捣研，绞汁；或入丸、散剂；不宜多食，以免壅气伤脾。外用适量，捣敷。

扁豆衣：内服煎汤，3～9 g。

扁豆花：内服煎汤，3～9 g；或研末；或捣汁。外用适量，捣敷。

扁豆叶：内服煎汤，6～15 g；或捣汁。外用适量，捣敷；或烧存性，研末调敷。

扁豆藤：内服煎汤，5～15 g。

扁豆根：内服煎汤，5～15 g。

| 附　注 | 本种异名：*Dolichos lablab* Linn.、*Dolichos purpureus* Linn.、*Lablab niger* Medic.、*Lablab vulgaris* Savi。

药材白扁豆，为本种的干燥成熟种子，《中华人民共和国药典》（1963年版至2020年版）、《贵州省中药材标准规格·上集》（1965年版）、《湖南省中药材标准》（1993年版）、《维吾尔药材标准·上册》（1993年版）、《新疆维吾尔自治区药品标准·第二册》（1980年版）等中有收载。

药材扁豆衣，为本种（栽培品白花品种）的干燥种皮，《山东省中药材标准》（1995年版、2002年版）中有收载；《上海市中药材标准》（1994年版）以"白扁豆衣"之名收载之。

药材扁豆花，为本种的干燥花，《中华人民共和国药典》（1963年版、1977年版）、《中华人民共和国卫生部药品标准·中药材·第一册》（1992年版）、《贵州省中药材、民族药材标准·附录》（2003年版）、《贵州省中药材标准规格·上集》（1965 年版）、《内蒙古中药材标准》（1988 年版）、《山西省中药材标准》（1987 年版）、《新疆维吾尔自治区药品标准·第二册》（1980 年版）中有收载。

本种的嫩果荚或种子可食用。

本种原产印度，现世界热带地区均有栽培。

豆科 Leguminosae 胡枝子属 Lespedeza

胡枝子

Lespedeza bicolor Turcz.

| **药 材 名** | 胡枝子（药用部位：枝叶）、胡枝子根（药用部位：根）、胡枝子花（药用部位：花）。

| **形态特征** | 灌木，高 0.5 ~ 2 m。3 小叶，顶生小叶宽椭圆形或卵状椭圆形，长 3 ~ 6 cm，先端圆钝，有小尖，上面疏生平伏短毛，下面毛较密，侧生小叶较小。总状花序腋生，较叶长；花梗无关节；花萼杯状，萼齿 4，披针形，与萼筒近等长，有白色短柔毛；花冠紫色，旗瓣长约 1.2 cm，无爪，翼瓣长约 1 cm，有爪，龙骨瓣与旗瓣等长，基部有长爪。荚果斜卵形，长约 1 cm，网脉明显，有密柔毛。

| **生境分布** | 生于海拔 150 ~ 1 000 m 的山坡、林缘、路旁、灌丛及杂木林间。德兴各地均有分布。

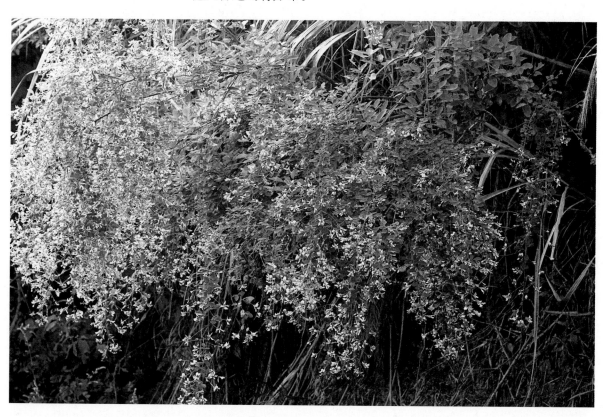

| 资源情况 | 野生资源丰富。药材来源于野生。

| 采收加工 | 胡枝子：夏、秋季采收，鲜用或切段晒干。

胡枝子根：夏、秋季采挖，洗净，切片，晒干。

胡枝子花：7 ~ 8 月花开时采收，阴干。

| 药材性状 | 胡枝子根：本品呈圆柱形，稍弯曲，长短不等，直径 0.8 ~ 1.4 cm。表面灰棕色，有支根痕、横向突起及纵皱纹。质坚硬，难折断，断面中央无髓，木部灰黄色，皮部棕褐色。气微弱，味微苦、涩。

| 功能主治 | 胡枝子：甘，平。清热润肺，利尿通淋，止血。用于肺热咳嗽，感冒发热，百日咳，淋证，吐血，衄血，尿血，便血。

胡枝子根：甘，平。归心、肝经。祛风除湿，活血止痛，止血止带，清热解毒。用于感冒发热，风湿痹痛，跌打损伤，鼻衄，赤白带下，流注肿毒。

胡枝子花：甘，平。清热止血，润肺止咳。用于便血，肺热咳嗽。

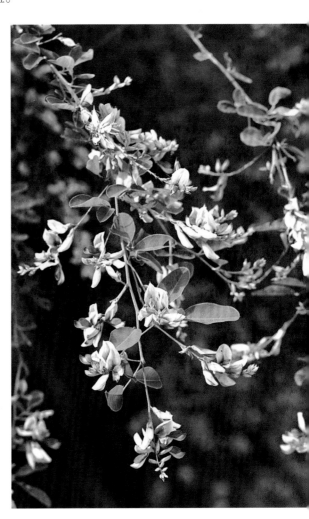

| 用法用量 | 胡枝子：内服煎汤，9 ~ 15 g，鲜品 30 ~ 60 g；或泡茶。

胡枝子根：内服煎汤，9 ~ 15 g，鲜品 30 ~ 60 g；或炖肉；或浸酒。外用适量，研末调敷。

胡枝子花：内服煎汤，9 ~ 15 g。

| 附 注 | 本种异名：*Lespedeza bicolor* Turcz. f. *pendula* S. L. Tung et Z. Lu、*Lespedeza ionocalyx* Nakai、*Lespedeza veitchii* Ricker、*Lespedeza bicolor* Turcz. var. *japonica* Nakai。

豆科 Leguminosae 胡枝子属 Lespedeza

中华胡枝子

Lespedeza chinensis G. Don

| 药 材 名 | 细叶马料梢（药用部位：全株或根）。

| 形态特征 | 小灌木，高达 1 m。幼枝有短毛。小叶 3，倒卵状矩圆形，长 1 ~
2 cm，先端截形，有短尖，上面有微柔毛，下面密生短柔毛，侧生
小叶较小；叶柄和小叶柄有短毛；托叶条形，有毛。总状花序腋生，
花梗极短，花少，无关节；无瓣花在枝条下部腋生；小苞片披针
形，有毛；花萼杯状，萼齿 5，披针形，有白色短柔毛；花冠白色，
旗瓣、翼瓣长约 0.8 cm，龙骨瓣较长。荚果卵圆形，超出萼外，长
0.3 ~ 0.4 cm，有白色短柔毛。

| 生境分布 | 生于灌丛、林缘、路旁、山坡、林下草丛等。德兴各地均有分布。

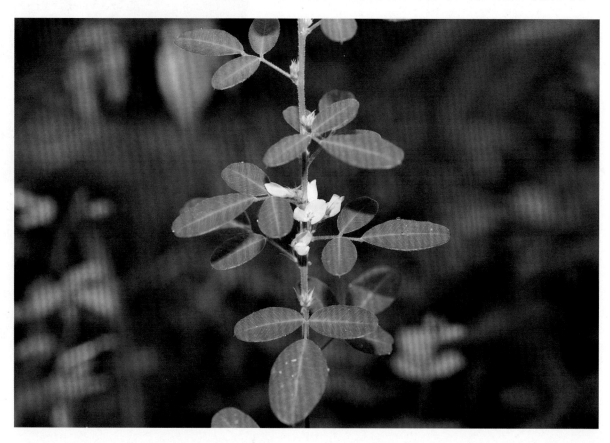

| 资源情况 | 野生资源丰富。药材来源于野生。

| 采收加工 | 夏、秋季采收，茎叶，鲜用或切段晒干；根，洗净，切片，晒干。

| 药材性状 | 本品全株具平铺白色绒毛。复叶互生，小叶 3，完整小叶倒卵状矩圆形，长 1～2 cm，宽 0.5～1 cm；叶端截形，有短尖，叶基宽楔形，叶缘稍反卷；下表面密被短柔毛；托叶条形。总状花序腋生，花少，花萼杯状，具白色短柔毛。

| 功能主治 | 微苦，凉。清热解毒，宣肺平喘，截疟，祛风除湿。用于小儿高热，中暑发痧，哮喘，痢疾，乳痈，痈疽肿毒，疟疾，热淋，脚气，风湿痹痛。

| 用法用量 | 内服煎汤，15～30 g；或捣汁；忌食酸、辣、芥菜、萝卜菜。外用适量，捣敷。

| 附　注 | 本种异名：*Lespedeza formosensis* Hosokawa、*Lespedeza canescens* Rick.。

豆科 Leguminosae 胡枝子属 Lespedeza

截叶铁扫帚

Lespedeza cuneata (Dum.-Cours.) G. Don

| 药 材 名 | 夜关门（药用部位：全株或地上部分）。

| 形态特征 | 直立小灌木，高 30 ~ 100 cm。分枝有白色短柔毛。小叶 3，矩圆形，长 1 ~ 3 cm，先端截形或微凹，有短尖，上面无毛，下面密生白色柔毛，侧生小叶较小；叶柄长约 1 cm，有柔毛；托叶条形。总状花序腋生，有 2 ~ 4 花，无关节；无瓣花簇生于叶腋；小苞片 2，狭卵形，生于萼筒下；花萼浅杯状，萼齿 5，披针形，有白色短柔毛；花冠白色至淡红色，旗瓣、翼瓣均长约 0.7 cm，龙骨瓣稍长。

| 生境分布 | 生于海拔 2 500 m 以下的山坡路旁。德兴各地均有分布。

| 资源情况 | 野生资源丰富。药材来源于野生。

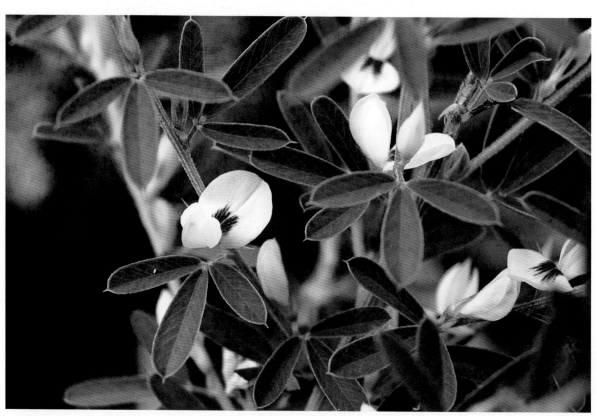

| 采收加工 | 9 ~ 10 月齐地割取地上部分或连根拔起，拣去杂质，晒干，或洗净，鲜用。

| 药材性状 | 本品根细长，条状，多分枝。茎枝细长，被微柔毛。三出复叶互生，密集，多卷曲皱缩，完整小叶线状楔形，长 1 ~ 2.5 cm；叶端钝或截形，有小锐尖，在中部以下渐狭；上面无毛，下面被灰色丝毛。短总状花序腋生，花萼钟形，蝶形花冠白色至淡红色。荚果卵形，稍斜，长约 0.3 cm，棕色，先端有喙。气微，味苦。

| 功能主治 | 苦、涩，凉。归肾、肝经。补肾涩精，健脾利湿，祛痰止咳，清热解毒。用于肾虚，遗精，遗尿，尿频，白浊，带下，泄泻，痢疾，水肿，疳积，咳嗽气喘，跌打损伤，目赤肿痛，毒虫咬伤。

| 用法用量 | 内服煎汤，15 ~ 30 g，鲜品 30 ~ 60 g；或炖肉；孕妇忌服。外用适量，煎汤熏洗；或捣敷。

| 附　注 | 本种异名：*Hedysarum sericeum* Thunb.、*Anthyllis cuneata* Dum.-Cours.。
药材夜关门，为本种的干燥全草，《贵州省中药材、民族药材质量标准》（2003年版）中有收载。
药材铁扫帚，为本种的干燥全草或地上部分，《广西壮族自治区壮药质量标准·第一卷》（2008 年版）、《上海市中药材标准》（1994 年版）、《广西壮族自治区瑶药材质量标准·第一卷》（2014 年版）、《湖北省中药材质量标准》（2009年版）、《湖南省中药材标准》（2009 年版）中有收载。

豆科 Leguminosae 胡枝子属 Lespedeza

短梗胡枝子 Lespedeza cyrtobotrya Miq.

| **药 材 名** | 短梗胡枝子（药用部位：叶）。

| **形态特征** | 灌木，高达 2 m。小叶 3，倒卵形、卵状披针形或宽披针形，顶生小叶长 1 ~ 5 cm，侧生小叶较小，先端急尖或微缺，有小尖，上面无毛，下面灰白色，有贴生柔毛。总状花序腋生，短于叶，单生或排成圆锥状；总花梗短或近无总花梗；花梗短，长为花萼的一半；花萼筒状，密生长柔毛，萼齿 5，上面 2 萼齿近合生；花冠紫色。荚果斜卵圆形，长约 0.6 cm，密生绢毛。

| **生境分布** | 生于海拔 1 500 m 以下的山坡、灌丛或杂木林下。分布于德兴三清山北麓等。

| **资源情况** | 野生资源丰富。药材来源于野生。

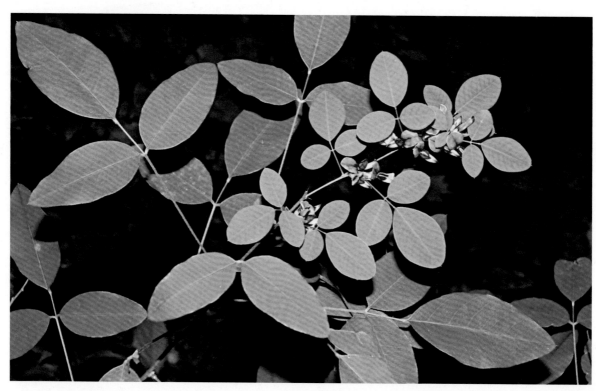

| **采收加工** | 夏季叶茂盛时采收，鲜用或晒干。 |

| **功能主治** | 利水消肿。用于水肿。 |

| **用法用量** | 内服煎汤，9 ~ 15 g。 |

豆科 Leguminosae 胡枝子属 Lespedeza

多花胡枝子

Lespedeza floribunda Bunge

| 药 材 名 | 铁鞭草（药用部位：全株或根）。

| 形态特征 | 小灌木，高 60 ～ 100 cm。分枝有白色柔毛。小叶 3，倒卵形或倒卵状矩圆形，长 1 ～ 2.5 cm，先端微凹，有短尖，上面无毛，下面有白色柔毛，侧生小叶较小；叶柄长约 0.7 cm；托叶条形，长约 0.5 cm。总状花序腋生，花梗无关节；无瓣花簇生于叶腋，无花梗；小苞片与萼筒贴生，卵形；花萼宽钟状，萼齿 5，披针形，疏生白色柔毛；花冠紫色，旗瓣长约 0.8 cm，翼瓣略短，龙骨瓣长于旗瓣。荚果卵状菱形，长约 0.5 cm，有柔毛。

| 生境分布 | 生于海拔 1 300 m 以下的石质山坡。德兴各地均有分布。

| 资源情况 | 野生资源丰富。药材来源于野生。

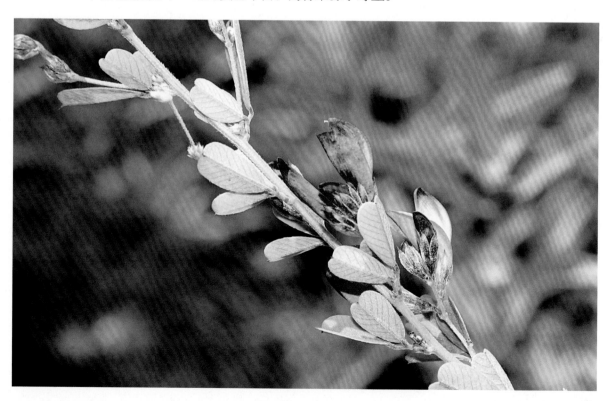

| 采收加工 | 6 ~ 10 月采收，茎叶切段，晒干；根洗净，切片，晒干。

| 药材性状 | 本品茎多基部分枝，枝条细长柔弱，具条纹。三出复叶，叶片多皱缩，完整小叶倒卵形或狭长倒卵形，长 0.6 ~ 2.5 cm，宽 0.3 ~ 1.6 cm，叶端截形，具尖刺，嫩叶下表面密被白色绒毛。总状花序腋生，蝶形花冠暗紫红色。荚果卵状菱形，长约 0.5 cm，有柔毛。气微，味涩。

| 功能主治 | 涩，凉。归脾经。消积，截疟。用于疳积，疟疾。

| 用法用量 | 内服煎汤，9 ~ 15 g。

| 附　注 | 本种异名：*Lespedeza floribunda* Bunge var. *alopecuroides* Franch.。

豆科 Leguminosae 胡枝子属 Lespedeza

美丽胡枝子 *Lespedeza formosa* (Vog.) Koehne

| 药 材 名 | 马扫帚（药用部位：茎、叶）、马扫帚花（药用部位：花）、马扫帚根（药用部位：根）、紫荆皮（药用部位：根皮）。

| 形态特征 | 灌木，高 1 ~ 2 m。幼枝有毛。小叶 3，卵形、卵状椭圆形或椭圆状披针形，长 1.5 ~ 9 cm，先端急尖、圆钝或微凹，有小尖，下面密生短柔毛。总状花序腋生、单生或数个排成圆锥状，长 6 ~ 15 cm；总花梗长 1 ~ 4 cm，密生短柔毛；花萼钟状，长约 0.4 cm，萼齿与萼筒近等长或较萼筒长，密生短柔毛；花梗短，有毛；花冠紫红色，长 1 ~ 1.2 cm。荚果卵形、矩圆形、倒卵形或披针形，稍偏斜，长 0.6 ~ 1 cm，有短尖，有锈色短柔毛。

| 生境分布 | 生于山坡、路旁及林缘灌丛中。德兴各地均有分布。

| 资源情况 | 野生资源丰富。药材来源于野生。

| 采收加工 | **马扫帚**：夏季开花前采收，鲜用或切段晒干。

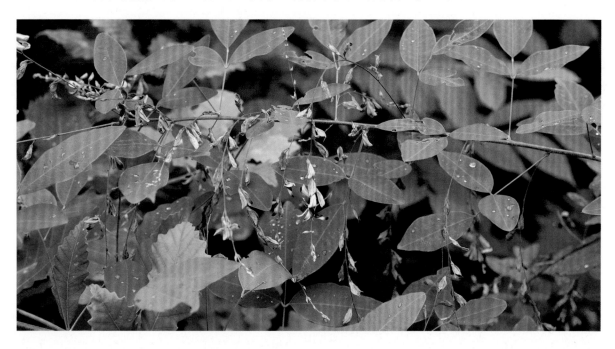

马扫帚花：夏季花开时采摘，鲜用或晒干。

马扫帚根：夏、秋季采挖，除去须根，洗净，鲜用或切片晒干。

紫荆皮：夏、秋季采挖根部，剥取根皮，洗净，晒干。

| 药材性状 | **马扫帚：** 本品茎呈圆柱形，棕色至棕褐色，小枝常有纵沟，幼枝密被短柔毛。叶具 3 小叶，多皱缩，小叶展平后呈卵形、卵状椭圆形或椭圆状披针形，长 1.5 ~ 9 cm，宽 1 ~ 5 cm；叶端急尖、圆钝或微凹，有小尖，叶基楔形；上面绿色至棕绿色，下面灰绿色，密生短柔毛。偶见花序，总花梗密生短柔毛，花萼钟状，花冠暗紫红色。荚果近卵形，长 0.5 ~ 1 cm，有短尖及锈色短柔毛。气微清香，味淡。

马扫帚花： 本品花为蝶状，花萼钟状，密生短柔毛。花瓣紫红色或白色，花梗短，有毛。质脆，易碎。气微，味微苦、涩。

马扫帚根： 本品呈不规则的类圆形片状，表面浅红棕色，纤维性；周边棕红色，粗糙，质坚韧。气微，味苦。

紫荆皮： 本品呈卷筒状或双卷筒状，长 20 ~ 40 cm，厚 0.1 ~ 0.4 cm。外表皮灰棕色至棕褐色，粗糙，具棕色横长皮孔，栓皮较疏松，易脱落，脱落处显棕红色。内表皮黄棕色至暗棕色，具细纵纹。质韧，不易折断，断面纤维性。气微，味淡、微涩。

| 功能主治 | **马扫帚：** 苦，平。清热，利尿，通淋。用于热淋，小便不利。

马扫帚花： 甘，平。清热凉血。用于肺热咳嗽，便血，尿血。

马扫帚根： 苦、微辛，平。清热解毒，祛风除湿，活血止痛。用于肺痈，乳痈，疖肿，腹泻，风湿痹痛，跌打损伤，骨折。

紫荆皮： 苦，平。归心、肺经。活血通经，消肿解毒。用于风湿疼痛，跌打损伤，肺痈等。

| 用法用量 | **马扫帚：** 内服煎汤，30 ~ 60 g。

马扫帚花： 内服煎汤，30 ~ 60 g。

马扫帚根： 内服煎汤，15 ~ 30 g。外用适量，鲜品捣敷。

紫荆皮： 内服煎汤，15 ~ 20 g。外用适量，捣敷。

| 附　注 | 本种异名：*Desmodium thunbergii* DC.、*Desmodium formosum* Vog.、*Lespedeza elliptica* Benth.、*Lespedeza sieboldii* Miq.、*Lespedeza thunbergii* (DC.) Nakai、*Lespedeza luchuensis* Hatusima。

药材紫荆皮，为本种的干燥根皮，《湖北省中药材质量标准》（2009 年版）中有收载；《上海市中药材标准·附录》（1994 年版）以"草大戟"之名收载之。

豆科 Leguminosae 胡枝子属 Lespedeza

铁马鞭 Lespedeza pilosa (Thunb.) Sieb. et Zucc.

| 药 材 名 | 铁马鞭（药用部位：带根全草）。

| 形态特征 | 半灌木，高 60 ~ 80 cm，全株有棕黄色长粗毛，枝细长。小叶 3，卵圆形或倒卵圆形，先端圆形或截形，有短尖；顶生小叶长 1 ~ 2 cm，两面有白色粗毛。小苞片披针形，长 0.15 cm；总花梗及花梗极短；花萼 5 深裂，裂片披针形，长约 0.3 cm，有黄白色粗毛；花冠黄白色，长 0.7 ~ 0.8 cm；旗瓣有紫色斑点；无瓣花在叶腋簇生。荚果矩圆状卵形，先端有长喙，密被白色长粗毛。

| 生境分布 | 生于海拔 1 000 m 以下的荒山坡及草地。德兴各地均有分布。

| 资源情况 | 野生资源丰富。药材来源于野生。

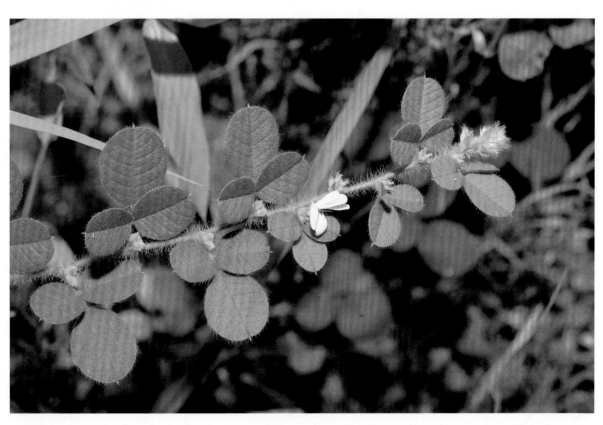

| 采收加工 | 夏、秋季采收，鲜用或切段晒干。

| 药材性状 | 本品茎枝细长，分枝少，被棕黄色长粗毛。三出复叶，叶柄长 0.5 ~ 2 cm，完整小叶片广椭圆形至圆卵形，长 0.8 ~ 2 cm，宽 0.5 ~ 1.5 cm，先端圆形或截形，微凹，具短尖，叶基近圆形，全缘。总状花序腋生，总花梗及小花梗极短，蝶形花冠黄白色，旗瓣有紫斑。荚果长圆状卵形，先端有长喙，直径约 0.3 cm，表面密被白色长粗毛。气微，味微苦。

| 功能主治 | 苦、辛，平。归肺、肝、肾经。益气安神，活血止痛，利尿消肿，解毒散结。用于气虚发热，失眠，痧证腹痛，风湿痹痛，水肿，瘰疬，痈疽肿毒。

| 用法用量 | 内服煎汤，15 ~ 30 g；或炖肉。外用适量，捣敷。

| 附　　注 | 本种异名：*Hedysarum pilosum* Thunb.、*Desmodium pilosum* (Thunb.) DC.。

豆科 Leguminosae 胡枝子属 Lespedeza

绒毛胡枝子

Lespedeza tomentosa (Thunb.) Sieb. ex Maxim.

| **药 材 名** | 小雪人参（药用部位：根）。

| **形态特征** | 灌木，高 1 ~ 2 m，植株全部有白色柔毛。小叶 3，顶生小叶矩圆形或卵状矩圆形，长 3 ~ 6 cm，先端圆形，有短尖，上面疏生、下面密生白色柔毛，侧生小叶小；托叶条形，有毛。总状花序腋生，花密集，花梗无关节；无瓣花腋生，呈头状花序状；小苞片条状披针形；花萼浅杯状，萼齿 5，披针形，先端急尖，密生柔毛；花冠淡黄色，旗瓣长约 1 cm，翼瓣较短，龙骨瓣与翼瓣近等长。荚果倒卵状椭圆形，有白色短柔毛。

| **生境分布** | 生于海拔 1 000 m 以下的山坡草地或灌丛间。分布于德兴三清山北麓、大茅山等。

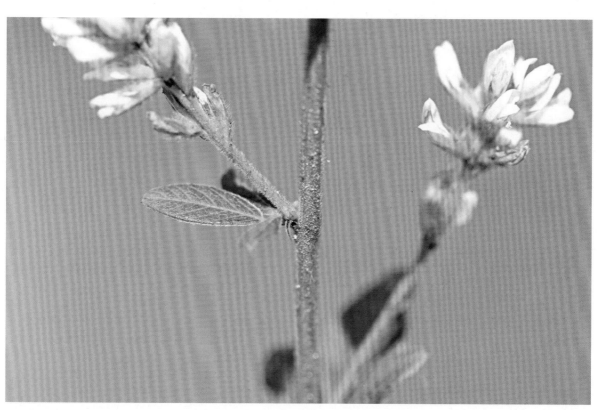

| 资源情况 | 野生资源一般。药材来源于野生。 |

| 采收加工 | 秋季采收，洗净，切片，晒干。 |

| 功能主治 | 甘、淡，平。归脾经。健脾补气，清热利湿，活血调经。用于虚劳，血虚头晕，水肿，腹水，痢疾，闭经，痛经，痔疮出血。 |

| 用法用量 | 内服煎汤，15 ～ 30 g。 |

| 附　　注 | 本种异名：*Hedysarum tomentosum* Thunb.、*Hedysarum villosa* Willd.、*Lespedeza villosa* Pers.、*Desmodium tomentosum* DC.。 |

豆科 Leguminosae 胡枝子属 Lespedeza

细梗胡枝子 *Lespedeza virgata* (Thunb.) DC.

| 药 材 名 | 掐不齐（药用部位：全株）。

| 形态特征 | 小灌木，高 50 ~ 100 cm。分枝无毛或疏生柔毛。小叶 3，矩圆形或卵状矩圆形，长 1 ~ 2.5 cm，先端圆钝，有短尖，上面无毛，下面有贴生柔毛，侧生小叶较小；托叶条形。总状花序腋生，花疏生，总花梗细长，长于叶；花梗短，无关节；无瓣花簇生于叶腋，无花梗；小苞片狭披针形；花萼浅杯状，萼齿 5，狭披针形，有白色柔毛；花冠白色，旗瓣长约 0.6 cm，基部有紫斑，翼瓣较短，龙骨瓣长于旗瓣或与旗瓣近等长。荚果斜卵形，具网脉，有疏毛。

| 生境分布 | 生于海拔 800 m 以下的石山山坡。分布于德兴大茅山、三清山北麓等。

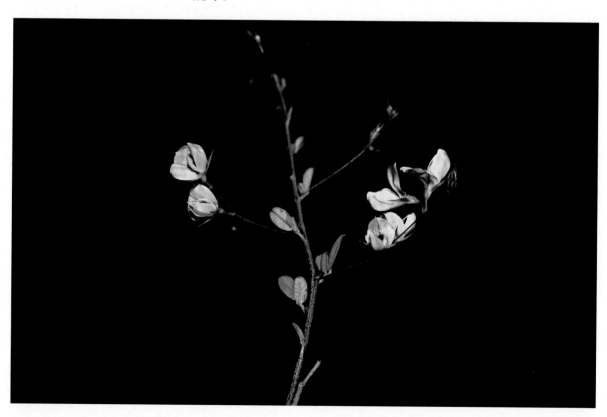

| 资源情况 | 野生资源一般。药材来源于野生。

| 采收加工 | 夏季采收，洗净，切碎，晒干。

| 药材性状 | 本品根呈长圆柱形，具分枝，长 10 ~ 30 cm；表面淡黄棕色，具细纵皱纹，皮孔呈点状或横向延长的疤状。茎圆柱形，较细，长约 50 cm，多分枝或丛生，表面灰黄色至灰褐色，木质。叶为三出复叶，小叶片狭卵形、倒卵形或椭圆形，长 1 ~ 2.5 cm，宽 0.5 ~ 1.5 cm，先端圆钝，稍具短尖，全缘，绿色或绿褐色，上面近无毛或被平伏短毛，背面毛较密集。有时可见腋生的总状花序，总花梗长 4 ~ 15 cm，花梗无关节，花萼杯状，长约 0.45 cm，被疏毛，花冠蝶形。荚果斜倒卵形。气微，味淡，具豆腥气。

| 功能主治 | 甘、微苦，平。归脾、肺经。清暑利尿，截疟。用于中暑，小便不利，疟疾，感冒，高血压。

| 用法用量 | 内服煎汤，15 ~ 30 g。

| 附　注 | 本种异名：*Hedysarum virgatum* Thunb.。
药材细梗胡枝子，为本种的干燥全株，《中华人民共和国药典·附录》（2010年版）、《中华人民共和国卫生部药品标准·中药成方制剂·第十二册·附录》（1997年版）、《湖北省中药材质量标准》（2009年版）中有收载；《湖南省中药材标准》（2009年版）、《河南省中药材标准》（1993年版）以"胡枝子"之名收载之。

豆科 Leguminosae　苜蓿属 Medicago

天蓝苜蓿 *Medicago lupulina* L.

| 药 材 名 | 老蜗生（药用部位：全草）。

| 形态特征 | 一年生草本。茎高 20 ~ 60 cm，有疏毛。叶具 3 小叶；小叶宽倒卵形至菱形，长、宽均为 0.7 ~ 2 cm，先端钝圆，微凹，上部具锯齿，两面均有白色柔毛；小叶柄长 0.3 ~ 0.7 cm，有毛；托叶斜卵形，长 0.5 ~ 1.2 cm，有柔毛。花 10 ~ 15 密集成头状花序；花萼钟状，有柔毛；花冠黄色，稍长于花萼。荚果弯成肾形，成熟时黑色，具纵纹，有疏柔毛，有 1 种子；种子黄褐色。

| 生境分布 | 生于河岸、路边、田野及林缘，疑为栽培逸为野生。分布于德兴海口，德兴海口、花桥、银城有栽培。

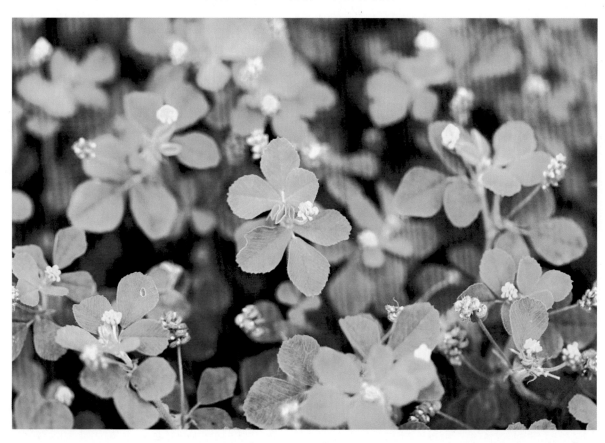

| 资源情况 | 野生资源较少，栽培资源一般。药材主要来源于栽培。

| 采收加工 | 夏季采挖，鲜用或切碎晒干。

| 药材性状 | 本品长 20 ～ 60 cm，被疏毛。三出复叶互生，具长柄；完整小叶宽倒卵形或菱形，长、宽均为 1 ～ 2 cm，叶端钝圆，微凹，叶基宽楔形，边缘上部具锯齿，两面均具白色柔毛，小叶柄短；托叶斜卵形，有柔毛。花 10 ～ 15 密集成头状花序；花萼钟状，花冠蝶形，黄棕色。荚果先端内曲，稍呈肾形，黑色，具网纹，有疏柔毛。种子 1，黄褐色。气微，味淡。

| 功能主治 | 甘、苦、微涩，凉；有小毒。清热利湿，舒筋活络，止咳平喘，凉血解毒。用于湿热黄疸，热淋，石淋，风湿痹痛，咳喘，痔血，指头疔，毒蛇咬伤。

| 用法用量 | 内服煎汤，9 ～ 30 g。外用适量，捣敷。

| 附　注 | 本种的嫩茎叶可炒肉、炒蛋等。

豆科 Leguminosae　苜蓿属 Medicago

南苜蓿 *Medicago polymorpha* L.

| 药 材 名 | 苜蓿（药用部位：全草）、苜蓿根（药用部位：根）。

| 形态特征 | 一年生、二年生草本，高 20 ～ 90 cm。茎近四棱形，基部分枝，无毛或微被毛。羽状三出复叶；托叶卵状长圆形，长 0.4 ～ 0.7 cm，基部耳状，边缘成丝状细条或深齿状缺刻；叶柄长 1 ～ 5 cm；小叶倒卵形或三角状倒卵形，长 0.7 ～ 2 cm，先端具细尖，叶缘上部具浅锯齿，上面无毛，下面被疏柔毛。花序头状伞形，具 1 ～ 10 花；总花梗腋生，纤细，无毛，长 0.3 ～ 1.5 cm；苞片甚小；花长 0.3 ～ 0.4 cm；花萼钟形，长约 0.2 cm，萼齿披针形；花冠黄色，旗瓣倒卵形，先端凹缺，较翼瓣和龙骨瓣长。荚果盘形，暗绿褐色，顺时针方向紧旋 1.5 ～ 5 圈，具棘刺或瘤突。

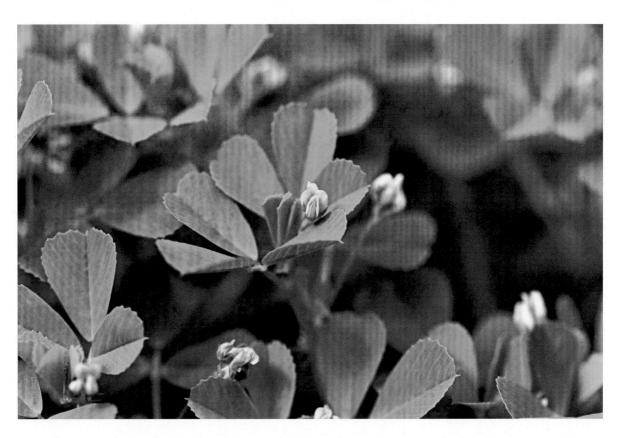

| 生境分布 | 常为栽培或呈半野生状态。德兴有栽培。

| 资源情况 | 栽培资源丰富。药材来源于栽培。

| 采收加工 | 苜蓿：夏、秋季间采收，鲜用或切段晒干。
苜蓿根：夏季采挖，洗净，鲜用或晒干。

| 药材性状 | 苜蓿：本品缠绕成团。茎多分枝。三出复叶多皱缩，完整小叶宽倒卵形，长
1 ~ 1.5 cm，宽 0.7 ~ 1 cm，两侧小叶较小；叶端钝圆或凹入，上部有锯齿，下
部楔形；上面无毛，下面具疏柔毛，小叶柄长约 0.5 cm，有柔毛；托叶大，卵
形，边缘具细锯齿。总状花序腋生；花 2 ~ 6，花萼钟形，萼齿披针形，尖锐，
花冠皱缩，棕黄色，略伸出萼外。荚果螺旋形，边缘具疏刺。种子 3 ~ 7，肾形，
黄褐色。气微，味淡。
苜蓿根：本品圆柱形，细长，直径 0.5 ~ 2 cm，分枝较多。根头部较粗大，有
时具地上茎残基。表面灰棕色至红棕色，皮孔少且不明显。质坚而脆，断面刺
状。气微弱，略具刺激性，味微苦。

| 功能主治 | 苜蓿：苦、涩、微甘，平。归脾、胃、肾经。清热凉血，利湿退黄，通淋排石。
用于热病烦满，黄疸，肠炎，痢疾，浮肿，尿路结石，痔疮出血。
苜蓿根：苦，寒。归肝、肾经。清热利湿，通淋排石。用于热病烦满，黄疸，
尿路结石。

| 用法用量 | 苜蓿：内服煎汤，15 ~ 30 g；或捣汁，鲜品 90 ~ 150 g；或研末，3 ~ 9 g。
苜蓿根：内服煎汤，15 ~ 30 g；或捣汁。

| 附　　注 | 本种异名：*Medicago nigra* Krocker、*Medicago hispida* Gaertn.、*Medicago lappacea*
Desr.、*Medicago denticulate* Willd.、*Medicago apiculata* Willd.。
本种的嫩茎叶可炒肉、炒蛋等。

豆科 Leguminosae 草木犀属 Melilotus

草木犀
Melilotus officinalis (L.) Pall.

| **药 材 名** | 黄零陵香（药用部位：全草或地上部分）。 |

| **形态特征** | 二年生草本。茎高可达 3 m，全草有香气。叶具 3 小叶；小叶椭圆形，长 1.5 ~ 2.5 cm，先端圆，具短尖头，边缘具锯齿；托叶三角形，基部宽，有时分裂。花排列成总状花序，腋生；花萼钟状，长约 0.2 cm，萼齿三角形；花冠黄色，旗瓣与翼瓣近等长。荚果卵圆形，长 0.3 ~ 0.5 cm，稍有毛，网脉明显，有 1 种子；种子矩形，褐色。 |

| **生境分布** | 生于山坡、河岸、路旁、砂质草地及林缘。分布于德兴绕二、黄柏等地。德兴黄柏有栽培。 |

| **资源情况** | 野生资源较少，栽培资源一般。药材主要来源于栽培。 |

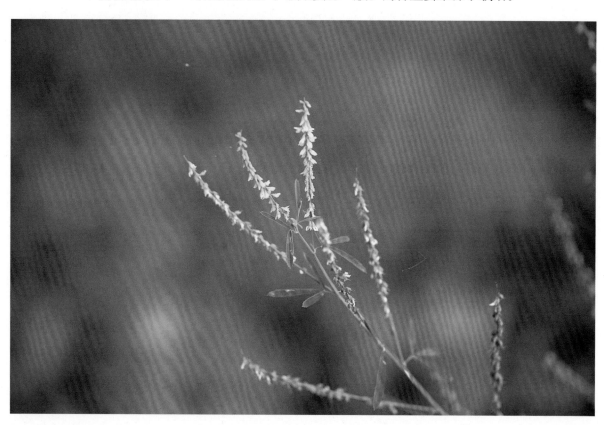

| 采收加工 | 夏、秋季采收，洗净，切段，晒干。

| 药材性状 | 本品长 80 ~ 100 cm。茎圆柱形，多分枝，嫩枝具 5 棱，有纵纹理，无毛，黄绿色至黄棕色，茎硬脆，断面不整齐，中空或有白色髓部。羽状三出复叶；展平后小叶长椭圆形至倒披针形，长 1.5 ~ 2.5 cm，宽 1.5 ~ 1.5 cm，先端截形，中脉突出成短尖头，边缘有疏细齿；侧脉直达齿尖；托叶线形。有时叶腋间可见细长的总状花序，花冠多已脱落。果实卵形，棕褐色，表面具网状皱纹，先端有喙，内含 1 种子。气微香，味微甘。

| 功能主治 | 辛，平。归肺经。止咳平喘，散结止痛，化湿和中。用于哮喘，支气管炎，肠绞痛，创伤，淋巴结肿痛，暑湿胸闷，头痛头昏，恶心泛呕，舌腻口臭。

| 用法用量 | 内服煎汤，3 ~ 9 g；或为粗末，做成卷烟。外用适量，熬膏敷。

| 附　　注 | 本种异名：*Trifolium officinalis* Linn.、*Melilotus suaveolens* Ledeb.、*Melilotus graveolens* Bunge、*Melilotus officinalis* (L.) Pall. f. *suaveolens* (Ledeb.) Ohashi & Tateishi。
药材黄香草木犀，为本种的干燥全草，《山东省中药材标准》（2002 年版）中有收载。
药材省头草，为本种的干燥地上部分，《上海市中药材标准》（1994 年版）中有收载。

豆科 Leguminosae 崖豆藤属 Millettia

香花崖豆藤 *Millettia dielsiana* Harms

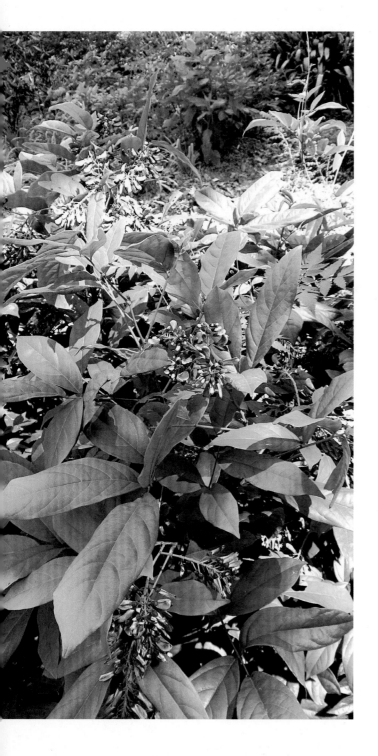

| 药 材 名 |

昆明鸡血藤（药用部位：藤茎）、岩豆藤根（药用部位：根）、岩豆藤花（药用部位：花）。

| 形态特征 |

攀缘灌木。羽状复叶；小叶 5，长椭圆形、披针形或卵形，长 5 ~ 15 cm，下面疏生短柔毛或无毛；叶柄、叶轴有短柔毛；小托叶锥形，与小叶柄几等长。圆锥花序顶生，长达 15 cm，密生黄褐色绒毛；花单生于花序轴的节上；花萼钟状，密生锈色毛；花冠紫色，长 1.2 ~ 2 cm，旗瓣外面白色，密生锈色毛。荚果条形，长 7 ~ 12 cm，近木质，密生黄褐色绒毛。

| 生境分布 |

生于山坡杂木林缘或灌丛中。德兴各地均有分布。

| 资源情况 |

野生资源丰富。药材来源于野生。

| 采收加工 |

昆明鸡血藤：夏、秋季采收，切片，鲜用或晒干。

岩豆藤根：夏、秋季采挖，洗净，切片，鲜用或晒干。

岩豆藤花：5 ~ 8 月花开时采收，晒干。

| 药材性状 |　**昆明鸡血藤：** 本品呈圆柱形，直径 1.5 ~ 2 cm。表面灰褐色，粗糙，栓皮鳞片状，皮孔椭圆形，纵向开裂。商品为长椭圆形斜切片，皮部占横切面半径的 1/4 ~ 1/3，外侧淡黄色，内侧分泌物黑褐色；木部淡黄色，导管孔洞状，放射状排列成轮状；髓小，居中。气微，味微涩。

| 功能主治 |　**昆明鸡血藤：** 苦、涩、微甘，温。归肝、肾经。补血止血，活血，通经络。用于血虚体弱，劳伤筋骨，月经不调，闭经，产后腹痛，恶露不尽，各种出血，风湿痹痛，跌打损伤。

　　岩豆藤根： 苦、微甘，温。归大肠经。补血活血，祛风活络。用于气血虚弱，贫血，四肢无力，痢疾，风湿痹痛，跌打损伤，外伤出血。

　　岩豆藤花： 甘、微涩，平。归肺经。收敛止血。用于鼻衄。

| 用法用量 |　**昆明鸡血藤：** 内服煎汤，9 ~ 30 g；或浸酒；或熬膏。外用适量，煎汤洗；或鲜品捣敷。

　　岩豆藤根： 内服煎汤，9 ~ 30 g；或浸酒；孕妇忌用。外用适量，捣敷。

　　岩豆藤花： 内服煎汤，6 ~ 9 g。

| 附　　注 |　本种异名：*Callerya cinerea* (Benth.) Schot、*Millettia duclouxii* Pamp.、*Millettia cinerea* Benth. var. *yunnanensis* Pamp.、*Millettia blinii* Lévl.、*Millettia fragrantissima* Lévl.。

药材血风根，为本种的干燥藤茎，《中华人民共和国卫生部药品标准·中药成方制剂·第十二册·附录》（1997 年版）中有收载；《湖南省中药材标准》（2009 年版）以"血风藤"之名收载之，《湖南省中药材标准》（1993 年版）、《四川省中药材标准》（1987 年版）、《四川省中草药标准（试行稿）·第一批》（1977 年版）等以"鸡血藤"之名收载之。

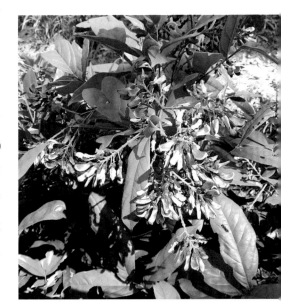

豆科 Leguminosae 崖豆藤属 *Millettia*

丰城崖豆藤 *Millettia nitida* Benth. var. *hirsutissima* Z. Wei

| 药 材 名 | 丰城鸡血藤（药用部位：根、藤茎）。

| 形态特征 | 攀缘灌木，长 2 ~ 6 m。羽状复叶长 15 ~ 20 cm；小叶 5，卵形，上面色暗淡，下面密被红褐色硬毛。圆锥花序顶生，长 10 ~ 20 cm；花序梗与花序轴均密被茶褐色茸毛；花单生；苞片和小苞片均早落；花梗长 0.4 ~ 0.8 cm；花萼钟形，长 0.6 ~ 0.8 cm，萼齿短于萼筒；花冠紫色，长 1.8 ~ 2.5 cm。荚果扁平长圆形，长 10 ~ 14 cm，密被黄褐色茸毛，先端具喙，基部有短柄，具 4 ~ 5 种子。

| 生境分布 | 生于山坡旷野或灌丛中。德兴各地均有分布。

| 资源情况 | 野生资源丰富。药材来源于野生。

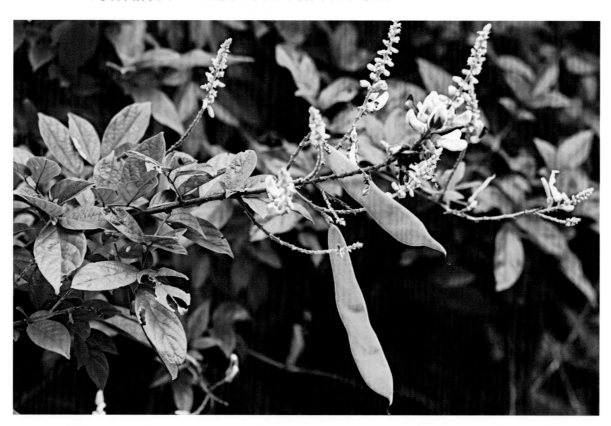

| 采收加工 | 秋、冬季采收，除去枝叶，鲜用或晒干。

| 药材性状 | 本品根呈圆柱形，直径 0.8 ～ 3.5 cm；表面灰黄色，有时有须根；质坚，难折断，皮部占横切面半径的 1/4 ～ 1/3，外侧淡黄色，内侧分泌物黑褐色，木部黄色，导管放射状排列，无髓部；气微，味淡、微涩。茎呈圆柱形，直径约 1.5 cm；表面棕褐色至深褐色，光滑，皮孔直径约 0.1 cm；质坚，难折断，折断面呈不规则裂片状，横切面皮部内侧分泌物成黑褐色环，木部黄白色至淡黄色，导管孔洞状，放射状排列成轮状，髓小，居中。气微，味微涩。

| 功能主治 | 甘，微温。归心、肝经。补血活血，舒筋通络。用于肢体麻木，瘫痪，腰膝酸痛，月经不调，贫血。

| 用法用量 | 内服煎汤，9 ～ 30 g；或浸酒；忌食酸、辣、芥菜、萝卜。外用适量，捣敷。

| 附　方 | （1）治体弱畏寒：丰城鸡血藤根 60 g，煎汤去渣，打入 2 个鸡蛋，同煮，服汤食蛋，每日 1 剂，连服 7 日。

（2）治血虚、月经不调：丰城鸡血藤膏 9 g，冰糖 15 g，调服。

（3）治遗精：丰城鸡血藤、巴戟、石斛各 9 g，益智 3 g，每日 1 剂，煎服。

（4）治关节炎：丰城鸡血藤根 60 ～ 90 g，米酒煎服，每日 1 剂。

（5）治小儿麻痹症（瘫痪期）：丰城鸡血藤根、钩藤根、爬山虎、五加根皮、淫羊藿根各 6 g，砂糖、米酒为引，煎汤服，每日 1 剂。

（6）治扭伤腰腿痛：丰城鸡血藤根、五加根皮（均为鲜品）适量，捣敷；另用丰城鸡血藤根 30 ～ 60 g，白酒 250 g，浸 3 日，按酒量服。［方（1）～（6）出自《江西草药》］

（7）治手脚酸麻：丰城鸡血藤鲜根或藤 60 ～ 90 g，煎汤，冲黄酒、红糖，早晚空腹服。［《草药手册》（江西）］

| 附　注 | 本种异名：*Callerya nitida* (Benth.) R. Geesink var. *hirsutissima* (Z. Wei) X. Y. Zhu、*Marquartia tomentosa* Vogel。

药材丰城鸡血藤，为本种的干燥藤茎，《湖南省中药材标准》（2009 年版）、《江西省中药材标准》（1996 年版、2014 年版）、《中华人民共和国卫生部药品标准·中药成方制剂·第十册·附录》（1995）中有收载。

豆科 Leguminosae 崖豆藤属 Millettia

网络崖豆藤 *Millettia reticulata* Benth.

| **药 材 名** | 网络鸡血藤（药用部位：藤茎）、网络鸡血藤根（药用部位：根）。 |

| **形态特征** | 攀缘灌木。羽状复叶；小叶 7 ～ 9，卵状椭圆形、长椭圆形或卵形，长 4 ～ 12 cm，先端钝，微凹，无毛；小托叶锥状，与小叶柄近等长。圆锥花序顶生，下垂，长 5 ～ 10 cm，花序轴有黄色疏柔毛；花多而密集，单生于花序轴的节上；花萼钟状，长约 0.3 cm；花冠紫色或玫瑰红色，无毛。荚果扁，条形，长可达 15 cm，果瓣近木质，种子间缢缩；种子扁圆形。 |

| **生境分布** | 生于海拔 1 000 m 以下的山地灌丛及沟谷。德兴各地均有分布。 |

| **资源情况** | 野生资源丰富。药材来源于野生。 |

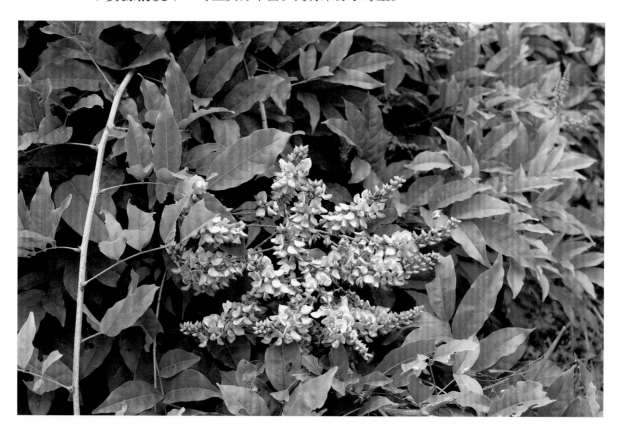

| 采收加工 | 网络鸡血藤：8 ~ 9 月割取，除去枝叶，切成长 30 ~ 60 cm 的小段，晒干。
网络鸡血藤根：秋季采挖，除去枝叶，洗净，切成长 30 ~ 60 cm 的小段，晒干。

| 药材性状 | 网络鸡血藤：本品呈圆柱形，直径约 3 cm。表面灰黄色，粗糙，具横向环纹，皮孔椭圆形至长椭圆形，长 0.1 ~ 0.5 cm，横向开裂。质坚，难折断，折断面呈不规则裂片状；皮部约占横切面半径的 1/7，分泌物深褐色，木部黄白色，导管孔不明显；髓小，居中。气微，味微涩。

| 功能主治 | 网络鸡血藤：苦、微甘，温；有小毒。养血补虚，活血通经。用于气血虚弱，遗精，阳痿，月经不调，痛经，闭经，赤白带下，腰膝酸痛，麻木瘫痪，风湿痹痛。
网络鸡血藤根：苦，温；有毒。镇静安神。用于狂躁型精神分裂症。

| 用法用量 | 网络鸡血藤：内服煎汤，9 ~ 30 g，鲜品 30 ~ 60 g；或浸酒。孕妇不宜服。
网络鸡血藤根：内服煎汤，9 ~ 15 g，久煎。

| 附　　注 | 本种异名：*Callerya reticulata* (Benth.) Schot、*Millettia cognata* Hance。

豆科 Leguminosae 含羞草属 Mimosa

含羞草 *Mimosa pudica* Linn.

| **药 材 名** | 含羞草（药用部位：全草）、含羞草根（药用部位：根）。

| **形态特征** | 直立或蔓生或攀缘半灌木，高达 1 m。枝散生倒刺毛和锐刺。羽片 2 ～ 4，掌状排列；小叶 14 ～ 48，触之即闭合而下垂，矩圆形，长 0.6 ～ 1.1 cm，宽 0.15 ～ 0.2 cm，边缘及叶脉有刺毛。头状花序矩圆形，2 ～ 3 生于叶腋；花淡红色；花萼钟状，有 8 微小萼齿；花瓣 4，基部合生，外面有短柔毛；雄蕊 4，伸出花瓣外；子房无毛。荚果扁，长 1.2 ～ 2 cm，宽约 0.4 cm，边缘有刺毛，有 3 ～ 4 荚节，每荚节有 1 种子，成熟时荚节脱落，有长刺毛的荚缘宿存。

| **生境分布** | 生于旷野荒地、灌丛中，长江流域常有栽培。分布于德兴大目源，疑为栽培逸为野生；德兴银城、大目源有栽培。

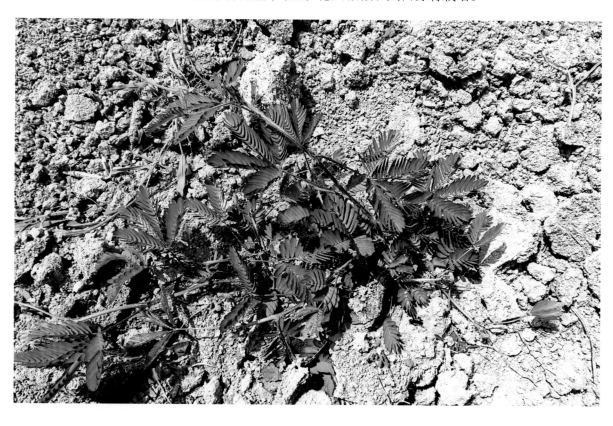

| 资源情况 | 栽培资源一般。药材来源于栽培。

| 采收加工 | **含羞草**：夏季采收，除去泥沙，洗净，鲜用，或扎成把晒干。
含羞草根：夏季采挖，洗净，鲜用或晒干。

| 药材性状 | **含羞草**：本品呈不规则的段。根细长，须根较多，表面棕褐色；质硬，难折断，切面黄白色。茎呈圆柱形，直径 0.2 ~ 1 cm，表面黄棕色至棕褐色，散生倒刺毛和钩刺；质硬，易折断，切面黄白色，有的中空。叶多皱缩，淡绿色至黄绿色，展开后为二回偶数羽状复叶，羽片 1 ~ 2 对，掌状排列于长柄先端，柄具刺；小叶 7 ~ 24 对，羽状排列。荚果扁，棕色或棕褐色，有 3 ~ 5 节，每节荚果有种子 1。气微，叶微苦、涩。

| 功能主治 | **含羞草**：甘、涩、微苦，微寒；有小毒。凉血解毒，清热利湿，镇静安神。用于感冒，小儿高热，支气管炎，肝炎，胃炎，肠炎，结膜炎，泌尿系结石，水肿，劳伤咯血，鼻衄，血尿，神经衰弱，失眠，疮疡肿毒，带状疱疹，跌打损伤。
含羞草根：涩、微苦，温；有毒。止咳化痰，利湿通络，和胃消积，明目镇静。用于慢性气管炎，风湿疼痛，慢性胃炎，小儿消化不良，闭经，头痛失眠，眼花。

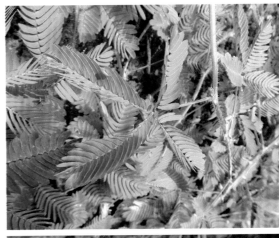

| 用法用量 | **含羞草**：内服煎汤，15 ~ 30 g，鲜品 30 ~ 60 g；或炖肉；孕妇禁服。外用适量，捣敷。
含羞草根：内服煎汤，9 ~ 15 g，鲜品 30 ~ 60 g；或浸酒；忌酸冷。外用适量，捣敷。

| 附　　注 | 本种异名：*Mimosa unijuga* Duchass. et Walp.、*Mimosa hispidula* Kunth、*Mimosa tetrandra* Humb. et Bonpl. ex Willd.、*Mimosa pudica* Linn. var. *unijuga* (Duchass. et Walp.) Griseb.、*Mimosa pudica* Linn. var. *tetrandra* (Hunb. et Bonpl. ex Willd.) DC.。
本种原产热带美洲。

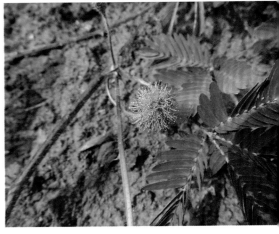

豆科 Leguminosae 黧豆属 Mucuna

常春油麻藤

Mucuna sempervirens Hemsl.

| 药 材 名 | 牛马藤（药用部位：藤茎）、藜豆（药用部位：成熟种子）。

| 形态特征 | 藤本。小叶 3，坚纸质，卵状椭圆形或卵状矩圆形，长 7 ~ 12 cm，侧生小叶基部斜形，无毛。总状花序生于老茎；花萼宽钟形，萼齿 5，上面 2 齿联合，外面有稀疏的锈色长硬毛，里面密生绢质茸毛；花冠深紫色，长约 6.5 cm。荚果木质，条状，长可达 60 cm，种子间缢缩；种子 10 余粒，扁矩圆形，长约 2.2 cm，棕色。

| 生境分布 | 生于海拔 300 m 以上的亚热带森林、灌丛、溪谷、河边。德兴各地山区均有分布。

| 资源情况 | 野生资源丰富。药材来源于野生。

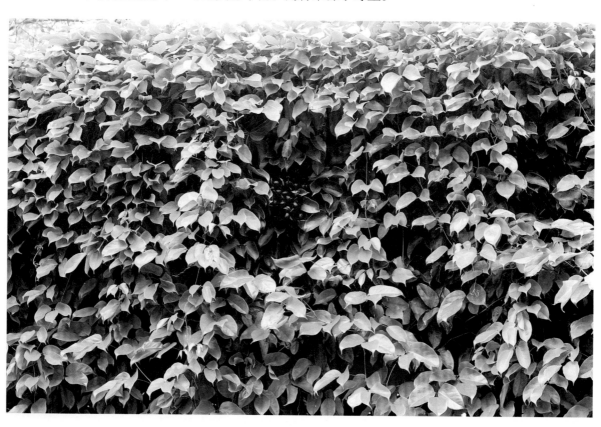

| 采收加工 | 牛马藤：全年均可采收，晒干。
藜豆：9 ～ 10 月采收成熟果实，晒干，取出种子。

| 药材性状 | 牛马藤：本品呈圆柱形，直径 2.5 ～ 4.7 cm。表面黄褐色，粗糙，具纵沟和细密的横向环纹，皮孔呈疣状突起；质坚韧，难折断。商品为椭圆形斜切片，韧皮部具树脂状分泌物，棕褐色，木部灰黄色，导管孔洞状，呈整齐放射状排列，韧皮部与木部相间排列成数层同心性环，髓部细小。气微，味微涩而甜。
藜豆：本品呈肾形，两面中间稍内凹，表面深棕色至黑色，具光泽，长 2.5 ～ 3 cm，厚约 0.58 cm，种脐条状半包种子。质坚硬，种皮厚，种仁 2，类白色。气微，味甘。

| 功能主治 | 牛马藤：甘、微苦，温。归肝、胃经。活血调经，补血舒筋。用于月经不调，痛经，闭经，产后血虚，贫血，风湿痹痛，四肢麻木，跌打损伤。
藜豆（藏药、蒙药）：甘，平。效腻、燥、轻。清脾热，强身，消肿。用于脾热，少精，阳痿遗精，炭疽，奇哈，白脉病。

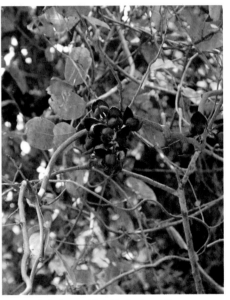

| 用法用量 | 牛马藤：内服煎汤，15 ～ 30 g，或浸酒；热证体弱者慎用。外用适量，捣敷。
藜豆：内服煎汤，3 ～ 5 g；或入丸、散剂。

| 附　　注 | 本种异名：*Mucuna mairei* Lévl.、*Mucuna japonica* Nakai。
药材油麻血藤，为本种的干燥藤茎，《贵州省中药材、民族药材质量标准》（2003 年版）中有收载；《福建省中药材标准》（2006 年版）以"常春油麻藤"之名收载之。
药材藜豆，为本种的干燥成熟种子，《藏药标准》（1979 年版）中有收载。

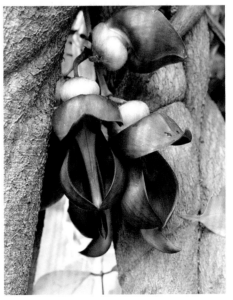

豆科 Leguminosae 红豆属 Ormosia

花榈木 *Ormosia henryi* Prain

| **药 材 名** | 榈木（药用部位：木材、根或根皮、叶）。 |

| **形态特征** | 小乔木。幼枝密生灰黄色绒毛。羽状复叶具 5 ～ 9 小叶；小叶革质，矩圆状倒披针形或矩圆形，长 6 ～ 10 cm，下面密生灰黄色短柔毛，先端骤急尖，基部近圆形或阔楔形。圆锥花序腋生或顶生，稀为总状花序；总花梗、花序轴、花梗均有黄色绒毛；花黄白色；花萼钟状，长约 1.3 cm，密生黄色绒毛，裂片与筒部近等长；花瓣长约 2 cm。荚果扁平，长 7 ～ 11 cm；种子红色，长 0.8 ～ 1.5 cm。 |

| **生境分布** | 生于海拔 100 ～ 1 300 m 的山坡、溪谷两旁杂木林内。分布于德兴大茅山等。 |

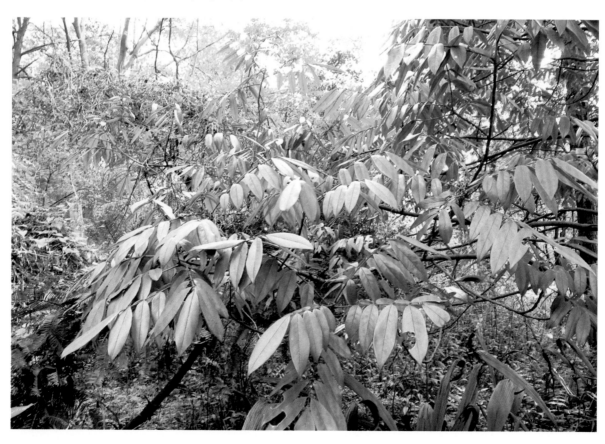

| 资源情况 | 野生资源一般。药材来源于野生。 |

| 采收加工 | 全年均可采收，鲜用或晒干。 |

| 功能主治 | 辛，温；有毒。归肝、肾经。祛风除湿，活血破瘀，解毒消肿。用于风湿性关节炎，腰肌劳损，产后瘀血腹痛，癥瘕，赤白漏下，跌打损伤，骨折，感冒，毒蛇咬伤，无名肿毒。 |

| 用法用量 | 内服煎汤，6～15 g；内服不宜过量。外用适量，捣敷；或研末调敷。 |

| 附　方 | （1）治腰肌劳损、扭伤：桐木根皮 84 g，用高粱酒 400 ml 浸 7 日，常摇动，成人每服 6 ml，每日 2 次，7 日为 1 疗程；另用药液擦患处。
（2）治跌打损伤：桐木根皮 9 g，煎汤服，米酒为引；另用鲜桐木根皮适量，甜酒糟少许，捣敷。

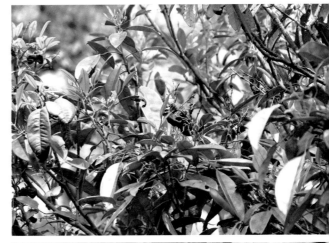

（3）治青竹蛇咬伤：鲜桐木根皮适量，捣敷。［方（1）～（3）出自《江西草药》］
（4）治产后瘀血腹痛：鲜桐木根 15 g，煎汤服。
（5）治感冒：桐木茎 3 g，煎汤服，白糖为引。
（6）避孕：桐木根 9 g，煎汤，月经干净后 3 日服。［方（4）～（6）出自《草药手册》（江西）］ |

| 附　注 | 本种异名：*Ormosia henryi* Hemsl. et Wils.、*Ormosia mollis* Dunn、*Fedorovia henryi* (Prain) Yakovl.。本种为国家二级保护植物，IUCN 评估等级为 VU 级，被《中国生物多样性红色名录——高等植物卷》列为易危种。 |

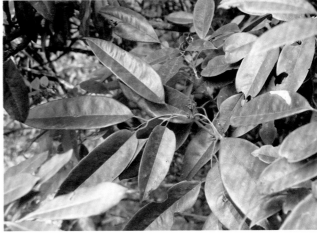

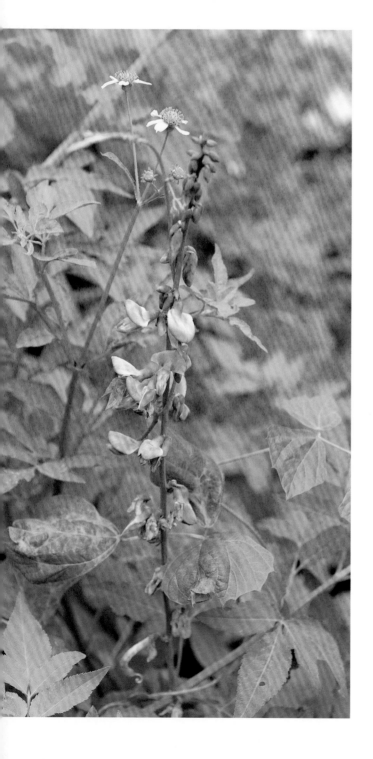

豆科 Leguminosae 豆薯属 Pachyrhizus

豆薯 *Pachyrhizus erosus* (Linn.) Urb.

药材名

凉薯（药用部位：块根）、凉薯子（药用部位：种子）、凉薯花（药用部位：花）。

形态特征

粗壮缠绕草质藤本，稍有毛。根块状纺锤形或扁球形，肉质。小叶3，顶生小叶菱形，长 3.5 ~ 13 cm，中部以上呈不规则浅裂，两面有疏毛，侧生小叶斜卵形。总状花序疏散，长 15 ~ 30 cm；花梗有黄色柔毛；花萼钟状，萼齿4，上面1萼齿宽卵形，下面3萼齿卵形，均有黄色短毛；花冠紫堇色，长约 2.3 cm，旗瓣近基部处有1黄绿色斑块及2附属物。荚果条形，稍膨胀，长 7 ~ 13 cm，有毛，种子间缢缩；种子黄褐色。

生境分布

德兴各地均有栽培。

资源情况

栽培资源丰富。药材来源于栽培。

采收加工

凉薯：秋季采挖，鲜用或晒干。

凉薯子：10 ~ 11 月果实成熟后采收，打取种子，晒干。

凉薯花：7 ~ 9 月采收，晒干。

| 药材性状 |　凉薯：本品呈纺锤形或扁球形，有的凹陷成瓣状，长 5 ~ 20 cm，直径可达 20 cm，表面黄白色或棕褐色，肥厚肉质，鲜时外皮易撕去，内面白色，水分较多，干品粉白色，粉性足。气微，味甘。

凉薯子：本品呈近方形而扁，直径约 0.6 cm，表面棕色至深棕色，有光泽。

凉薯花：本品呈扁长圆形或短镰状，长约 2 cm，宽约 0.5 cm。萼片灰绿色或灰黄色，花瓣淡黄色，间有浅蓝色，展平后旗瓣近长圆形，长 1.2 ~ 1.5 cm，宽 0.6 ~ 0.9 cm；翼瓣长椭圆形，长 1.1 ~ 1.4 cm，宽约 0.4 cm，基部弦侧附属体稍呈弯钩状突起，另一侧无附属体；龙骨瓣长 1.1 ~ 1.5 cm，宽约 0.4 cm，基部弦侧无附属体。花药长 0.1 ~ 0.16 cm，宽 0.08 ~ 0.09 cm。气微，味淡。以色棕黄、不带枝梗者为佳。

| 功能主治 |　凉薯：甘，凉。清肺生津，利尿通乳，解酒毒。用于肺热咳嗽，肺痈，中暑烦渴，消渴，乳少，小便不利。

凉薯子：涩、微辛，凉；有大毒。杀虫止痒。用于疥癣，皮肤瘙痒，痈肿。

凉薯花：甘，凉。解毒，止血。用于酒毒烦渴，肠风下血。

| 用法用量 |　凉薯：内服生啖，120 ~ 250 g；或煮食；或绞汁。

凉薯子：外用适量，捣烂，醋浸涂。禁内服。

凉薯花：内服煎汤，9 ~ 15 g。

| 附　注 |　本种异名：*Dolichos erosus* Linn.、*Pachyrhizus angulatus* Rich.。

本种的块根可生食，或炒食。

本种原产美洲热带地区，现各地均有栽培。

豆科 Leguminosae 菜豆属 Phaseolus

菜豆 *Phaseolus vulgaris* Linn.

| 药 材 名 | 鲜菜豆（药用部位：荚果）、菜豆（药用部位：成熟种子）。

| 形态特征 | 一年生缠绕草本，生短柔毛。小叶 3，顶生小叶阔卵形或菱状卵形，长 4 ~ 16 cm，两面沿叶脉有疏柔毛，侧生小叶偏斜；托叶小。总状花序腋生，比叶短，花生于总花梗的先端；小苞片斜卵形，较萼长；花萼钟形，萼齿 4，有疏短柔毛；花冠白色、黄色，后变淡紫红色，长 1.5 ~ 2 cm。荚果条形，略膨胀，长 10 ~ 15 cm，无毛；种子球形或矩圆形，白色、褐色、蓝黑色或绛红色，光亮，有花斑，长约 1.5 cm。

| 生境分布 | 德兴各地均有栽培。

| 资源情况 | 栽培资源丰富。药材来源于栽培。

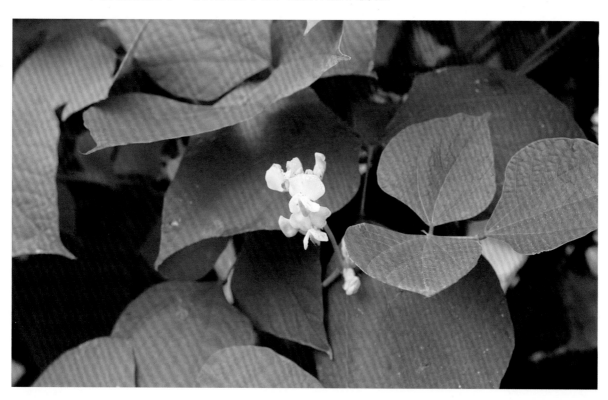

| 采收加工 | 鲜菜豆：夏、秋季采摘，鲜用。
菜豆：秋季果实成熟后摘取荚，晒干，打下种子，晒干。

| 药材性状 | 鲜菜豆：本品呈条形，略膨胀，长 10 ~ 15 cm，无毛；种子球形或矩圆形，白色、褐色、蓝黑或绛红色，光亮，有花斑，长约 1.5 cm。质脆，易折断。气微，嚼之具豆腥气，味微甘、微涩。
菜豆：本品呈矩圆形、长圆形或肾形，两端略斜平截或钝圆，稍扁，长 1.1 ~ 1.5 cm，宽 0.8 ~ 1 cm，厚 0.6 ~ 0.9 cm。表面浅红色或类白色者具不规则的紫红色斑点和条纹，紫红色者具稀疏而细小的白色斑纹或表面全部浅红色或紫红色，无斑纹，平滑，有光泽。种脐白色，椭圆形，稍凸起，长 0.2 ~ 0.25 cm，宽 0.1 ~ 0.15 cm，位于种子腹面的中央，中间凹陷成纵沟，背面有 1 不明显的棱脊。质坚硬，不易破碎。种皮革质，子叶 2，淡黄白色，肥厚。气微，味淡，嚼之有腥气。

| 功能主治 | 鲜菜豆：甘、淡，平。滋养解热，利尿消肿。用于暑热烦渴，水肿，脚气。
菜豆：滋补机体，润肺化痰，软坚退肿，利尿通经，催乳填精。用于机体虚弱，尿少，水肿，月经不调，乳少面暗，顽痰不化，慢性炎肿。

| 用法用量 | 鲜菜豆：内服煎汤，60 ~ 120 g。
菜豆：内服煎汤，12 g。

| 附　　注 | 药材菜豆，为本种的干燥成熟种子，《中华人民共和国卫生部药品标准·维吾尔药分册》（1999 年版）中有收载。
本种的嫩果荚可炒食、煮食等；干燥种子亦可炖汤。
本种原产美洲，我国各地均有栽培。

豆科 Leguminosae 豌豆属 Pisum

豌豆 *Pisum sativum* L.

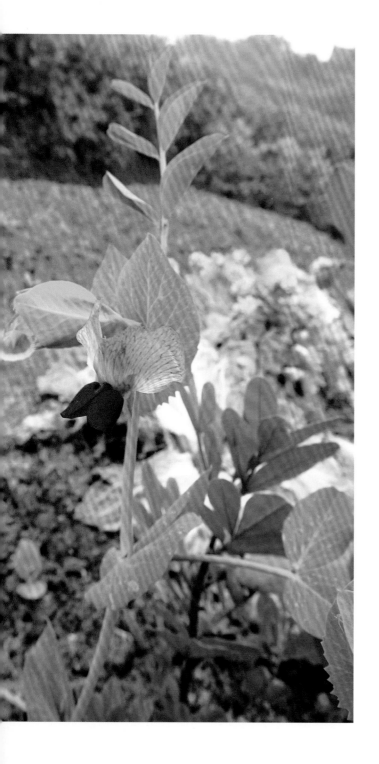

| 药 材 名 |

豌豆（药用部位：种子）、豌豆荚（药用部位：荚果）、豌豆花（药用部位：花）、豌豆苗（药用部位：嫩茎叶）。

| 形态特征 |

一年生、二年生攀缘草本，各部光滑，无毛，被白霜，高达 2 m。小叶 2 ~ 6，宽椭圆形，长 2 ~ 5 cm；叶轴先端具羽状分枝的卷须；托叶较小叶大，下缘具细牙齿。花单生于叶腋或数花排列成总状而腋生；花萼钟状，萼齿 5，披针形；花冠通常白色；雄蕊（9）+ 1，二体；子房无毛，花柱内面有髯毛。荚果矩形，长 5 ~ 10 cm，荚果内有坚纸质衬皮；种子圆形，2 ~ 10，青绿色，干后变为黄色。

| 生境分布 |

栽培种。德兴各地均有栽培。

| 资源情况 |

栽培资源丰富。药材来源于栽培。

| 采收加工 |

豌豆：夏、秋季果实成熟时采收荚果，晒干，打出种子。

豌豆荚：7 ~ 9 月采摘，晒干。

豌豆花：6 ~ 7 月花开时采摘，鲜用或晒干。

豌豆苗：春季采收，鲜用。

| 药材性状 |　豌豆：本品呈圆球形，直径约 0.5 cm。表面青绿色至黄绿色、淡黄白色，有皱纹，可见点状种脐。种皮薄而韧，除去种皮可见 2 黄白色、肥厚的子叶。气微，味淡。

豌豆花：本品多皱缩，扁卵圆形，长 1 ~ 1.5 cm。花萼钟状，长 0.5 ~ 1.3 cm，绿色，先端 5 齿裂，不等长，裂片披针形；花冠淡黄白色、浅紫红色至深紫红色；花瓣 5，雄蕊 10，其中 9 基部联合，花丝细长。子房条形，花柱弯曲。气微，味甘、淡。

| 功能主治 |　豌豆：甘，平。归脾、胃经。和中下气，通乳利水，解毒。用于消渴，吐逆，泻痢腹胀，霍乱转筋，乳少，脚气水肿，疮痈。

豌豆荚：甘，平。解毒敛疮。用于耳后糜烂。

豌豆花：甘，平。清热，凉血。用于咯血，鼻衄，月经过多。

豌豆苗：甘，平。清热解毒，凉血平肝。用于暑热，消渴，高血压，疔毒，疥疮。

| 用法用量 |　豌豆：内服煎汤，60 ~ 125 g；或煮食。外用适量，煎汤洗；或研末调涂。

豌豆荚：外用适量，烧灰存性茶油调涂。

豌豆花：内服煎汤，9 ~ 15 g。

豌豆苗：内服煎汤，9 ~ 15 g；或鲜品捣绞汁；或作蔬菜食。外用适量，鲜叶捣敷。

| 附　注 |　本种异名：*Pisum arvense* Linnaeus、*Pisum sativum* L. subsp. *arvense* (Linnaeus) Ascherson & Graebner、*Pisum sativum* L. var. *arvense* (Linnaeus) Poiret。

药材豌豆花，为本种的干燥花，《中华人民共和国卫生部药品标准·蒙药分册》（1998 年版）、《中华人民共和国卫生部药品标准·藏药·第一册·附录》（1995 年版）、《内蒙古蒙药材标准》（1986 年版）中有收载。

本种的嫩苗可煮汤、炒食；嫩果荚可炒食；干燥种子可炒食、炖汤、制作豆沙和豆糕等，也可发豆芽食用。

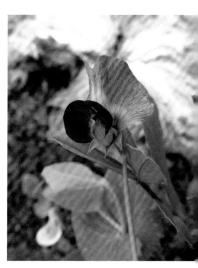

亮叶猴耳环 *Pithecellobium lucidum* Benth.

| **药 材 名** | 尿桶弓（药用部位：枝叶）。

| **形态特征** | 乔木。嫩枝、叶柄和花序均被褐色短茸毛。羽片 1 ~ 2 对；总叶柄近基部、每对羽片下和小叶片下的叶轴上均有圆形而凸起的腺体，下部羽片通常具 2 ~ 3 对小叶，上部羽片具 4 ~ 5 对小叶；小叶斜卵形或长圆形，长 5 ~ 10 cm，顶生的 1 对小叶最大。头状花序球形，有 10 ~ 20 花，总花梗长不超过 1.5 cm，排成腋生或顶生的圆锥花序；花萼长不超过 0.2 cm，与花冠同被褐色短茸毛；花瓣白色，长 0.4 ~ 0.5 cm。荚果旋卷成环状，宽 2 ~ 3 cm，边缘在种子间缢缩；种子黑色，长约 1.5 cm，宽约 1 cm。

| **生境分布** | 生于疏林或密林或林缘灌丛中。仅分布于德兴三清山北麓。

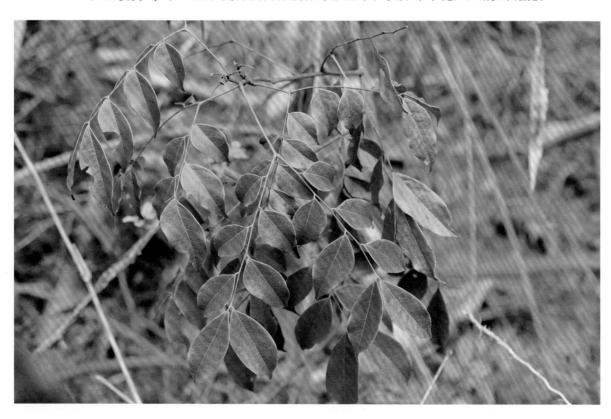

| 资源情况 | 野生资源较少。药材来源于野生。

| 采收加工 | 全年均可采收，洗净，鲜用或晒干。

| 药材性状 | 本品小枝近圆柱形，具不甚明显的纵棱，表面密被锈色柔毛，折断面木部占大部分。二回羽状复叶，羽片 2 ~ 4；叶柄下部和叶轴上每对羽片间有凸起的腺点；小叶皱缩，6 ~ 10，展平后呈近不等四边形或斜卵形，长 5 ~ 10 cm，宽 1.2 ~ 4 cm，先端急尖，基部楔形，全缘。质脆，易碎。气微，味微苦。

| 功能主治 | 微苦、辛，凉；有小毒。归心、肝、脾、胃经。祛风消肿，凉血解毒，收敛生肌。用于风湿骨痛，跌打损伤，烫火伤，溃疡。

| 用法用量 | 外用适量，研末油调敷；或鲜品捣敷；或煎汤洗。

| 附　注 | 本种异名：*Abarema lucida* (Benth.) Kosterm.、*Archidendron lucidum* (Benth.) Nielsen、*Archidendron lucidum* (Benth.) I. C. Nielsen。

豆科 Leguminòsae 长柄山蚂蝗属 Podocarpium

羽叶山蚂蝗
Podocarpium oldhamii (Oliv.) Yang et Huang

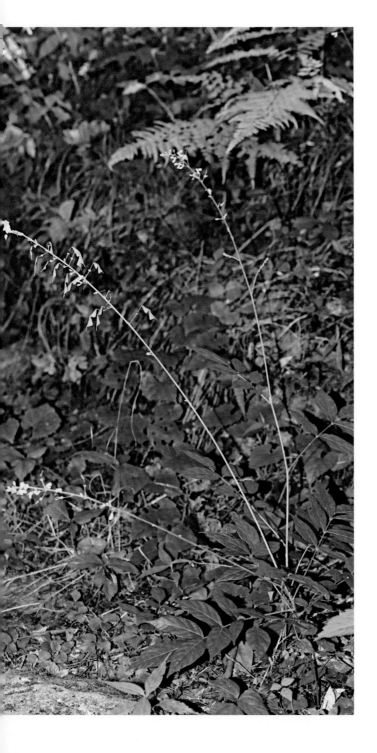

| 药 材 名 |

羽叶山蚂蝗（药用部位：全草）。

| 形态特征 |

多年生草本，高 50 ～ 150 cm，全株各部多少被柔毛。叶为羽状复叶，小叶 7，偶 3 ～ 5；托叶钻形，长 0.7 ～ 0.8 cm；叶柄长约 6 cm；小叶披针形、长圆形或卵状椭圆形，长 6 ～ 15 cm，顶生小叶较大，全缘。总状花序顶生、腋生或兼具；花疏散；苞片狭三角形，长 0.5 ～ 0.8 cm；花开时花梗长 0.4 ～ 0.6 cm，结果后变长；花萼长 0.25 ～ 0.3 cm；花冠紫红色，长约 0.7 cm；雄蕊单体；花柱弯曲。荚果扁平，长约 3.4 cm，自背缝线深凹入至腹缝线，通常有 2 长 1 ～ 1.5 cm 的斜三角形荚节，具钩状毛；果颈长 1 ～ 1.5 cm。

| 生境分布 |

生于海拔 100 ～ 1 650 m 的山坡杂木林下、山沟溪流旁林下、灌丛及多石砾地。德兴各地均有分布。

| 资源情况 |

野生资源丰富。药材来源于野生。

| 采收加工 | 春季采收，切段，晒干。

| 药材性状 | 本品小枝呈圆柱形，直径约 0.3 cm，微具棱角，光滑。完整的羽状复叶具 5 ～ 7 小叶，小叶披针形或矩形，先端渐尖，基部楔形，全缘，长 4 ～ 10 cm，宽 1.3 ～ 4 cm，表面枯绿色；叶柄长 6 cm。有时可见荚果，长约 3 cm，自背缝线裂至腹缝线，荚节 2，半菱形。气微。

| 功能主治 | 微苦、辛，凉。归肺、肝、胃经。疏风清热，解毒。用于温病发热，风湿骨痛，咳嗽，咯血，疮毒痈肿。

| 用法用量 | 内服煎汤，9 ～ 15 g。外用适量，鲜品捣敷。

| 附　注 | 本种异名：*Hylodesmum oldhamii* (Oliv.) H. Ohashi et R. R. Mill、*Desmodium oldhami* Oliv.。

豆科 Leguminosae 长柄山蚂蝗属 Podocarpium

宽卵叶长柄山蚂蝗
Podocarpium podocarpum (DC.) Yang et Huang var. *fallax* (Schindl.) Yang et Huang

| 药 材 名 | 宽卵叶山蚂蝗（药用部位：全草）。

| 形态特征 | 多年生直立草本，高 50 ~ 100 cm，全株各部多少被柔毛。叶为羽状三出复叶；托叶钻形，长约 0.7 cm；叶柄长 2 ~ 12 cm，茎上部的叶柄较短；小叶纸质，顶生小叶宽卵形或卵形，长 3.5 ~ 12 cm。总状花序或圆锥花序顶生、腋生或兼具；通常每节生 2 花，花梗长 0.2 ~ 0.4 cm，结果时增长；苞片早落；花萼钟形，长约 0.2 cm；花冠紫红色，长约 0.4 cm；雄蕊单体；雌蕊长约 0.3 cm。荚果长约 1.6 cm，通常有 2 荚节，背缝线弯曲，节间深凹入达腹缝线；荚节略呈宽半倒卵形，被钩状毛和小直毛；果颈长 0.3 ~ 0.5 cm。

| 生境分布 | 生于海拔 300 ~ 1 350 m 的山坡路旁、灌丛、疏林中。德兴各地均

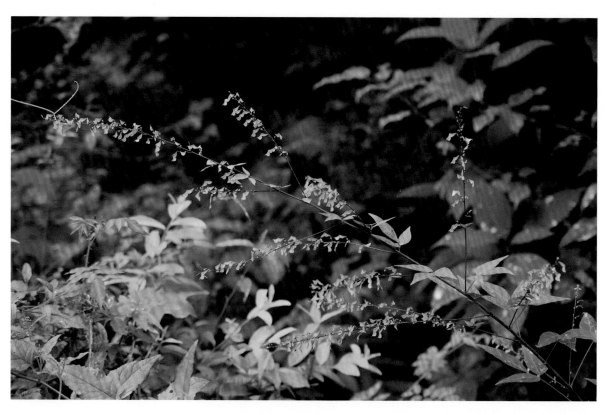

有分布。

| 资源情况 | 野生资源一般。药材来源于野生。

| 采收加工 | 9 ~ 10 月采收，切段，晒干。

| 药材性状 | 本品小枝呈细圆柱形，具棱角，有柔毛，可见具长柄的掌状复叶，4 ~ 7 聚生。小叶 3，宽卵形，先端渐尖，基部楔形或圆形，两侧小叶基部不对称，边缘浅波状，表面枯绿色，具短柔毛。质脆。有时可见荚果，长可达 1.6 cm，宽 0.35 cm，具 2 荚节，背部弯，密具带钩的小毛，节间深凹至腹缝线，果柄长 0.7 ~ 1 cm。气特异。

| 功能主治 | 微苦，平。归肺、脾、胆经。清热解表，利湿退黄。用于风热感冒，黄疸性肝炎。

| 用法用量 | 内服煎汤，9 ~ 15 g。

| 附　　注 | 本种异名：*Desmodium fallax* Schindl.、*Desmodium podocarpum* DC. var. *mandshuricum* Maxim.、*Desmodium mandshuricum* Nakai、*Desmodium fallax* Schindl. var. *mandshuricum* (Maxim.) Nakai、*Desmodium racemosum* (Thunb.) DC. var. *mandshuricum* (Maxim.) Ohwi。

豆科 Leguminosae 长柄山蚂蝗属 *Podocarpium*

尖叶长柄山蚂蝗

Podocarpium podocarpum (DC.) Yang et Huang
var. *oxyphyllum* (DC.) Yang et Huang

| **药 材 名** | 山蚂蝗（药用部位：全草）。

| **形态特征** | 本变种与宽卵叶长柄山蚂蝗的不同之处在于顶生小叶菱形，长
4 ~ 8 cm，宽 2 ~ 3 cm，先端渐尖，尖头钝，基部楔形。

| **生境分布** | 生于海拔 400 m 以上的山坡路旁、沟旁、林缘或阔叶林中。分布于
德兴三清山北麓、大茅山及新岗山等。

| **资源情况** | 野生资源一般。药材来源于野生。

| **采收加工** | 秋季采收，抖去泥土，鲜用或切段晒干。

| **药材性状** | 本品茎枝呈圆柱形，直径 0.5 ~ 1 cm，表面灰绿色，有棱角。三出

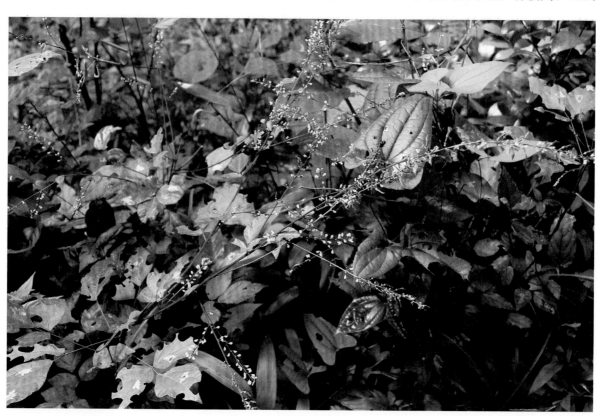

复叶，先端小叶稍大，椭圆状菱形，先端渐尖，尖头较钝，基部楔形，全缘，长 4 ~ 8 cm，宽 2 ~ 3 cm，侧生小叶较小，表面枯绿色。质脆，易碎。气微。

| **功能主治** | 微苦，平。祛风除湿，活血解毒。用于风湿痹痛，崩中带下，咽喉炎，乳痈，跌打损伤，毒蛇咬伤。

| **用法用量** | 内服煎汤，9 ~ 15 g；或浸酒。外用适量，捣汁敷；或捣敷。

| **附　注** | 本种异名：*Hedysarum racemosum* Thunb.、*Desmodium oxyphyllum* DC.、*Desmodium racemosum* (Thunb.) DC.、*Desmodium racemosum* (Thunb.) DC. var. *pubescens* Metc.、*Desmodium podocarpum* (DC.) Yang et Huang subsp. *oxyphyllum* (DC.) Ohashi。

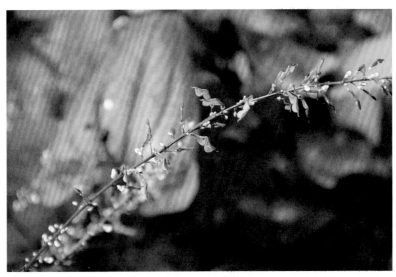

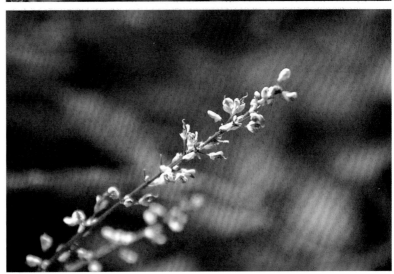

豆科 Leguminosae 葛属 Pueraria

葛 *Pueraria lobata* (Willd.) Ohwi

| 药 材 名 | 葛根（药用部位：根）、葛粉（药材来源：块根经水磨而澄取的淀粉）、葛花（药用部位：花）、葛叶（药用部位：叶）、葛蔓（药用部位：藤茎）、葛谷（药用部位：种子）。

| 形态特征 | 藤本，各部有黄色长硬毛。块根肥厚。小叶 3，顶生小叶菱状卵形，长 5.5 ~ 19 cm，有时浅裂，下面有粉霜，两面有毛，侧生小叶宽卵形，有时有裂片，基部斜形；托叶盾形，小托叶针状。总状花序腋生，花密；小苞片卵形或披针形；花萼钟形，萼齿 5，披针形，上面 2 齿合生，下面 1 齿较长，内、外面均有黄色柔毛；花冠紫红色，长约 1.5 cm。荚果条形，长 5 ~ 10 cm，扁平，密生黄色长硬毛。

| 生境分布 | 生于山地疏林或密林中。德兴各地均有分布。

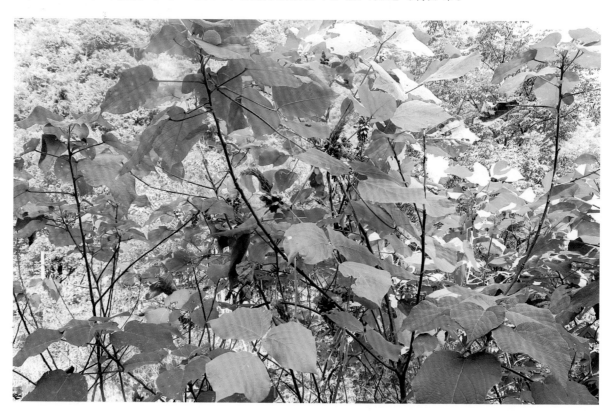

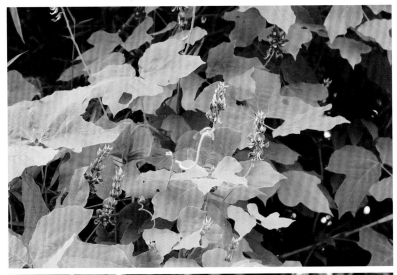

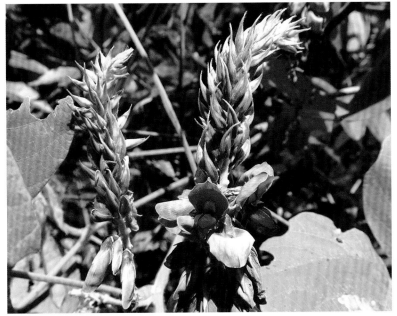

| **资源情况** | 野生资源丰富。药材来源于野生。

| **采收加工** | **葛根**：秋、冬季采挖，趁鲜切成厚片或小块，干燥。

葛粉：取新鲜葛根，洗净后粉碎，接着用清水把粉碎的葛根搅拌均匀，然后用纱布过滤，其间不断用清水冲洗葛根碎渣。将过滤出来的葛根水倒入一个缸子里，再静置一段时间，淀粉就会沉淀到缸底，取出，干燥。

葛花：立秋后花未全开时采收，除去枝叶，晒干。

葛叶：全年均可采收，鲜用或晒干。

葛蔓：全年均可采收，鲜用或晒干。

葛谷：秋季果实成熟时采收，打下种子，晒干。

| **药材性状** | **葛根**：本品为纵切的长方形厚片或小方块，长 5 ～ 35 cm，厚 0.5 ～ 1 cm。外皮淡棕色至棕色，有纵皱纹，粗糙。切面黄白色至淡黄棕色，有的纹理明显。质韧，纤维性强。气微，味微甜。

葛花：本品呈扁长圆形。开放的花皱缩，花萼灰绿色至灰黄色，萼齿 5，披针形，与萼筒近等长或较萼筒稍长，上面 2 齿合生，长 0.8 ～ 1.1 cm，下面最长的裂片长可达 1.5 cm，其他 2 裂片长 0.5 ～ 0.7 cm，内、外均有灰白色毛。花冠蓝色至蓝紫色，久置则呈灰黄色；旗瓣近圆形或长圆形，高 0.6 ～ 1.5 cm，宽 0.6 ～ 1.2 cm，先端中央缺刻，深 0.05 ～ 0.1 cm；翼瓣窄三角形，长 0.6 ～ 1.2 cm，宽 0.2 ～ 0.5 cm，基部附属体一侧甚小或缺，弦侧附属体长明显大于宽；龙骨瓣长 0.5 ～ 1.3 cm，宽 0.3 ～ 0.5 cm，弦侧基部有三角形附属体。花药长 0.06 ～ 0.09 cm，宽 0.03 ～ 0.05 cm。无臭，味淡。

| **功能主治** | **葛根**：甘、辛，凉。归脾、胃、肺经。解肌退热，生津止渴，透疹，升阳止泻，通经活络，解酒毒。用于外感发热头痛，项背强痛，口渴，消渴，麻疹不透，热痢，泄泻，眩晕头痛，中风偏瘫，胸痹心痛，酒毒伤中。

葛粉：甘，寒。归胃经。解热除烦，生津止渴。用于烦热，口渴，醉酒，喉痹，疮疖。

葛花：甘，凉。归脾、胃经。解酒醒脾，止血。用于伤酒烦热口渴，头痛头晕，脘腹胀满，呕逆吐酸，不思饮食，吐血，肠风下血。

葛叶：甘，微涩，凉。归肝经。止血。用于外伤出血。

葛蔓：甘，寒。归肺经。清热解毒，消肿。用于喉痹，疮痈疔肿。

葛谷：甘，平。归大肠、胃经。健脾止泻，解酒。用于泄泻，痢疾，饮酒过度。

| **用法用量** | **葛根**：内服煎汤，10 ～ 15 g；或捣汁；五劳七伤、上盛下虚者，暑月虽有脾胃病，不宜服。外用适量，捣敷。

葛粉：内服，开水、蜂蜜、米粥调服，10 ～ 30 g。外用适量，撒；或调敷。

葛花：内服煎汤，3 ～ 9 g；或入丸、散剂。因酒已成弱者禁用。

葛叶：外用适量，捣敷。

葛蔓：内服煎汤，5 ～ 10 g，鲜品 30 ～ 60 g；或烧存性研末。外用适量，烧存性，研末调敷。

葛谷：内服煎汤，10 ～ 15 g；或入丸、散剂。

| **附 注** | 本种异名：*Pueraria montana* (Lour.) Merr. var. *lobata* (Willd.) Maesen et S. M. Almeida ex Sanjappa et Predeep、*Dolichos hirsutus* Thunb.、*Dolichos lobatus* Willd.、

Neustanthus chinensis Benth.、*Pueraria thumbergiana* (Sieb. & Zucc.) Benth.。

药材葛花，为本种的干燥花，《新疆维吾尔自治区药品标准·第二册》（1980年版）、《中华人民共和国卫生部药品标准·中药材·第一册》（1992年版）、《广东省中药材标准·第一册》（2004年版）、《贵州省中药材、民族药材质量标准》（2003年版）、《贵州省中药材质量标准》（1988年版）、《江苏省中药材标准》（1989年版）、《江苏省中药材标准（试行稿）·第二批》（1986年版）、《湖南省中药材标准》（1993年版）、《四川省中药材标准》（1987年版）、《四川省中草药标准（试行稿）·第四批》（1984年版）、《内蒙古中药材标准》（1988年版）、《中华人民共和国药典》（1963年版）、《贵州省中药材标准规格·上集》（1965年版）、《山西省中药材标准》（1987年版）中有收载。其中《中华人民共和国药典》（1963年版）、《贵州省中药材标准规格·上集》（1965年版）、《山西省中药材标准》（1987年版）收载的葛花的基原为"葛*Pueraria pseudohirsuta* Tang et Wang"；《四川省中药材标准》（1987年版）、《四川省中草药标准（试行稿）·第四批》（1984年版）收载的葛花的基原还包括峨眉葛藤 *Pueraria omeiensis* Wang et Tang、云南葛藤 *Pueraria peduncularis* Grah.、甘葛藤 *Pueraria thomsonii* Benth.；《湖南省中药材标准》（1993年版）、《中华人民共和国卫生部药品标准·中药材·第一册》（1992年版）、《广东省中药材标准·第一册》（2004年版）、《贵州省中药材、民族药材质量标准》（2003年版）收载的葛花的基原还包括甘葛藤 *Pueraria thomsonii* Benth.。

药材葛根，为本种的干燥根，《中华人民共和国药典》（1963年版至2020年版）、《新疆维吾尔自治区药品标准·第二册》（1980年版）、《贵州省中药材标准规格·上集》（1965年版）等中有收载。《中华人民共和国药典》（1977年版至2000年版）、《新疆维吾尔自治区药品标准·第二册》（1980年版）等收载的葛根的基原还包括甘葛藤 *Pueraria thomsonii* Benth.。

《中华人民共和国药典》规定，葛根按干燥品计算，含葛根素（$C_{21}H_{20}O_9$）不得少于 2.4%。

本种的块根可制取淀粉食用；花可泡茶。

豆科 Leguminosae 葛属 Pueraria

甘葛藤 *Pueraria thomsonii* Benth.

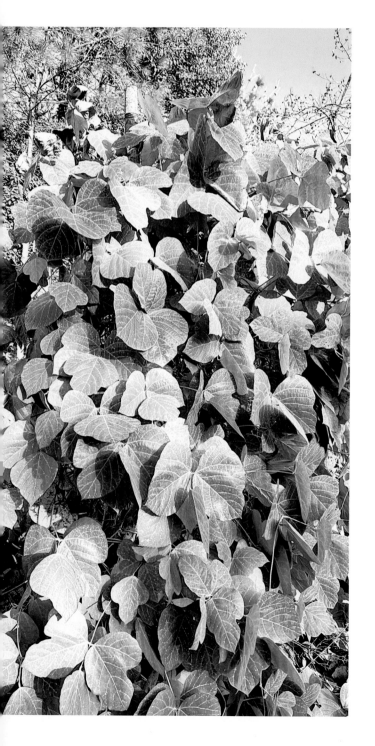

| 药 材 名 |

粉葛（药用部位：块根）、葛粉（药材来源：块根经水磨而澄取的淀粉）、葛花（药用部位：花）、葛叶（药用部位：叶）、葛蔓（药用部位：藤茎）、葛谷（药用部位：种子）。

| 形态特征 |

本种与葛的区别在于顶生小叶菱状卵形或宽卵形，侧生小叶斜卵形，长、宽均为10 ~ 13 cm，先端急尖或具长小尖头，基部截平或急尖，全缘或具 2 ~ 3 裂片，两面均被黄色粗伏毛。苞片与小苞片近等长，花冠长 1.6 ~ 1.8 cm；旗瓣近圆形。荚果长10 ~ 14 cm，宽 1 ~ 1.3 cm。

| 生境分布 |

生于山野灌丛和疏林中。分布于德兴大茅山及泗洲等，德兴有大量栽培，特别是泗洲一带。

| 资源情况 |

野生资源一般，栽培资源丰富。药材主要来源于栽培。

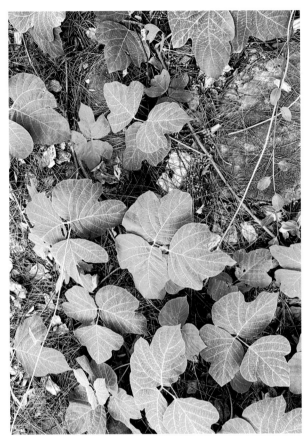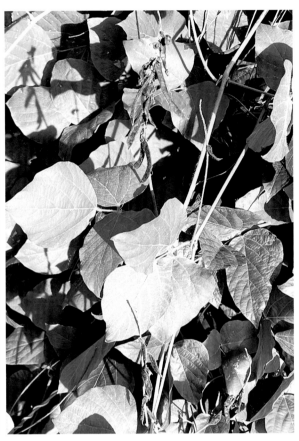

| **采收加工** | **粉葛**：秋、冬季采挖，除去外皮，稍干，截段或再纵切成两半或斜切成厚片，干燥。

葛粉：取新鲜粉葛，洗净后粉碎，接着用清水把粉碎的粉葛搅拌均匀，然后用纱布过滤，其间不断用清水冲洗粉葛碎渣。将过滤出来的粉葛水倒入一个缸子里，再静置一段时间，淀粉就会沉淀到缸底，取出，干燥。

葛花：立秋后花未全开时采收，除去枝叶，晒干。

葛叶：全年均可采收，鲜用或晒干。

葛蔓：全年均可采收，鲜用或晒干。

葛谷：秋季果实成熟时采收果实，打下种子，晒干。

| **药材性状** | **粉葛**：本品呈圆柱形、类纺锤形或半圆柱形，长 12 ～ 15 cm，直径 4 ～ 8 cm；有的为纵切或斜切的厚片，大小不一。表面黄白色或淡棕色，未去外皮者呈灰棕色。体重，质硬，富粉性，横切面可见由纤维形成的浅棕色同心性环纹，纵切面可见由纤维形成的数条纵纹。气微，味微甜。

葛花：本品呈不规则的扁长圆形或三角形。花萼黄绿色至灰绿色，萼齿显著

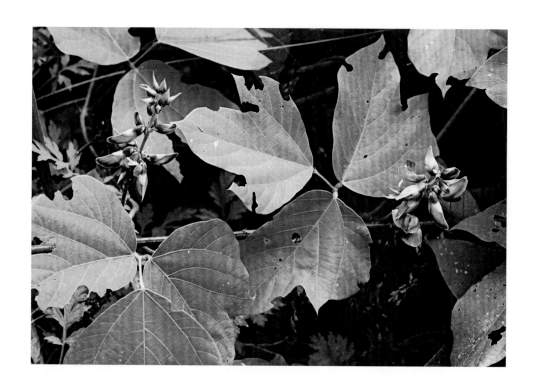

长于萼筒，内、外均有灰白色毛，上面裂片先端2分裂（2齿合生），长1.2 ~ 1.6 cm，下方3裂片最长可达2 cm。花冠紫色或灰紫色，久置后呈黄白色至深黄色，花瓣5，旗瓣近圆形或长圆形，高0.6 ~ 2 cm，宽0.6 ~ 1.6 cm，先端楔形切入，深0.1 ~ 0.19 cm，基部有2短圆耳状突起；翼瓣长椭圆状，长0.5 ~ 2 cm，宽0.3 ~ 0.5 cm，基部两侧附属体呈不对称的耳状突起；龙骨瓣长0.6 ~ 2 cm，宽0.3 ~ 0.8 cm，弦侧基部附属体不明显，稍凸起。花药长0.1 ~ 0.15 cm，宽0.02 ~ 0.1 cm；雌蕊具毛。体轻。无臭，味淡。

| 功能主治 | **粉葛：** 甘、辛，凉。归脾、胃经。解肌退热，生津止渴，透疹，升阳止泻，通经活络，解酒毒。用于外感发热头痛，项背强痛，口渴，消渴，麻疹不透，热痢，泄泻，眩晕头痛，中风偏瘫，胸痹心痛，酒毒伤中。

葛粉： 甘，寒。归胃经。解热除烦，生津止渴。用于烦热，口渴，醉酒，喉痹，疮疖。

葛花： 甘，凉。归脾、胃经。解酒醒脾，止血。用于伤酒烦热口渴，头痛头晕，脘腹胀满，呕逆吐酸，不思饮食，吐血，肠风下血。

葛叶： 甘、微涩，凉。止血。用于外伤出血。

葛蔓： 甘，寒。清热解毒，消肿。用于喉痹，疮痈疖肿。

葛谷： 甘，平。归大肠、胃经。健脾止泻，解酒。用于泄泻，痢疾，饮酒过度。

| 用法用量 | **粉葛：**内服煎汤，10～15 g；或捣汁。外用适量，捣敷。

葛粉：内服，开水、蜂蜜、米粥调服，10～30 g。外用适量，撒；或调敷。

葛花：内服煎汤，3～9 g；或入丸、散剂。因酒已成弱者禁用。

葛叶：外用适量，捣敷。

葛蔓：内服煎汤，5～10 g，鲜品 30～60 g；或烧存性研末。外用适量，烧存性，研末调敷。

葛谷：内服煎汤，10～15 g；或入丸、散剂。

| 附　　注 | 药材葛花，为本种的干燥花，《四川省中药材标准》（1987 年版）、《四川省中草药标准（试行稿）·第四批》（1984 年版）、《湖南省中药材标准》（1993 年版）、《中华人民共和国卫生部药品标准·中药材·第一册》（1992 年版）、《广东省中药材标准·第一册》（2004 年版）、《贵州省中药材、民族药材质量标准》（2003 年版）中有收载。

本种的块根可生食，或制取淀粉。

豆科 Leguminosae 鹿藿属 Rhynchosia

鹿藿 *Rhynchosia volubilis* Lour.

| 药 材 名 | 鹿藿（药用部位：茎叶）、鹿藿根（药用部位：根）。

| 形态特征 | 草质缠绕藤本，各部多少生开展的柔毛。小叶 3，顶生小叶卵状菱形或菱形，长 2.5 ~ 6 cm，侧生小叶偏斜而较小，两面密生白色长柔毛，下面有红褐色腺点；叶柄及小叶柄亦密生白色长柔毛，基出脉 3。总状花序腋生，1 或 2 ~ 3 花序生于同一叶腋间；花萼钟状，萼齿 5，披针形，外面有毛及腺点；花冠黄色，长约 0.8 cm；雄蕊（9）＋1，二体。荚果长椭圆形，红褐色，长约 1.5 cm，先端有小喙，稍有毛；种子 1 ~ 2，椭圆形。

| 生境分布 | 生于海拔 200 ~ 1 000 m 的山坡路旁草丛中。德兴各地山区均有分布。

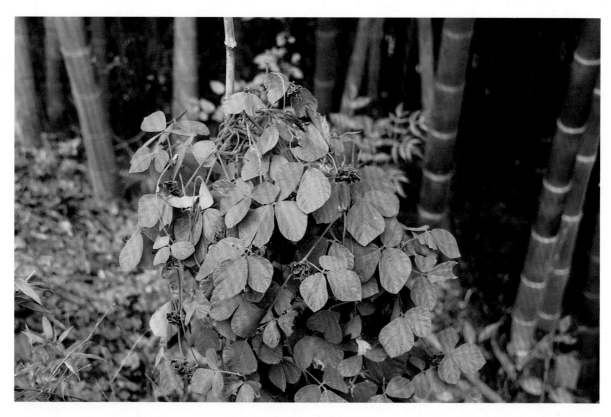

| 资源情况 | 野生资源丰富。药材来源于野生。

| 采收加工 | **鹿藿**：5～6月采收，鲜用或晒干。

鹿藿根：秋季采挖，除去泥土，洗净，鲜用或晒干。

| 功能主治 | **鹿藿**：苦、酸，平。归胃、脾、肝经。祛风除湿，活血，解毒。用于风湿痹痛，头痛，牙痛，腰脊疼痛，瘀血腹痛，产褥热，瘰疬，痈肿疮毒，跌打损伤，烫火伤。

鹿藿根：苦，平。归大肠、脾、肺经。活血止痛，解毒，消积。用于痛经，瘰疬，疖肿，疳积。

| 用法用量 | **鹿藿**：内服煎汤，9～30 g。外用适量，捣敷。

鹿藿根：内服煎汤，9～15 g。外用适量，捣敷。

| 附　　方 | （1）治产褥热：鹿藿茎叶9～15 g，煎汤服。

（2）治瘰疬：①鹿藿15 g、豆腐适量，加水同煮服；②鹿藿根15 g，用瘦肉60 g煮汤，以汤煎药服。

（3）治流注、痈肿：鲜鹿藿叶适量，捣烂，酌加烧酒捣匀，外敷。〔方（1）～（3）出自《草药手册》（江西）〕

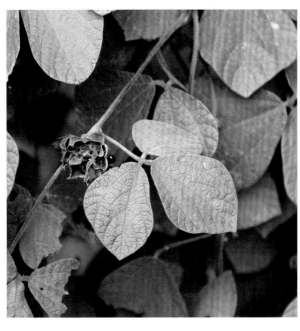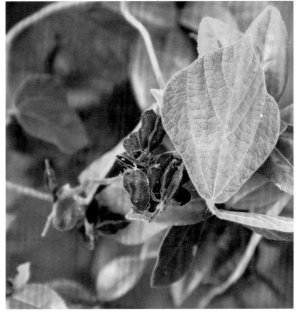

豆科 Leguminosae 刺槐属 Robinia

刺槐
Robinia pseudoacacia Linn.

| 药 材 名 | 刺槐花（药用部位：花）、刺槐根（药用部位：根）。

| 形态特征 | 落叶乔木，树皮褐色。羽状复叶；小叶 7 ～ 25，互生，椭圆形、矩圆形或卵形，长 2 ～ 5.5 cm，宽 1 ～ 2 cm，先端圆或微凹，有小尖，无毛或幼时疏生短毛。总状花序腋生，花序轴及花梗有柔毛；花萼杯状，浅裂，有柔毛；花冠白色，旗瓣有爪，基部有黄色斑点。荚果扁，长矩圆形，长 3 ～ 10 cm，赤褐色；种子 1 ～ 13，肾形，黑色。

| 生境分布 | 德兴各地均有栽培。

| 资源情况 | 栽培资源丰富。药材来源于栽培。

| 采收加工 | **刺槐花**：6 ～ 7 月花开时采收花序，摘下花，晾干。

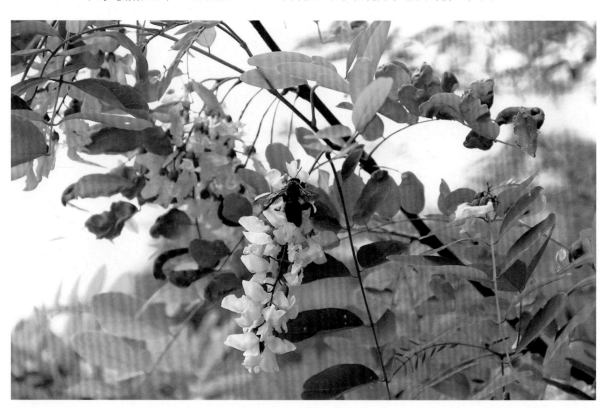

刺槐根：秋季采挖，洗净，切片，晒干。

| 药材性状 |　刺槐花：本品略呈飞鸟状或未开放者呈钩镰状，长 1.3 ~ 1.6 cm。下部为钟状花萼，棕色，被亮白色短柔毛，先端 5 齿裂，基部有花梗，近上端有 1 关节，节上略粗，节下狭细。上部为花冠，花瓣 5，皱缩，有时残破或脱落，其中旗瓣 1，宽大，常反折，翼瓣 2，两侧生，较狭，龙骨瓣 2，上部合生，钩镰状。雄蕊 10，9 花丝合生，1 花丝下部参与联合，子房线形，棕色，花柱弯生，先端有短柔毛。质软，体轻。气微，味微甘。

| 功能主治 |　刺槐花：甘，平。归肝经。止血。用于大肠下血，咯血，吐血，血崩。

刺槐根：苦，微寒。凉血止血，舒筋活络。用于便血，咯血，吐血，崩漏，劳伤乏力，风湿骨痛，跌打损伤。

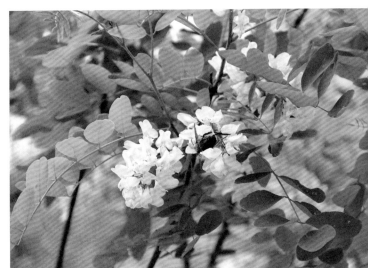

| 用法用量 |　刺槐花：内服煎汤，9 ~ 15 g；或泡茶。

刺槐根：内服煎汤，9 ~ 30 g。

| 附　　注 |　本种的花可食用，也可制茶。

本种原产美国东部，17 世纪传入欧洲及非洲。我国于 18 世纪末从欧洲引入，现全国各地广泛栽培。

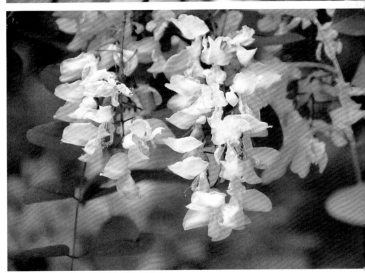

豆科 Leguminosae 田菁属 Sesbania

田菁
Sesbania cannabina (Retz.) Poir.

| 药 材 名 | 向天蜈蚣（药用部位：叶）、向天蜈蚣根（药用部位：根）。

| 形态特征 | 高大草本。羽状复叶；小叶 20 ~ 60，条状矩圆形，长 1.2 ~ 1.4 cm，宽 0.25 ~ 0.3 cm，先端钝，有细尖，两面密生褐色小腺点，幼时有绒毛，后仅下面多少有毛。花长 1 ~ 1.5 cm，2 ~ 6 排成腋生、疏松的总状花序；花萼钟状，无毛，萼齿近三角形；花冠黄色，旗瓣扁圆形，长稍小于宽，有紫斑或无。荚果圆柱状条形，长 15 ~ 18 cm，直径 0.2 ~ 0.3 cm；种子多数，矩圆形，直径约 0.15 cm，黑褐色。

| 生境分布 | 生于水田、水沟等潮湿低地。德兴各地均有分布。

| 资源情况 | 野生资源丰富。药材来源于野生。

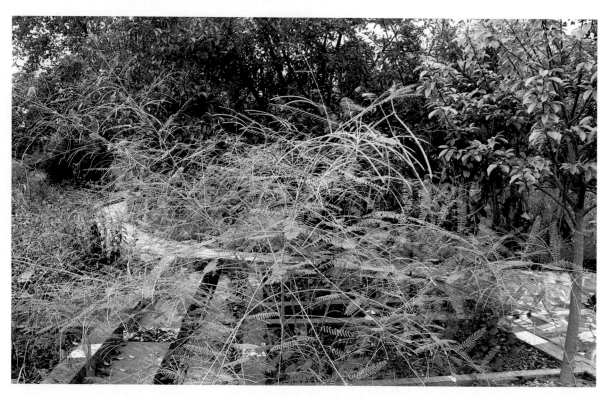

| 采收加工 | 向天蜈蚣：夏季采收，鲜用或晒干。
向天蜈蚣根：秋季采挖，洗净，鲜用或晒干。

| 功能主治 | 向天蜈蚣：甘、微苦，平。归心、肾、膀胱经。清热凉血，解毒利尿。用于发热，目赤肿痛，小便淋痛，尿血，毒蛇咬伤。
向天蜈蚣根：甘、微苦，平。清热利尿，凉血解毒。用于胸膜炎，关节扭伤，关节痛，带下。

| 用法用量 | 向天蜈蚣：内服煎汤，15 ~ 60 g；或捣汁。外用适量，捣敷。
向天蜈蚣根：内服煎汤，15 ~ 30 g；或捣汁。

| 附　　注 | 本种异名：*Aeschynomene cannabina* Retz.、*Sesbania aculeata* Pers. var. *cannabina* (Retz.) Baker。

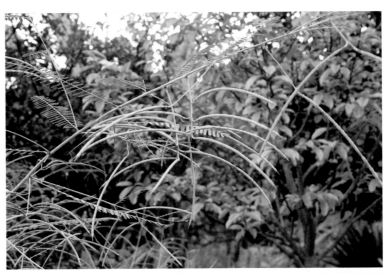

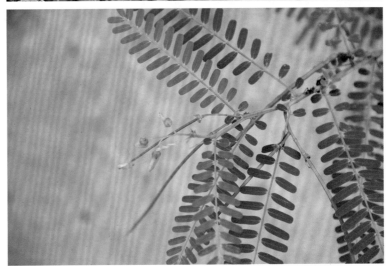

豆科 Leguminosae 槐属 Sophora

苦参 *Sophora flavescens* Alt.

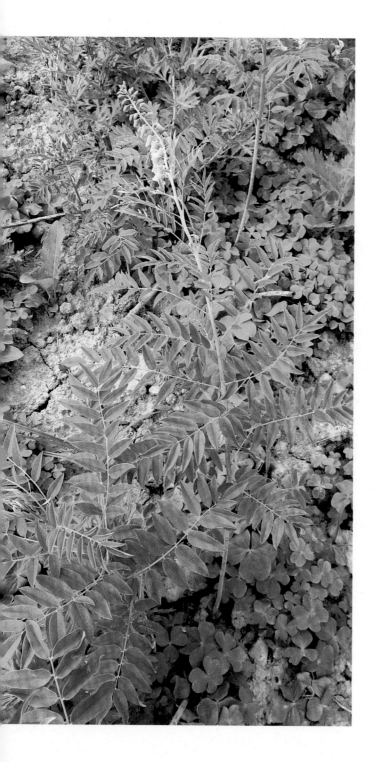

药 材 名

苦参（药用部位：根）、苦参实（药用部位：种子。别名：苦参子、苦豆）、苦参草（药用部位：全草）。

形态特征

草本或亚灌木。幼枝有疏毛，后变无毛。羽状复叶长 20 ～ 25 cm；小叶 25 ～ 29，披针形至条状披针形，稀椭圆形，长 3 ～ 4 cm，宽 1.2 ～ 2 cm，下面密生平贴柔毛。总状花序顶生，长 15 ～ 20 cm；花萼钟状，长 0.6 ～ 0.7 cm，有疏短柔毛或近无毛；花冠淡黄色，旗瓣匙形，翼瓣无耳。荚果长 5 ～ 8 cm，于种子间微缢缩，呈不明显的串珠状，疏生短柔毛，有 1 ～ 5 种子。

生境分布

生于海拔 1 500 m 以下的山坡、沙地草坡、灌木林中或田野附近。分布于德兴香屯、黄柏、绕二等，德兴大目源有栽培。

资源情况

野生资源丰富，栽培资源丰富。药材主要来源于栽培。

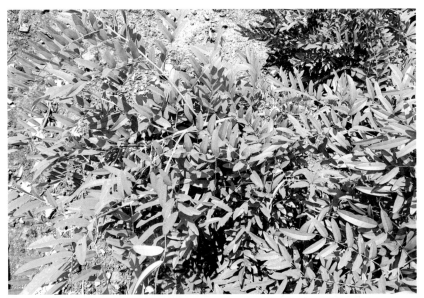

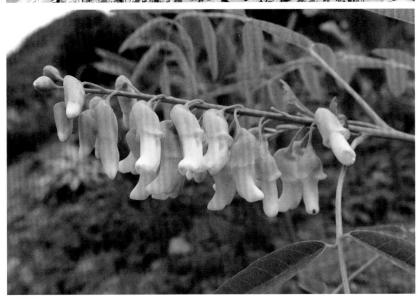

| 采收加工 | 苦参：春、秋季采挖，除去根头和小支根，洗净，干燥，或趁鲜切片，干燥。
苦参实：7～8月果实成熟时采收果实，晒干，打下种子，去净果壳、杂质，再晒干。
苦参草：秋季采挖，干燥。

| 药材性状 | 苦参：本品呈长圆柱形，下部常有分枝，长10～30 cm，直径1～6.5 cm。表面灰棕色或棕黄色，具纵皱纹和横长皮孔样突起，外皮薄，多破裂反卷，易剥落，剥落处显黄色，光滑。质硬，不易折断，断面纤维性。切片厚0.3～0.6 cm，切面黄白色，具放射状纹理和裂隙，有的具异型维管束，呈同心性环列或不规则散在。气微，味极苦。

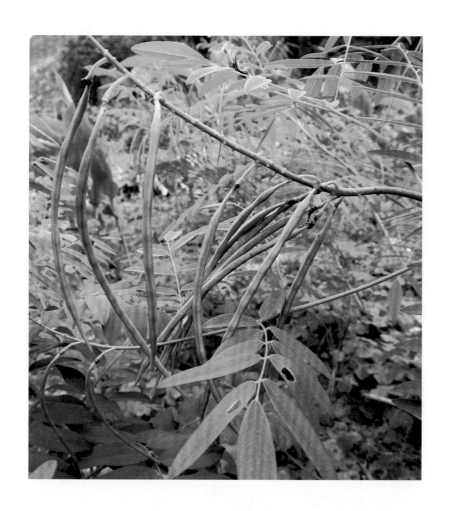

苦参实：本品类卵圆形，长 4 ~ 6 mm，直径 3 ~ 4 mm。表面黄棕色至黑褐色，平滑有光泽，一端具短鹰嘴状突起，种脐凹陷，背部浑圆。种皮薄而脆，子叶 2，肥厚，淡黄色。气微，味苦，嚼之有豆腥味。

苦参草：本品根呈圆柱形，外皮黄色。茎枝具不规则纵沟纹，灰绿色。叶为奇数羽状复叶，互生，下具线形托叶，叶片长 20 ~ 25 cm，叶轴上被细毛，小叶 5 ~ 21，有短柄，卵状椭圆形至长椭圆状披针形，先端圆形或钝尖，基部圆形或广楔形，全缘。总状花序顶生。味苦。

| **功能主治** | **苦参**：苦，寒。归心、肝、胃、大肠、膀胱经。清热燥湿，杀虫，利尿。用于热痢，便血，黄疸尿闭，赤白带下，阴肿阴痒，湿疹，湿疮，皮肤瘙痒，疥癣麻风；外用于滴虫性阴道炎。

苦参实：苦，寒。归肝、脾、大肠经。清热解毒，通便，杀虫。用于急性细菌性痢疾，大便秘结，蛔虫病。

苦参草：苦，寒。归心、肝、肾、大肠经。清利湿热，杀虫。用于赤白带下，阴肿阴痒，湿疮，皮肤瘙痒，滴虫性阴道炎。

| **用法用量** | 苦参：内服煎汤，3 ~ 10 g；或入丸、散剂；脾胃虚寒者禁服。外用适量，煎汤熏洗；或研末调敷；或浸酒搽。

苦参实：内服研末，0.6 ~ 1.5 g，每日 4 次。

苦参草：内服煎汤，3 ~ 10 g。外用适量，捣敷或榨汁搽患处。

| **附　　方** | （1）治痔疮、子宫脱垂：苦参 9 g，研末煮蛋吃；同时煎汤洗。

（2）治大便闭结：苦参实 10 粒，吞服。

（3）治阴部湿痒：苦参 30 g，黄柏 15 g，蛇床子 30 g，地肤子 15 g，陈茶叶 9 g，煎汤坐浴。

（4）治感冒：鲜苦参 30 g，精肉或鸡蛋同煮，连服 3 次；外用根和饭适量，捣敷，裹头部。

（5）治肺痈：去栓皮的根皮研末，每次 6 ~ 12 g，饭前用酒吞服。

（6）治烫伤：苦参研成细粉，麻油调搽。

（7）治蛇咬伤：苦参用烧酒、雄黄浸 1 周，用时取根擦患处。[方（1）~（7）出自《草药手册》（江西）]

| **附　　注** | 本种异名：*Sophora macrosperma* Sm. ex DC.、*Sophora tetragonocarpa* Hayata、*Sophora angustifolia* Siebold et Zucc.、*Sophora flavescens* Alt. var. *stenophylla* Hayata、*Sophora flavescens* Alt. var. *angustifolia* (Siebold et Zucc.) Kitag.。

药材苦参，为本种的干燥根，《中华人民共和国药典》（1963 年版至 2020 年版）、《贵州省中药材、民族药材质量标准·副篇》（2003 年版）、《内蒙古蒙药材标准》（1986 年版）、《新疆维吾尔自治区药品标准·第二册》（1980 年版）等中有收载。

药材苦参子，为本种的干燥成熟种子，《吉林省药品标准》（1977 年版）中有收载。

药材苦参草，为本种的干燥全草，《贵州省中药材、民族药材质量标准》（2003 年版）中有收载。

《中华人民共和国药典》规定，苦参药材按干燥品计算，含苦参碱（$C_{15}H_{24}N_2O$）和氧化苦参碱（$C_{15}H_{24}N_2O_2$）的总量不得少于 1.2%。

本种 IUCN 评估等级为 LC 级。本种为吉林省Ⅲ级保护植物，内蒙古自治区保护植物。

豆科 Leguminosae 槐属 Sophora

槐 *Sophora japonica* Linn.

| 药 材 名 | 槐花（药用部位：花、花蕾）、槐角（药用部位：果实）、槐叶（药用部位：叶）、槐枝（药用部位：嫩枝）、槐白皮（药用部位：树皮的韧皮部、根皮的韧皮部）、槐胶（药用部位：树脂）、槐根（药用部位：根）。

| 形态特征 | 乔木。羽状复叶长 15 ～ 25 cm；叶轴有毛，基部膨大；小叶 9 ～ 15，卵状矩圆形，长 2.5 ～ 7.5 cm，宽 1.5 ～ 3 cm，先端渐尖而具细突尖，基部阔楔形，下面灰白色，疏生短柔毛。圆锥花序顶生；花萼钟状，具 5 小齿，疏被毛；花冠乳白色，旗瓣阔心形，具短爪，有紫色脉纹；雄蕊 10，不等长。荚果肉质，串珠状，长 2.5 ～ 5 cm，无毛，不裂；种子 1 ～ 6，肾形。

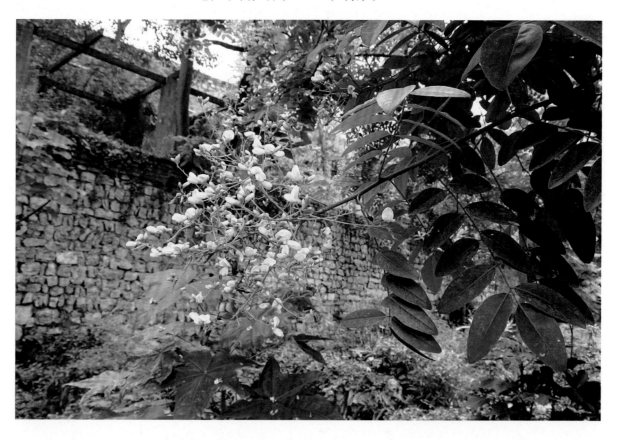

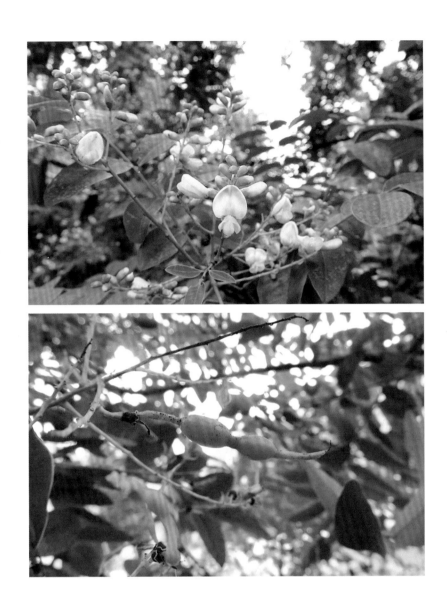

| 生境分布 | 我国各地广泛栽培。德兴各地公园及道路两旁均有栽培。

| 资源情况 | 栽培资源丰富。药材来源于栽培。

| 采收加工 | **槐花：**夏季花开或花蕾形成时采收，及时干燥，除去枝、梗及杂质。前者习称"槐花"，后者习称"槐米"。

槐角：冬季果实成熟时采收，平铺席上，晒至干透成黄绿色时，除去果柄及杂质，或用沸水稍烫后再晒至足干，或鲜品随采随用。

槐叶：春、夏季采收，鲜用或晒干。

槐枝：春季采收，鲜用或晒干。

槐白皮：全年均可采剥树皮，除去栓皮；秋、冬季采挖根，剥取根皮，除去外层栓皮，洗净，切段，鲜用或晒干。

槐胶：夏、秋季采收。

槐根：全年均可采挖，洗净，晒干。

| **药材性状** | **槐花**：本品槐花皱缩而卷曲，花瓣多散落。完整者花萼钟状，黄绿色，先端5浅裂；花瓣5，黄色或黄白色，其中1花瓣较大，近圆形，先端微凹，其余4花瓣长圆形。雄蕊10，其中9基部联合，花丝细长；雌蕊圆柱形，弯曲。体轻。气微，味微苦。槐米呈卵形或椭圆形，长0.2～0.6 cm，直径约0.2 cm；花萼下方有数条纵纹，花萼上方为黄白色、未开放的花瓣；花梗细小。体轻，手捻即碎。气微，味微苦、涩。

槐枝：本品呈长圆形，长短不一，直径0.5～1.5 cm。表面浅绿色至绿色，有的有纵棱线、细皱纹，具多数凸起的类圆形皮孔。质坚硬，不易折断，断面纤维性。皮部较薄，木部黄白色，髓类白色或黄绿色。气特异，味淡。

槐角：本品呈连珠状，长1～6 cm，直径0.6～1 cm。表面黄绿色或黄褐色，皱缩而粗糙，背缝线一侧呈黄色。质柔润，干燥皱缩，易在收缩处折断，断面黄绿色，有黏性。种子1～6，肾形，长约0.8 cm，表面光滑，棕黑色，一侧有灰白色圆形种脐；质坚硬，子叶2，黄绿色。果肉气微，味苦，种子嚼之有豆腥气。

槐根：本品呈圆柱形，长短、粗细不一，有的略弯曲。表面黄色或黄褐色。质坚硬，折断面黄白色，具纤维性，木部占大部分。气微，味微苦、涩。

| **功能主治** | **槐花**：苦，微寒。归肝、大肠经。凉血止血，清肝泻火。用于便血，痔血，血痢，崩漏，吐血，衄血，肝热目赤，头痛眩晕。

槐角：苦，寒。归肝、大肠经。清热泻火，凉血止血。用于肠热便血，痔肿出血，肝热头痛，眩晕目赤。

槐叶：苦，平。归肝、胃经。清肝泻火，凉血解毒，燥湿杀虫。用于小儿惊痫，壮热，肠风，尿血，痔疮，湿疹，疥癣，痈疮疔肿。

槐枝：苦，平。散瘀止血，清热燥湿，祛风杀虫。用于崩漏，赤白带下，痔疮，阴囊湿痒，心痛，目赤，疥癣。

槐白皮：苦，平。祛风除湿，敛疮生肌，消肿解毒。用于风邪外中，身体强直，肌肤不仁，热病口疮，牙疳，肠风下血，痔疮，痈疽疮疡，阴部湿疮，烫火伤。

槐胶：苦，寒。归肝经。平肝，息风，化痰。用于中风口噤，筋脉抽掣拘急或四肢不收，破伤风，顽痹，风热耳聋，耳闭。

槐根：苦，平。散瘀消肿，杀虫。用于痔疮，喉痹，蛔虫病。

| 用法用量 | **槐花**：内服煎汤，5 ～ 10 g；或入丸、散剂；脾胃虚寒及阴虚发热而无实火者慎服。外用适量，煎汤熏洗；或研末撒。

槐角：内服煎汤，6 ～ 9 g；或入丸、散剂；或嫩角捣汁；脾胃虚寒、食少便溏者及孕妇慎服。外用适量，煎汤洗；或研末掺或油调敷。

槐叶：内服煎汤，10 ～ 15 g；或研末。外用适量，煎汤熏洗；或捣汁涂；或捣敷。

槐枝：内服煎汤，15 ～ 30 g；或浸酒；或研末。外用适量，煎汤熏洗；或烧沥涂。

槐白皮：内服煎汤，6 ～ 15 g。外用适量，煎汤含漱；或煎汤熏洗；或研末撒。

槐胶：内服入丸、散剂，0.3 ～ 1.5 g。血虚、气滞者禁用。

槐根：内服煎汤，30 ～ 60 g。外用适量，煎汤洗；或煎汤含漱。

| 附　　注 | 本种异名：*Styphnolobium japonicum* Schott、*Sophora sinensis* Forrest、*Sophora mairei* Lévl.。

药材国槐条，为本种（直径 1 ～ 1.5 cm）的新鲜或干燥嫩枝，《中华人民共和国卫生部药品标准·中药成方制剂·第四册·附录》（1991 年版）中有收载；《贵州省中药材、民族药材质量标准》（2003 年版）、《中华人民共和国药典·附录》（1985 年版至 2020 年版）、《北京市中药材标准·附录》（1998 年版）、《山西省中药材标准·附录》（1987 年版）、《中华人民共和国卫生部药品标准·中药成方制剂·第六册·附录》（1992 年版）、《湖北省中药材质量标准》（2009 年版）以"槐枝"之名收载之。

药材槐花，为本种的干燥（花）花蕾，《中华人民共和国药典》（1963 年版至 2020 年版）、《新疆维吾尔自治区药品标准·第二册》（1980 年版）中有收载；《中华人民共和国药典》（1963 年版至 1985 年版）等以"槐米"之名收载之。

药材槐角，为本种的干燥成熟果实，《中华人民共和国药典》（1963 年版至 2020 年版）、《新疆维吾尔自治区药品标准·第二册》（1980 年版）等中有收载。《中华人民共和国药典》规定，按干燥品计算，含总黄酮以芦丁（$C_{27}H_{30}O_{16}$）计，槐花不得少于 8.0%，槐米不得少于 20.0%；含芦丁（$C_{27}H_{30}O_{16}$）槐花不得少于 6.0%，槐米不得少于 15.0%；槐角药材含槐角苷（$C_{21}H_{20}O_{10}$）不得少于 4.0%。本种的花可蒸糕或煎蛋，也可制茶。

豆科 Leguminosae 野决明属 Thermopsis

霍州油菜 *Thermopsis chinensis* Benth. ex S. Moore

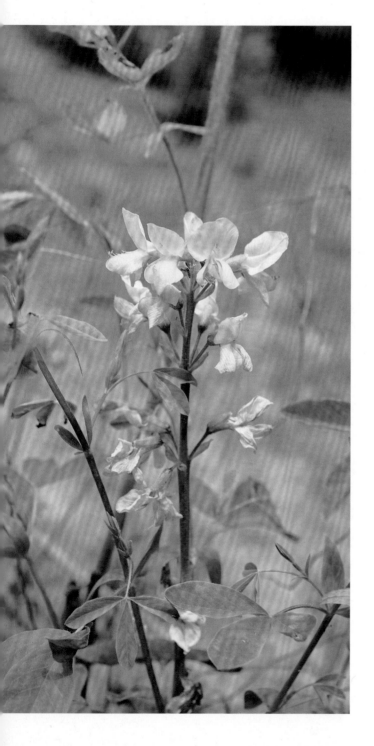

| 药 材 名 |

小叶野决明（药用部位：根、种子。别名：野决明）。

| 形态特征 |

多年生草本，高约50 cm。茎疏生长柔毛。托叶2，分离；叶柄长2～3 cm；小叶3，矩圆状倒卵形至矩圆状倒披针形，长2～4 cm，宽0.8～1.6 cm，上面无毛，下面疏生长柔毛。总状花序顶生；苞片单生，舟形，长约1 cm；花密，互生，长约2.5 cm；花萼筒状，长约1 cm，密生长柔毛；花冠黄色。荚果直立，革质，条状披针形至条形，长4～8 cm，宽0.7～0.9 cm，密生短柔毛；种子15～20，肾形，表面密生树脂状腺点。

| 生境分布 |

生于田边、路旁、园地内及空旷杂草地中。分布于德兴三清山北麓等。

| 资源情况 |

野生资源较少。药材来源于野生。

| 采收加工 | 全年均可采挖根，洗净，晒干；夏、秋季采集果实，晒干，收集种子。

| 功能主治 | 苦，寒。清热明目。用于目赤肿痛。

| 用法用量 | 内服煎汤，30 ~ 60 g。忌食酸、辣。

豆科 Leguminosae 车轴草属 Trifolium

红车轴草 *Trifolium pratense* L.

| 药 材 名 | 红车轴草（药用部位：地上部分）。

| 形态特征 | 多年生草本。茎高 30 ~ 80 cm，有疏毛。叶具 3 小叶；小叶椭圆状卵形至宽椭圆形，长 2.5 ~ 4 cm，宽 1 ~ 2 cm，叶脉在边缘多少突出成不明显的细齿，下面有长毛，无柄；托叶卵形，先端锐尖。花序腋生，头状，具大型总苞；总苞卵圆形，具纵脉；花萼筒状，萼齿条状披针形，最下面的 1 萼齿较长，有长毛；花冠紫色或淡紫红色。荚果包被于宿存的萼内，倒卵形，长约 0.2 cm，含 1 种子。

| 生境分布 | 我国各地均有栽培，并见逸生于林缘、路边、草地等湿润处。德兴栽培作观赏花卉。

| 资源情况 | 栽培资源丰富。药材来源于栽培。

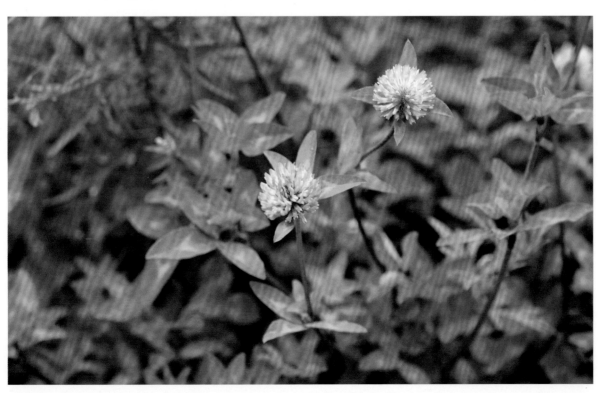

| **采收加工** | 夏季采收，阴干。

| **药材性状** | 本品茎呈扁圆柱形或方柱形，具纵棱。表面绿褐色至褐色，节明显；质韧，难折断，断面白色，中空。叶柄长 5 ~ 20 cm，基部托长圆形，先端尖细，与叶柄基部相连；叶互生，具 3 小叶，有疏毛，多卷缩或破碎，表面棕褐色。花序球状或卵状，顶生，总花梗甚短；花萼钟形，被长柔毛，具脉纹 10，萼齿丝状，锥尖，比萼筒长，其中 1 齿比其余萼齿长 1 倍；花萼淡棕色或棕褐色。种子扁圆形或肾形，黄褐色或黄绿色。气微，味淡。

| **功能主治** | 甘、苦，微寒。归肺经。清热止咳，散结消肿。用于感冒，咳喘，硬肿，烧伤。

| **用法用量** | 内服煎汤，15 ~ 30 g。外用适量，捣敷；或制成软膏涂敷。

| **附　　注** | 本种异名：*Trifolium pratense* L. var. *sativum* Schreb.。
药材红车轴草，为本种的干燥地上部分，《湖南省中药材标准》（2009 年版）中有收载。
本种原产欧洲中部，引种到世界其他地区。

豆科 Leguminosae 车轴草属 Trifolium

白车轴草 *Trifolium repens* L.

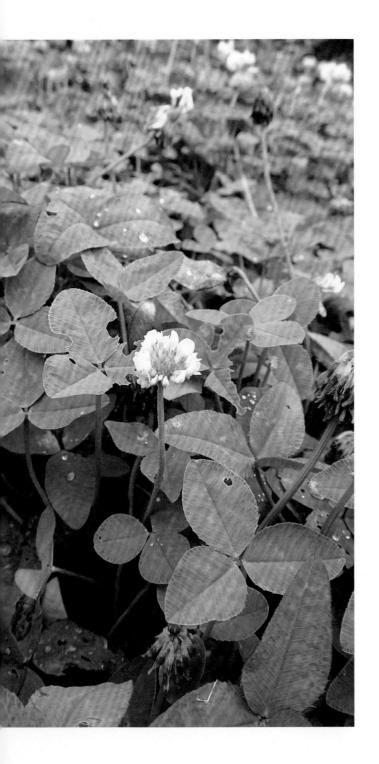

| 药 材 名 |

三消草（药用部位：全草）。

| 形态特征 |

多年生草本。茎匍匐，无毛。叶具 3 小叶；小叶倒卵形至近倒心形，长 1.2 ~ 2 cm，宽 1 ~ 1.5 cm，边缘具细锯齿，上面无毛，下面微有毛，几无小叶柄；托叶椭圆形，抱茎。花序呈头状，有长总花梗；花萼筒状，萼齿三角形，较萼筒短，均有微毛；花冠白色或淡红色。荚果倒卵状矩形，长约 0.3 cm，包于膜质、膨大、长约 1 cm 的萼内，含 2 ~ 4 种子。

| 生境分布 |

德兴常栽培作园林绿化。

| 资源情况 |

栽培资源丰富。药材来源于栽培。

| 采收加工 |

夏、秋季花盛期采收，晒干。

| 药材性状 |

本品皱缩卷曲。茎圆柱形，多扭曲，直径

0.5 ~ 0.8 cm；表面有细皱纹，节间长 7 ~ 9 cm，节上有膜质托叶鞘。三出复叶，叶柄长达 10 cm；托叶椭圆形，抱茎；小叶 3，多卷折或脱落，完整者展平后呈倒卵形或倒心形，长 1.5 ~ 2 cm，宽 1 ~ 1.5 cm，边缘具细齿，近无柄。花序头状，直径 1.5 ~ 2 cm，类白色，有总花梗，长可达 20 cm。气微，味淡。

| 功能主治 | 微甘，平。归心、脾经。清热，凉血，宁心。用于癫痫，痔疮出血，硬结肿块。

| 用法用量 | 内服煎汤，15 ~ 30 g。外用适量，捣敷。

| 附　　注 | 本种异名：*Lotodes repens* (L.) Kuntze。

本种的嫩茎叶焯水后可凉拌、做汤、炒食、蒸食、拌面等。

本种原产欧洲和非洲北部，世界各地均有栽培。

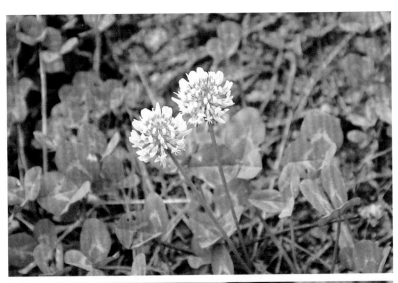

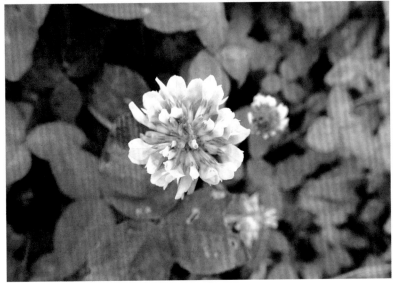

豆科 Leguminosae 野豌豆属 Vicia

窄叶野豌豆
Vicia angustifolia L. ex Reichard

| 药 材 名 | 窄叶野豌豆（药用部位：全草）。

| 形态特征 | 一年生草本。茎疏生长柔毛或近无毛。羽状复叶，有卷须；小叶 8 ~ 12，近对生，狭矩圆形或条形，长 1 ~ 2.5 cm，宽 0.2 ~ 0.5 cm，先端截形，有短尖，基部圆形，两面有黄色疏柔毛；托叶斜卵形，具 3 ~ 5 齿，有毛。花生于叶腋，单生或双生；花萼筒状，长约 0.9 cm，有 5 齿，齿狭三角形，有黄色疏柔毛；花冠红色；花柱先端背部有髯毛。荚果条形，长 2.5 ~ 5 cm，成熟时黑色；种子小，球形。

| 生境分布 | 生于河滩、山沟、谷地、田边草丛。德兴各地均有分布。

| 资源情况 | 野生资源丰富。药材来源于野生。

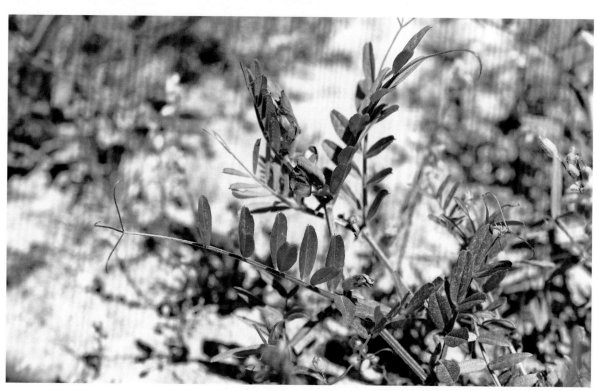

| **采收加工** | 夏、秋季花盛期采收，晒干。

| **功能主治** | 和血平胃。用于乳蛾，咽喉痛。

| **用法用量** | 内服煎汤，15 ~ 30 g。

| **附　　注** | 本种异名：*Vicia pilosa* M. Beib.、*Vicia sativa* Linn. var. *nigra* Linn.、*Vicia sativa* Linn. subsp. *nigra* (Linn.) Ehrh、*Vicia sativa* Linn. var. *angustifolia* Wahlb.。

豆科 Leguminosae 野豌豆属 *Vicia*

蚕豆
Vicia faba L.

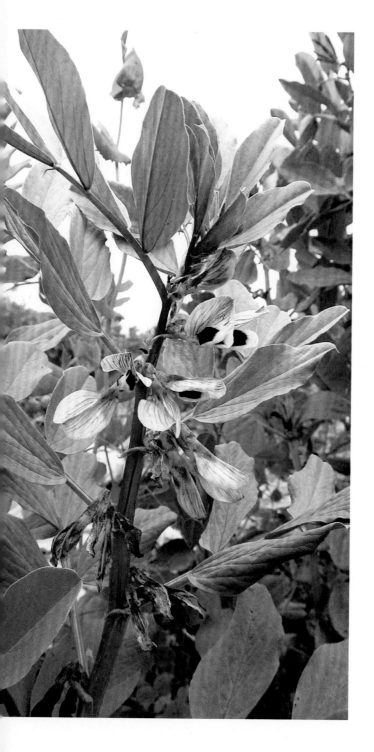

药材名

蚕豆（药用部位：种子）、蚕豆壳（药用部位：种皮）、蚕豆荚壳（药用部位：果壳）、蚕豆花（药用部位：花）、蚕豆叶（药用部位：叶、嫩苗）、蚕豆茎（药用部位：茎）。

形态特征

一年生草本。茎直立，不分枝，无毛，高30～180 cm。小叶2～6，椭圆形，长4～8 cm，宽2.5～4 cm，先端钝圆，基部宽楔形；托叶大，半箭头形。花1至数朵腋生；花萼钟状，膜质，萼齿5，披针形；花冠白色带红色而有紫色斑纹。荚果大而肥厚，长5～10 cm；种子椭圆状，略扁。

生境分布

德兴各地均有栽培。

资源情况

栽培资源丰富。药材来源于栽培。

采收加工

蚕豆：夏季果实成熟、呈黑褐色时，拔取全株，晒干，打下种子，扬净后再晒干，或鲜用。

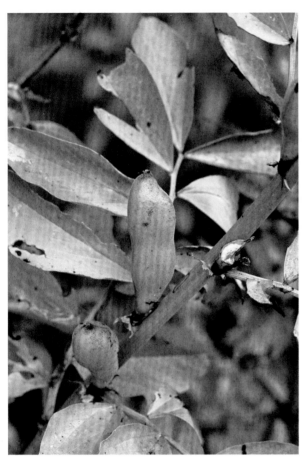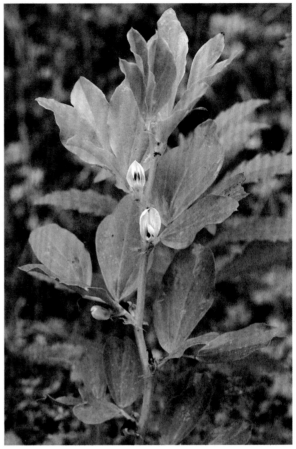

蚕豆壳：将蚕豆放水中浸透，剥下豆壳，晒干，或剥取嫩蚕豆的种皮。

蚕豆荚壳：夏季果实成熟、呈黑褐色时采收果实，除去种子、杂质，晒干；或取青果壳，鲜用。

蚕豆花：清明节前后花开时采收，晒干或烘干。

蚕豆叶：夏季采收，晒干。

蚕豆茎：夏季采收，晒干。

| **药材性状** | 蚕豆：本品呈扁矩圆形，长 1.2 ~ 1.5 cm，直径约 1 cm，厚 0.7 cm。表面浅棕褐色，光滑，微有光泽，两面凹陷；种脐位于较大端，褐色或黑褐色；子叶 2，肥厚，黄色。质坚硬。气微，味淡，嚼之有豆腥气。

蚕豆壳：本品略呈扁肾形或为不规则形的碎片，较完整者长约 2 cm，直径 0.12 ~ 0.15 cm。外表面紫棕色，微有光泽，略凹凸不平，或具皱纹，一端有槽形黑色种脐，长约 1 cm；内表面色较淡。质硬而脆。气微，味淡。

蚕豆花：本品多皱缩，长 2 ~ 3 cm，黑褐色，常 1 至数朵着生于极短的总花梗

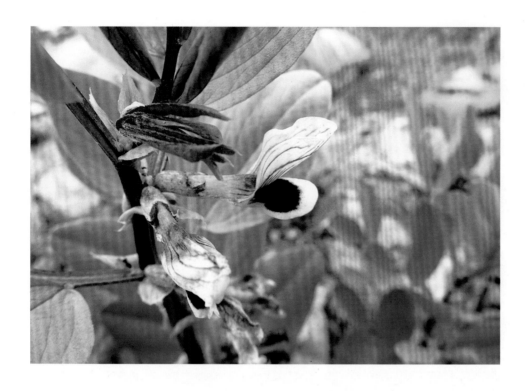

上。萼筒钟状，紧贴花冠筒，先端 5 裂，裂片卵状披针形，不等长。花冠蝶形，旗瓣倒卵形，包裹翼瓣和龙骨瓣；翼瓣中央具黑紫色大斑；龙骨瓣三角状半圆形而呈掌合状。气微香，味淡。

蚕豆叶：本品为羽状复叶，有 2 ~ 6 小叶；叶轴先端有狭线形卷须；叶柄基部两侧有大而明显的半箭头状托叶。小叶多皱缩卷曲，完整者展平后呈椭圆形或广椭圆形，长 4 ~ 8 cm，宽 2.5 ~ 4 cm，先端圆钝，具细尖，基部楔形。质脆，易碎。气微，味淡。

| 功能主治 | **蚕豆：**甘、微辛，平。归脾、胃经。健脾利水，解毒消肿。用于膈食，水肿，疮毒。

蚕豆壳：甘、淡，平。归肾、胃经。利水渗湿，止血，解毒。用于水肿，脚气，小便不利，吐血，胎漏，下血，天疱疮，黄水疮，瘰疬。

蚕豆荚壳：苦、涩，平。归心、肺经。止血，敛疮。用于咯血，衄血，吐血，便血，尿血，手术出血，烫火伤，天疱疮。

蚕豆花：甘、涩，平。凉血止血，止带，降血压。用于劳伤吐血，咳嗽咯血，崩漏带下，高血压。

蚕豆叶：苦、微甘，温。止血，解毒。用于咯血，吐血，外伤出血，臁疮。

蚕豆茎：苦，温。归脾、大肠经。止血，止泻，解毒敛疮。用于各种内出血，水泻，烫伤。

| 用法用量 | **蚕豆**：内服煎汤，30 ~ 60 g；或研末；或作食品；内服不宜过量，过量易致食积腹胀；对本品过敏者禁服。外用适量，捣敷；或烧灰敷。 |

蚕豆壳：内服煎汤，9 ~ 15 g。外用适量，煅存性，研末调敷。

蚕豆荚壳：内服煎汤，15 ~ 30 g。外用适量，炒炭，研细末调敷。

蚕豆花：内服煎汤，6 ~ 9 g，鲜品 15 ~ 30 g；或捣汁；或蒸露。

蚕豆叶：内服捣汁，30 ~ 60 g。外用适量，捣敷；或研末撒。

蚕豆茎：内服煎汤，15 ~ 30 g；或焙干研末，9 g。外用适量，烧灰调敷。

| 附　注 | 本种异名：*Faba bona* Medik、*Faba vulgaris* Moench。 |

药材蚕豆花，为本种的干燥花，《上海市中药材标准》（1994 年版）中有收载。

药材蚕豆脑，为本种的干燥幼嫩茎叶，《上海市中药材标准·附录》（1994 年版）中有收载。

本种的幼嫩种子为常见蔬菜，可炒食；干燥种子可煮食、炒食等，也是制作豆瓣酱的原料。

本种原产欧洲地中海沿岸、亚洲西南部至非洲北部。

豆科 Leguminosae 野豌豆属 Vicia

小巢菜 Vicia hirsuta (L.) S. F. Gray

| 药 材 名 | 小巢菜（药用部位：全草）、漂摇豆（药用部位：种子）。

| 形态特征 | 一年生草本，高 10 ～ 30 cm，无毛。羽状复叶，有卷须；小叶 8 ～ 16，矩圆状倒披针形，长 0.5 ～ 1.5 cm，先端截形，微凹，有短尖，两面无毛。总状花序腋生，有 2 ～ 5 花，花序轴及花梗均有短柔毛；花萼钟状，萼齿 5，披针形，有短柔毛；花冠白色或淡紫色，长约 0.5 cm；子房有密长硬毛，花柱先端周围有短柔毛。荚果扁矩圆形，长 0.7 ～ 1 cm，有黄色柔毛；种子 1 ～ 2，棕色，扁圆形。

| 生境分布 | 生于海拔 200 ～ 1 900 m 的山沟、河滩、田边或路旁草丛。德兴各地均有分布。

| 资源情况 | 野生资源丰富。药材来源于野生。

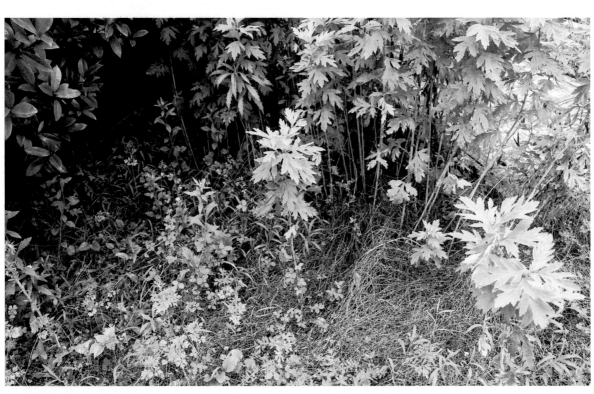

| 采收加工 | 小巢菜：春、夏季采收，鲜用或晒干。
漂摇豆：夏季果实成熟时摘取荚果，打出种子，晒干。

| 功能主治 | 小巢菜：辛、甘，平。归肺、胃经。清热利湿，调经止血。用于黄疸，疟疾，月经不调，带下，鼻衄。
漂摇豆：凉。归脾、胃经。活血，明目。用于目赤肿痛。

| 用法用量 | 小巢菜：内服煎汤，18 ~ 60 g。外用适量，捣敷。
漂摇豆：内服研末，3 ~ 6 g。

| 附 注 | 本种异名：*Ervum hirsutum* Linn.。
本种的嫩茎叶可做汤、煮食、炒食，或与米粉拌后蒸食。

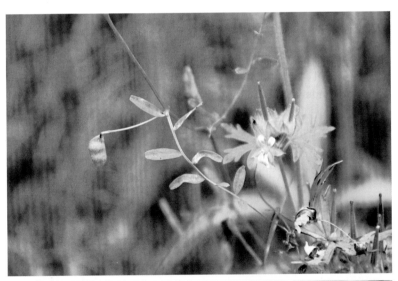

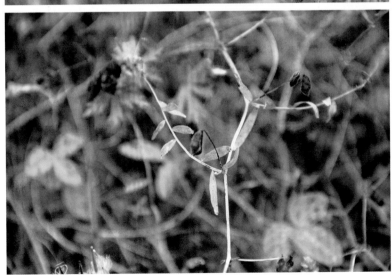

豆科 Leguminosae 野豌豆属 Vicia

牯岭野豌豆
Vicia kulingiana Bailey

| **药 材 名** | 牯岭野豌豆（药用部位：全草）。

| **形态特征** | 多年生草本，高 70 ~ 80 cm。茎直立，有棱，无毛。羽状复叶；托叶半箭头状或半卵形，全缘或有锯齿；小叶 4，卵状披针形、椭圆形或卵形，长 3.5 ~ 8.5 cm，宽 1.7 ~ 3.5 cm，无毛。花紫色至蓝色，10 以上排成腋生总状花序，有不脱落的叶状苞片。荚果斜长椭圆形或斜长方形，长 3.5 ~ 4.5 cm，宽 0.8 cm，无毛；种子 1 ~ 5，近圆形。

| **生境分布** | 生于海拔 200 ~ 1 200 m 的山谷竹林、湿地及草丛或沙地。德兴各地均有分布。

| **资源情况** | 野生资源丰富。药材来源于野生。

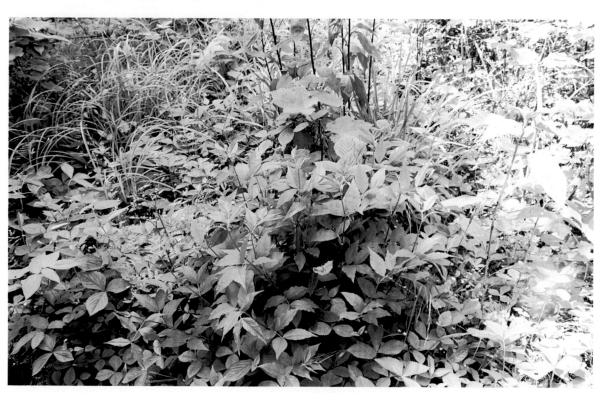

| 采收加工 | 夏、秋季采收，晒干。

| 功能主治 | 苦、涩，平。清热，解毒，消积。用于咽喉肿痛，疟疾，痈肿，疔疮，痔疮，食积不化。

| 用法用量 | 内服煎汤，9 ~ 30 g；或研末，1.5 ~ 3 g。外用适量，捣敷。

| 附　注 | 本种异名：*Vicia edentata* Wang et Tang。

本种的嫩茎叶焯水后可做汤或炒食。

豆科 Leguminosae 野豌豆属 Vicia

救荒野豌豆
Vicia sativa L.

| 药 材 名 | 大巢菜（药用部位：全草或种子）。

| 形态特征 | 一年生或二年生草本，高 25 ~ 50 cm。羽状复叶，有卷须；小叶 8 ~ 16，长椭圆形或倒卵形，长 0.8 ~ 2 cm，宽 0.3 ~ 0.7 cm，先端截形，凹入，有细尖，两面疏生黄色柔毛；托叶戟形。花 1 ~ 2 生于叶腋，花梗有黄色疏短毛；花萼钟状，萼齿 5，披针形，渐尖，有白色疏短毛；花冠紫色或红色；子房无毛，花柱先端背部有淡黄色髯毛。荚果条形，扁平，长 2.5 ~ 4.5 cm，近无毛；种子棕色，圆球形。

| 生境分布 | 生于海拔 50 m 以上的荒山、田边草丛及林中。德兴各地均有分布。

| 资源情况 | 野生资源一般。药材来源于野生。

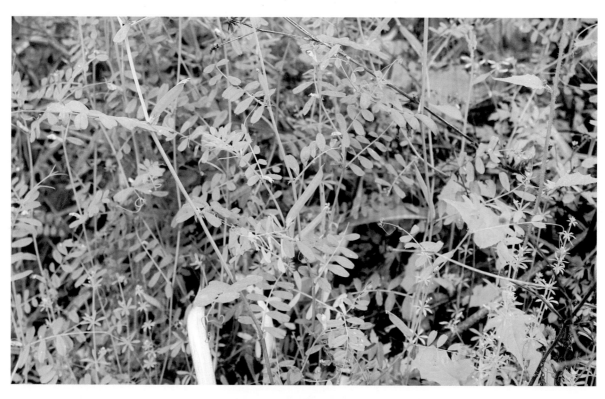

| 采收加工 | 4～5月采收，鲜用或晒干。

| 药材性状 | 本品的茎细长缠绕，具棱，被微柔毛，表面灰绿色；质轻脆，易折断。羽状复叶；小叶8～16，托叶戟形，多脱落，完整者展平后呈长椭圆形或倒卵形，两面疏生黄色柔毛。花1～3生于叶腋，紫色或红色。种子呈略扁的圆球形，直径0.3～0.4 cm，表面黑棕色或黑色，种脐白色。质坚硬，破开后可见2子叶，大形，黄色。气微，味淡，具豆腥气。

| 功能主治 | 甘、辛，寒。归心、肝、脾经。补肾调经，祛痰止咳。用于肾虚腰痛，遗精，黄疸，水肿，疟疾，鼻衄，心悸，咳嗽痰多，月经不调，疮疡肿毒。

| 用法用量 | 内服煎汤，15～30 g。外用适量，捣敷；或煎汤洗。

| 附　　注 | 本种异名：*Vicia communis* Rouy、*Vicia bobartii* E. Forester、*Vicia bacla* Moench、*Vicia alba* Moench、*Vicia sativa* L. var. *ecirrhosa* J. Q. He。
本种的嫩茎叶焯水后可做汤或炒食。
本种原产欧洲南部、亚洲西部。

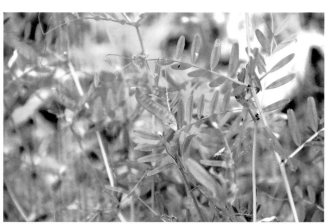

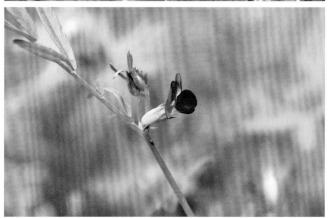

豆科 Leguminosae 豇豆属 *Vigna*

赤豆

Vigna angularis (Willd.) Ohwi et Ohashi

| 药 材 名 | 赤小豆（药用部位：成熟种子）、赤小豆花（药用部位：花）、赤小豆叶（药用部位：叶）、赤小豆芽（药用部位：芽）。

| 形态特征 | 一年生直立或缠绕草本，植株被疏长毛。羽状复叶具 3 小叶；托叶盾状着生，箭头形，长 0.9 ~ 1.7 cm；小叶卵形至菱状卵形，长 5 ~ 10 cm，侧生小叶偏斜，全缘或 3 浅裂，两面均稍被疏长毛。花黄色，5 或 6 生于短的总花梗先端；花梗极短；小苞片披针形，长 0.6 ~ 0.8 cm；花萼钟状，长 0.3 ~ 0.4 cm；花冠长约 0.9 cm。荚果圆柱状，长 5 ~ 8 cm，无毛；种子通常暗红色或其他颜色，长圆形，长 0.5 ~ 0.6 cm。

| 生境分布 | 德兴各地均有栽培。

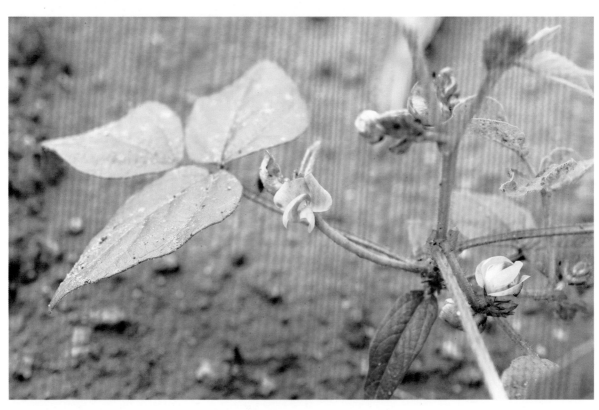

| 资源情况 | 栽培资源丰富。药材来源于栽培。

| 采收加工 | 赤小豆：秋季果实成熟而未开裂时拔取全株，晒干，打下种子，除去杂质，再晒干。

赤小豆花：夏季采收，鲜用或阴干。

赤小豆叶：夏季采收，鲜用或晒干。

赤小豆芽：将成熟的种子发芽后，晒干。

| 药材性状 | 赤小豆：本品呈短圆柱形，两端较平截或钝圆，直径 0.4 ～ 0.6 cm。表面暗棕红色，有光泽，种脐不凸起，偏向一端，白色，约为全长的 2/3，中间不凹陷；另一侧有一不明显的棱脊。质硬，不易破碎。子叶 2，乳白色。气微，味微甘。

| 功能主治 | 赤小豆：甘、酸，平。归心、小肠、脾经。利水消肿，解毒排脓。用于水肿胀满，脚气浮肿，黄疸尿赤，风湿热痹，痈肿疮毒，肠痈腹痛。

赤小豆花：辛，微凉。解毒消肿，行气利水，明目。用于疔疮丹毒，饮酒过度，腹胀食少，水肿，肝热目赤昏花。

赤小豆叶：甘、酸、涩，平。归肝、肾、胃经。固肾缩尿，明目，止渴。用于小便频数，肝热目糊，心烦口渴。

赤小豆芽：甘，微凉。清热解毒，止血，安胎。用于肠风便血，肠痈，赤白痢疾，妊娠胎漏。

| 用法用量 | 赤小豆：内服煎汤，10 ～ 30 g；或入散剂；阴虚津伤者慎用，过量可渗利伤津。外用适量，研末调敷；或煎汤洗。

赤小豆花：内服煎汤，9 ～ 15 g；或入散剂。外用适量，研末撒；或鲜品捣敷。

赤小豆叶：内服煎汤，30 ～ 100 g；或捣汁。

赤小豆芽：内服煎汤，9 ～ 15 g；或入散剂；或鲜品炒熟食用。

| 附　　注 | 本种异名：*Dolichos angularis* Willd.、*Phaseolus angularis* W. F. Wight、*Azukia angularis* (Willd.) Ohwi。

药材赤小豆，为本种的干燥成熟种子，《中华人民共和国药典》（1977 年版至 2020 年版）、《新疆维吾尔自治区药品标准·第二册》（1980 年版）等中有收载。

绿豆

Vigna radiata (Linn.) Wilczek

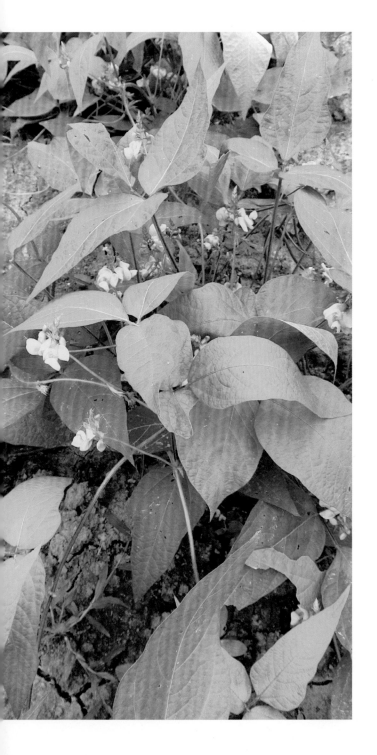

| 药 材 名 |

绿豆（药用部位：种子）、绿豆粉（药材来源：种子经水磨加工而得的淀粉）、绿豆皮（药用部位：种皮）、绿豆芽（药用部位：种子经浸罨后发出的嫩芽）、绿豆叶（药用部位：叶）、绿豆花（药用部位：花）。

| 形态特征 |

一年生草本，高 20 ~ 60 cm。茎被褐色长硬毛。羽状复叶具 3 小叶；托叶盾状着生，卵形，长 0.8 ~ 1.2 cm，具缘毛；小托叶披针形；小叶卵形，长 5 ~ 16 cm，侧生小叶多少偏斜，全缘，两面多少被疏长毛；叶柄长 5 ~ 21 cm。总状花序腋生，有 4 至多朵花；总花梗长 2.5 ~ 9.5 cm；花梗短；小苞片线状披针形或长圆形；萼管无毛，长 0.3 ~ 0.4 cm，裂片狭三角形，具缘毛；旗瓣近方形，长 1.2 cm，宽 1.6 cm，外面黄绿色，里面有时粉红色，先端微凹；翼瓣卵形，黄色；龙骨瓣镰状，绿色而染粉红色。荚果线状圆柱形，长 4 ~ 9 cm，被散生的淡褐色长硬毛；种子 8 ~ 14，淡绿色或黄褐色。

| 生境分布 |

德兴各地均有栽培。

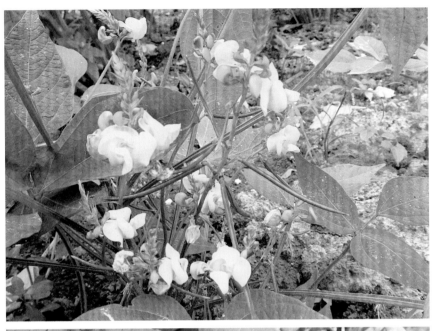

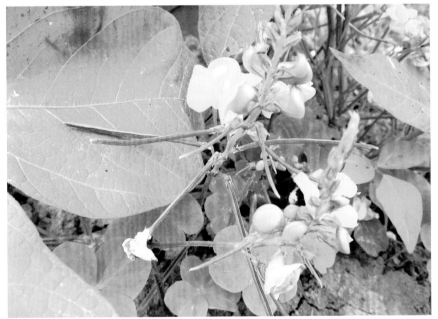

| **资源情况** | 栽培资源丰富。药材来源于栽培。 |

采收加工

绿豆：立秋后种子成熟时拔取全株，晒干，将种子打落，簸净灰屑。

绿豆皮：将绿豆用水泡发，揉搓取种皮。一般取绿豆发芽后残留的皮壳晒干而得。

绿豆粉：取绿豆，加水泡发，研磨后，用纱布过滤，将过滤出来的绿豆水倒入一缸子里，再静置一段时间，淀粉就会沉淀到缸底，取出，干燥。

绿豆芽：种子经浸罨后发出的嫩芽。

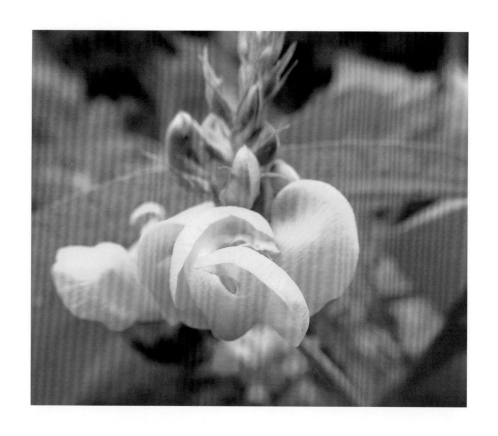

绿豆叶：春、秋季采收，随采随用。

绿豆花：6～7月摘取，晒干。

| **药材性状** | 绿豆：本品呈短矩圆形，长 0.4～0.6 cm。表面绿黄色、暗绿色、绿棕色，光滑而有光泽。种脐位于种子的一侧，白色，条形，长约为种子的 1/2。种皮薄而坚韧，剥离后露出 2 淡黄绿色或黄白色、肥厚的子叶。气微，嚼之具豆腥气。

绿豆皮：本品多向内卷成梭形或不规则形，长 0.4～0.7 cm，直径约 0.2 cm。外表面黄绿色至暗绿色，微有光泽，种脐呈长圆形槽状，其上常有残留的黄白色种柄；内表面色较淡。质较脆，易捻碎。气微，味淡。

| **功能主治** | 绿豆：甘，寒。归心、肝、胃经。清热解毒，消暑利湿，利水消肿。用于热毒疮疡，麻疹丹毒，暑热烦渴，水肿，药物及食物中毒。

绿豆粉：甘，寒。清热消暑，凉血解毒。用于暑热烦渴，痈肿疮疡，丹毒，烫火伤，跌打损伤，肠风下血，酒毒。

绿豆皮：甘，寒。归心、胃经。清暑止渴，利尿解毒，退目翳。用于暑热烦渴，泄泻，痢疾，水肿，痈肿，丹毒，目翳。

绿豆芽：甘，凉。清热消暑，解毒利尿。用于暑热烦渴，酒毒，小便不利，目翳。

绿豆叶：甘，寒。和胃，解毒。用于霍乱吐泻，斑疹，疔疮，疥癣，药毒，火毒。

绿豆花：甘，寒。解酒毒。用于急、慢性酒精中毒。

| 用法用量 | 绿豆：内服煎汤，15 ~ 30 g，大剂量可用 120 g；或研末；或生研绞汁；药用不可去皮，脾胃虚寒滑泄者慎服。外用适量，研末调敷。

绿豆粉：内服水调，9 ~ 30 g。外用适量，调敷；或粉扑。

绿豆皮：内服煎汤，9 ~ 30 g；或研末。外用适量，研末；或煎汤洗。

绿豆芽：内服煎汤，30 ~ 60 g；或捣烂绞汁。脾胃虚寒者不宜久食。

绿豆叶：内服捣汁，15 ~ 30 g。外用适量，捣烂布包擦。

绿豆花：内服煎汤，30 ~ 60 g。

| 附　注 | 本种异名：*Phaseolus radiatus* Linn.、*Phaseolus aureus* Roxb.、*Azukia radiata* (Linn.) Ohwi、*Rudua aurea* (Roxb.) Maekawa、*Phaseolus mungo* auct. non Linn.、*Vigna mungo* auct. non (Linn.) Hepper。

药材绿豆，为本种的干燥成熟种子，《甘肃省中药材标准》（2009 年版）、《广东省中药材标准·第二册》（2011 年版）、《黑龙江省中药材标准》（2001 年版）、《山西省中药材标准》（1987 年版）、《维吾尔药材标准·上册》（1993 年版）、《中华人民共和国药典·附录》（1985 年版至 2010 年版）、《山东省中药材标准》（1995 年版、2002 年版）、《湖南省中药材标准》（2009 年版）中有收载。

药材绿豆皮，为本种的干燥种皮，《山西省中药材标准》（1987 年版）中有收载；《贵州省中药材质量标准》（1988 年版）、《河南省中药材标准》（1993 年版）、《江苏省中药材标准》（1989 年版）、《山东省中药材标准》（1995 年版、2002 年版）、《上海市中药材标准》（1994 年版）以"绿豆衣"之名收载之，《贵州省中药材、民族药材质量标准》（2003 年版）以"绿豆衣（绿豆皮）"之名收载之。

本种的种子可煮粥，或加工成绿豆沙、绿豆糕等食品。

豆科 Leguminosae 豇豆属 *Vigna*

豇豆

Vigna unguiculata (Linn.) Walp.

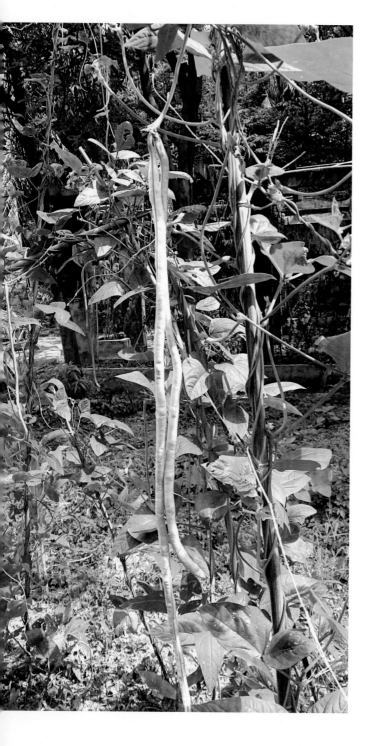

药 材 名

豇豆（药用部位：种子）、豇豆壳（药用部位：荚壳）、豇豆叶（药用部位：叶）、豇豆根（药用部位：根）。

形态特征

一年生缠绕草质藤本或近直立草本。茎近无毛。羽状复叶具 3 小叶；托叶披针形，长约 1 cm，着生处下延成 1 短距；小叶卵状菱形，长 5 ~ 15 cm，全缘或近全缘，有时淡紫色，无毛。总状花序腋生，具长梗；花 2 ~ 6 聚生于花序的先端，花梗间常有肉质密腺；花萼浅绿色，钟状，长 0.6 ~ 1 cm，裂齿披针形；花冠黄白色而略带青紫色，长约 2 cm，各瓣均具瓣柄，旗瓣扁圆形，宽约 2 cm，先端微凹。荚果线形，长 7.5 ~ 70 cm，稍肉质而膨胀或坚实，有多颗种子；种子长椭圆形或圆柱形或稍肾形，长 0.6 ~ 1.2 cm，黄白色、暗红色或其他颜色。

生境分布

德兴各地均有栽培。

资源情况

栽培资源丰富。药材来源于栽培。

| 采收加工 | 豇豆：秋季果实成熟后采收果实，晒干，打下种子。
豇豆壳：秋季采收果实，除去种子，晒干。
豇豆叶：夏、秋季采收，鲜用或晒干。
豇豆根：秋季采挖，除去泥土，洗净，鲜用或晒干。

| 药材性状 | 豇豆壳：本品干燥荚壳为 10 ～ 15 cm 的扁长条形，可由中线分成对称的两瓣。质轻，易碎，碎片呈不规则片块，外表皮淡黄色至黄棕色，可见多数纵皱纹，内面有一层淡白色的荚膜，可剥离。气微，味甘。

| 功能主治 | 豇豆：甘、咸，平。归脾、肾经。健脾利湿，补肾涩精。用于脾胃虚弱，泄泻痢疾，吐逆，肾虚腰痛，遗精，消渴，带下，白浊，小便频数。
豇豆壳：甘，平。归胃经。补肾健脾，利水消肿，镇痛，解毒。用于腰痛，肾炎，胆囊炎，带状疱疹，乳痈。
豇豆叶：甘、淡，平。利小便，解毒。用于淋证，小便不利，蛇咬伤。
豇豆根：甘，平。归脾、胃经。健脾益气，消积，解毒。用于脾胃虚弱，食积，带下，淋浊，痔血，疔疮。

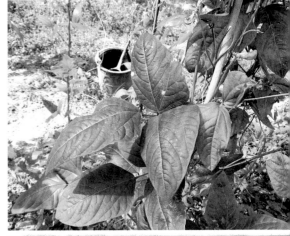

| 用法用量 | 豇豆：内服煎汤，30 ～ 60 g；或煮食；或研末，6 ～ 9 g；气滞便结者禁用。外用适量，捣敷。
豇豆壳：内服煎汤，30 ～ 60 g，鲜品 90 ～ 150 g。外用适量，烧灰，研末调敷。
豇豆叶：内服煎汤，鲜品 60 ～ 90 g。外用适量，捣敷。
豇豆根：内服煎汤，鲜品 60 ～ 90 g。外用适量，捣敷；或烧灰存性，研末调敷。

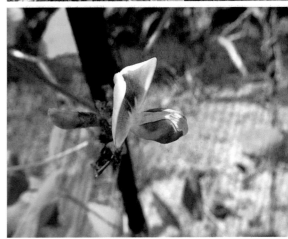

| 附 注 | 本种异名：*Vigna sinensis* (L.) Endl. ex Hassk.、*Dolichos unguiculatus* L.、*Dolichos sinensis* L.、*Dolichos sesquipedalis* L.、*Vigna sesquipedalis* (L.) Agcaoili。
本种的嫩荚果和种子常炒食；干制品常炖汤；也可制成泡菜。

豆科 Leguminosae 豇豆属 Vigna

野豇豆
Vigna vexillata (Linn.) Rich.

| **药 材 名** | 山土瓜（药用部位：根）。 |

| **形态特征** | 多年生缠绕草本。主根圆柱形或圆锥形，外皮橙黄色。茎有棕色粗毛。小叶 3，卵形或菱状卵形，长 4 ~ 8 cm，宽 2.5 ~ 4.5 cm，两面有淡黄白色贴生柔毛；小叶柄极短，有棕褐色粗毛。花 2 ~ 4 着生于长 9 ~ 12 cm 的总花梗上端；花梗极短，有棕褐色粗毛；花萼钟形，有疏短毛；花冠淡红紫色。荚果圆柱形，长 9 ~ 11 cm，直径 0.5 cm，先端有喙，有棕褐色粗毛；种子椭圆形，黑色，有光泽。 |

| **生境分布** | 生于旷野、灌丛或疏林中。德兴各地均有分布。 |

| **资源情况** | 野生资源丰富。药材来源于野生。 |

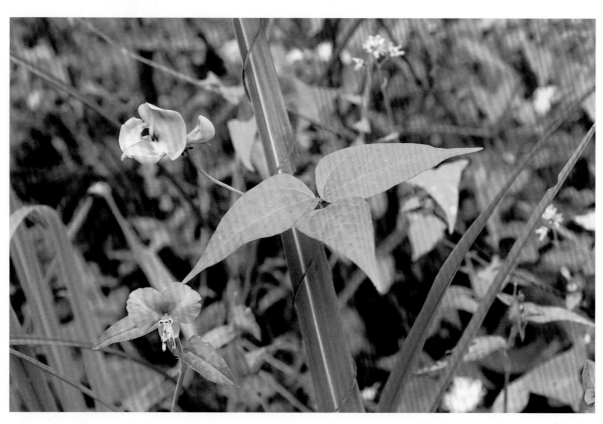

| **采收加工** | 秋季采挖，除去茎基、须根和泥土，晒干。

| **药材性状** | 本品呈圆柱形或长纺锤形，先端有残留的草质茎痕。表面黄棕色，有纵皱纹及横向皮孔样疤痕。气微，味淡，微有豆腥味。

| **功能主治** | 甘、苦，平。归胃、大肠、肝经。益气，生津，利咽，解毒。用于头昏乏力，失眠，阴挺，脱肛，乳少，暑热烦渴，风火牙痛，咽喉肿痛，瘰疬，疮疖，毒蛇咬伤。

| **用法用量** | 内服煎汤，9～60 g。外用适量，捣敷。

| **附　　方** | 治遗尿：猪膀胱（尿脬）1 个，山土瓜 15 g，金樱子根 60 g，糯米 60 g，将山土瓜、金樱子根、糯米装入猪膀胱内，炖熟，去药渣吃。［《草药手册》（江西）］

| **附　　注** | 本种异名：*Phaseolus vexillatus* Linn.、*Vigna vexillata* (Linn.) Rich. var. *yunnanensis* Franch.、*Vigna vexillata* (Linn.) Rich. var. *pluriflora* Franch.。

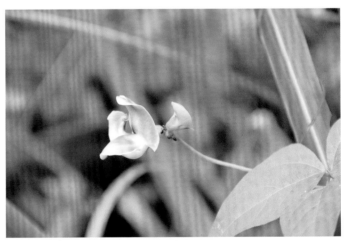

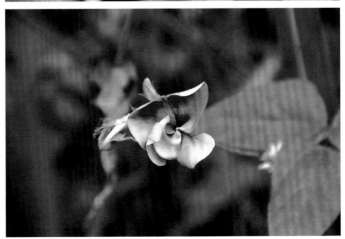

豆科 Leguminosae 紫藤属 Wisteria

紫藤 *Wisteria sinensis* (Sims) Sweet

| 药 材 名 | 紫藤（药用部位：茎或茎皮）、紫藤根（药用部位：根）、紫藤子（药用部位：种子）。

| 形态特征 | 大型藤本。茎粗壮；嫩枝黄褐色，被白色绢毛。羽状复叶长 15 ~ 25 cm；小叶 9 ~ 13，纸质，卵状椭圆形或卵状披针形，先端小叶较大，基部 1 对小叶最小，长 5 ~ 8 cm，嫩时两面被平伏毛，后无毛，小托叶刺毛状。总状花序长 15 ~ 30 cm，先叶开花；花梗长 2 ~ 3 cm；花萼长 0.5 ~ 0.6 cm，密被细毛；花冠紫色，长 2 ~ 2.5 cm，旗瓣反折。荚果线状倒披针形，长 10 ~ 15 cm，密被灰色茸毛；种子 1 ~ 3，褐色，扁圆形，直径 1.5 cm，具光泽。

| 生境分布 | 德兴有栽培，作为观赏植物种植于公园或庭园。

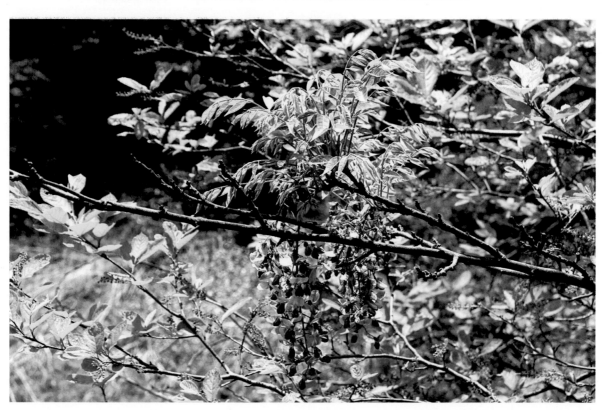

| 资源情况 | 栽培资源丰富。药材来源于栽培。

| 采收加工 | 紫藤：夏季采收，晒干。

紫藤根：全年均可采挖，除去泥土，洗净，切片，晒干。

紫藤子：冬季果实成熟时采收，除去果壳，晒干。

| 药材性状 | 紫藤根：本品呈圆柱形、块片状，直径 2 ~ 5 cm。表面呈棕褐色，具不规则的细裂纹、纵皱和不明显的皮孔样突起。质硬，不易折断，断面黄白色，有明显密集的小孔。气微，味微苦。

紫藤子：本品呈扁圆形或略呈肾圆形，一面平坦，另一面稍隆起，直径 1.2 ~ 2.3 cm，厚 0.2 ~ 0.3 cm。表面淡棕色至黑棕色，平滑，具光泽，散有黑色斑纹，种子一端有细小合点，自合点分出少数略凹下的弧形脉纹，另一端侧边凹陷处有黄白色的椭圆形种脐，并有种柄残迹。质坚硬，种皮薄，剥去后可见 2 黄白色、坚硬的子叶。嚼之有豆腥气，微有麻舌感。

| 功能主治 | 紫藤：甘、苦，微温；有小毒。归肾经。利水，除痹，杀虫。用于水肿，浮肿，关节疼痛，肠寄生虫病。

紫藤根：甘，温。归肝、肾、心经。祛风除湿，舒筋活络。用于痛风，痹证。

紫藤子：甘，微温；有小毒。归脾、肝经。杀虫，止痛，解毒。用于筋骨痛，食物中毒，腹痛，吐泻，蛲虫病。

| 用法用量 | 紫藤：内服煎汤，9 ~ 15 g。

紫藤根：内服煎汤，9 ~ 15 g。

紫藤子：内服煎汤（炒熟），15 ~ 30 g；或浸酒。有小毒，用量不宜过大。

| 附　注 | 本种异名：*Apios chinensis* Spreng.、*Wisteria praecox* Hand.-Mazz.、*Glycine sinensis* Lindl.、*Millettia chinensis* Benth.、*Wisteria chinensis* DC.。

药材紫藤子（可瓜子），为本种的干燥成熟种子，《中华人民共和国卫生部药品标准·蒙药分册》（1998 年版）、《内蒙古蒙药材标准》（1988 年版）中有收载。

本种的花可蒸食或煎蛋。

本种喜光，对气候及土壤的适应性强。

本种 IUCN 评估等级为 LC 级。本种为江西省Ⅲ级保护植物。

山酢浆草

Oxalis acetosella L. subsp. *griffithii* (Edgew. et Hk. f.) Hara

| **药 材 名** | 三叶铜钱草（药用部位：全草）。

| **形态特征** | 多年生草本，高 8 ~ 10 cm。茎短缩，不明显，基部围以残存的、覆瓦状排列的鳞片状叶柄基。叶基生；托叶阔卵形，被柔毛或无毛，与叶柄茎部合生；叶柄长 3 ~ 15 cm，近基部具关节；小叶 3，宽倒三角形，长 0.5 ~ 2 cm，宽 0.8 ~ 3 cm。总花梗基生，单花，与叶柄近等长或更长；花梗长 2 ~ 3 cm，被柔毛；苞片 2，对生，卵形，长约 0.3 cm，被柔毛；萼片 5，卵状披针形，长 0.3 ~ 0.5 cm，宽 0.1 ~ 0.2 cm，先端具短尖，宿存；花瓣 5，粉红色，带紫红色脉纹。蒴果长圆柱形。

| **生境分布** | 生于海拔 800 m 以上的密林、灌丛和沟谷等阴湿处。分布于德兴三

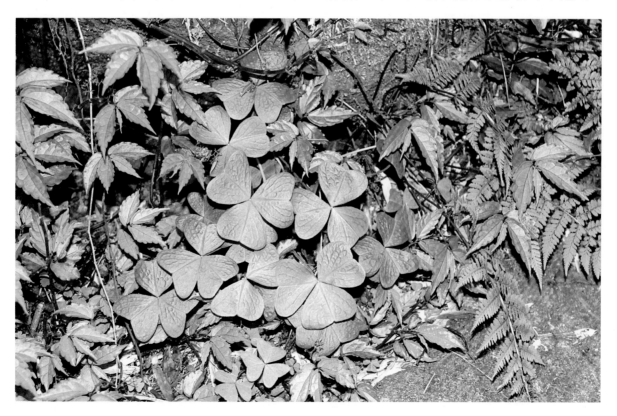

清山北麓等。

| 资源情况 | 野生资源一般。药材来源于野生。

| 采收加工 | 夏、秋季采集，洗净，鲜用或晒干。

| 功能主治 | 酸、涩，寒。归心、肝、膀胱经。活血化瘀，清热解毒，利尿通淋。用于劳伤疼痛，跌打损伤，麻风，无名肿毒，疥癣，小儿口疮，烫火伤，淋浊带下，尿闭。

| 用法用量 | 内服煎汤，3 ~ 10 g，大剂量可用至 90 g；孕妇慎用。外用适量，煎汤洗；或捣敷；或研末菜油调搽。

| 附　注 | 本种异名：*Oxalis griffithii* Edgeworth & J. D. Hooker、*Oxalis japonica* Franch. et Sav.、*Oxalis hupehensis* R. Knuth、*Oxalis leucolepis* Diels var. *griffithii* (Edgeworth et Hook. f.) R. C. Srivastava、*Oxalis acetosella* L. var. *japonica* (Franch. et Sav.) Makino。

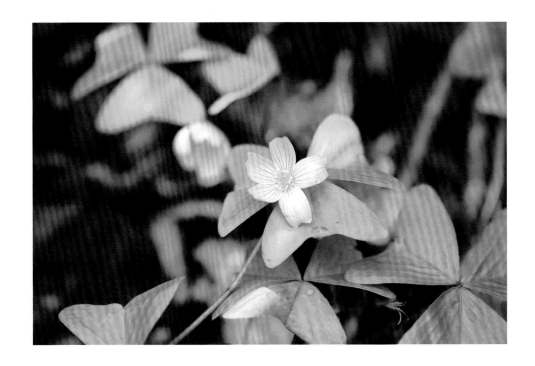

| 酢浆草科 | Oxalidaceae | 酢浆草属 | Oxalis

酢浆草
Oxalis corniculata L.

| **植物别名** | 酸草、三叶酸、酸老九。

| **药　材　名** | 酢浆草（药用部位：全草）。

| **形态特征** | 多年生草本。根茎稍肥厚。茎细弱，直立或匍匐。叶基生，茎生叶互生；小叶 3，倒心形，先端凹下。花单生或数朵组成伞形花序状；萼片 5，披针形或长圆状披针形；花瓣 5，黄色，长圆状倒卵形；雄蕊 10，基部合生，长短相间，花柱 5。蒴果长圆柱形，具 5 棱。花果期 2 ~ 9 月。

| **生境分布** | 生于山坡草池、河谷沿岸、路边、田边、荒地或林下阴湿处等。德兴各地均有分布。

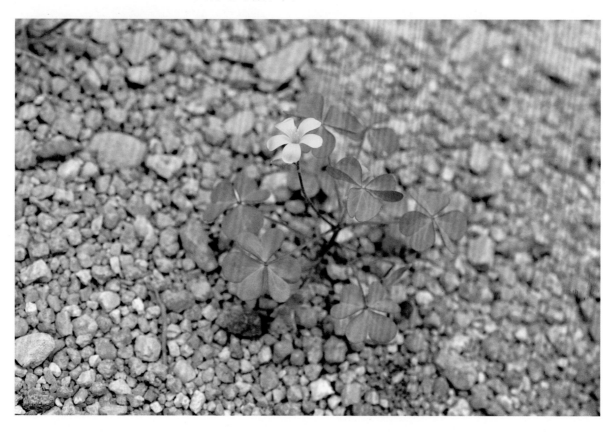

| 资源情况 | 野生资源丰富。药材来源于野生。

| 采收加工 | 全年均可采收，以夏、秋季为宜，除去泥沙、杂质，干燥。

| 药材性状 | 本品常互相缠绕成疏松团状。茎长 20 ～ 35 cm，多分枝，上部黄棕色，下部红紫色，具纵沟槽，有疏毛，节上生根。叶互生，为掌状三出复叶，叶柄细长，有柔毛；展平后小叶无柄，倒心形，先端微凹，具细柔毛，下面毛较上面密。蒴果近圆柱形，长 1 ～ 1.8 cm，具 5 棱，有短柔毛。种子小，扁卵形，红褐色，有横沟槽。气微，味微酸。

| 功能主治 | 酸，寒。归肝、肺、膀胱经。清热利湿，凉血散瘀，消肿解毒。用于湿热泄泻，痢疾，黄疸，淋病，带下，吐血，衄血，尿血，月经不调，跌打损伤，咽喉肿痛，痈肿疔疮，丹毒，湿疹，疥癣，痔疮，麻疹，烫火伤，蛇虫咬伤。

| 用法用量 | 内服煎汤，9 ～ 15 g，鲜品 30 ～ 60 g；或研末；或鲜品绞汁饮；孕妇及体虚者慎服。外用适量，煎汤洗；或捣敷；或捣汁涂；或煎汤漱口。

| 附　　注 | 本种异名：*Oxalis minima* Steud.、*Acetosella corniculata* (L.) Kuntze、*Xanthoxalis repens* (Thunb.) Moldenke、*Oxalis taiwanensis* (Masamune) Masamune、*Oxalis procumbens* Steud. ex Rich.。

药材酢浆草，为本种的全草，《中华人民共和国药典·附录》（2010 年版）、《中华人民共和国卫生部药品标准·中药成方制剂·第九册·附录》（1994 年版）、《福建省中药材标准》（2006 年版）、《江西省中药材标准》（1996 年版、2014 年版）、《云南省药品标准》（1996 年版）、《贵州省中药材、民族药材质量标准》（2003 年版）、《云南省中药材标准·第四册·彝族药（Ⅱ）》（2005 年版）、《湖南省中药材标准》（2009 年版）中有收载。

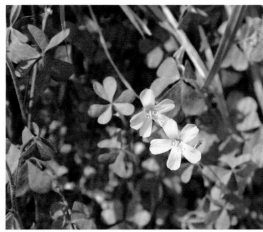

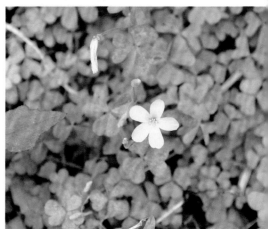

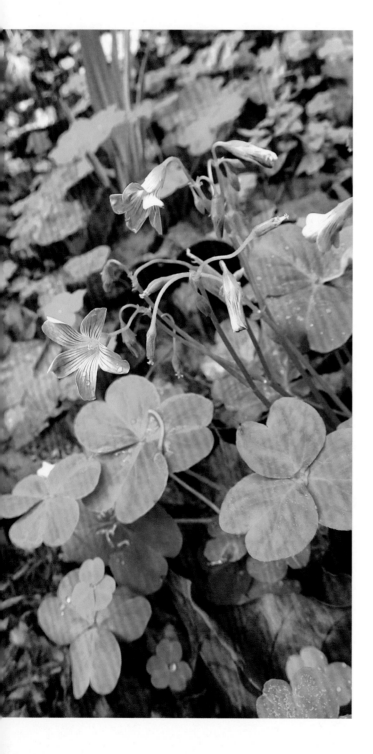

酢浆草科 Oxalidaceae 酢浆草属 Oxalis

红花酢浆草 *Oxalis corymbosa* DC.

药材名

铜锤草（药用部位：全草）、铜锤草根（药用部位：根）。

形态特征

多年生直立无茎草本，高达 35 cm。地下部分有多数小鳞茎，鳞片褐色，有 3 纵棱。复叶具 3 小叶，均基生；小叶阔倒卵形，长约 3.5 cm，先端凹缺，被毛，两面有棕红色瘤状小腺点；叶柄长 15 ~ 24 cm，被毛。伞房花序基生，与叶等长或较叶稍长，有 5 ~ 10 花；花淡紫红色；萼片 5，先端有 2 红色长形小腺体；花瓣 5；雄蕊 10，5 长 5 短，花丝下部合生成筒，上部有毛；花柱 5，分离。蒴果短条形，角果状，长 1.7 ~ 2 cm，有毛。

生境分布

德兴各地栽培作绿化植物。

资源情况

栽培资源丰富。药材来源于栽培。

采收加工

铜锤草：3 ~ 6 月采收（或夏、秋季采收），洗净，鲜用或晒干。

铜锤草根： 秋季采挖，洗净泥土，鲜用或晒干。

| **药材性状** | **铜锤草：** 本品叶柄呈扁圆形，直径约 1 mm；表面黄绿色至棕黄色，有纵棱及柔毛；质轻脆。三出复叶，小叶片阔倒卵形，先端凹缺，被有柔毛，黄绿色或浅棕色，多皱缩破碎。有的可见多数小鳞茎，鳞片褐色。气微，味酸。

| **功能主治** | **铜锤草：** 酸，寒。归肝、小肠经。清热解毒，散瘀消肿，调经。用于咽炎，牙痛，肾盂肾炎，痢疾，月经不调，带下；外用于毒蛇咬伤，跌打损伤，烫火伤。

铜锤草根： 酸，寒。归肝经。清热，平肝，定惊。用于小儿肝热，惊风。

| **用法用量** | **铜锤草：** 内服煎汤，15 ~ 30 g；或浸酒；或炖肉；孕妇慎服。外用适量，鲜品捣敷。

铜锤草根： 内服煎汤，9 ~ 15 g。

| **附　注** | 本种异名：*Oxalis martiana* Zucc.、*Oxalis debilis* Kunth var. *corymbosa* (Candolle) Lourteig。

本种原产南美洲热带地区，我国长江以北各地作为观赏植物引入，以南各地已逸为野生。

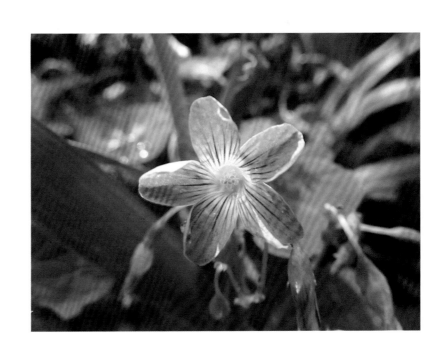

牻牛儿苗科 Geraniaceae 老鹳草属 Geranium

野老鹳草 *Geranium carolinianum* L.

| 药 材 名 | 老鹳草（药用部位：地上部分）。

| 形态特征 | 一年生草本，高 20 ~ 50 cm。根细，长达 7 cm。茎直立或斜升，有倒向下的密柔毛，分枝。叶圆肾形，长 2 ~ 3 cm，宽 4 ~ 7 cm，下部叶互生，上部叶对生，5 ~ 7 深裂，每裂片又 3 ~ 5 深裂；小裂片条形，锐尖头，两面有柔毛；下部茎生叶有长柄，长达 10 cm，上部茎生叶柄短，与叶片等长或短于叶片。花成对集生于茎端或叶腋，花序梗短或几无；花梗长 1 ~ 1.5 cm，有腺毛；萼片宽卵形，有长白毛，在果期增大，长 0.5 ~ 0.7 cm；花瓣淡红色，与萼片等长或较萼片略长。蒴果长约 2 cm，先端有长喙，成熟时 5 裂，果瓣向上卷曲。

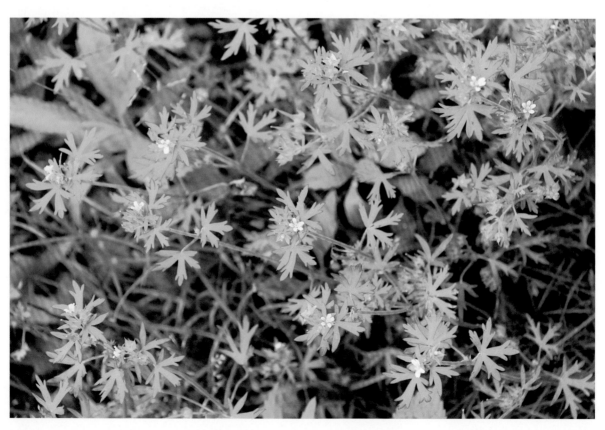

| 生境分布 | 生于平原和低山荒坡杂草丛中。德兴各地均有分布，德兴银城栽培作园林绿化植物。

| 资源情况 | 野生资源丰富，栽培资源一般。药材主要来源于野生。

| 采收加工 | 夏、秋季果实近成熟时采割，捆成把，除去泥土和杂质，晒干。

| 药材性状 | 本品茎较细，略短。叶片圆形，5 ~ 7 深裂，裂片条形，每裂片又 3 ~ 5 深裂。果实球形，长 0.3 ~ 0.5 cm。花柱长 1 ~ 1.5 cm，有的 5 裂，向上卷曲成伞形。气微，味淡。

| 功能主治 | 辛、苦，平。归肝、肾、脾经。祛风湿，通经络，止泻痢。用于风湿痹痛，麻木拘挛，筋骨酸痛，泄泻痢疾。

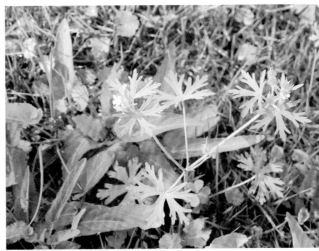

| 用法用量 | 内服煎汤，9 ~ 15 g；或浸酒；或熬膏。外用适量，捣烂，加酒炒热敷；或制成软膏涂敷。

| 附 注 | 药材老鹳草，为本种的干燥地上部分，《中华人民共和国药典》（2000 年版至 2015 年版）中有收载；《江苏省中药材标准》（1989 年版）、《江苏省中药材标准（试行稿）·第一批》（1986 年版）以"野老鹳草"之名收载之。
本种原产美洲，在我国为逸生。

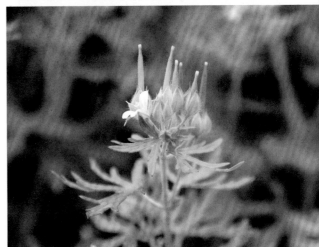

牻牛儿苗科 Geraniaceae 老鹳草属 Geranium

尼泊尔老鹳草 *Geranium nepalense* Sweet

| 药 材 名 | 老鹳草（药用部位：全草或地上部分）。

| 形态特征 | 多年生草本，高达 50 cm。根纤维状。茎仰卧，被倒生柔毛。叶对生，稀互生，叶五角状肾形，基部心形，掌状 5 深裂，裂片菱形或菱状卵形，长 2 ~ 4 cm，宽 3 ~ 5 cm，先端钝圆，中部以上齿状浅裂或缺刻状，两面疏被伏毛。花序梗纤细，长于叶，每梗具 2 花，稀具 1 花；萼片卵状披针形，长 0.4 ~ 0.5 cm；花瓣紫红色，倒卵形，与萼片等长或稍长于萼片，先端平截或圆，基部楔形；花柱不明显，柱头分枝长约 0.1 cm。蒴果长 1.5 ~ 1.7 cm，果瓣被长柔毛，喙被短柔毛。

| 生境分布 | 生于山地阔叶林林缘、灌丛、荒山草坡，亦为山地杂草。德兴各地

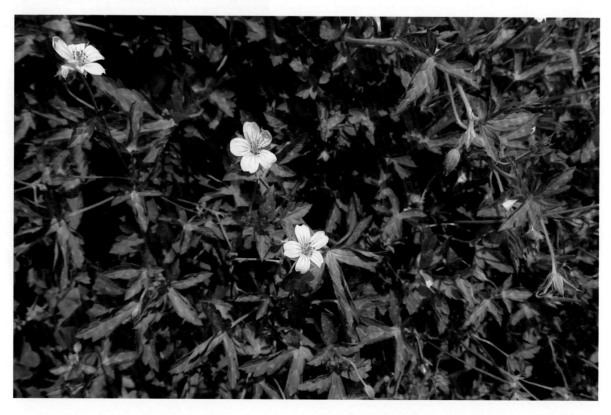

均有分布。

| **资源情况** | 野生资源一般。药材来源于野生。

| **采收加工** | 夏、秋季果实近成熟时采割，捆成把，除去泥土和杂质，晒干。

| **药材性状** | 本品茎直径 0.1 ~ 0.3 cm，表面灰绿色或紫红色，有纵沟及稀疏毛。叶肾状五角形，掌状 3 ~ 5 深裂，边缘有缺刻，被毛。蒴果长约 1.7 cm，宿存花柱成熟时 5 裂，向上反卷。气微，味淡。

| **功能主治** | 苦、微辛，平。归肝、大肠经。祛风湿，通经络，止泻痢。用于风湿痹痛，肢体麻木，筋骨酸楚，跌打损伤，泄泻痢疾。

| **用法用量** | 内服煎汤，9 ~ 15 g；或浸酒；或熬膏。外用适量，捣烂，加酒炒热敷；或制成软膏涂敷。

| **附　注** | 本种异名：*Geranium fangii* R. Knuth。

药材老鹳草，为本种的干燥全草，《贵州省中药材质量标准》（1988 年版）、《云南省药品标准》（1974 年版、1996 年版）中有收载。

药材滇老鹳草，为本种的干燥地上部分，《云南省中药材标准·第二册·彝族药》（2005 年版）中有收载。

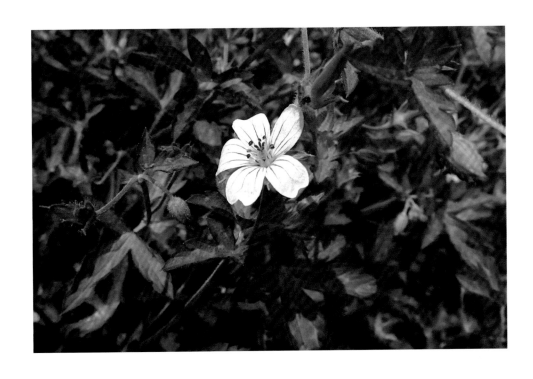

牻牛儿苗科 Geraniaceae 老鹳草属 Geranium

老鹳草 *Geranium wilfordii* Maxim.

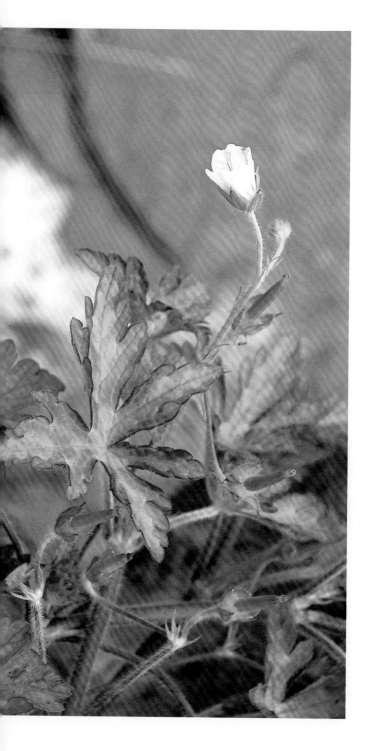

| 药 材 名 |

老鹳草（药用部位：地上部分）。

| 形态特征 |

多年生草本，高达 50 cm，植株有时被腺毛。根茎粗壮，具簇生纤维状细长须根。茎直立。叶对生，圆肾形，长 3 ~ 5 cm，宽 4 ~ 9 cm，基生叶 5 深裂达 2/3 处，裂片倒卵状楔形，下部全缘，上部不规则齿裂，上面被伏毛，下面沿脉和边缘被柔毛；茎生叶 3 裂。花序稍长于叶，花序梗短，被柔毛，有时混生腺毛，每梗具 2 花；萼片长卵形，长 0.5 ~ 0.6 cm，背面被柔毛，有时混生开展的腺毛；花瓣白色或淡红色，倒卵形，与萼片近等长；雄蕊稍短于萼片，花丝淡褐色，被缘毛；花柱与分枝紫红色。蒴果长约 2 cm，被柔毛和糙毛。

| 生境分布 |

生于海拔 1 800 m 以下的低山林下、草甸。德兴各地均有分布。

| 资源情况 |

野生资源丰富。药材来源于野生。

| 采收加工 | 夏、秋季果实近成熟时采割，捆成把，除去泥土和杂质，晒干。

| 药材性状 | 本品茎较细，直径 0.1 ~ 0.3 cm，具纵沟，表面微紫色或灰褐色，有倒伏毛。叶肾状三角形，3 ~ 5 深裂，裂片近菱形，边缘具锯齿，两面具伏毛。蒴果长约 2 cm，宿存花柱长 1 ~ 2 cm，成熟时 5 裂，向上卷曲成伞形。气微，味淡。

| 功能主治 | 辛、苦，平。归肝、肾、脾经。祛风湿，通经络，止泻痢。用于风湿痹痛，麻木拘挛，筋骨酸痛，泄泻痢疾。

| 用法用量 | 内服煎汤，9 ~ 15 g；或浸酒；或熬膏。外用适量，捣烂，加酒炒热敷；或制成软膏涂敷。

| 附　注 | 本种异名：*Geranium chinense* Migo、*Geranium wilfordii* Maxim. var. *schizopetalum* F. Z. Li.、*Geranium wilfordii* Maxim. var. *chinense* H. Hara、*Geranium wilfordii* Maxim. var. *glandulosum* Z. M. Tan。

药材老鹳草，为本种的干燥地上部分，《中华人民共和国药典》（1963 年版至 2020 年版）、《新疆维吾尔自治区药品标准·第二册》（1980 年版）中有收载。

旱金莲科 Tropaeolaceae 旱金莲属 Tropaeolum

旱金莲 *Tropaeolum majus* L.

| 药 材 名 | 旱莲花（药用部位：全草）。

| 形态特征 | 一年生蔓生草本。叶互生；叶柄长 6 ~ 31 cm，向上扭曲，盾状；叶圆形，直径 3 ~ 10 cm，具波状浅缺刻，下面疏被毛或有乳凸点。花黄色、紫色、橘红色或杂色，直径 2.5 ~ 6 cm；花托杯状；萼片 5，长椭圆状披针形，长 1.5 ~ 2 cm，基部合生，其中 1 萼片成长距；花瓣 5，呈圆形，边缘具缺刻，上部 2 花瓣全缘，长 2.5 ~ 5 cm，着生于距开口处，下部 3 花瓣基部具爪，近爪处边缘具睫毛；雄蕊 8，长短互间，分离。果实扁球形，成熟时分裂成 3 具 1 种子的小果。

| 生境分布 | 德兴各地均有栽培。

| 资源情况 | 栽培资源一般。药材来源于栽培。

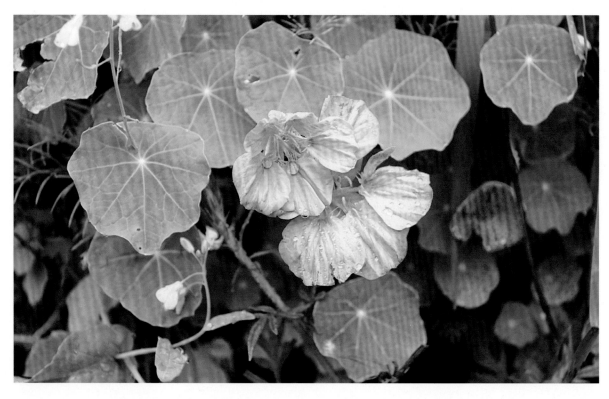

| 采收加工 | 生长盛期割取，鲜用或晒干。

| 功能主治 | 辛，凉。清热解毒，凉血止血。用于目赤红痛，痈疖肿痛，跌打损伤，咯血。

| 用法用量 | 内服煎汤，鲜品 15 ～ 30 g。外用适量，捣敷；或煎汤洗。

| 附　　注 | 本种的叶、花可凉拌；也可与面一同煮食。
本种原产南美洲秘鲁、巴西等地。我国普遍引种，作为庭院或温室观赏植物。

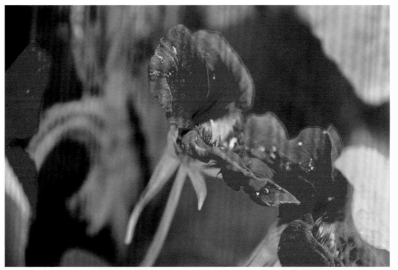

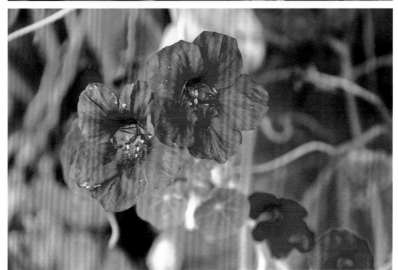

大戟科 Euphorbiaceae 铁苋菜属 Acalypha

铁苋菜 *Acalypha australis* L.

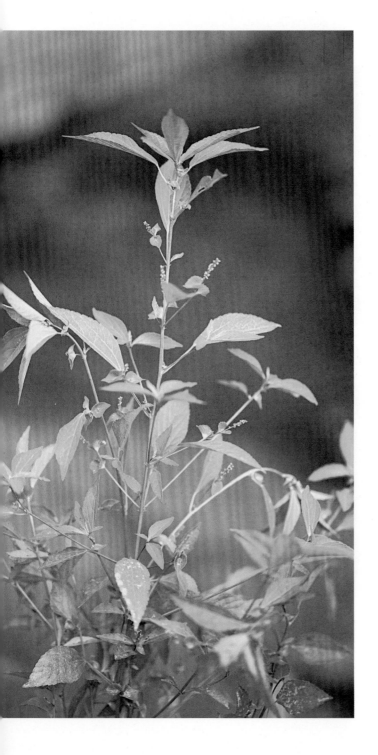

药材名

铁苋（药用部位：全草或地上部分。别名：撮斗装珍珠、海蚌含珠、海蚌含珠草）。

形态特征

一年生草本，高 30 ~ 50 cm。叶互生，薄纸质，椭圆形、椭圆状披针形或卵状菱形，基部三出脉，长 2.5 ~ 8 cm，宽 1.5 ~ 3.5 cm，两面被稀疏柔毛或无毛；叶柄长 1 ~ 3 cm。花单性，雌雄同序，无花瓣；穗状花序腋生；雌花萼片 3，子房 3 室，被疏毛，生于花序下端的叶状苞片内，苞片开展时呈肾形，长约 1 cm，合时如蚌，边缘有锯齿；雄花多数生于花序上端，花萼 4 裂，裂片镊合状；雄蕊 8，花药长圆筒形，弯曲。蒴果小，钝三棱状，直径 0.3 ~ 0.4 cm。

生境分布

生于海拔 20 ~ 1 200 m 的平原或山坡、较湿润耕地和空旷草地，有时生于石灰岩山疏林下。德兴各地均有分布。

资源情况

野生资源丰富。药材来源于野生。

| 采收加工 | 夏、秋季采收，除去泥沙，鲜用或晒干。

| 药材性状 | 本品长 20 ～ 40 cm。茎细，单一或分枝，棕绿色，有纵条纹，具灰白色细柔毛。单叶互生，具柄；叶片膜质，卵形、卵状菱形或近椭圆形，长 2.5 ～ 5.5 cm，宽 1.2 ～ 3 cm，先端稍尖，基部广楔形，边缘有钝齿，表面棕绿色，两面略粗糙，均有白色细柔毛。花序自叶腋抽出，单性，无花瓣；苞片呈三角状肾形。蒴果小，三角状半圆形，直径 3 ～ 4 mm，表面淡褐色，被粗毛。气微，味苦、涩。

| 功能主治 | 苦、涩，凉。归心、肺、大肠、小肠经。清热解毒，消积，止痢，止血。用于腹泻，细菌性痢疾，阿米巴痢疾，疳积，肝炎，疟疾，吐血，衄血，尿血，便血，子宫出血；外用于疮疡痈毒，外伤出血，湿疹，皮炎，毒蛇咬伤。

| 用法用量 | 内服煎汤，10 ～ 30 g，鲜品 30 ～ 60 g；老弱气虚者慎服，孕妇禁服。外用适量，煎汤洗；或鲜品捣敷。

| 附　　方 | （1）治阿米巴痢疾：铁苋菜根、凤尾草根（均鲜）各 30 g，水煎浓汁，早晚空腹服。腹痛加南瓜藤卷须（鲜）15 g。

（2）治吐血：铁苋 60 g，淡竹叶 15 g，煎汤服。

（3）治毒蛇咬伤：铁苋、半边莲、大青叶各 30 g，煎汤服。［方（1）～（3）出自《江西草药》］

（4）治小儿积滞泄泻：铁苋 15 g，煎汤服。［《草药手册》（江西）］

| 附　　注 | 本种异名：*Urtica gemina* Lour.、*Acalypha chinensis* Roxb.、*Acalypha pauciflora* Hornem.、*Acalypha minima* H. Keng、*Acalypha gemina* (Lour.) Speng. var. *genuina* Müll. Arg.。

药材铁苋菜，为本种的干燥全草或地上部分，《中华人民共和国药典》（1977 年版）、《中华人民共和国卫生部药品标准·中药材·第一册》（1992 年版）、《贵州省中药材、民族药材质量标准》（2003 年版）中有收载。

药材血见愁，为本种的干燥地上部分，《辽宁省中药材标准》（2009 年版）中有收载。

山麻杆 *Alchornea davidii* Franch.

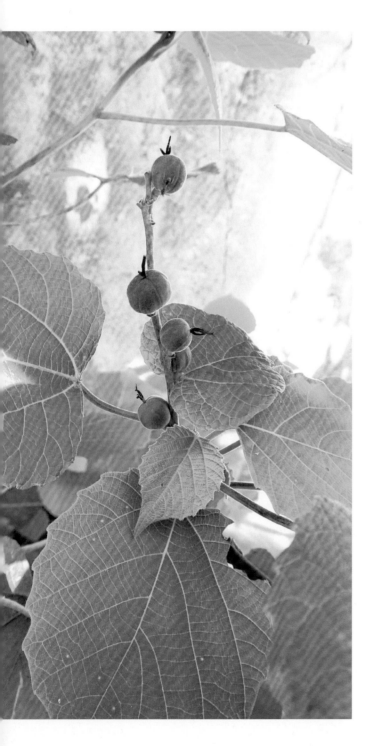

| 药 材 名 |

山麻杆（药用部位：茎皮、叶。别名：野火麻、荷包麻）。

| 形态特征 |

灌木。幼枝密被茸毛。叶阔卵形至扁圆形，长7～13 cm，宽9～17 cm，下面密被茸毛，基出脉3；叶柄长3～9 cm。花小，单性，雌雄同株，无花瓣；雄花密生成长1～3 cm的圆柱状穗状花序，花萼4裂，镊合状，雄蕊8，花丝分离，无退化子房；雌花疏生成长达4～5 cm的穗状花序，花萼4裂，外面密被短柔毛，子房3室，每室1胚珠，密被短柔毛，花柱3，线形，长0.7～0.8 cm，不分裂。蒴果扁球形，宽约1 cm，密被短柔毛。

| 生境分布 |

生于海拔300～700 m的沟谷或溪畔、河边的坡地灌丛中。德兴各地均有分布。

| 资源情况 |

野生资源丰富。药材来源于野生。

| 采收加工 | 春、夏季采收，洗净，鲜用或晒干。

| 药材性状 | 本品叶互生，叶柄长 3 ～ 9 cm，被柔毛，与叶片结合处有刺毛状腺体；托叶狭披针形或线形，早落；叶片阔卵形至扁圆形，长 7 ～ 13 cm，宽 9 ～ 17 cm，先端渐尖或钝，基部圆形或略呈心形，边缘有牙齿，基出脉 3，脉间有 1 对腺点，上面绿色，有疏短毛，下面带紫色，被密毛，网脉明显。

| 功能主治 | 淡，平。归肝、肾、大肠经。驱虫，解毒，定痛。用于蛔虫病，狂犬、毒蛇咬伤，腰痛。

| 用法用量 | 内服煎汤，3 ～ 6 g。外用适量，鲜品捣敷。

| 附　　注 | 本种异名：*Acalypha silvestrii* Pampanini。

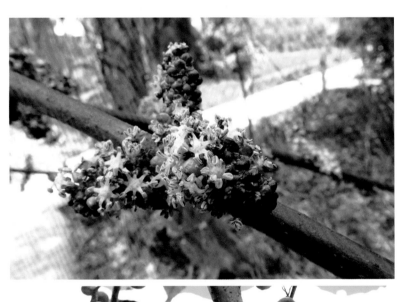

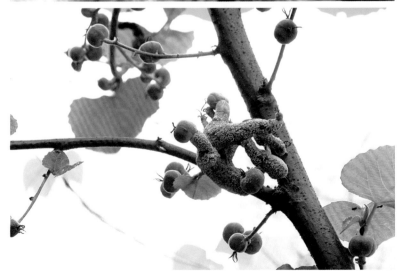

大戟科 Euphorbiaceae 五月茶属 Antidesma

日本五月茶

Antidesma japonicum Sieb. et Zucc.

| 药 材 名 | 日本五月茶（药用部位：叶）。

| 形态特征 | 灌木或乔木。小枝褐色，被稀疏短柔毛，后无毛。叶矩圆状披针形至椭圆状倒披针形，长 4 ~ 17 cm，宽 1 ~ 4.5 cm，纸质，无毛或下面沿脉有稀柔毛；叶柄长 0.4 ~ 2 cm；托叶披针形，全缘。花小，单性，雌雄异株，总状花序单一或有少数分枝，或有多数分枝而形成顶生或腋生的圆锥花序；雄花花萼 3 ~ 5 裂，雄蕊 2 ~ 5，插生于杯状花盘内；雌花花萼与雄花相似，子房无毛，1 室，花柱 3。核果椭圆形，红色，长 0.4 ~ 0.6 cm；果柄纤细，长 0.2 ~ 0.4 cm。

| 生境分布 | 生于海拔 300 ~ 1 700 m 的山地疏林中或山谷湿润处。分布于德兴李宅、香屯等。

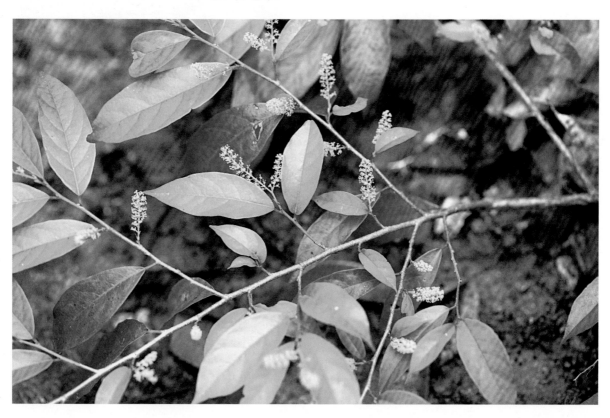

| 资源情况 | 野生资源一般。药材来源于野生。

| 采收加工 | 夏、秋季采收，鲜用或晒干。

| 功能主治 | 止泻，生津。用于食欲不振，胃脘痛，痈疮肿毒，吐血。

| 用法用量 | 内服煎汤，15 ~ 30 g，鲜品加倍。

| 附　　注 | 本种异名：*Antidesma ambiguum* Pax et Hoffm.、*Antidesma gracillimum* Gage、*Antidesma acutisepalum* Hayata、*Antidesma filipes* Hand.-Mazz.、*Antidesma neriifolium* Pax et K. Hoffm.。

大戟科 Euphorbiaceae 秋枫属 Bischofia

秋枫
Bischofia javanica Bl.

| **植物别名** | 重阳木。

| **药 材 名** | 秋枫木（药用部位：根、树皮）、秋枫木叶（药用部位：叶）。

| **形态特征** | 乔木；树皮灰褐色。小枝无毛。复叶具 3 小叶；小叶卵形、矩圆形、椭圆状卵形，长 7 ~ 15 cm，宽 4 ~ 8 cm，纸质，幼叶沿脉被稀疏短柔毛，侧生小叶柄长 0.5 ~ 2 cm，顶生小叶柄长 2 ~ 5 cm。花小，单性，雌雄异株，无花瓣；圆锥花序腋生，雌花序较长，长达 15 ~ 27 cm；萼片 5，覆瓦状排列；雄花雄蕊 5；退化子房盾状；雌花子房 3 或 4 室，每室有 2 胚珠，花柱 3，不分裂。果实不开裂，球形或略扁，直径约 1.3 cm，淡褐色。

| **生境分布** | 生于海拔 800 m 以下的山地潮湿沟谷林中。德兴各地有零星分布。

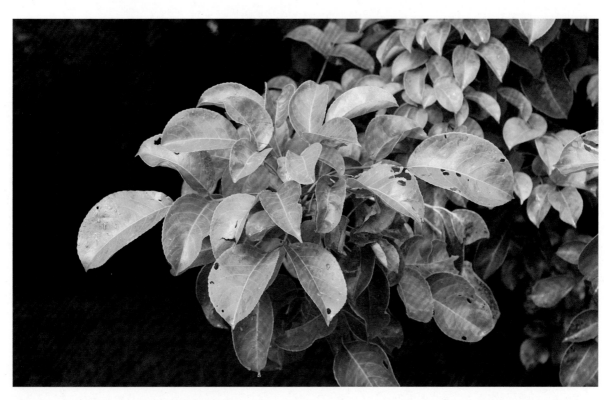

| 资源情况 | 野生资源较少。药材来源于野生。

| 采收加工 | 秋枫木：夏、秋季采收，鲜用或晒干。

秋枫木叶：全年均可采收，洗净，鲜用。

| 药材性状 | 秋枫木叶：本品复叶具 3 小叶，互生；顶生小叶柄长 2 ~ 5 cm，侧生小叶柄长 0.5 ~ 2 cm；叶片近革质，棕绿色，卵形、矩圆形或椭圆状卵形，长 7 ~ 15 cm，宽 4 ~ 8 cm，先端渐尖，基部宽楔形，边缘有波状齿。气微，味微辛、涩。

| 功能主治 | 秋枫木：辛、苦，微温。归心、肝经。祛风除湿，化瘀消积。用于风湿骨痛，噎膈，反胃，痢疾。

秋枫木叶：苦、涩，凉。归胃、脾、肝、肺经。祛风，活血，消肿败毒。用于风湿骨痛，噎膈，反胃，痈疽疮疡，病毒性肝炎，疳积，肺炎，咽喉炎等。

| 用法用量 | 秋枫木：内服煎汤，9 ~ 15 g；或浸酒。外用适量，捣敷。

秋枫木叶：内服煎汤，鲜品 60 ~ 90 g；或捣汁。外用适量，鲜品捣敷。

| 附 注 | 本种异名：*Stylodiscus trifoliatus* Benn.、*Microelus roeperianus* Wight et Arn.、*Bischofia cumingiana* Decne.、*Bischofia trifoliata* (Roxb.) Hook.、*Bischofia toui* Decne.、*Bischofia roeperiana* (Wight et Arn.) Decne. ex Jacquem.。

大戟科 Euphorbiaceae 大戟属 Euphorbia

乳浆大戟 Euphorbia esula L.

| 药 材 名 | 乳浆大戟（药用部位：地上部分。别名：咪咪草、乳浆草、奶浆草）。

| 形态特征 | 多年生草本，高 15 ~ 40 cm，有白色乳汁。茎直立，有纵条纹，下部带淡紫色。短枝或营养枝上的叶密生，条形，长 1.5 ~ 3 cm；长枝或生花的茎上的叶互生，倒披针形或条状披针形，先端圆钝、微凹或具凸尖。总花序多歧聚伞状，顶生，通常 5 伞梗呈伞状，每伞梗再 2 ~ 3 回分叉；苞片对生，宽心形，先端短骤凸；杯状花序；总苞先端 4 裂；腺体 4，位于裂片之间，新月形而两端呈短角状。蒴果无毛；种子长约 0.2 cm，灰褐色或有棕色斑点。

| 生境分布 | 生于路旁、杂草丛、山坡、林下、河沟边、荒山、沙丘及草地。德兴各地均有分布。

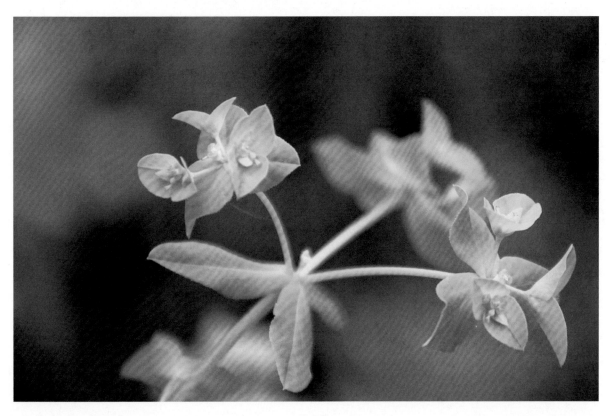

| **资源情况** | 野生资源丰富。药材来源于野生。

| **采收加工** | 春、夏季采收，鲜用或晒干。

| **药材性状** | 本品茎呈圆柱形，长 15 ～ 40 cm，直径 0.05 ～ 0.3 cm。表面黄绿色，基部稍带紫色，有纵条纹，中、下部可见明显的叶痕。质脆，易折断。叶互生，线形至卵形，黄绿色，多脱落。残留花序棕黄色，生于茎顶。气微，味苦。

| **功能主治** | 微苦，平；有毒。归大肠、膀胱经。利尿消肿，拔毒止痒。用于四肢浮肿，小便淋痛不利，疟疾；外用于瘰疬，疮癣瘙痒。

| **用法用量** | 内服煎汤，0.9 ～ 2.4 g。外用适量，捣敷。

| **附　注** | 本种异名：*Euphorbia croizatii* Hurusawa、*Euphorbia cyparissias* Linnaeus、*Euphorbia distincta* Stscheglejew、*Euphorbia eriophylla* Karelin & Kirilov、*Euphorbia esula* L. var. *latifolia* Ledebour、*Euphorbia leoncroizatii* Oudejans、*Euphorbia lunulata* Bunge。
药材乳腺草，为本种的干燥地上部分，《吉林省药品标准》（1977 年版）中有收载。

大戟科 Euphorbiaceae 大戟属 Euphorbia

泽漆
Euphorbia helioscopia L.

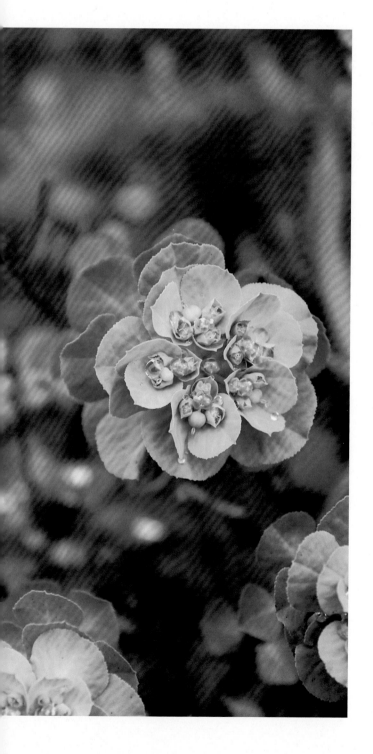

| 药 材 名 |

泽漆（药用部位：全草或地上部分）。

| 形态特征 |

一年生或二年生草本，高 10 ～ 30 cm。茎无毛或仅分枝略具疏毛，基部紫红色，上部淡绿色，分枝多而斜升。叶互生，倒卵形或匙形，长 1 ～ 3 cm，宽 0.5 ～ 1.8 cm，先端钝圆或微凹缺，无柄或由于突然狭窄而成短柄，边缘在中部以上有细锯齿。茎先端具 5 轮生叶状苞，苞片与下部叶相似，但较大。多歧聚伞花序顶生，有 5 伞梗，每伞梗又生出 3 小伞梗，每小伞梗第 3 回又分为二叉；杯状花序钟形，总苞先端 4 浅裂，裂间腺体 4，肾形；子房 3 室；花柱 3。蒴果无毛；种子卵形，长约 0.2 cm，表面有凸起的网纹。

| 生境分布 |

生于山沟、路旁、荒野和山坡。德兴各地均有分布。

| 资源情况 |

野生资源丰富。药材来源于野生。

| 采收加工 | 4～5月开花时采收，除去根及泥沙，晒干。

| 药材性状 | 本品长约30 cm。茎光滑无毛，多分枝，表面黄绿色，基部呈紫红色，具纵纹，质脆。叶互生，无柄，倒卵形或匙形，长1～3 cm，宽0.5～1.8 cm，先端钝圆或微凹，基部广楔形或突然狭窄，边缘在中部以上具锯齿；茎顶部具5轮生叶状苞，苞片与下部叶相似。多歧聚伞花序顶生，有伞梗；杯状花序钟形，黄绿色。蒴果无毛；种子卵形，表面有凸起的网纹。气酸而特异，味淡。以茎粗壮、黄绿色者为佳。

| 功能主治 | 辛、苦，微寒；有毒。归肺、大肠、小肠经。行水消肿，化痰止咳，解毒杀虫。用于水气肿满，痰饮喘咳，疟疾，细菌性痢疾，瘰疬，结核性瘘管，骨髓炎。

| 用法用量 | 内服煎汤，3～9 g；或熬膏；或入丸、散剂；气血虚弱、脾胃虚者慎用。外用适量，煎汤洗；或熬膏涂；或研末调敷。

| 附　注 | 药材泽漆，为本种的干燥全草或地上部分，《山东省中药材标准》（1995年版、2002年版）、《河南省中药材标准》（1993年版）、《贵州省中药材、民族药材质量标准》（2003年版）、《贵州省中药材质量标准》（1988年版）、《江苏省中药材标准》（1989年版）、《江苏省中药材标准（试行稿）·第一批》（1986年版）、《青海省药品标准》（1976年版、1986年版）、《上海市中药材标准》（1994年版）等中有收载。

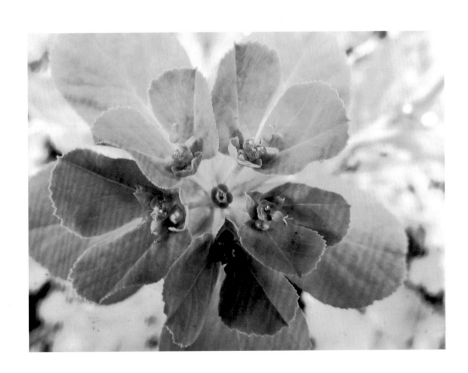

大戟科 Euphorbiaceae 大戟属 Euphorbia

飞扬草
Euphorbia hirta L.

| 植物别名 | 大乳汁草。

| 药 材 名 | 飞扬草（药用部位：全草）。

| 形态特征 | 一年生草本，被硬毛，通常基部不分枝。茎常呈红色或淡紫色，匍匐或扩展，长 15 ～ 50 cm。叶对生，披针状矩圆形至卵形或卵状披针形，长 1 ～ 4 cm，边缘有细锯齿，稀几全缘，基部圆而偏斜，中央常有 1 紫色斑，两面被短柔毛，下面及沿脉的毛较密。杯状花序多数密集成腋生头状花序；总苞宽钟形，外面密生短柔毛，先端 4 裂；腺体 4，漏斗状，有短柄及花瓣状附属物。蒴果卵状三棱形，被伏短柔毛；种子卵状四棱形。

| 生境分布 | 生于路旁、草丛、灌丛及山坡，多见于砂壤土。德兴各地均有分布。

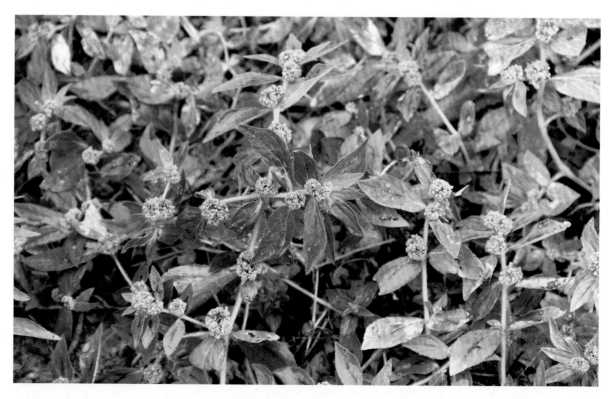

| **资源情况** | 野生资源丰富。药材来源于野生。 |

| **采收加工** | 夏、秋季间采收，晒干。 |

| **药材性状** | 本品茎呈近圆柱形，长 15～50 cm，直径 0.1～0.3 cm，表面黄褐色或浅棕红色；质脆，易折断，断面中空；地上部分被长粗毛。叶对生，皱缩，展平后叶片椭圆状卵形或略近菱形，长 1～4 cm，宽 0.5～1.3 cm，绿褐色，先端急尖或钝，基部偏斜，边缘有细锯齿，有 3 较明显的叶脉。聚伞花序密集成头状，腋生。蒴果卵状三棱形。气微，味淡、微涩。 |

| **功能主治** | 辛、酸，凉；有小毒。归肺、膀胱、大肠经。清热解毒，利湿止痒，通乳。用于肺痈，乳痈，痢疾，泄泻，热淋，血尿，湿疹，脚癣，皮肤瘙痒，疔疮肿毒，牙疳，产后少乳。 |

| **用法用量** | 内服煎汤，6～15 g，鲜品 30～60 g；脾胃虚寒者慎服，孕妇慎用。外用适量，捣敷；或煎汤洗。 |

| **附　　注** | 本种异名：*Chamaesyce hirta* (Linnaeus) Millspaugh。
药材飞扬草，为本种的干燥全草，《中华人民共和国药典》（1977 年版、2010 年版至 2020 年版）、《广西壮族自治区壮药质量标准·第二卷》（2011 年版）中有收载。 |

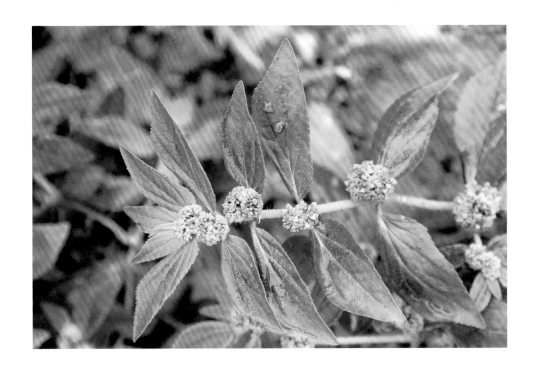

大戟科 Euphorbiaceae 大戟属 Euphorbia

地锦草 *Euphorbia humifusa* Willd.

| **植物别名** | 千根草、血见愁草、小红筋草。

| **药材名** | 地锦草（药用部位：全草。别名：小奶汁草）。

| **形态特征** | 一年生草本。茎纤细，匍匐，近基部分枝，带红紫色，无毛。叶通常对生，矩圆形，长 0.5 ~ 1 cm，宽 0.4 ~ 0.6 cm，基部偏斜，边缘有细锯齿，绿色或带淡红色，两面无毛或有时疏生疏毛。杯状花序单生于叶腋；总苞倒圆锥形，浅红色，先端 4 裂，裂片长三角形；腺体 4，横矩圆形，具白色花瓣状附属物；子房 3 室；花柱 3，2 裂。蒴果三棱状球形，无毛；种子卵形，黑褐色，外被白色蜡粉，长约 0.12 cm，宽约 0.07 cm。

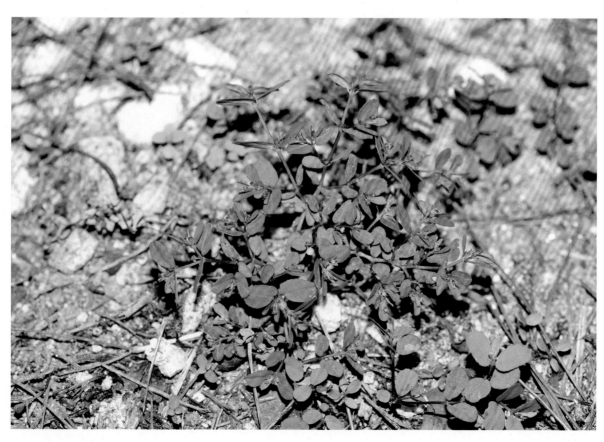

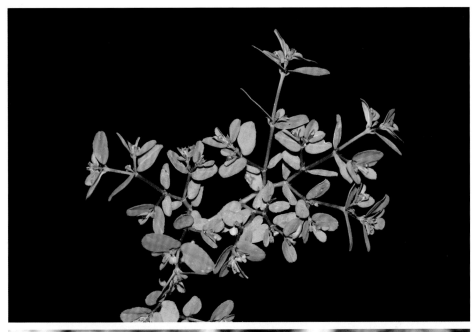

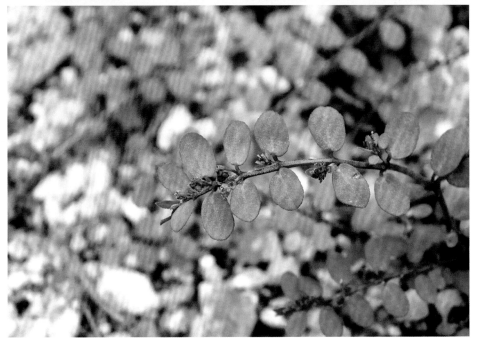

| **生境分布** | 生于原野荒地、路旁、田间、沙丘、海滩、山坡等。德兴各地均有分布。

| **资源情况** | 野生资源丰富。药材来源于野生。

| **采收加工** | 夏、秋季采收，除去杂质，鲜用或晒干。

| **药材性状** | 本品常皱缩卷曲。根细小。茎细，呈叉状分枝，表面带紫红色，光滑无毛或
疏生白色细柔毛；质脆，易折断，断面黄白色，中空。单叶对生，具淡红色

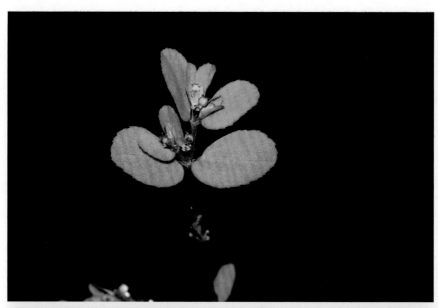

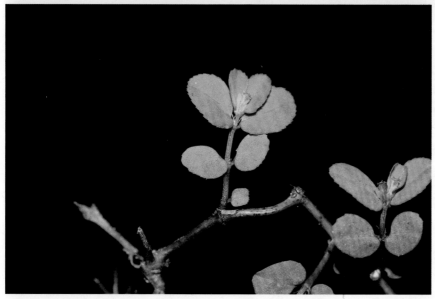

短柄或几无柄；叶片多皱缩或已脱落，展平后呈长椭圆形，长 0.5 ~ 1 cm，宽
0.4 ~ 0.6 cm；绿色或带紫红色，通常无毛或疏生细柔毛；先端钝圆，基部
偏斜，边缘具小锯齿或呈微波状。杯状聚伞花序腋生，细小。蒴果三棱状球形，
表面光滑；种子细小，卵形，褐色。气微，味微涩。

| **功能主治** | 辛，平。归肝、大肠经。清热解毒，凉血止血，利湿退黄。用于痢疾，泄泻，咯血，尿血，便血，崩漏，疮疖痈肿，湿热黄疸。

| **用法用量** | 内服煎汤，9 ~ 20 g，鲜品 15 ~ 30 g；或入散剂；血虚无瘀、脾胃虚弱者慎服。外用适量，鲜品捣敷；或干品研末撒。

| 附　方 | （1）治疳积：①地锦草 6 g、鸡肝 1 个或猪肝 60 g，蒸服；②地锦草 30 g、鸡眼草 15 g、龙牙草 6 g，煎汤服。

（2）治创伤出血：鲜地锦草捣敷，布条包扎。

（3）治跌打损伤：①地锦草适量，加酒糟、灰面，捣敷；②地锦草、大活血各 15 g，酒、水各半煎服。

（4）治湿热黄疸：地锦草 9 ~ 12 g，煎汤服。

（5）治赤痢、便血：①地锦草 9 ~ 12 g，同红糖炒焦，煎汤服；②地锦草 30 g、萹蓄 15 g，煎汤服；③地锦草、铁苋各 15 g，煎汤服。

（6）治蛇咬伤：地锦草捣敷。［方（1）~（6）出自《草药手册》（江西）］

| 附　注 | 本种异名：*Chamaesyce humifusa* (Willdenow) Prokhanov、*Euphorbia granulata* Forsskål var. *dentata* N. E. Brown、*Euphorbia inaequalis* N. E. Brown、*Euphorbia parvifolia* E. Meyer ex Boissier、*Euphorbia pseudochamaesyce* Fischer。

药材地锦草，为本种的干燥全草，《中华人民共和国药典》（1977 年版、1990 年版至 2020 年版）、《福建省中药材标准（试行稿）·第一批》（1990 年版）、《河南省中药材标准》（1991 年版）、《辽宁省中药材标准》（2009 年版）、《内蒙古中药材标准》（1988 年版）、《内蒙古蒙药材标准》（1986 年版）、《山西省中药材标准》（1987 年版）、《维吾尔药材标准·上册》（1993 年版）中有收载；《贵州省中药材质量标准》（1988 年版）以"地锦草（斑鸠窝）"之名收载之。

《中华人民共和国药典》规定，地锦草药材按干燥品计算，含槲皮素（$C_{15}H_{10}O_7$）不得少于 0.10%。

大戟科 Euphorbiaceae 大戟属 Euphorbia

斑地锦 *Euphorbia maculata* L.

| 药 材 名 | 地锦草（药用部位：全草）。

| 形态特征 | 一年生草本。茎匍匐，长 10 ~ 17 cm，被白色疏柔毛。叶对生，长椭圆形至肾状长圆形，长 0.6 ~ 1.2 cm，基部偏斜，边缘中部以上常具细小疏锯齿；叶面绿色，中部常具 1 长圆形紫色斑点，两面无毛；叶柄极短；托叶钻状，不分裂，边缘具睫毛。花序单生于叶腋，基部具短柄；总苞狭杯状，高 0.07 ~ 0.1 cm，直径约 0.05 cm，外部具白色疏柔毛，边缘 5 裂；腺体 4，黄绿色，横椭圆形，边缘具白色附属物；雄花 4 ~ 5，微伸出总苞外；雌花 1，子房柄伸出总苞外，被柔毛；子房被疏柔毛；花柱短，近基部合生；柱头 2 裂。蒴果三角状卵形，长约 0.2 cm，被稀疏柔毛。

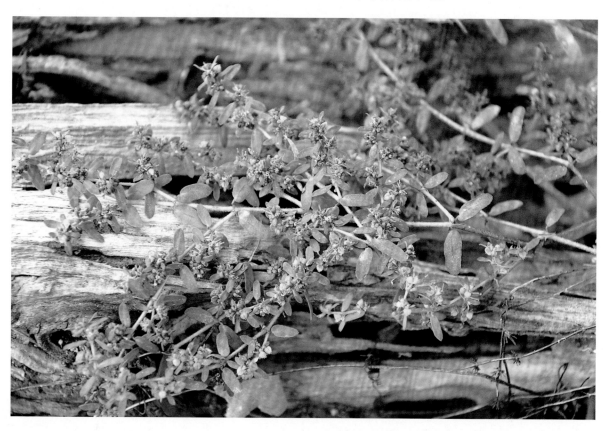

| **生境分布** | 生于平原或低山坡的路旁。德兴各地均有分布。

| **资源情况** | 野生资源丰富。药材来源于野生。

| **采收加工** | 夏、秋季采收，除去杂质，鲜用或晒干。

| **药材性状** | 本品常皱缩卷曲。根细小。茎细，呈叉状分枝，表面带紫红色，光滑无毛或疏生白色细柔毛；质脆，易折断，断面黄白色，中空。单叶对生，具淡红色短柄或几无柄；叶片多皱缩或已脱落，展平后呈长椭圆形，长 0.5 ~ 1 cm，宽 0.4 ~ 0.6 cm；叶上表面具 1 紫色斑点，下表面有毛；先端钝圆，基部偏斜，边缘具小锯齿或呈微波状。杯状聚伞花序腋生，细小。蒴果三棱状球形，密被白色细柔毛。种子卵形，有棱。气微，味微涩。

| **功能主治** | 辛，平。归肝、大肠经。清热解毒，凉血止血，利湿退黄。用于痢疾，泄泻，咯血，尿血，便血，崩漏，疮疖痈肿，湿热黄疸。

| **用法用量** | 内服煎汤，9 ~ 20 g，鲜品 15 ~ 30 g；或入散剂；血虚无瘀、脾胃虚弱者慎服。外用适量，鲜品捣敷；或干品研末撒。

| **附 注** | 本种异名：*Chamaesyce maculata* (Linnaeus) Small、*Euphorbia supina* Rafinesque.。药材地锦草，为本种的干燥全草，《中华人民共和国药典》（1977 年版、1990 年版至 2020 年版）、《福建省中药材标准（试行稿）·第一批》（1990 年版）、

《河南省中药材标准》（1991 年版）、《辽宁省中药材标准》（2009 年版）、《内蒙古中药材标准》（1988 年版）中有收载；《贵州省中药材质量标准》（1988 年版）以"地锦草（斑鸠窝）"之名收载之。

《中华人民共和国药典》规定，地锦草药材按干燥品计算，含槲皮素（$C_{15}H_{10}O_7$）不得少于 0.10%。

本种原产北美洲。

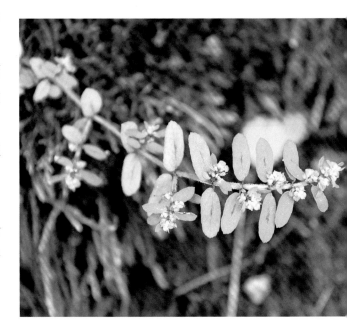

大戟科 Euphorbiaceae 大戟属 Euphorbia

银边翠 *Euphorbia marginata* Pursh.

| 药 材 名 | 银边翠（药用部位：全草）。

| 形态特征 | 一年生草本，高约 70 cm，全株被柔毛或无毛。茎直立，叉状分枝。叶卵形至矩圆形或椭圆状披针形，长 3 ~ 7 cm，宽约 2 cm，下部的叶互生，绿色，先端的叶轮生，边缘白色或全部白色。杯状花序多生于分枝上部的叶腋处；总苞杯状，密被短柔毛，先端 4 裂，裂片间有 4 漏斗状的腺体，有白色花瓣状附属物；子房 3 室，密被短柔毛；花柱 3，先端 2 裂。蒴果扁球形，直径 0.5 ~ 0.6 cm，密被白色短柔毛；种子椭圆状或近卵形，长约 0.4 cm，宽近 0.3 cm，表面有稀疏的疣状突起，成熟时灰黑色。

| 生境分布 | 德兴有引种栽培，常见于植物园、公园等处，供观赏。

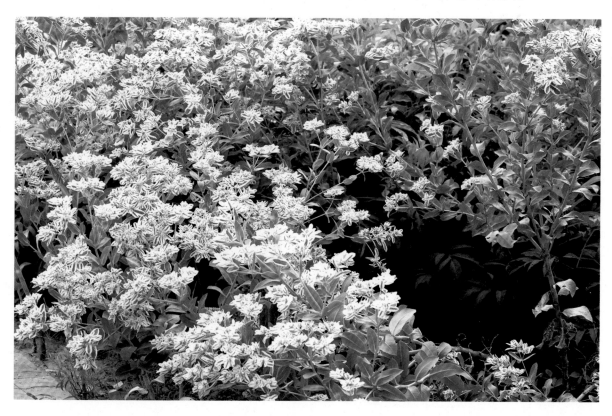

| 资源情况 | 栽培资源一般。药材来源于栽培。

| 采收加工 | 春、夏季采收，鲜用或晒干。

| 药材性状 | 本品长 70 cm，全株被柔毛或无毛。茎叉状分枝。叶卵形至长圆形或椭圆状披针形，长 3 ~ 7 cm，宽约 2 cm，下部的叶互生，绿色，先端的叶轮生，边缘白色或全部白色。杯状花序生于分枝上部的叶腋处；总苞杯状，密被短柔毛，先端 4 裂，裂片间有 4 漏斗状的腺体，有白色花瓣状附属物。蒴果扁球形，直径 0.5 ~ 0.6 cm，密被白色短柔毛；种子椭圆形或近卵形，长约 0.4 cm，宽近 0.3 cm，表面有稀疏的疣状突起，成熟时灰黑色。

| 功能主治 | 辛，微寒；有毒。活血调经，消肿拔毒。用于月经不调，跌打损伤，无名肿毒。

| 用法用量 | 内服煎汤，3 ~ 9 g。内服宜慎。外用适量，捣敷；或研末调敷。

| 附　　注 | 本种原产北美洲。

大戟科 Euphorbiaceae 大戟属 Euphorbia

铁海棠 *Euphorbia milii* Ch. des Moulins

| 药 材 名 | 铁海棠（药用部位：茎叶、根、乳汁）、铁海棠花（药用部位：花）。

| 形态特征 | 多刺直立或稍攀缘灌木。刺硬而呈锥状，长 1 ~ 2.5 cm。叶通常生于嫩枝上，倒卵形至矩圆状匙形，黄绿色，长 2.5 ~ 5 cm，早落，先端圆而具凸尖，基部渐狭，楔形，无柄。杯状花序每 2 ~ 4 生于枝端，排列成具长花序梗的二歧聚伞花序；总苞钟形，先端 5 裂，腺体 4，无花瓣状附属物；总苞基部具 2 苞片，苞片鲜红色，倒卵状圆形，直径 1 ~ 1.2 cm；子房 3 室；花柱 3，中部以下合生，先端 2 浅裂。蒴果扁球形。

| 生境分布 | 德兴有栽培，常见于公园、植物园和庭院中。

| 资源情况 | 栽培资源丰富。药材来源于栽培。

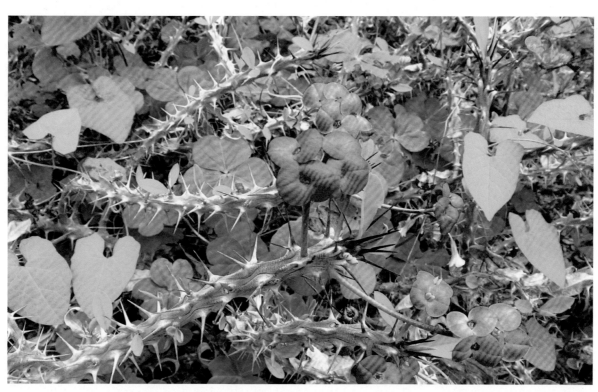

| 采收加工 | **铁海棠**：全年均可采收，鲜用或晒干。
铁海棠花：随采随用。

| 药材性状 | **铁海棠**：本品茎肉质，长可达 20 ～ 80 cm，绿色，有纵棱；棱上有锥状硬刺；刺长 1 ～ 2.5 cm。叶片倒卵形至矩圆状匙形，长 2.5 ～ 5 cm，先端圆或具凸尖，基部渐狭成楔形，黄绿色。气微，味苦、涩。

铁海棠花：本品杯状花序 2 ～ 4，其长花序梗形成二歧聚伞花序。总苞钟形，先端 5 裂，腺体 4，无花瓣状附属物；总苞基部有 2 苞片，苞片鲜红色，倒卵状圆形，直径 1 ～ 1.2 cm。气微香，味苦、涩。

| 功能主治 | **铁海棠**：苦、涩，凉；有小毒。解毒，排脓，活血，逐水。用于痈疮肿毒，烫火伤，跌打损伤，横痃，肝炎，水臌。

铁海棠花：苦、涩，凉；有小毒。归心经。凉血止血。用于崩漏，白带过多。

| 用法用量 | **铁海棠**：内服煎汤，鲜品 9 ～ 15 g；或捣汁；本种有毒，内服不宜超量使用。外用适量，捣敷。

铁海棠花：内服煎汤，鲜品 10 ～ 15 朵。

| 附　注 | 本种异名：*Euphorbia splexdeus* Bojer ex Hook.。

本种原产非洲（马达加斯加）。

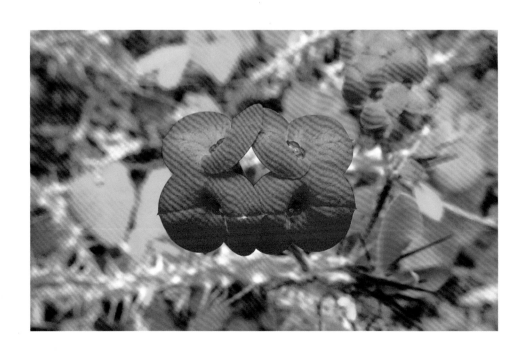

| 大戟科 | Euphorbiaceae | 大戟属 | Euphorbia

大戟 *Euphorbia pekinensis* Rupr.

| **药 材 名** | 京大戟（药用部位：根）。

| **形态特征** | 多年生草本，高 30 ~ 80 cm。根圆锥状。茎直立，被白色短柔毛，上部分枝。叶互生，几无柄，矩圆状披针形至披针形，长 3 ~ 8 cm，宽 0.5 ~ 1.3 cm，全缘，背面稍被白粉。总花序通常有 5 伞梗，基部有 5 卵形或卵状披针状苞片，轮生；杯状花序总苞坛形，先端 4 裂；腺体椭圆形，无花瓣状附属物；子房球形，3 室；花柱 3，先端 2 裂。蒴果三棱状球形，表面具疣状突起；种子卵形，光滑。

| **生境分布** | 生于山坡、灌丛、路旁、荒地、草丛、林缘和疏林内。分布于德兴三清山北麓等。

| **资源情况** | 野生资源一般。药材来源于野生。

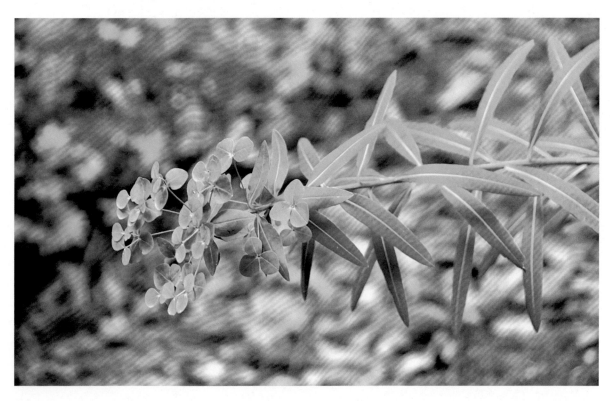

| 采收加工 | 秋季地上部分枯萎后、早春萌芽前采挖根，除去残茎及须根，洗净泥土，切段或切片，晒干或烘干。

| 药材性状 | 本品呈不整齐的长圆锥形，略弯曲，常有分枝，长 10 ～ 20 cm，直径 1.5 ～ 4 cm。表面灰棕色或棕褐色，粗糙，有纵皱纹、横向皮孔样突起及支根痕，先端略膨大，有多数茎基及芽痕，质坚硬，不易折断，断面类白色或淡黄色，具纤维性。气微，味微苦、涩。

| 功能主治 | 苦，寒；有毒。归肺、脾、肾经。泻水逐饮，消肿散结。用于水肿胀满，胸腹积水，痰饮积聚，气逆咳喘，二便不利，痈肿疮毒，瘰疬痰核。

| 用法用量 | 内服煎汤，1.5 ～ 3 g；或入丸、散剂，每次 1 g；内服醋制用；孕妇禁用，不宜与甘草同用。外用适量，生品研末调敷；或熬膏敷；或煎汤熏洗。

| 附　方 | （1）治无名肿毒：大戟捣敷。
（2）治蛇咬伤：鲜大戟捣敷；另用鲜根 6 g，煎汤服，治蛇咬伤后大小便秘结。
［方（1）～（2）出自《草药手册》（江西）］

| 附　注 | 本种异名：*Euphorbia barbellata* Hurusawa、*Euphorbia cavaleriei* H. Léveillé & Vaniot、*Euphorbia* hurusawae Oudejans、*Euphorbia hurusawae* Oudejans var. *imaii* (Hurusawa) Oudejans、*Euphorbia imaii* Hurusawa、*Euphorbia jessonii* Oudejans。
药材京大戟或京大戟（龙虎草），为本种的干燥根，《中华人民共和国药典》（1977 年版至 2020 年版）、《内蒙古蒙药材标准》（1986 年版）中有收载。《中华人民共和国药典》规定，京大戟药材按干燥品计算，含大戟二烯醇（$C_{30}H_{50}O$）不得少于 0.60%。

大戟科 Euphorbiaceae 大戟属 Euphorbia

一品红 *Euphorbia pulcherrima* Willd. et Kl.

| **药 材 名** | 一品红（药用部位：地上部分。别名：圣诞树、状元红、叶象花）。 |

| **形态特征** | 灌木，无毛。叶互生，卵状椭圆形至披针形，长7～15 cm；生于下部的叶全为绿色，全缘或浅波状或浅裂，下面被柔毛；生于上部的叶较狭，通常全缘，开花时朱红色。杯状花序多数，顶生于枝端；总苞坛形，边缘齿状分裂，有1～2大而呈黄色的腺体；腺体杯状，无花瓣状附属物；子房3室，无毛；花柱3，先端2深裂。 |

| **生境分布** | 德兴有栽培，常见于公园、植物园及温室中，供观赏。 |

| **资源情况** | 栽培资源丰富。药材来源于栽培。 |

| **采收加工** | 夏、秋季割取地上部分，鲜用或晒干。 |

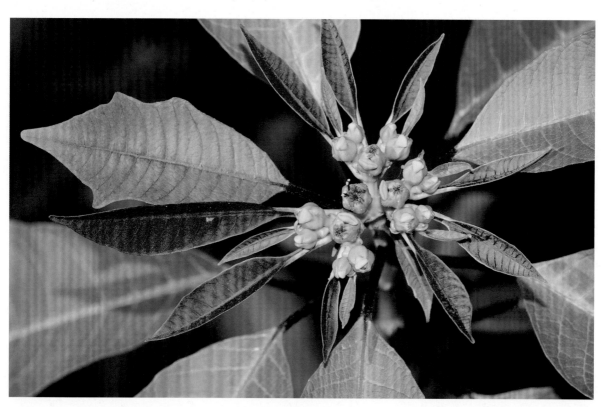

| **功能主治** | 苦、涩，凉；有毒。调经止血，活血定痛。用于月经过多，跌打损伤，外伤出血，骨折。

| **用法用量** | 内服煎汤，3～9 g；本种有毒，内服不宜过量。外用适量，鲜品捣敷。

| **附　　注** | 本种异名：*Poinsettia palcherrima* (Willd. ex Klotzsch) Graham。
本种原产中美洲。

大戟科 Euphorbiaceae 海漆属 *Excoecaria*

红背桂花

Excoecaria cochinchinensis Lour.

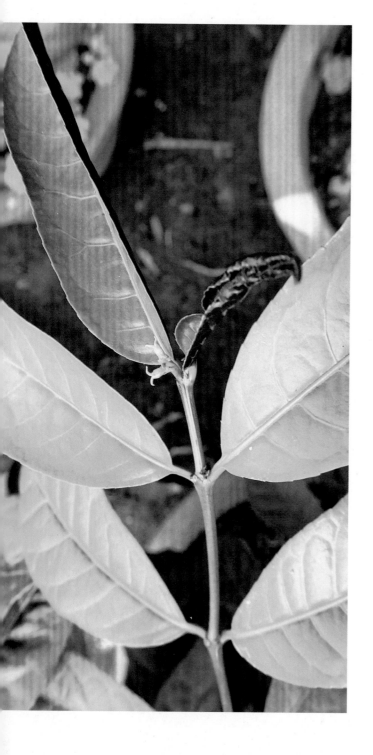

| 药 材 名 |

红背桂（药用部位：全株）。

| 形态特征 |

灌木，全体无毛。叶对生，偶互生或轮生；叶片狭，长椭圆形或矩圆形，边缘具疏细锯齿，上面深绿色，下面深紫红色，长6 ~ 15 cm，宽1.5 ~ 4.5 cm。雌雄异株，雄花苞片长于花梗，雌花苞片短于花梗；苞片基部各具1腺体；小苞片2，条形，基部有2腺体；萼片3，边缘具小齿；子房近球形，花柱3，基部多少合生。蒴果球形。

| 生境分布 |

常栽培于庭园或花盆中。德兴有栽培。

| 资源情况 |

栽培资源一般。药材来源于栽培。

| 采收加工 |

全年均可采收，洗净，鲜用或晒干。

| 药材性状 |

本品长30 ~ 100 cm。根较粗大，圆锥形，棕褐色。木栓层易脱落，可见棕褐色皮层；

质脆，易折断。茎圆柱形，多分枝，直径 0.5 ~ 2 cm，表面暗褐色，有密集短纵纹；质坚硬，易折断。叶对生，多皱缩，完整叶展平后呈狭椭圆形或长圆形，长 6 ~ 14 cm，宽 1.2 ~ 4 cm，先端渐尖，基部楔形，有时两侧边缘可见 2 ~ 3 腺体，边缘有不明显的细钝齿，两面无毛，上表面暗棕色，下表面暗红色，叶柄长 3 ~ 10 mm。气微，味淡。

| 功能主治 | 辛、微苦，平；有毒。归肝经。祛风湿，通经络，活血止痛。用于风湿痹痛，腰肌劳损，跌打损伤。

| 用法用量 | 内服煎汤，3 ~ 6 g；本种有毒，内服不宜过量。外用适量，鲜品捣敷。

| 附　注 | 本种异名：*Excoecaria bicolor* (Hassk.) Zoll. ex Hassk.、*Antidesma bicolor* Hassk.、*Excoecaria bicolor* (Hassk.) Zoll. ex Hassk. var. *purpurascens* Pax et Hoffm.、*Sapium cochinchinense* (Loureiro) Kuntze。

药材红背桂，为本种的干燥全株，《广西壮族自治区壮药质量标准·第二卷》（2011 年版）中有收载。

大戟科 Euphorbiaceae 白饭树属 Flueggea

一叶萩

Flueggea suffruticosa (Pall.) Baill.

| 药 材 名 | 一叶萩（药用部位：嫩枝叶、根）。

| 形态特征 | 灌木。小枝浅绿色。叶椭圆形、矩圆形或卵状矩圆形，长 1.5 ~ 5 cm，宽 1 ~ 2 cm，两面无毛，全缘或有不整齐的波状齿或细钝齿，叶柄短。花小，单性，雌雄异株，无花瓣，3 ~ 12 簇生于叶腋；萼片 5，卵形；雄花花盘腺体 5，分离，2 裂，与萼片互生，退化子房小，圆柱状，长 0.1 cm，2 裂；雌花花盘几不分裂，子房 3 室，花柱 3 裂。蒴果三棱状扁球形，直径约 0.5 cm，红褐色，无毛，3 瓣裂。

| 生境分布 | 生于海拔 800 m 以上的山坡灌丛中或山沟、路边。德兴各地均有分布。

| 资源情况 | 野生资源一般。药材来源于野生。

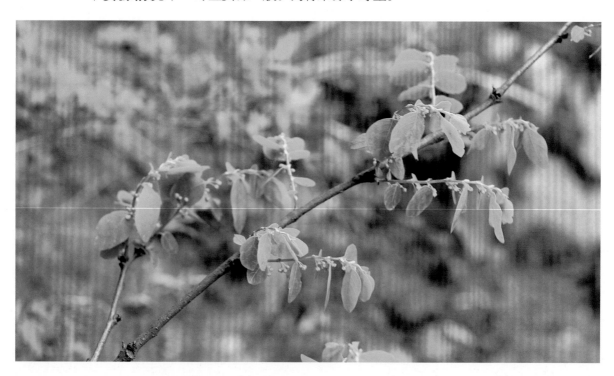

| **采收加工** | 春末至秋末采收嫩枝叶，割取连叶的绿色嫩枝，扎成小把，阴干；全年均可采挖根，除去泥沙，洗净，切片，晒干。

| **药材性状** | 本品嫩枝条呈圆柱形，略具棱角，长 25 ~ 40 cm，粗端直径约 0.2 cm；表面暗绿黄色，具纵向细纹理，叶多皱缩破碎，有时尚有黄色花朵或灰黑色果实；质脆，断面中央白色，四周纤维状；气微，味微辛而苦。根不规则分枝，圆柱形；表面红棕色，有细纵皱，疏生凸起的小点或横向皮孔；质脆，断面不整齐，木部淡黄白色；气微，味淡而涩。

| **功能主治** | 辛、苦，微温；有小毒。祛风活血，益肾强筋。用于风湿腰痛，四肢麻木，阳痿，疳积，面神经麻痹，小儿麻痹症后遗症。

| **用法用量** | 内服煎汤，6 ~ 9 g。本种有毒，内服宜慎。

| **附　　注** | 本种异名：*Pharnaceum suffruticosum* Pallas、*Acidoton flueggeoides* (Müller Argoviensis) Kuntze、*Acidoton ramiflorus* (Persoon) Kuntze、*Flueggea flueggeoides* (Müller Argoviensis) Webster、*Flueggea ussuriensis* Pojarkova。

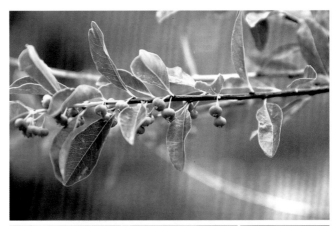

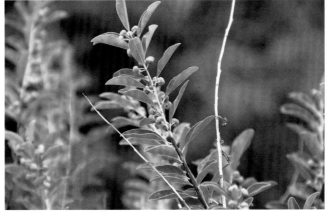

大戟科 Euphorbiaceae 算盘子属 Glochidion

算盘子 *Glochidion puberum* (L.) Hutch.

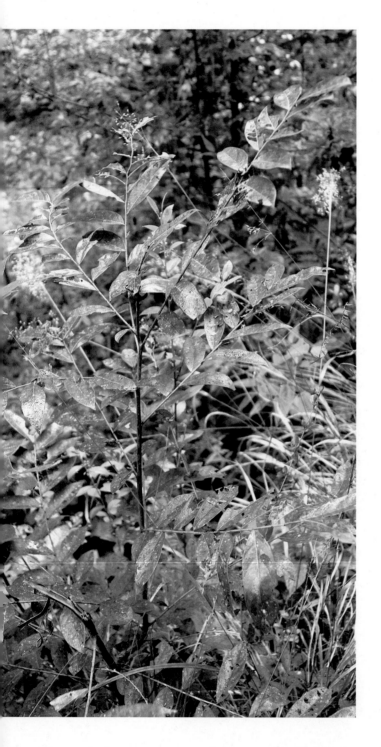

| 植物别名 |

水毛楂树、算盘子树、野南瓜。

| 药 材 名 |

算盘子（药用部位：成熟果实）、算盘子根（药用部位：根）、算盘子叶（药用部位：叶。别名：野南瓜叶）、算盘子/金骨风（药用部位：全株）。

| 形态特征 |

灌木。小枝灰褐色，密被黄褐色短柔毛。叶矩圆形至矩圆状披针形或倒卵状矩圆形，长 3 ~ 5 cm，宽达 2 cm，表面除中脉外无毛，下面密被短柔毛。花小，单性，雌雄同株或异株，无花瓣，2 ~ 5 簇生于叶腋；萼片 6，2 轮；雄花无退化子房，雄蕊 3；雌花子房通常 5 室，每室具 2 胚珠，花柱合生。蒴果扁球形，直径 1 ~ 1.5 cm，有明显的纵沟槽，被短柔毛。

| 生境分布 |

生于海拔 300 m 以上的山坡、溪旁灌丛中或林缘。德兴各地均有分布。

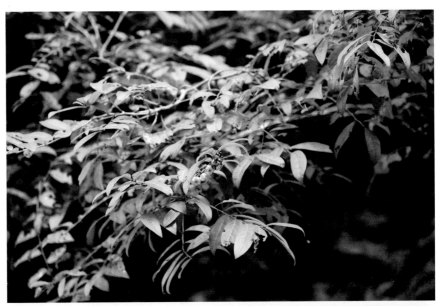

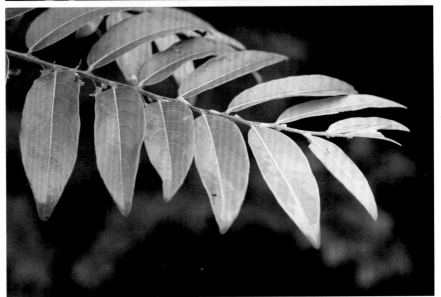

| **资源情况** | 野生资源丰富。药材来源于野生。

| **采收加工** | 算盘子：秋季采摘，拣净杂质，晒干。

算盘子根：全年均可采挖，洗净，鲜用或晒干。

算盘子叶：夏、秋季采收，鲜用或晒干。

算盘子/金骨风：全年均可采收，洗净，晒干。

| **药材性状** | 算盘子：本品呈扁球形，形如算盘珠，常具 8 ~ 10 纵沟；红色或红棕色，被短绒毛，先端具环状、稍伸长的宿存花柱；内有数颗种子。种子近肾形，具纵棱，表面红褐色。气微，味苦、涩。

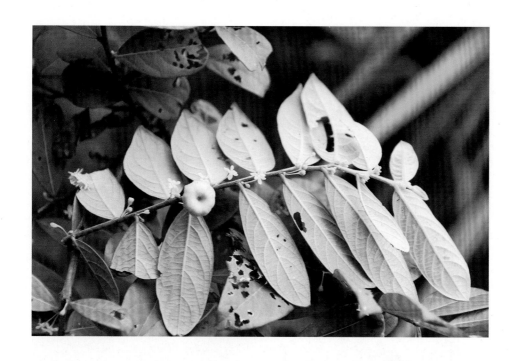

算盘子根：本品呈圆柱形，表面棕褐色，栓皮粗糙，极易剥落，有纵纹和横裂。质硬，不易折断，断面浅棕色。气微，味苦。

算盘子叶：本品具短柄，叶片长圆形、长圆状卵形或披针形，长 3 ～ 5 cm，宽达 2 cm，先端尖或钝，基部宽楔形，全缘，上面仅脉上被疏短柔毛或几无毛；下面粉绿色，密被短柔毛；叶片较厚，纸质或革质。气微，味苦、涩。

算盘子 / 金骨风：本品根呈圆锥形，略弯曲，有分枝，表面浅灰色至棕褐色，栓皮易脱落；质硬，难折断，断面浅棕色或灰棕色。茎呈圆柱形，嫩枝表面暗棕色，密被微茸毛；老枝浅灰色或灰棕色，有纵皱纹，栓皮易脱落；质坚硬，断面黄白色。叶多卷曲，展平呈长圆形或长圆状披针形，全缘，叶背密被短茸毛。气微，味微苦、涩

| **功能主治** | **算盘子**：苦，凉；有小毒。归肾经。清热除湿，解毒利咽，行气活血。用于痢疾，泄泻，黄疸，疟疾，淋浊，带下，咽喉肿痛，牙痛，疝痛，产后腹痛。

算盘子根：苦，凉；有小毒。归大肠、肝、肺经。清热，利湿，行气，活血，解毒消肿。用于感冒发热，咽喉肿痛，咳嗽，牙痛，湿热泻痢，黄疸，淋浊，带下，风湿痹痛，腰痛，疝气，痛经，闭经，跌打损伤，痈肿，瘰疬，蛇虫咬伤。

算盘子叶：苦、涩，凉；有小毒。归大肠、肝、肺经。清热利湿，解毒消肿。用于湿热泻痢，黄疸，淋浊，带下，发热，咽喉肿痛，痈疮疖肿，漆疮，湿疹，蛇虫咬伤。

算盘子 / 金骨风：微苦、微涩，凉。归肺、肝、胃、大肠经。清热利湿，消肿解毒。用于痢疾，黄疸，腹泻，感冒发热口渴，咽喉炎，淋巴结炎，带下，闭经，脱肛，大便下血，睾丸炎，瘰疬，跌打肿痛，蜈蚣咬伤，疮疖肿痛，外痔。

| 用法用量 | 算盘子：内服煎汤，9 ~ 15 g。孕妇禁服。

算盘子根：内服煎汤，15 ~ 30 g。外用适量，煎汤熏洗。

算盘子叶：内服煎汤，6 ~ 9 g，鲜品 30 ~ 60 g；或焙干研末；或绞汁。外用适量，煎汤熏洗；或捣敷。

算盘子 / 金骨风：内服煎汤，9 ~ 15 g.

| 附　　注 | 本种异名：*Agyneia pubera* Linnaeus、*Agyneia impubes* Linnaeus、*Agyneia pinnata* Miquel、*Agyneia sinica* Miquel、*Bradleia pubera* (Linnaeus) Roxburgh、*Bradleia sinica* Gaertner、*Glochidion bodinieri* H. Léveillé。

药材算盘子根，为本种的干燥根，《中华人民共和国卫生部药品标准・中药成方制剂・第十五册・附录》（1998 年版）、《湖北省中药材质量标准》（2009 年版）、《山东省中药材标准・附录》（1995 年版、2002 年版）、《上海市中药材标准・附录》（1994 年版）中有收载。

药材算盘子 / 金骨风，为本种的干燥全株，《广西壮族自治区瑶药材质量标准・第一卷》（2014 年版）中有收载。

大戟科 Euphorbiaceae 野桐属 Mallotus

白背叶

Mallotus apelta (Lour.) Müll. Arg.

| **植物别名** | 叶下白。

| **药材名** | 白背叶（药用部位：叶）、白背叶根（药用部位：根及根茎）。

| **形态特征** | 灌木或小乔木。小枝密被星状毛。叶互生，宽卵形，不分裂或3浅裂，长4.5～15 cm，宽4～14 cm，两面被星状毛及棕色腺体，下面的毛更密厚，基出脉3，具2腺体；叶柄长5～15 cm。花单性，雌雄异株，无花瓣。雄穗状花序顶生，长15～30 cm；雌穗状花序顶生或侧生，长约15 cm；花萼3～6裂，外面密被茸毛；雄蕊50～65，花药2室；子房3～4室，被软刺及密星状毛；花柱2～3，短。蒴果近球形，长0.5 cm，直径0.7 cm，密生软刺及星状毛；种子近球形，直径0.3 cm，黑色，光亮。

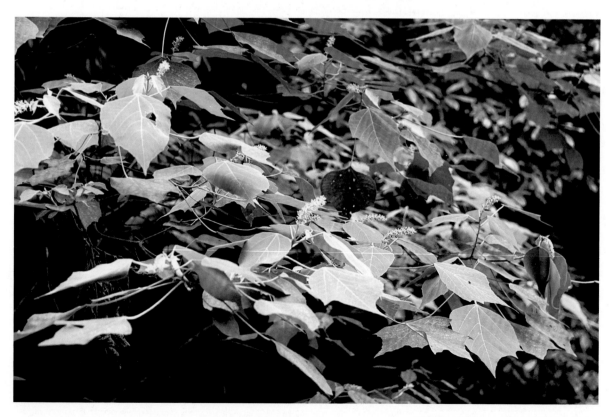

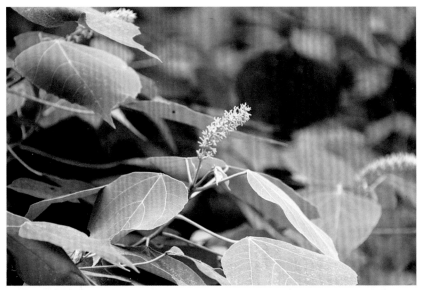

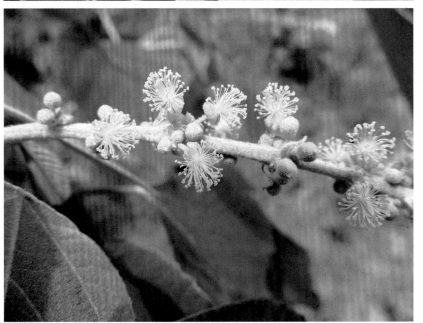

| **生境分布** | 生于海拔 30 ~ 1 000 m 的山坡或山谷灌丛中。德兴各地均有分布。

| **资源情况** | 野生资源丰富。药材来源于野生。

| **采收加工** | 白背叶：全年均可采收，鲜用或晒干。
白背叶根：夏、秋季采收，洗净，鲜用或切片晒干。

| **药材性状** | 白背叶：本品皱缩，边缘多内卷，完整叶片展平后呈圆卵形，长 7 ~ 14 cm，宽 4 ~ 14 cm，上表面绿色或黄绿色，下表面灰白色或白色，先端渐尖，基部略呈心形或近平截，具 2 腺点，全缘或顶部微 3 裂，有钝齿，上表面无毛，下

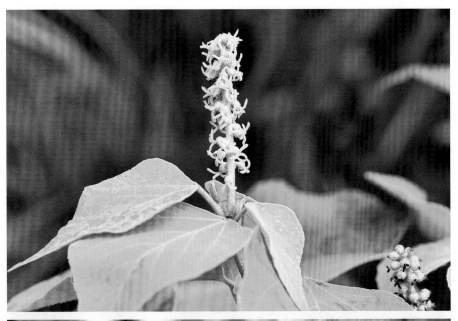

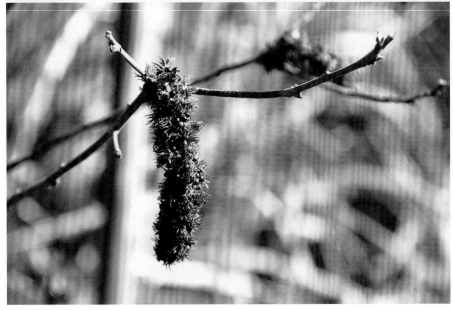

表面被星状毛；基出脉 3，叶脉于下表面隆起。叶基具 2 斑状腺体。叶柄长 5 ~ 15 cm。质脆。气微香，味微苦、辛。

白背叶根：本品根茎稍粗大，直径 1 ~ 6 cm。表面黑褐色或棕褐色，具细纵裂纹，刮去栓皮呈棕红色。根呈长圆锥形，弯曲，有小分枝，表面棕黄色或浅棕褐色，具小的横向皮孔，刮除栓皮显暗紫红色。质坚硬，切面黄白色，木质部细密，花纹不明显；皮部纤维性。无臭，味苦、微涩。

| **功能主治** | **白背叶：**苦、涩，平。归胃、肝、肾经。清热，解毒，祛湿，止血。用于蜂窝织炎，化脓性中耳炎，鹅口疮，湿疹，跌打损伤，外伤出血。

白背叶根：微苦、涩，平。归肝、脾经。清热，祛湿，收涩，消瘀。用于肝炎，肠炎，淋浊，带下，脱肛，子宫脱垂，肝脾大，跌打扭伤。

| **用法用量** | 白背叶：内服煎汤，1.5 ~ 9 g。外用适量，捣敷；或研末撒；或煎汤洗。

白背叶根：内服煎汤，15 ~ 30 g。外用适量，研末撒；或浸酒搽；或煎汤洗。

| **附　　方** | （1）治脾大：鲜白背叶根 60 g，猪胰 1 条，煎汤，每日 1 次，连服 6 日。

（2）治淋浊：白背叶根 15 g，茯神 12 g，茯苓 9 g，煎汤，空腹服。

（3）治脱肛、便后下血：白背叶根适量，煮猪大肠头食，连服数次。

（4）治带下：白背叶根 15 g，海螵蛸 9 g，鸡冠花 9 g，煎汤冲酒服。

（5）治新生儿鹅口疮：白背叶蒸水，药棉蘸抹，每日 3 次，连抹 2 日。

（6）治扁桃体炎：白背叶根于蜂蜜中浸透，去渣，取汁液内服。

（7）治产后风：白背叶、艾叶，酒煎服。

（8）治外伤出血：干白背叶搓成棉绒状，贴患处，绷带扎紧。

（9）治溃疡：鲜白背叶捣烂，麻油或菜油调敷。［方（1）~（9）出自《草药手册》（江西）］

| **附　　注** | 药材白背叶根，为本种的干燥根及根茎，《中华人民共和国药典·附录》（2010年版）、《中华人民共和国卫生部药品标准·中药成方制剂·第十一册·附录》（1996年版）、《广西中药材标准·第二册》（1996年版）、《湖南省中药材标准》（2009年版）中有收载。

药材白背叶，为本种的干燥叶，《广西中药材标准·第二册》（1996年版）、《广西壮族自治区壮药质量标准·第一卷》（2008年版）、《湖南省中药材标准》（2009年版）中有收载。

大戟科 Euphorbiaceae 野桐属 Mallotus

粗糠柴 *Mallotus philippensis* (Lam.) Müll. Arg.

| 药 材 名 | 吕宋楸毛（药用部位：果实表皮的腺毛、毛茸）、粗糠柴根（药用部位：根）、粗糠柴叶（药用部位：叶）。

| 形态特征 | 常绿小乔木。小枝被褐色星状柔毛。叶互生，卵形、矩圆形至披针形，长 7 ~ 16 cm，宽 2 ~ 5 cm，上面无毛，下面被稠密的短星状毛及红色腺点，基出脉 3，近叶柄处有 2 腺体；叶柄长 1 ~ 4 cm，密被短柔毛。花单性，雌雄同株，小，无花瓣；总状花序顶生或腋生，常有分枝，长 3 ~ 8 cm，花序枝及花梗密被星状毛及腺点；雄花萼片 3 ~ 4，外被星状茸毛及腺点；雄蕊 18 ~ 32，花药 2 室；子房 2 ~ 3 室，被鲜红色颗粒状腺点。蒴果球形，直径 0.6 ~ 0.8 cm，密被鲜红色腺点及星状毛；种子球形。

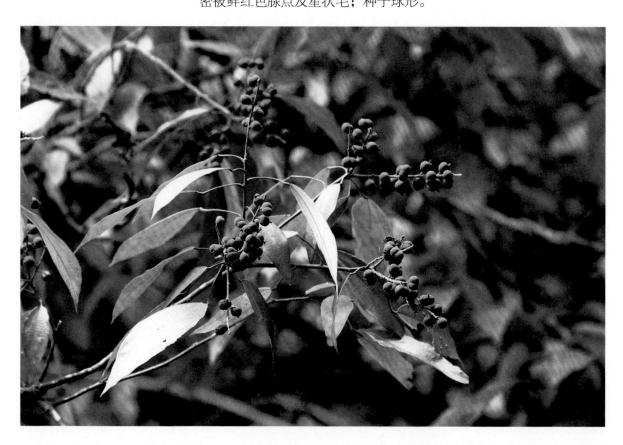

| 生境分布 | 生于海拔 300 ~ 1 600 m 的山地林中或林缘。德兴各地山区均有分布。

| 资源情况 | 野生资源丰富。药材来源于野生。

| 采收加工 | **吕宋楸毛：**果实充分成熟时采摘，装入布袋中，摩擦、搓揉、抖振，擦落毛茸，
拣去果实，收集毛茸，干燥即可。

粗糠柴根：全年均可采收，洗净，切片，晒干。

粗糠柴叶：全年均可采收，鲜用或晒干。

| 药材性状 | **吕宋楸毛：**本品毛茸呈细粒状，暗红色，为浮动性粉末，无臭，无味。投入水
中，漂浮于水面，微使水变红色。投入乙醇、醚、氯仿及氢氧化钾溶液中，能
使溶液呈深红色。徐徐振荡，其灰色部分（非腺毛）聚集于表面。

粗糠柴根：本品呈圆柱状或圆锥状，长短不一，直径 1 ~ 4 cm 或更粗。表面灰
棕色或灰褐色，粗糙，有细纵纹，皮孔类圆形或纵向长圆形，明显凸起，外皮
剥落处显暗褐色或棕褐色。质硬，断面皮部棕褐色，木部淡褐色，具放射状纹理，
可见同心性环纹和密集的小孔。气微，味微涩。

| 功能主治 | **吕宋楸毛：**淡，平；有小毒。驱绦虫，通便。用于绦虫病，烂疮，跌打，大便
秘结。

粗糠柴根：微苦、微涩，凉；有毒。归大肠、肺经。清热祛湿，解毒消肿。用
于湿热痢疾，咽喉肿痛。

粗糠柴叶：微苦、微涩，凉；有小毒。清热祛湿，止血，生肌。用于湿热吐泻，
风湿痹痛，外伤出血，疮疡，烫火伤。

| 用法用量 | **吕宋楸毛：**内服研末，1 ~ 3 g；或装胶囊；或煎汤；本种有毒，内服不宜过量。
外用适量，煎汤洗；或涂敷。

粗糠柴根：内服煎汤，15 ~ 30 g。

粗糠柴叶：内服煎汤，3 ~ 6 g。外用适量，鲜品捣敷；或研末撒，或煎汤洗。

| 附　注 | 药材吕宋楸荚粉，为本种的果实表皮的腺毛及毛茸，《维吾尔药材标准·上册》
（1993 年版）中有收载。

药材粗糠柴根，为本种的干燥根，《广西中药材标准·附录》（1990 年版）以
"粗糠柴"之名收载之，《广西中药材标准·第二册》（1996 年版）、《广西
壮族自治区壮药质量标准·第一卷》（2008 年版）中有收载。

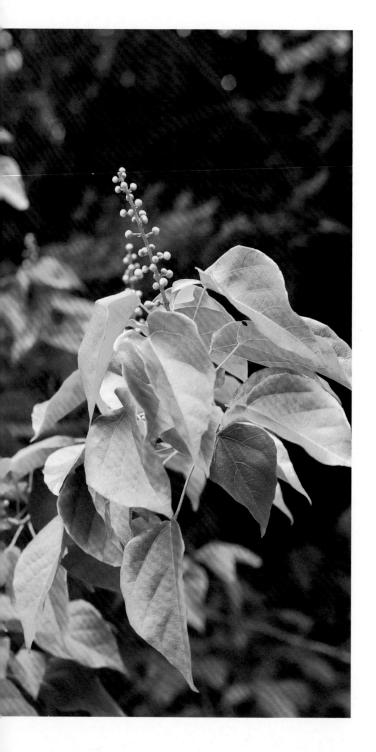

大戟科 Euphorbiaceae 野桐属 Mallotus

石岩枫

Mallotus repandus (Willd.) Müll. Arg.

药材名

杠香藤（药用部位：根、茎、叶）。

形态特征

藤本状灌木。小枝有星状柔毛。叶三角状卵形，基部圆形或截平或稍呈心形，先端渐尖，长 9 ~ 15 cm，宽 2 ~ 5 cm，全缘，上面无毛或有星状毛，下面密生星状毛，叶柄长 2.5 ~ 4 cm。花单性，雌雄异株；雄花序穗状，单一或分枝，腋生，花萼 3 裂，密被黄色茸毛，雄蕊多数；雌花序顶生或腋生，花萼 3 裂，子房 3 室。蒴果球形，被锈色茸毛；种子黑色，微有光泽，球形，直径约 0.3 cm。

生境分布

生于海拔 250 ~ 300 m 的山地疏林中或林缘。德兴各地山区均有分布。

资源情况

野生资源丰富。药材来源于野生。

采收加工

全年均可采收根、茎，洗净，切片，晒干；夏、秋季采收叶，鲜用或晒干。

| **药材性状** | 本品叶互生；叶柄长 2.5 ~ 4 cm；叶片三角状卵形或卵形，长 9 ~ 12 cm，宽 2 ~ 5 cm，先端渐尖，基部圆形或截平或稍呈心形，全缘，两面被毛，多少有变异。气微，味辛。

| **功能主治** | 苦、辛，温。归心、肝、脾经。祛风活络，舒筋止痛，活血，解表，解热，驱虫止痒；外用止痒，杀虫。用于风湿痹痛，腰腿疼痛，口眼歪斜，跌打损伤，痈肿疮疡，绦虫病，湿疹，顽癣，毒蛇咬伤；外用于痤疮。

| **用法用量** | 内服煎汤，9 ~ 30 g。外用适量，干叶研末调敷；或鲜叶捣敷。

| **附　　注** | 本种异名：*Trewia nudifolia* Hance、*Croton repandus* Willd.。
药材山龙眼，为本种的干燥根及茎，《中华人民共和国药典·附录》（1977 年版）中有收载。

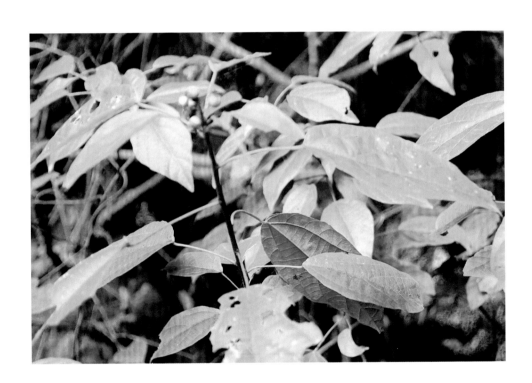

大戟科 Euphorbiaceae 野桐属 *Mallotus*

野桐
Mallotus tenuifolius Pax

| 药 材 名 | 野桐（药用部位：根或根皮、茎皮）。

| 形态特征 | 落叶乔木。嫩枝密被褐色茸毛。叶宽卵形或菱形，长 10 ~ 20 cm，宽 6 ~ 15 cm，全缘或 3 浅裂，上面光滑，叶下面疏被星状粗毛；叶柄长，被褐色茸毛。花单性，雌雄异株，成顶生穗状花序；雌花序总状，不分枝，长 8 ~ 20 cm；雄花序较雌花序细长，雄花具短梗，疏生于密被褐色柔毛的花轴上，雄蕊多数；雌花密生，子房 3 室，花柱 3。蒴果球形，密被软刺。

| 生境分布 | 生于海拔 800 ~ 1 800 m 的林中。分布于德兴三清山北麓、大茅山等。

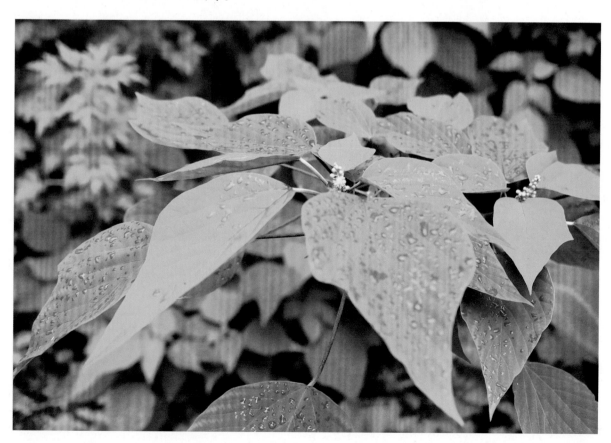

| 资源情况 | 野生资源丰富。药材来源于野生。

| 采收加工 | 全年均可采收，洗净泥土，鲜用或晒干。

| 功能主治 | 微苦、涩，平。清热祛湿，收敛固涩，消瘀止痛。用于泄泻，赤白痢，脱肛，子宫脱垂，慢性肝炎，肝脾大，跌打损伤，产后腰腹疼痛，外伤出血。

| 用法用量 | 内服煎汤，9 ~ 30 g。外用适量，捣敷；或研末撒；或煎汤洗。

| 附　注 | 本种异名：*Mallotus japonicus* (Thunb.) Müll. Arg. var. *floccosus* (Müll. Arg.) S. M. Hwang、*Mallotus apelta* (Lour.) Müll. Arg. var. *tenuifolius* (Pax) Pax et K. Hoffm.。

大戟科 Euphorbiaceae 叶下珠属 *Phyllanthus*

落萼叶下珠

Phyllanthus flexuosus (Sieb. et Zucc.) Müll. Arg.

| **药 材 名** | 落萼叶下珠（药用部位：全株）。

| **形态特征** | 灌木，全株无毛。叶纸质，椭圆形或卵形，长 2 ~ 4.5 cm，下面稍白绿色；叶柄长 0.2 ~ 0.3 cm；托叶卵状三角形，早落。数朵雄花和 1 雌花簇生于叶腋。雄花花梗短；萼片 5，宽卵形或近圆形，长约 0.1 cm，暗紫红色；花盘腺体 5；雄蕊 5，花丝分离。雌花花梗长约 1 cm；萼片 6，卵形或椭圆形，长约 0.1 cm；花盘腺体 6。蒴果浆果状，扁球形，直径约 0.6 cm，3 室，每室具 1 种子，萼片脱落；种子长约 0.3 cm。

| **生境分布** | 生于海拔 700 ~ 1 500 m 的山地疏林下、沟边、路旁或灌丛中。分布于德兴三清山北麓、大茅山等。

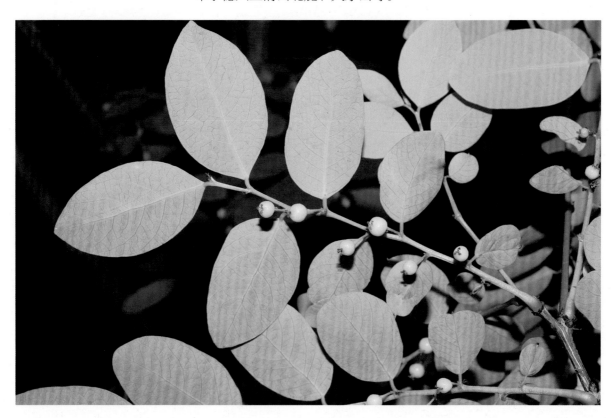

| 资源情况 | 野生资源一般。药材来源于野生。

| 采收加工 | 全年均可采收，鲜用或晒干。

| 功能主治 | 苦、辛，凉。清热解毒，祛风除湿。用于过敏性皮炎，小儿夜啼，蛇咬伤，风湿病。

| 用法用量 | 内服煎汤，5 ~ 15 g。外用适量，捣敷。

| 附　　注 | 本种异名：*Cicca flexuosa* Siebold & Zuccarini、*Glochidion flexuosum* (Siebold & Zuccarini) Müller Argoviensis、*Hemicicca flexuosa* (Siebold & Zuccarini) Hurusawa、*Hemicicca japonica* Baillon、*Phyllanthus japonicus* (Baillon) Müller Argoviensis。

大戟科 Euphorbiaceae 叶下珠属 *Phyllanthus*

青灰叶下珠
Phyllanthus glaucus Wall. ex Müll. Arg.

| **药 材 名** | 青灰叶下珠（药用部位：根）。

| **形态特征** | 落叶灌木。枝无毛，小枝细柔。叶互生，椭圆形至矩圆形，长 2 ～ 3 cm，宽 1.4 ～ 2 cm，先端具小尖头，基部宽楔形或圆形，全缘，具短柄。花单性，雌雄同株，簇生于叶腋，无花瓣；雄花数至 10 余朵簇生，萼片 5 ～ 6；雌花通常 1，生于雄花丛中，子房 3 室，柱头 3。浆果球形，直径 0.6 ～ 0.8 cm，紫黑色，具宿存花柱；果柄长 0.4 ～ 0.5 cm。

| **生境分布** | 生于海拔 200 ～ 1 000 m 的山地灌丛中或稀疏林下。德兴各地均有分布。

| **资源情况** | 野生资源丰富。药材来源于野生。

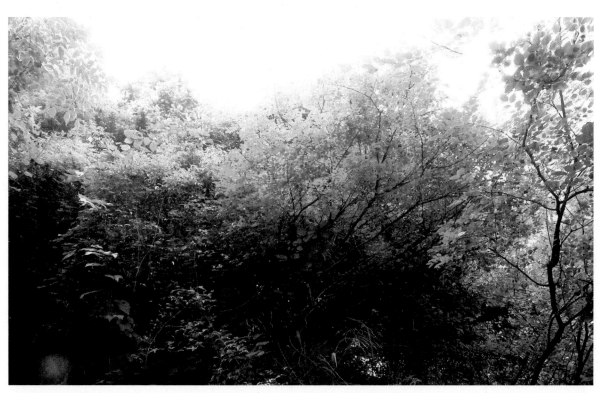

| **采收加工** | 夏、秋季采挖，切片，晒干。

| **功能主治** | 辛、甘，温。归肝、脾经。祛风除湿，健脾消积。用于风湿痹痛，疳积。

| **用法用量** | 内服煎汤，9 ~ 15 g。

| **附　注** | 本种异名：*Phyllanthus flueggeiformis* Müller Argoviensis。

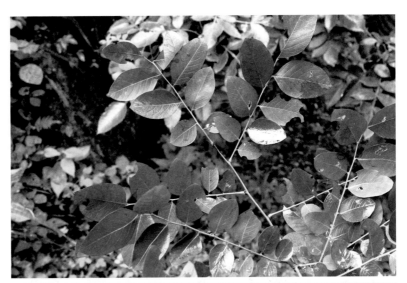

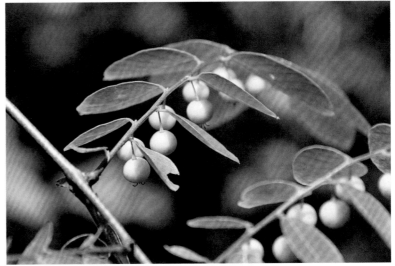

大戟科 Euphorbiaceae 叶下珠属 Phyllanthus

蜜甘草
Phyllanthus ussuriensis Rupr. et Maxim.

| 药 材 名 | 蜜柑草（药用部位：全草。别名：夜关门、地莲子、鱼鳞草）。

| 形态特征 | 一年生草本，高达 60 cm，全株无毛。叶纸质，椭圆形，长 0.5 ～ 1.5 cm，下面白绿色，侧脉 5 ～ 6 对；叶柄极短或几无柄；托叶卵状披针形。花雌雄同株，单生或数朵簇生于叶腋；花梗长约 0.2 cm，丝状，基部有数枚苞片。雄花萼片 4，宽卵形；花盘腺体 4，分离；雄蕊 2，花丝分离。雌花萼片 6，长椭圆形，果时反折；花盘腺体 6，长圆形。蒴果扁球状，直径约 0.25 cm，平滑；果柄短。

| 生境分布 | 生于山坡或路旁草地。德兴各地均有分布。

| 资源情况 | 野生资源丰富。药材来源于野生。

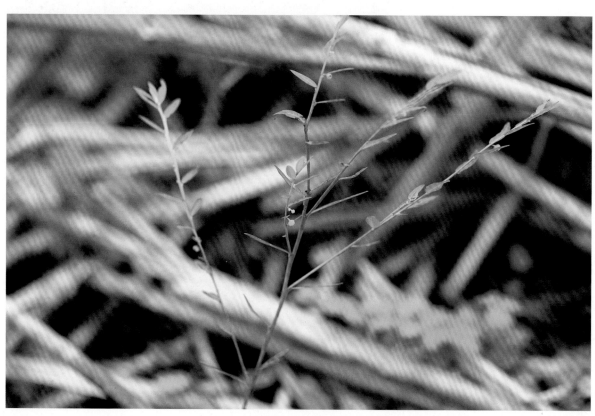

| 采收加工 | 夏、秋季采收，鲜用或晒干。

| 药材性状 | 本品长 15 ~ 60 cm。茎无毛，分枝细长。叶 2 列，互生，条形或披针形，长 0.5 ~ 1.5 cm，宽 0.2 ~ 0.5 cm，先端尖，基部近圆形，具短柄；托叶小。花小，单性，雌雄同株；无花瓣，腋生。蒴果圆形，具细柄，下垂，直径约 0.25 cm，表面平滑。气微，味苦、涩。

| 功能主治 | 苦，寒；有小毒。归胃、大肠经。清热利湿，清肝明目。用于黄疸，痢疾，泄泻，水肿，淋病，疳积，目赤肿痛，痔疮，毒蛇咬伤。

| 用法用量 | 内服煎汤，15 ~ 30 g。外用适量，煎汤洗；或鲜品捣敷。

| 附　注 | 本种异名：*Phyllanthus matsumurae* Hayata、*Phyllanthus simplex* Retzius var. *chinensis* Müller Argoviensis、*Phyllanthus simplex* Retzius var. *ussuriensis* (Ruprecht & Maximowicz) Müller Argoviensis、*Phyllanthus wilfordii* Croizat & F. P. Metcalf.。

大戟科 Euphorbiaceae 叶下珠属 Phyllanthus

叶下珠 *Phyllanthus urinaria* L.

| 药 材 名 | 叶下珠（药用部位：全草）。

| 形态特征 | 一年生草本，高达 30 cm。茎直立，分枝倾卧而后上升，具翅状纵棱。叶 2 列，互生，长椭圆形，长 0.5 ~ 1.5 cm，宽 0.2 ~ 0.5 cm，先端斜或有小凸尖，基部偏斜，两面无毛，几无柄；托叶小，披针形。花小，单性，雌雄同株，无花瓣。雄花 2 ~ 3 簇生于叶腋；萼片 6；雄蕊 3；花盘腺体 6，分离，与萼片互生，无退化子房。雌花单生于叶腋，宽约 0.3 cm，表面有小凸刺或小瘤体。

| 生境分布 | 生于海拔 500 m 以下的旷野平地、旱田、山地路旁或林缘。德兴各地均有分布。

| 资源情况 | 野生资源丰富。药材来源于野生。

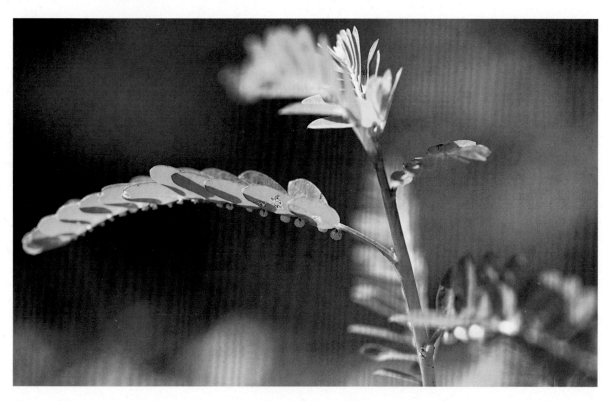

| 采收加工 | 夏、秋季采收，除去杂质，鲜用或晒干。

| 药材性状 | 本品长短不一。根茎外表浅棕色，主根不发达，须根多数，浅灰棕色。茎直径 0.2 ~ 0.3 cm，老茎基部灰褐色；茎枝有纵皱，灰棕色、灰褐色或棕红色，质脆，易断，断面中空；分枝有纵皱及不甚明显的膜翅状脊线。叶片薄而小，长椭圆形，尖端有短凸尖，基部圆形或偏斜，边缘有白色短毛，灰绿色，皱缩，易脱落。花细小，腋生于叶背之下，多已干缩。有的带三棱状扁球形的黄棕色果实，表面有鳞状突起，常 6 纵裂。气微香，味微苦。

| 功能主治 | 微苦，凉。归肝、脾、肾经。清热解毒，利水消肿，明目，消积。用于痢疾，泄泻，黄疸，水肿，热淋，石淋，目赤，夜盲，疳积，痈肿，毒蛇咬伤。

| 用法用量 | 内服煎汤，15 ~ 30 g。外用适量，捣敷。

| 附 注 | 本 种 异 名：*Diasperus urinaria* (Linnaeus) Kuntze、*Phyllanthus alatus* Blume、*Phyllanthus cantoniensis* Hornemann、*Phyllanthus cantoniensis* Schweigger、*Phyllanthus chamaepeuce* Ridley。

药材叶下珠，为本种的干燥全草，《云南省药品标准》（1996 年版）、《中华人民共和国卫生部药品标准·中药成方制剂·第九册·附录》（1994 年版）、《福建省中药材标准》（2006 年版）、《广西中药材标准》（1990 年版）、《云南省中药材标准·第一册》（2005 年版）、《浙江省中药材标准·第一册》（2017 年版）、《湖南省中药材标准》（2009 年版）中有收载。

大戟科 Euphorbiaceae 叶下珠属 *Phyllanthus*

黄珠子草
Phyllanthus virgatus Forst. f.

| **药 材 名** | 黄珠子草（药用部位：全草）。

| **形态特征** | 一年生草本，高达 60 cm，枝条常自基部发出，全株无毛。叶近草质，线状披针形、长圆形或窄椭圆形，长 0.5 ~ 2.5 cm，先端有小尖头，基部圆，稍偏斜，几无叶柄；托叶膜质，卵状角形。常 2 ~ 4 雄花和 1 雌花簇生于叶腋。雄花花梗长约 0.2 cm；萼片 6，宽卵形或近圆形；雄蕊 3，花丝分离；花盘腺体 6。雌花花梗长约 0.5 cm；花萼6 深裂，裂片卵状长圆形，紫红色，外折；花盘圆盘状，不分裂；子房具鳞片状突起，花柱分离，2 深裂达基部，反卷。蒴果扁球形，直径 0.2 ~ 0.3 cm，紫红色，有鳞片状突起，具宿萼。

| **生境分布** | 生于平原至海拔 1 350 m 的山地草坡、沟边草丛或路旁灌丛中。

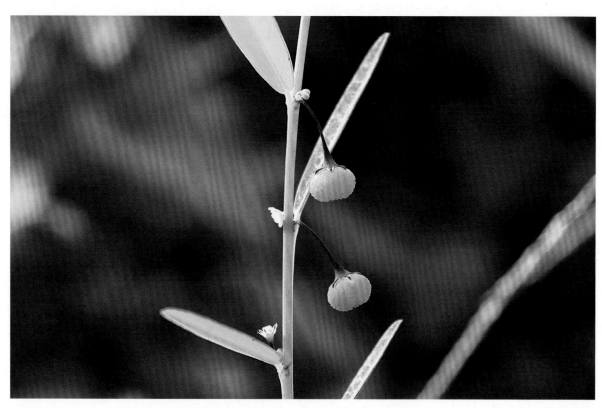

德兴各地均有分布。

| **资源情况** | 野生资源丰富。药材来源于野生。

| **采收加工** | 夏、秋季采收，鲜用或晒干。

| **功能主治** | 甘、苦，平。归脾、胃经。健脾消积，利尿通淋，清热解毒。用于疳积，痢疾，淋病，乳痈，牙疳，毒蛇咬伤。

| **用法用量** | 内服煎汤，9 ~ 15 g。外用适量，捣敷；或煎汤洗；或含漱。

| **附　　注** | 本种异名：*Phyllanthus simplex* Retz.、*Phyllanthus simplex* Retz. var. *virgatus* (G. Forst.) Müll. Arg.。

蓖麻
Ricinus communis L.

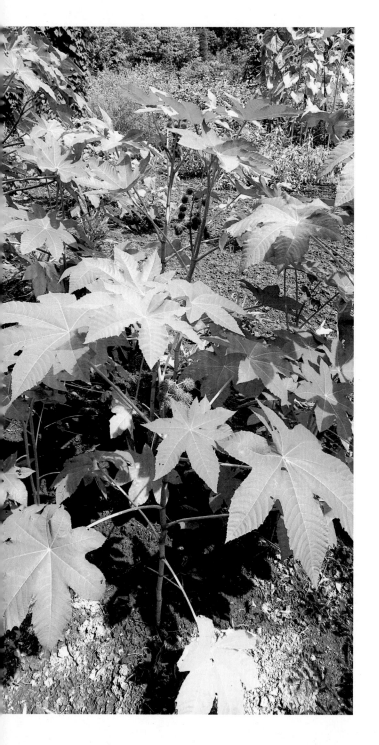

药材名

蓖麻子（药用部位：成熟种子）、蓖麻油（药材来源：种子榨取的脂肪油）、蓖麻叶（药用部位：叶）、蓖麻根（药用部位：根）。

形态特征

一年生高大草本（在南方地区常成小乔木）。幼嫩部分被白粉。叶互生，圆形，盾状着生，直径 15 ~ 60 cm 或更大，掌状中裂，裂片 5 ~ 11，卵状披针形至矩圆形，先端渐尖，边缘有锯齿；叶柄长。花单性，雌雄同株，无花瓣，圆锥花序与叶对生，长 10 ~ 30 cm 或更长，下部雄花，上部雌花；雄蕊多数，花丝多分枝；雌花花萼 3 ~ 5 裂；子房 3 室，每室具 1 胚珠，花柱 3，深红色，2 裂。蒴果球形，长 1 ~ 2 cm，有软刺；种子矩圆形，光滑，有斑纹。

生境分布

德兴各地有栽培。

资源情况

栽培资源丰富。药材来源于栽培。

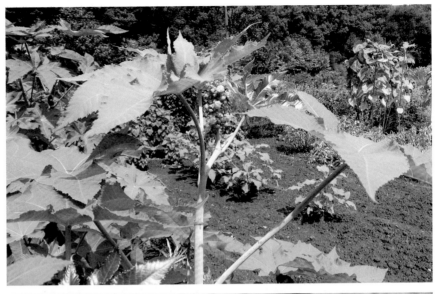

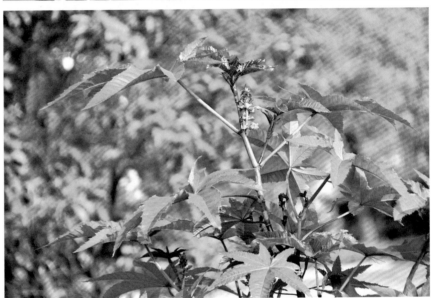

| 采收加工 | 蓖麻子：秋季采摘成熟果实，晒干，除去果壳，收集种子。
| | 蓖麻油：取蓖麻子，采用压榨法进行压榨，收集所榨出的脂肪油。
| | 蓖麻叶：夏、秋季采摘，鲜用或晒干。
| | 蓖麻根：春、秋季采挖，鲜用或晒干。

| 药材性状 | 蓖麻子：本品呈椭圆形或卵形，稍扁，长 0.9 ~ 1.8 cm，宽 0.5 ~ 1 cm。表面光滑，有灰白色与黑褐色或黄棕色与红棕色相间的花斑纹。一面较平，另一面稍隆起，较平的一面有 1 隆起的种脊；一端有灰白色或浅棕色凸起的种阜。种皮薄而脆，胚乳肥厚，白色，富油性。子叶 2，菲薄。无臭，味微苦、辛。
| | 蓖麻油：本品为几乎无色或微带黄色的澄清黏稠液体。气微，味淡而后微辛。

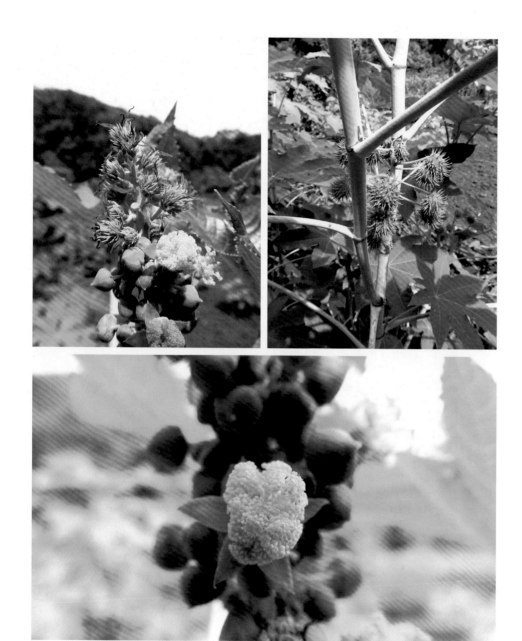

蓖麻叶：本品皱缩破碎，完整者展平后呈盾状圆形，掌状分裂，深达叶片的一半以上，裂片一般 7 ~ 9，先端长尖，边缘有不规则锯齿，齿端具腺体，下面被白粉。气微，味甘、辛。

蓖麻根：本品呈圆柱形，多有分枝，上端较粗，长约 20 cm，直径 0.4 ~ 3 cm。表面黄色或灰褐色，可见有不整齐的细密纵皱纹。质硬，易折断，断面不平坦，皮部薄，木部白色。气微，味淡。

| 功能主治 | 蓖麻子：甘、辛，平；有毒。归大肠、肺经。泻下通滞，消肿拔毒。用于大便秘结，痈疽肿毒，喉痹，瘰疬。

蓖麻油：甘、辛，平；有毒。归大肠经。祛风除湿，拔毒消肿。用于脚气，风湿痹痛，痈疽肿毒，疥癣瘙痒，子宫脱垂，脱肛，咳嗽痰喘。

蓖麻叶：苦、辛，平；有小毒。祛风除湿，拔毒消肿。用于脚气，风湿痹痛，痈疽肿毒，疥癣瘙痒，子宫脱垂，脱肛，咳嗽痰喘。

蓖麻根：辛，平；有小毒。归肝、心经。祛风解痉，活血消肿。用于破伤风，癫痫，风湿痹痛，痈肿，瘰疬，跌打损伤，脱肛，子宫脱垂。

| 用法用量 |　蓖麻子：内服入丸剂，2 ~ 5 g；或生研；或炒食；孕妇及便滑者禁服。外用适量，捣敷；或调敷。

蓖麻油：内服，10 ~ 20 ml；胃弱者及孕妇禁服。外用适量，涂敷。

蓖麻叶：内服煎汤，5 ~ 10 g；或入丸、散剂。外用适量，捣敷；或煎汤洗；或热熨。

蓖麻根：内服煎汤，15 ~ 30 g。外用适量，捣敷。

| 附　　注 |　药材蓖麻子，为本种的干燥成熟种子，《中华人民共和国药典》（1963 年版至 2020 年版）、《贵州省中药材质量标准·附录》（1988 年版）、《内蒙古蒙药材标准》（1986 年版）、《维吾尔药材标准·上册》（1993 年版）、《新疆维吾尔自治区药品标准·第二册》（1980 年版）等中有收载。

药材蓖麻油，为本种的（种子经冷榨法）榨取并精制得到的脂肪油，《中华人民共和国药典》（1953 年版、1977 年版至 2020 年版）、《中华药典》（1930 年版）中有收载。

药材蓖麻叶，为本种的新鲜或干燥叶，《贵州省中药材、民族药材质量标准》（2003 年版）中有收载。

药材蓖麻根，为本种的干燥根，《广东省中药材标准·第二册》（2011 年版）中有收载；《中华人民共和国药典·附录》（1977 年版）以"红蓖麻根"之名收载之。

《中华人民共和国药典》规定，蓖麻子按干燥品计算，含蓖麻碱（$C_8H_8N_2O_2$）不得过 0.32%。

大戟科 Euphorbiaceae 乌桕属 Sapium

山乌桕

Sapium discolor (Champ. ex Benth.) Müll. Arg.

| 药 材 名 | 山乌桕根（药用部位：根及根皮。别名：山乌桕、红心乌桕、山柳）、山乌桕叶（药用部位：叶）。

| 形态特征 | 灌木。叶椭圆状卵形，纸质，全缘，长 3 ~ 10 cm，宽 2 ~ 5 cm，下面粉绿色；叶柄细长，长 2 ~ 7.5 cm，先端有 2 腺体。花单性，雌雄同株，无花瓣及花盘；穗状花序顶生，长 4 ~ 9 cm。雄花花萼杯状，先端不整齐齿裂；雄蕊 2，极少 3。雌花生于花序近基部，萼片 3，三角形；子房卵形，花柱 3，基部合生。蒴果球形，黑色，直径 1 ~ 1.5 cm；种子近球形，长 0.4 ~ 0.5 cm，直径 0.3 ~ 0.4 cm，外被蜡层。

| 生境分布 | 生于山谷或山坡混交林中。德兴各地均有分布。

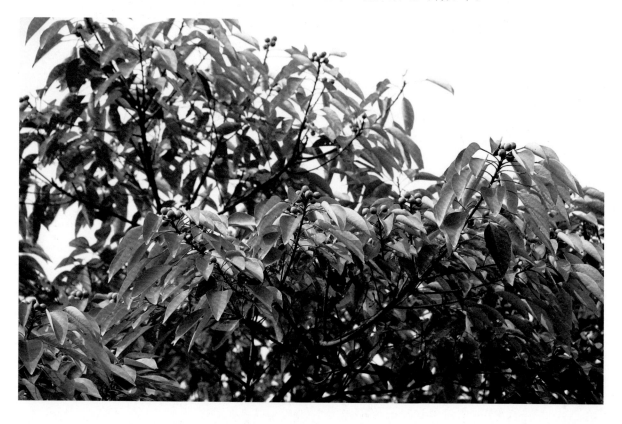

| 资源情况 | 野生资源丰富。药材来源于野生。

| 采收加工 | 山乌桕根：秋后采挖，洗净，鲜用或晒干。
山乌桕叶：夏、秋季采收，鲜用或晒干。

| 药材性状 | 山乌桕叶：本品呈菱状卵形，长 3 ~ 9 cm，宽 2.5 ~ 5 cm，先端长尖，基部楔形，全缘，上面暗绿色，微有光泽，下面黄绿色，基部有 1 对蜜腺。气微，味苦。

| 功能主治 | 山乌桕根：苦，寒；有小毒。归脾、肾、大肠经。利水通便，消肿散瘀，解蛇虫毒。用于二便不利，水肿，腹水，白浊，疮痈，湿疹，跌打损伤，毒蛇咬伤。
山乌桕叶：苦，温；有小毒。归肺、肝经。活血，解毒，利湿。用于跌打损伤，毒蛇咬伤，湿疹，过敏性皮炎，缠腰火丹，乳痈。

| 用法用量 | 山乌桕根：内服煎汤，3 ~ 9 g；或捣汁；孕妇、体弱者忌服。外用适量，捣敷；或煎汤洗。
山乌桕叶：外用适量，鲜品捣敷；或煎汤洗。

| 附　　注 | 本种异名：*Triadica cochinchinensis* Loureiro、*Stillingia discolor* Champion ex Bentham、*Sapium laui* Croizat、*Excoecaria discolor* (Champ. ex Benth.) Müll. Arg.、*Excoecaria loureiroana* Müller Argoviensis。

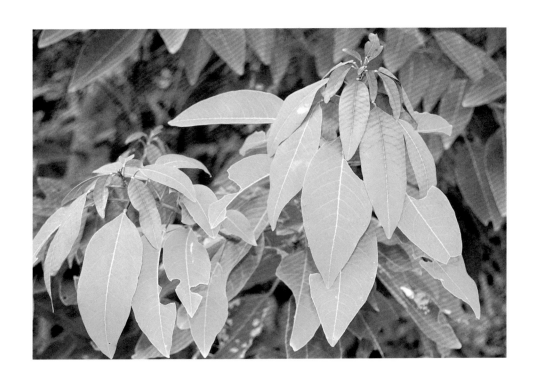

大戟科 Euphorbiaceae 乌桕属 Sapium

白木乌桕

Sapium japonicum (Sieb. et Zucc.) Pax et Hoffm.

| **药 材 名** | 白乳木（药用部位：根皮、叶）。

| **形态特征** | 乔木或灌木。枝细，有白色乳汁。叶卵形、椭圆状卵形至倒卵形，长 6 ~ 16 cm，宽 4 ~ 8 cm，两侧不等，全缘；叶柄长 1.5 ~ 2.5 cm，先端有 2 盘状腺体。花单性，雌雄同株，无花瓣及花盘；穗状花序顶生，长 4.5 ~ 8 cm。雄花花萼杯状，先端常不规则 3 裂；雄蕊 3，稀 2，花丝极短，花药球形。雌花少数，着生于花序下部；萼片 3，三角形；子房光滑，3 室，花柱 3，基部合生。蒴果长 1 ~ 1.5 cm，直径 1.5 cm；种子球形，有杂乱的黑棕色斑纹，无蜡层。

| **生境分布** | 生于林中湿润处或溪涧边。德兴各地均有分布。

| **资源情况** | 野生资源丰富。药材来源于野生。

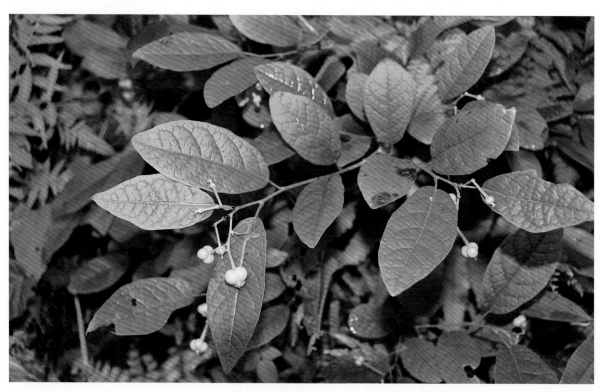

| **采收加工** | 全年均可采挖根，洗净，除去木心，切碎，晒干；春、夏季采摘叶，鲜用或晒干。 |

| **功能主治** | 苦、辛，微温；有小毒。归肾经。散瘀血，强腰膝。用于劳伤腰膝酸痛。 |

| **用法用量** | 内服煎汤 15 ～ 30 g。外用适量，鲜叶捣汁搽。 |

| **附　　注** | 本 种 异 名：*Neoshirakia japonica* (Siebold & Zuccarini) Esser、*Triadica japonica* (Siebold et Zucc.) Baill.、*Stillingia japonica* Siebold et Zucc.、*Excoecaria japonica* Müll. Arg.、*Shirakia japonica* (Siebold & Zuccarini) Hurusawa。 |

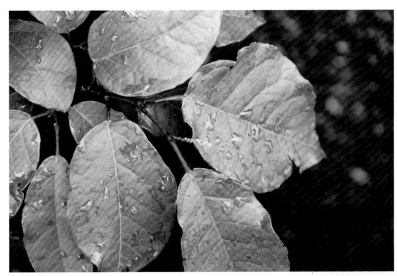

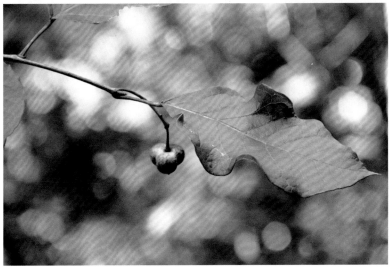

大戟科 Euphorbiaceae 乌桕属 Sapium

乌桕
Sapium sebiferum (L.) Roxb.

| 药 材 名 | 乌桕木根皮（药用部位：根皮或树皮）、乌桕叶（药用部位：叶）、乌桕子（药用部位：种子）、桕油（药材来源：种子榨取的油）、乌桕根（药用部位：根）。

| 形态特征 | 乔木。叶菱形至宽菱状卵形，纸质，长、宽均为 3 ~ 9 cm；叶柄细长，长 2.5 ~ 6 cm，先端有 2 腺体。花单性，雌雄同株，无花瓣及花盘；穗状花序顶生，长 6 ~ 12 cm，最初全为雄花，随后有 1 ~ 4 雌花生于花序基部；雄花小，花萼杯状，3 浅裂，雄蕊 2，稀 3，花丝分离；雌花具梗，长 0.2 ~ 0.4 cm，着生处两侧各有 1 近肾形腺体，花萼 3 深裂；子房光滑，3 室。蒴果梨状球形，直径 1 ~ 1.5 cm；种子近圆形，黑色，外被白蜡层。

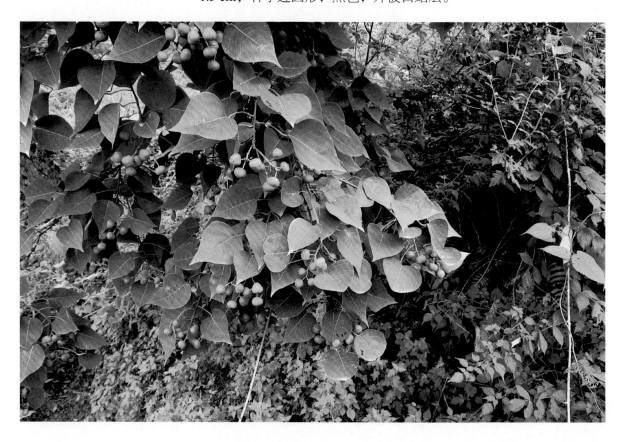

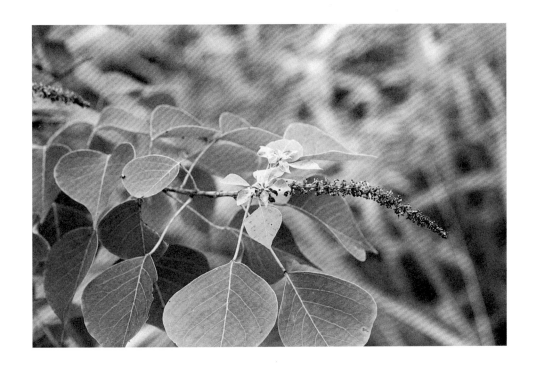

| 生境分布 | 生于旷野、塘边或疏林中，常栽培于村旁路边。德兴各地均有分布，德兴花桥等地有栽培。

| 资源情况 | 野生资源丰富，栽培资源一般。药材主要来源于野生。

| 采收加工 | 乌桕木根皮：全年均可采挖根，将皮剥下，除去栓皮，晒干。

乌桕叶：全年均可采收，鲜用或晒干。

乌桕子：果实成熟时采摘果实，取出种子，鲜用或晒干。

桕油：种子榨油。

乌桕根：全年均可采挖，除去杂质，洗净，切片，晒干。

| 药材性状 | 乌桕木根皮：本品呈长槽状或筒状、卷筒状或略卷曲的长片状，长 10 ~ 40 cm，厚约 0.1 cm，外表面灰白色、淡褐色或浅棕色，粗糙，有细纵皱纹，有的具圆形或横长皮孔，栓皮薄，易呈片状脱落；内表面黄白色至浅黄棕色，具细密纵直纹理。质硬而韧，不易折断，断面纤维状。气微，味苦、微涩。

乌桕叶：本品多破碎或皱缩。完整叶片为卵状菱形，长、宽均为 3 ~ 8 cm。先端长渐尖，基部阔楔形，全缘。表面茶绿色或茶褐色。叶柄长，先端有 2 干缩的小腺体。叶片纸质，易碎。气微，味微苦。

乌桕根：本品呈不规则块片状，直径 0.5 ~ 6 cm，厚 0.5 ~ 1.6 cm，表面浅黄棕色，有细纵皱纹，栓皮薄，易剥落。质硬，易折断，断面皮部较厚，黄褐色，木部淡黄白色。气微，味微苦、涩。

| 功能主治 | **乌桕木根皮**：苦，温。归肺、肾、胃、大肠经。泻下逐水，消肿散结，解蛇虫毒。用于水肿，癥瘕积聚，臌胀，二便不利，疔毒痈肿，湿疹，疥癣，毒蛇咬伤。

乌桕叶：苦，微温。归肺、肾、胃、大肠经。泻下逐水，消肿散瘀，解毒杀虫。用于水肿，二便不利，腹水，湿疹，疥癣，痈疮肿毒，跌打损伤，毒蛇咬伤。

乌桕子：甘，凉。归肾、肺经。拔毒消肿，杀虫止痒。用于湿疹，癣疮，皮肤皲裂，水肿，便秘。

桕油：杀虫，拔毒，利尿，通便。用于疥疮，脓疱疮，水肿，便秘。

乌桕根：苦，微温；有毒。归肺、肾、胃、大肠经。泻下逐水，消肿散结，解蛇虫毒。用于水肿，臌胀，便秘，癥瘕积聚，疔毒痈肿，湿疹，疥癣，毒蛇咬伤。

| 用法用量 | **乌桕木根皮**：内服煎汤，9 ~ 12 g；或入丸、散剂。外用适量，煎汤洗；或研末调敷。

乌桕叶：内服煎汤，6 ~ 12 g；体虚、溃疡者及孕妇禁服。外用适量，鲜品捣敷；或煎汤洗。

乌桕子：内服煎汤，3 ~ 6 g；有毒，大剂量内服宜慎。外用适量，煎汤洗；或捣敷。

桕油：外用适量，涂敷。

乌桕根：内服煎汤，12 ~ 20 g。外用适量，煎汤洗；或研末调服。体虚、溃疡者及孕妇禁服。

| 附 注 | 本种异名：*Triadica sebifera* (Linnaeus) Small、*Croton sebifer* Linnaeus、*Excoecaria sebifera* (Linnaeus) Müller Argoviensis、*Supium chihsinianum* S. K. Lee、*Sapium discolor* (Champion ex Bentham) Müller Argoviensis var. *wenhsienense* S. B. Ho。

药材乌桕，为本种的干燥根皮（或树皮），《中华人民共和国药典》（1977 年版）中有收载；《上海市中药材标准·附录》（1994 年版）以"乌桕树皮"之名收载之。

药材乌桕叶，为本种的干燥叶，《上海市中药材标准·附录》（1994 年版）中有收载。

大戟科 Euphorbiaceae 油桐属 Vernicia

油桐
Vernicia fordii (Hemsl.) Airy Shaw

| 药 材 名 | 油桐子（药用部位：种子）、桐油（药材来源：种子榨出的油。别名：桐子油）、气桐子（药用部位：未成熟果实）、桐子花（药用部位：花）、油桐叶（药用部位：叶）、油桐根（药用部位：根）。

| 形态特征 | 落叶小乔木。树皮灰色；枝粗壮，无毛。叶卵状圆形，长 8 ~ 18 cm，宽 6 ~ 15 cm，基部截形或心形，不裂或 3 浅裂，全缘，幼叶被锈色短柔毛，后近无毛；叶柄长达 12 cm，先端有 2 红色、扁平的无柄腺体。花大，白色略带红色，单性，雌雄同株，在枝端排成短圆锥花序；花萼不规则，2 ~ 3 裂，裂片镊合状；花瓣 5；雄花有 8 ~ 20 雄蕊，花丝基部合生，上端分离且在花芽中弯曲；雌花子房 3 ~ 5 室，每室具 1 胚珠，花柱 2 裂。核果近球形，直径 3 ~ 6 cm；种子具厚壳状种皮。

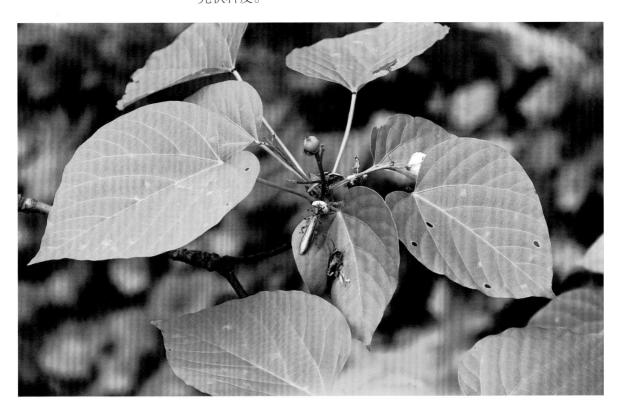

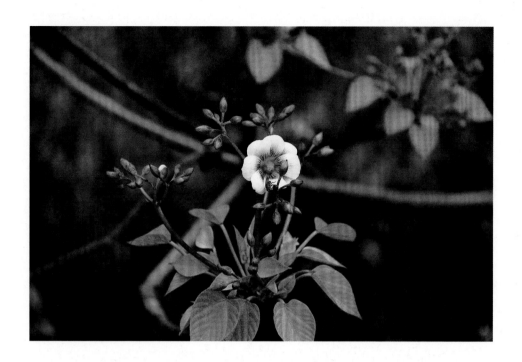

| 生境分布 | 生于海拔 1 000 m 以下的丘陵山地。德兴各地均有分布。

| 资源情况 | 野生资源丰富。药材来源于野生。

| 采收加工 | **油桐子：**秋季果实成熟时采收果实，将其堆积于潮湿处，泼水，覆以干草，经10 日左右，待外壳腐烂，除去外皮，收集种子，晒干。

桐油：取净油桐子，采用压榨法进行压榨，收取榨下的油，过滤。

气桐子：收集未成熟而早落的果实，除去杂质，鲜用或晒干。

桐子花：4 ~ 5 月收集凋落的花，晒干。

油桐叶：秋季采集，鲜用或晒干。

油桐根：全年均可采挖，洗净，鲜用或晒干。

| 药材性状 | **油桐子：**本品略呈三棱状椭圆形，长 2.1 ~ 2.5 cm，直径 1.5 ~ 2 cm。表面棕褐色，具短条棱和点状突起。

桐油：本品为淡黄色黏稠透明的液体。露置空气中易聚合而固化。相对密度应为 0.930 ~ 0.940，折光率应为 1.510 ~ 1.521。

桐子花：本品呈白色略带红色，为聚伞花序。花单性，雌雄同株。花萼不规则，2 ~ 3 裂，裂片镊合状；花瓣 5；雄花有 8 ~ 20 雄蕊，花丝基部合生，上端分离且在花芽中弯曲；雌花子房 3 ~ 5 室，每室具 1 胚珠，花柱 2。气微香，味涩。

油桐叶：本品单叶互生，具长柄，初被毛，后渐脱落；叶片卵形至心形，长 8 ～ 18 cm，宽 6 ～ 15 cm，先端尖，基部心形或楔形，不裂或有时 3 浅裂，全缘。上面深绿色，有光泽，初时疏生微毛，沿脉毛较密，后渐脱落，下面有紧贴密生的细毛。气微，味苦、涩。

| 功能主治 |
油桐子：甘、微辛，寒；有大毒。归脾、肾经。吐风痰，消肿毒，利二便。用于风痰喉痹，痰火瘰疬，食积腹胀，二便不利，丹毒，疥癣，烫伤，急性软组织炎症，寻常疣。

桐油：甘、辛，寒；有毒。涌吐痰涎，清热解毒，收湿杀虫，润肤生肌。用于喉痹，痈疡，疥癣，臁疮，烫伤，冻疮，皲裂。

气桐子：行气消食，清热解毒。用于疝气，食积，月经不调，疔疮疖肿。

桐子花：苦、微辛，寒；有毒。归肺、心经。清热解毒，生肌。用于新生儿湿疹，秃疮，热毒疮，天疱疮，烫火伤。

油桐叶：甘、微辛，寒；有毒。归肝、大肠经。清热消肿，解毒杀虫。用于肠炎，痢疾，痈肿，臁疮，疥癣，漆疮，烫伤。

油桐根：甘、微辛，寒；有毒。归肺、脾、胃、肝经。下气消积，利水化痰，驱虫。用于食积痞满，水肿，哮喘，瘰疬，蛔虫病。

| 用法用量 |
油桐子：内服煎汤，1 ～ 2 枚；或磨水；或捣烂冲；孕妇禁（慎）服。外用适量，研末调敷；或捣敷；或磨水涂。

桐油：外用适量，涂擦；或调敷；或探吐。

气桐子：内服煎汤，1 ～ 3 个。外用适量，捣敷；或取汁搽。

桐子花：外用适量，煎汤洗；或浸植物油，涂搽。

油桐叶：内服煎汤，15 ～ 30 g。外用适量，捣敷；或烧灰研末撒。

油桐根：内服煎汤，12 ～ 18 g，鲜品 30 ～ 60 g；或研末；或炖肉；或浸酒。外用适量，捣敷。

| 附　注 |
本种异名：*Aleurites fordii* Hemsl.。
药材桐油，为本种的种子榨出的油，《湖南省中药材标准》（2009 年版）中有收载。

虎皮楠科 Daphniphyllaceae 虎皮楠属 Daphniphyllum

交让木 *Daphniphyllum macropodum* Miq.

| 药 材 名 | 交让木（药用部位：叶、种子）。

| 形态特征 | 常绿乔木。单叶互生而丛生于枝端，常于新叶开放时老叶全部凋落，因有"交让木"之称；叶矩圆形，厚革质，长15～20 cm，全缘，上面有光泽，下面蓝白色，中脉带红色；叶柄粗壮，长3～4 cm，平滑，红色。花小，淡绿色，成短总状花序，雌雄异株；雄花不具花被而有长梗，雄蕊8～10，花丝短；雌花有8～10花被片，子房2室，柱头上密生深红色柔毛，花后变黑色。核果长椭圆形，黑色，外果皮肉质，内果皮坚硬。

| 生境分布 | 生于海拔600～1900 m的阔叶林中。分布于德兴大茅山等。

| 资源情况 | 野生资源丰富。药材来源于野生。

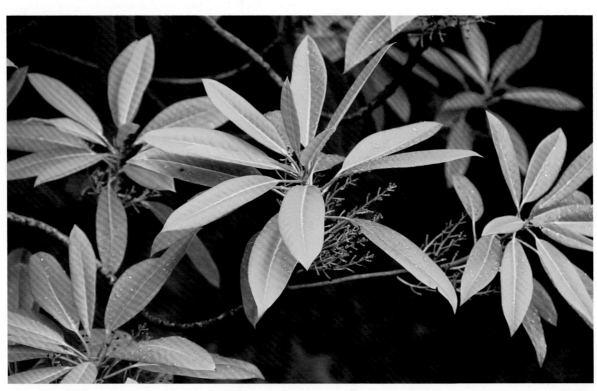

| **采收加工** | 秋季采收，鲜用或晒干。

| **功能主治** | 苦，凉。清热解毒。用于疮疖肿毒。

| **用法用量** | 外用适量，捣敷。

| **附　　注** | 本种异名：*Daphniphyllum membranaceum* Hayata、*Daphniphyllum himalense* (Benth.) Müll. Arg. subsp. *macropodum* (Miq.) T. C. Huang。

本种 IUCN 评估等级为 LC 级。本种为陕西省濒危级保护植物。

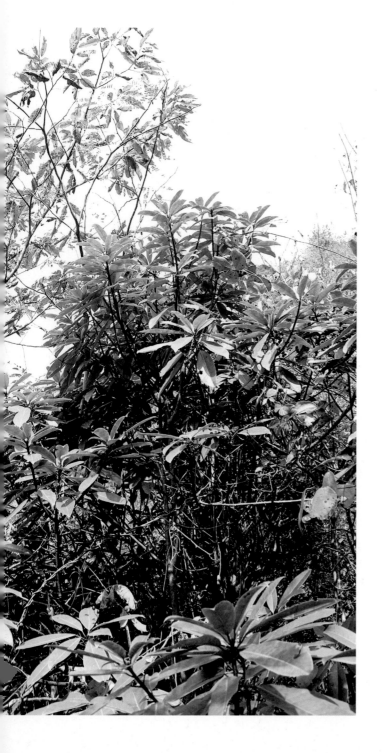

虎皮楠
Daphniphyllum oldhamii (Hemsl.) Rosenth.

| 药 材 名 |

虎皮楠（药用部位：根、叶）。

| 形态特征 |

常绿小乔木。树皮褐色，栓皮质，内皮黑色。单叶互生，在枝端呈丛生状，革质，长椭圆形或长倒卵形，长约 8 cm，基部狭楔形，先端急尖，全缘或在先端有粗大锯齿，上面平滑有光泽，下面苍白色，有瘤状突起；叶柄长约 2 cm，带红色。花小，雌雄异株，排成腋生的总状花序；花被萼状；雄花花被片 4 ~ 5，雄蕊 8，花丝短而离生，花药大；雌花花被片 6 ~ 8，子房 2 室，每室有 2 胚珠，花柱 2，宿存。核果宽椭圆形，黑色。

| 生境分布 |

生于海拔 150 ~ 1 400 m 的阔叶林中。德兴各地均有分布。

| 资源情况 |

野生资源丰富。药材来源于野生。

| 采收加工 |

秋季采收，叶鲜用；根洗净，鲜用或切片晒干。

| 功能主治 | 苦、涩，凉。归心、肝、肾经。清热解毒，活血散瘀。用于感冒发热，咽喉肿痛，脾脏肿大，毒蛇咬伤，骨折创伤。

| 用法用量 | 内服煎汤，15 ～ 30 g。外用适量，鲜叶捣敷；或捣汁搽。

| 附　　注 | 本种异名：*Daphniphyllum longistylum* S. S. Chien、*Daphniphyllum oldhami* (Hemsl.) Rosenth.、*Daphniphyllum marchandii* Croiz et Metc、*Webera marchandii* H. Lévl.、*Daphniphyllum salicifolium* S. S. Chien、*Daphniphyllum roxburghii* Baill.、*Daphniphyllum pentandrum* Hayata。

本种为陕西省濒危级保护植物。

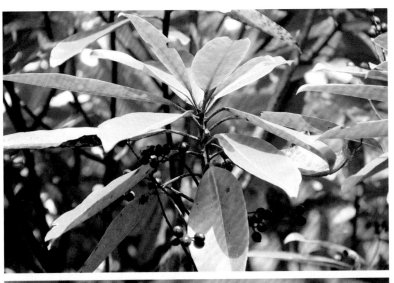
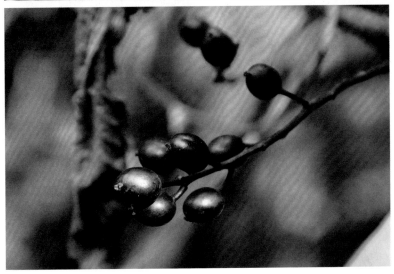

芸香科 Rutaceae 石椒草属 Boenninghausenia

臭节草
Boenninghausenia albiflora (Hook.) Reichb.

| 药 材 名 | 岩椒草（药用部位：全草或茎叶）、臭节草根（药用部位：根）。

| 形态特征 | 多年生草本，有浓烈气味，各部具油腺点。二至三回三出复叶，互生；小叶全缘，倒卵形或椭圆形，长 1 ~ 2 cm。聚伞圆锥花序，顶生，花枝基部具小叶，多花；花两性；萼片及花瓣均 4；花瓣长 0.5 ~ 0.6 cm，白色或桃红色，覆瓦状排列；雄蕊 8，花丝线形，长短相间；雌蕊具 4 心皮，花柱 4，黏合，柱头稍粗。聚合蓇葖果具 4 果瓣，内、外果皮分离，每果瓣种子数粒；种子肾形，被瘤点。

| 生境分布 | 生于海拔 700 ~ 1 000 m 的山地。分布于德兴三清山北麓、大茅山等。

| 资源情况 | 野生资源一般。药材来源于野生。

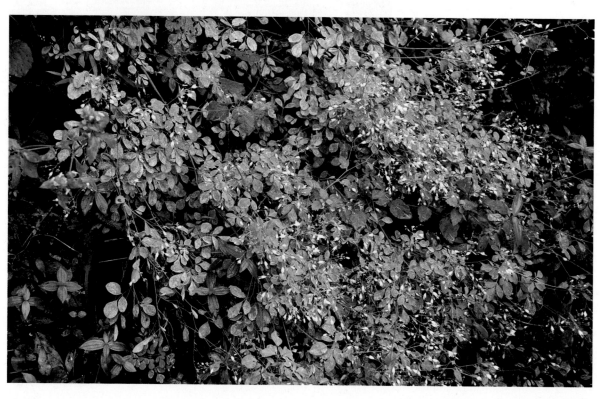

| 采收加工 | 岩椒草：夏季采收，鲜用或切碎晒干。
臭节草根：夏季采挖，除去泥沙，鲜用。

| 功能主治 | 岩椒草：辛、苦，凉。归肺、胃、肝经。解表，截疟，活血，解毒。用于感冒发热，支气管炎，疟疾，胃肠炎，跌打损伤，痈疽疮肿，烫伤。
臭节草根：苦，微寒。归心经。解毒消肿。用于疮疖肿毒。

| 用法用量 | 岩椒草：内服煎汤，9 ~ 15 g；或研末；或浸酒。外用适量，捣敷。
臭节草根：外用适量，捣汁搽。

| 附　注 | 本种异名：*Ruta albiflora* Hook.、*Boenninghausenia schizocarpa* S. Y. Hu、*Bodinieria thalictrifolia* H. Lévl. et Vaniot。

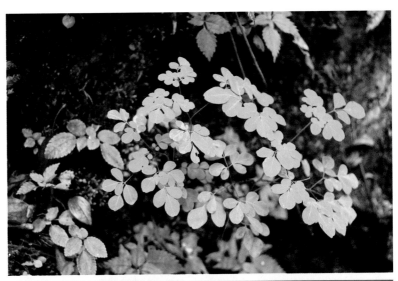

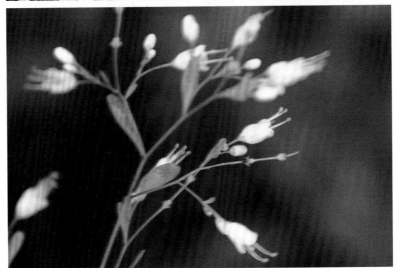

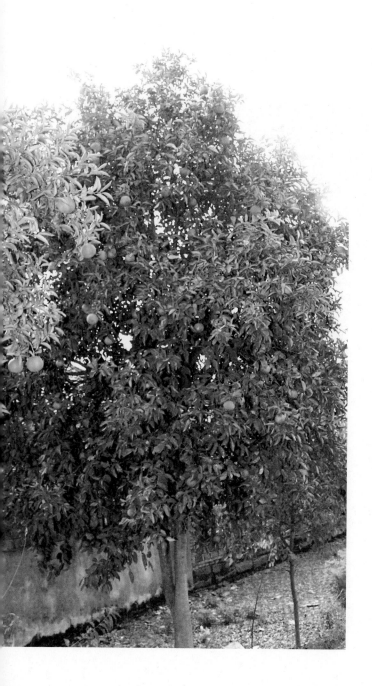

芸香科 Rutaceae 柑橘属 Citrus

酸橙
Citrus aurantium L.

| 药 材 名 |

枳实（药用部位：幼果）、枳壳（药用部位：未成熟果实）、橘核（药用部位：成熟种子）。

| 形态特征 |

小乔木。徒长枝刺长达 8 cm。叶卵状长圆形或椭圆形，长 5 ~ 10 cm，全缘或具浅齿；叶柄翅倒卵形，长 1 ~ 3 cm，宽 0.6 ~ 1.5 cm，稀叶柄无翅。总状花序少花，有时兼有腋生的单花；花直径 2 ~ 3.5 cm；花萼（4 ~）5 浅裂；雄蕊 20 ~ 25，基部合生成多束。果实球形或扁球形，果皮厚，难剥离，橙黄色或朱红色，油胞大，凹凸不平。

| 生境分布 |

通常栽培，有时逸为半野生。德兴黄柏等有栽培。

| 资源情况 |

栽培资源丰富。药材来源于栽培。

| 采收加工 |

枳实：5 ~ 6 月收集自落的果实，除去杂质，自中部横切为两半，晒干或低温干燥，较小

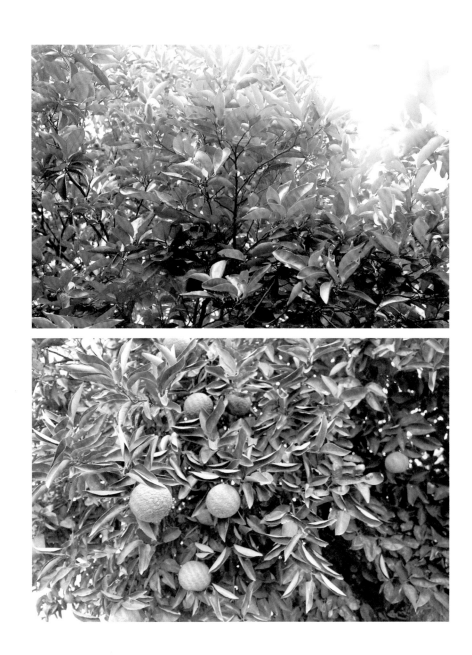

者可直接晒干或低温干燥。

枳壳： 7 月果皮尚呈绿色时采收，自中部横切为两半，晒干或低温干燥。

橘核： 果实成熟后收集种子，洗净，干燥。

| **药材性状** | **枳实：** 本品呈半球形，少数为球形，直径 0.5 ~ 2.5 cm。外果皮黑绿色或棕褐色，具颗粒状突起和皱纹，有明显的花柱残迹或果柄痕。切面中果皮略隆起，厚 0.3 ~ 1.2 cm，黄白色或黄褐色，边缘有 1 ~ 2 列油室，瓤囊棕褐色。质坚硬。气清香，味苦、微酸。

枳壳： 本品呈半球形，直径 3 ~ 5 cm。外果皮棕褐色至褐色，有颗粒状突起，凸起的先端有凹点状油室；有明显的花柱残迹或果柄痕。切面中果皮黄白色，

光滑而稍隆起，厚 0.4 ~ 1.3 cm，边缘散有 1 ~ 2 列油室，瓤囊 7 ~ 12 瓣，少数多达 15 瓣，汁囊干缩，呈棕色至棕褐色，内藏种子。质坚硬，不易折断。气清香，味苦、微酸。

橘核： 本品呈卵圆形、长卵圆形或扁卵圆形，长 1 ~ 1.6 cm，直径 0.5 ~ 0.9 cm，表面淡黄白色至淡黄褐色，光滑，有数条稍凸起的脉纹，侧边 1 明显的种脊棱线；一端钝圆，另一端呈扁平楔状，少数呈长尖形。外种皮薄而质韧，易剥落，内种皮菲薄，淡棕色；子叶 2，淡绿色或黄白色，有油性。气微，味微苦。

| 功能主治 | **枳实：** 苦、辛、酸，微寒。归脾、胃经。破气消积，化痰散结。用于积滞内停，痞满胀痛，泻痢后重，大便不通，痰滞气阻，胸痹，结胸，脏器下垂。

枳壳： 苦、辛、酸，微寒。归脾、胃经。理气宽中，行滞消胀。用于胸胁气滞，胀满疼痛，食积不化，痰饮内停，脏器下垂。

橘核： 苦，平。归肝、肾经。理气，散结，止痛。用于小肠疝气，睾丸肿痛，乳房胀痛。

| 用法用量 | **枳实：** 内服煎汤，3 ~ 10 g；或入丸、散剂；脾胃虚弱者及孕妇慎服。外用适量，研末调涂；或炒热熨。

枳壳： 内服煎汤，3 ~ 10 g；或入丸、散剂；脾胃虚弱者及孕妇慎服。外用适量，煎汤洗；或炒热熨。

橘核： 内服煎汤，3 ~ 9 g。体虚者慎服。

| 附　注 | 本种异名：*Aurantium acre* Mill.。

药材枳壳，为本种的干燥未成熟果实，《中华人民共和国药典》（1963 年版至 2020 年版）、《云南省药品标准》（1974 年版）、《贵州省中药材标准规格·上集》（1965 年版）、《新疆维吾尔自治区药品标准·第二册》（1980 年版）等中有收载。此外，文献中记载的枳壳的基原还包括元江枳壳 *Citrus macroptera* Kerr.［《云南省药品标准》（1974 年版）］、甜橙 *Citrus sinensis* Osbeck.［《贵州省中药材质量标准》（1988 年版）、《贵州省中药材标准规格·上集》（1965 年版）］、香圆 *Citrus wilsonii* Tanaka［《贵州省中药材标准规格·上集》（1965 年版）、《中华人民共和国药典》（1963 年版）］。

药材枳实，为本种的干燥幼果，《中华人民共和国药典》（1963 年版至 2020 年版）、《贵州省中药材标准规格·上集》（1965 年版）、《新疆维吾尔自治区药品标准·第二册》（1980 年版）等中有收载。此外，文献中记载的枳

壳还包括甜橙 *Citrus sinensis* Osbeck.〔《中华人民共和国药典》（1985 年版至 2020 年版）、《贵州省中药材标准规格·上集》（1965 年版）〕、香圆 *Citrus wilsonii* Tanaka〔《贵州省中药材标准规格·上集》（1965 年版）、《中华人民共和国药典》（1963 年版）〕。

药材橘核，为本种的干燥成熟种子，《湖南省中药材标准》（1993 年版、2009 年版）中有收载。

《中华人民共和国药典》规定，按干燥品计算，枳实含辛弗林（$C_9H_{13}NO_2$）不得少于 0.30%；枳壳含柚皮苷（$C_{27}H_{32}O_{14}$）不得少于 4.0%，新橙皮苷（$C_{28}H_{34}O_{15}$）不得少于 3.0%。

《中华人民共和国药典》记载的本种的栽培变种主要有：黄皮酸橙 *Citrus aurantium* L. 'Huangpi'、代代花 *Citrus aurantium* L. 'Daidai'、朱栾 *Citrus aurantium* L. 'Chulan'、塘橙 *Citrus aurantium* L. 'Tangcheng'，与本种同等药用。根据产地不同，枳壳药材分为"川枳壳""江枳壳""湘枳壳""苏枳壳"等；产于四川、重庆者皮细、色青绿、肉厚、质坚而细，为"川枳壳"；产于江西者皮粗、色黑，为"江枳壳"；产于湖南者皮棕褐而粗，为"湘枳壳"；产于江苏、浙江者为"苏枳壳"，形似湘枳壳。此外，江西、浙江、湖北尚以同属植物香圆 *Citrus wilsonii* Tanaka 的未成熟果实作枳壳药用；福建以同科植物枳橘 *Poncirus trifoliata* (L.) Raf. 的未成熟果实作枳壳药用，商品名为"绿衣枳壳"或"建枳壳"。同样，枳实药材根据不同产地，分别为"川枳实""江枳实""湘枳实"；贵州大多以甜橙的幼果作枳实，称之为"甜橙枳实"；福建以枳橘的幼果作枳实，称之为"绿衣枳实"。据本草考证，唐代以前以枳橘的果实为枳实正品，到明、清代才以本种的果实为枳壳、枳实的正品。

本种为江西道地药材"赣十味"之一。本种的果实可泡茶饮用。

芸香科 Rutaceae 柑橘属 Citrus

柚
Citrus maxima (Burm.) Merr.

| 药 材 名 | 柚（药用部位：果实）、柚核（药用部位：种子）、柚皮（药用部位：果皮）、柚花（药用部位：花）、柚叶（药用部位：叶）、柚根（药用部位：根）、化橘红（药用部位：未成熟或近成熟果实的外层果皮）。

| 形态特征 | 乔木。幼枝、叶下面、花梗、花萼及子房均被柔毛。叶宽卵形或椭圆形，连叶柄翅长 9 ～ 16 cm，宽 4 ～ 8 cm，疏生浅齿；叶柄翅长 2 ～ 4 cm，宽 0.5 ～ 3 cm。总状花序，稀单花腋生；花萼（3 ～）5 浅裂；花瓣长 1.5 ～ 2 cm；雄蕊 25 ～ 35。果实球形、扁球形、梨形或宽圆锥状，直径超过 10 cm，淡黄色或黄绿色，果皮海绵质，油胞大。

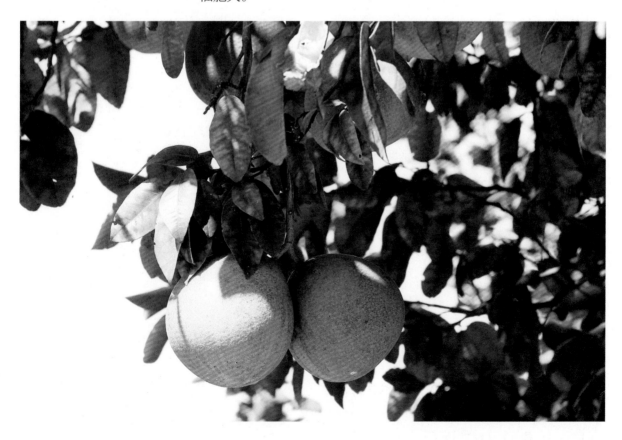

| 生境分布 | 德兴各地均有栽培。

| 资源情况 | 栽培资源丰富。药材来源于栽培。

| 采收加工 | **柚**：10 ～ 11 月果实成熟时采收，鲜用。

柚核：秋、冬季采摘成熟果实，剥开果皮，除去果瓤，取出种子，洗净，晒干。

柚皮：秋末冬初采集果皮，剖成 5 ～ 7 瓣，晒干或阴干。

柚花：4 ～ 5 月间采收，晾干或烘干。

柚叶：夏、秋季采收，鲜用或晒干。

柚根：全年均可采挖，洗净，切片，晒干。

化橘红：10 ～ 11 月采收未成熟或近成熟果实，置沸水中略烫后，将果皮割成 5 ～ 7 瓣，除去果瓤和部分中果皮，压制成形，晒干或阴干。

| 药材性状 | **柚**：本品呈梨形、倒卵形或扁圆形，直径 10 ～ 15 cm，柠檬黄色。种子扁圆形或扁楔形，白色或带黄色。

柚核：本品呈扁长条形，长 1.4 ～ 1.7 cm，宽 0.6 ～ 1 cm，厚 0.2 ～ 0.5 cm。表面淡黄色或黄色，尖端较宽而薄，基部较窄而厚，具数条棱线，有的伸向尖端。质较硬，破开后内有 1 种仁，子叶乳白色，有油质。气微，味微苦。

柚皮：本品多为 5 ～ 7 瓣，少有单瓣者。完整者展平后的皮片直径为 25 ～ 32 cm，每单瓣长 10 ～ 13 cm，宽 5 ～ 7 cm，厚 0.5 ～ 1 cm。皮片边缘略向内卷曲；外表面黄绿色至黄棕色，有时呈微金黄色，极粗糙，有多数凹下的圆点及凸起的油点，内表面白色，稍软而有弹性，呈棉絮状。质柔软。有浓厚的柚子香气。

柚花：本品多破碎，少数完整者呈倒卵状茄形，长 1.5 ～ 2 cm，棕黄色。花萼杯状，扭曲，有凹陷的油点。花瓣多脱落，单个花瓣呈舌形，淡灰黄色，表面密布凹陷的油点。雄蕊脱落。子房球形，棕黑色，花柱存在或折断。质脆，易断。气香，味苦。

柚叶：本品多皱缩卷曲，展平后呈卵形至椭圆状卵形，长 6 ～ 15 cm，先端渐尖或微凹，边缘具稀锯齿。表面黄绿色，背面浅绿色，对光透视可见无数透明小点（油室）。叶柄处有倒心形宽翅，长 2 ～ 5 cm。质脆，易撕裂。气香，味微苦、微辛。

柚根：本品呈圆柱形，直径 0.4 ～ 2 m。表面灰黄色或淡棕黄色，具纵向浅沟纹和细根痕，刮去粗皮显绿黄色。质硬，难折断，断面不平坦，具纤维性。气微香，味苦、微辛辣，刺舌。

化橘红：本品呈对折的七角星状或展平的五角星状，单片呈柳叶形。完整者展平后直径 15 ~ 28 cm，厚 0.2 ~ 0.5 cm。外表面黄绿色至黄棕色，无毛，有皱纹及小油室；内表面黄白色或淡黄棕色，有脉络纹。质脆，易折断，断面不整齐，外缘有 1 列不整齐的下凹的油室，内侧稍柔而有弹性。气芳香，味苦、微辛。

| 功能主治 | 柚：甘、酸，寒。归肺、胃经。消食，化痰，醒酒。用于饮食积滞，食欲不振，醉酒。

柚核：辛、苦，温。归肝经。疏肝理气，宣肺止咳。用于疝气，肺寒咳嗽。

柚皮：辛、甘、苦，温。归脾、肺、肾经。宽中理气，消食，化痰，止咳平喘。用于气郁胸闷，脘腹冷痛，食积，泻痢，咳喘，疝气。

柚花：辛、苦，温。归胃、肺经。行气，化痰，止痛。用于风寒咳嗽，气喘痰咳，胃脘胸膈胀痛。

柚叶：辛、苦，温。归肝、脾经。行气止痛，解毒消肿。用于头风痛，寒湿痹痛，食滞腹痛，乳痈，扁桃体炎，中耳炎。

柚根：辛、苦，温。理气止痛，散风寒。用于胃脘胀痛，疝气疼痛，风寒咳嗽。

化橘红：辛、苦，温。归肺、脾经。理气宽中，燥湿化痰。用于咳嗽痰多，食积伤酒，呕恶痞闷。

| 用法用量 | 柚：内服适量，生食。建议不超过 200 g，服药期间禁止食用。痛经者不宜食用；体虚寒者应少食。

柚核：内服煎汤，6 ~ 9 g；孕妇慎用。外用适量，开水浸泡涂擦。

柚皮：内服煎汤，6 ~ 9 g；或入散剂。孕妇及气虚者忌用。

柚花：内服煎汤，1.5 ~ 4.5 g。孕妇及气虚者禁服。

柚叶：内服煎汤，15 ~ 30 g。外用适量，捣敷；或煎汤洗。

柚根：内服煎汤，9 ~ 15 g。

化橘红：内服煎汤，3 ~ 6 g；或入丸、散剂。气虚、阴虚及燥咳痰少者禁服。

| 附　注 | 本种异名：*Citrus grandis* (L.) Osbeck、*Citrus aurantium* L. var. *decumana* L.、*Citrus kwangsiensis* Hu、*Cephalocitrus grandis* Tseng。

药材柚果，为本种的干燥未成熟果实，《广东省中药材标准·第二册》（2011年版）中有收载。

药材柚核，为本种的成熟种子，《广西中药材标准·附录》（1990年版）中有收载。

药材化橘红，为本种的干燥外层果皮，《中华人民共和国药典》（1985 年版至 2020 年版）等中有收载。

药材文旦皮，为本种的干燥外果皮及部分中果皮，《上海市中药材标准·附录》（1994 年版）中有收载。

药材橘红，为本种的干燥的未成熟或近成熟的外层果皮，《中华人民共和国药典》（1963 年版、1977 年版）、《新疆维吾尔自治区药品标准·第二册》（1980 年版）中有收载。

药材橘红花，为本种的干燥花蕾或花，《广西中药材标准》（1990 年版）中有收载。

上述标准均以柚 *Citrus grandis* (L.) Osbeck 收载本种。同属植物橘红 *Citrus maxima* (Burm.) Merr. 'Tomentosa' 亦为《中华人民共和国药典》规定的橘红基原，与本种同等药用。化橘红药材分为"毛橘红"和"光七爪"，由橘红 *Citrus maxima* (Burm.) Merr. 'Tomentosa' 的未成熟或近成熟的干燥外层果皮加工而成者，果皮表面有绒毛，称"毛橘红"；由成熟果皮加工而成者，称"光七爪"（或"光五爪"）。据本草考证，清代以后，"橘红"的主流品种即为本种，而最早的元代本草中记载的橘红，应为橘类橘红，即柑橘 *Citrus reticulata* Blanco 及其栽培变种的外层果皮。由于后者加工费时，清代以后逐渐被柚类橘红（化橘红）替代。《中华人民共和国药典》（1963 年版、1977 年版）收载的橘红为柚类橘红，1985 年版开始将"橘红"和"化橘红"分列。

《中华人民共和国药典》规定，化橘红药材按干燥品计算，含柚皮苷（$C_{27}H_{32}O_{14}$）不得少于 3.5%。

本种的果实为常见水果；果皮可泡茶；稍幼嫩的果皮可凉拌食用。

芸香科 Rutaceae 柑橘属 Citrus

佛手

Citrus medica L. var. *sarcodactylis* Swingle

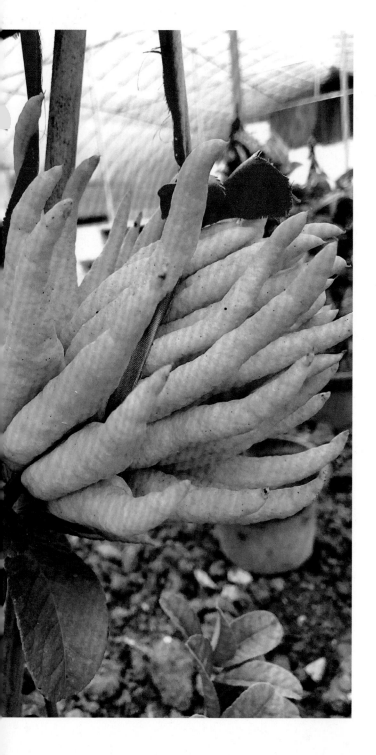

药材名

佛手（药用部位：果实）、佛手露（药材来源：果实的蒸馏液）、佛手花（药用部位：花、花蕾）、佛手柑根（药用部位：根）。

形态特征

灌木或小乔木。新生嫩枝、芽及花蕾均暗紫红色。茎枝多刺，刺长达 4 cm。单叶，稀兼有单身复叶；叶柄短，叶片椭圆形或卵状椭圆形，长 6 ~ 12 cm，宽 3 ~ 6 cm，或更大，叶缘有浅钝裂齿。总状花序有花达 12，有时兼有腋生单花；花两性，有单性花趋向，则雌蕊退化；花瓣 5，长 1.5 ~ 2 cm；雄蕊 30 ~ 50；子房在花柱脱落后即行分裂，在果实发育过程中成为手指状肉条。果皮甚厚，通常无种子。

生境分布

德兴有零星栽培。

资源情况

栽培资源一般。药材来源于栽培。

| 采收加工 | **佛手：** 秋季果实尚未变黄或变黄时采收，纵切成薄片，晒干或低温干燥。
佛手露： 取成熟的果实，用蒸馏法取得的汁液。
佛手花： 4 ~ 5 月日出前疏花时采摘，或拾取落花，晒干或炕干。
佛手柑根： 全年均可采挖，洗净，切片，鲜用或晒干。

| 药材性状 | **佛手：** 本品呈卵形或长圆形，先端裂瓣如拳或呈指状，常皱缩或卷曲。外表面橙黄色、黄绿色或棕绿色，密布凹陷的窝点，有时可见细皱纹；内表面类白色，散有黄色点状或纵横交错的维管束。质硬而脆，受潮后变柔软。气芳香，果皮外部味辛、微辣，内部味甘而后苦。

佛手花： 本品长约 1.5 cm，呈淡棕黄色，基部带有短花梗。花萼杯状，略有皱纹；药瓣 4，呈线状矩圆形，外表可见众多凹窝，质厚，两边向内卷曲；雄蕊多数，着生于花盘周围；子房上部较尖。气微，味微苦。

| 功能主治 | **佛手：** 辛、苦、酸，温。归肝、脾、胃、肺经。疏肝理气，和胃止痛，燥湿化痰。用于肝胃气滞，胸胁胀痛，胃脘痞满，食少呕吐，咳嗽痰多。

佛手露： 微辛、淡，平。归肺、肝、胃、肾经。行气解郁。用于胸膈郁闷不舒。

佛手花： 微苦，微温。归肝、胃经。疏肝理气，散瘀。用于肝胃气痛，食欲不振，月经不调。

佛手柑根： 辛、苦，平。归脾、胃、肾经。理气宽中，化痰消胀。用于脾肿大，十二指肠溃疡，癫痫，四肢酸软。

| 用法用量 | **佛手：** 内服煎汤，3 ~ 10 g；或泡茶饮。阴虚有火、无气滞者慎服。
佛手露： 内服隔水炖温，30 ~ 60 g。
佛手花： 内服煎汤，3 ~ 6 g。
佛手柑根： 内服煎汤，15 ~ 30 g。

| 附　注 | 本种异名：*Citrus limonia* Osb. var. *digitata* Risso、*Citrus sarcodactylis* Noot.。
药材佛手，为本种的干燥果实，《中华人民共和国药典》（1963 年版至 2020 年版）、《新疆维吾尔自治区药品标准·第二册》（1980 年版）、《云南省药品标准》（1974 年版）、《贵州省中药材标准规格·上集》（1965 年版）中有收载。
药材佛手花，为本种的干燥花或花蕾，《贵州省中药材、民族药材质量标准》（2003 年版）、《贵州省中药材质量标准》（1988 年版）、《四川省中药材标准》（1987 年版增补本）、《中华人民共和国卫生部药品标准·中药材·第一册》（1992 年版）、《新疆维吾尔自治区药品标准·第二册》（1980 年版）中有收载。

《中华人民共和国药典》规定，佛手按干燥品计算，含橙皮苷（$C_{28}H_{34}O_{15}$）不得少于 0.030%。

本种的果实可食用，或做调料。

芸香科 Rutaceae 柑橘属 Citrus

柑橘
Citrus reticulata Blanco

| 药 材 名 | 橘（药用部位：成熟果实）、橘饼（药材来源：经蜜糖渍制的成熟果实）、陈皮（药用部位：成熟果皮）、青皮（药用部位：幼果、未成熟果实的果皮。别名：青橘皮、青柑皮）、橘红（药用部位：外层果皮）、橘白（药用部位：白色内层果皮）、橘络（药用部位：成熟果实的中果皮的维管束）、橘核（药用部位：成熟种子）、橘叶（药用部位：叶）、橘根（药用部位：根）。

| 形态特征 | 常绿小乔木或灌木，高约 3 m。枝柔弱，通常有刺。叶互生，革质，披针形至卵状披针形，长 5.5 ~ 8 cm，宽 2.9 ~ 4 cm，全缘或具细钝齿；叶柄细长，翅不明显。花小，黄白色，单生或簇生于叶腋；萼片 5；花瓣 5；雄蕊 18 ~ 24，花丝常 3 ~ 5 合生；子房 9 ~ 15 室。

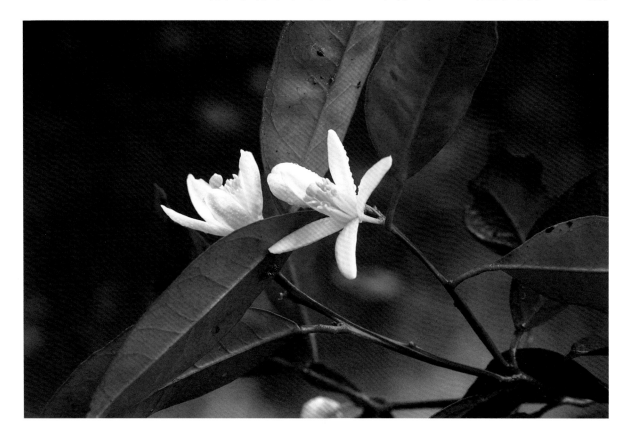

柑果扁球形，直径 5 ~ 7 cm，橙黄色或淡红黄色，果皮疏松，极易与肉瓤分离。

| 生境分布 | 德兴各地均有栽培。

| 资源情况 | 栽培资源丰富。药材来源于栽培。

| 采收加工 | **橘**：10 ~ 12 月果实成熟时采摘，鲜用或冷藏。

橘饼：取成熟果实，经划缝、去子、压榨、腌制、预煮、漂洗、糖煮、冷却、撒糖而成。

陈皮：采摘成熟果实，剥取果皮，晒干或低温干燥。

青皮：5 ~ 6 月收集自落的幼果，晒干，习称"个青皮"；7 ~ 8 月采收未成熟果实，在果皮上纵剖成 4 瓣至基部，除尽瓤瓣，晒干，习称"四花青皮"。

橘红：秋末冬初果实成熟后采收，用刀削下外果皮，晒干或阴干。

橘白：选取新鲜的橘皮，用刀削去外层红皮（即橘红）后，取内层的白皮，除去橘络，晾干或晒干。

橘络：12 月至翌年 1 月采集果实，将橘皮剥下，自皮内或橘瓤外表撕下白色筋络，晒干或微火烘干。比较完整而理顺成束者，称为"凤尾橘络"（又名"顺筋"）；多数断裂、散乱不整者，称为"金丝橘络"（又名"乱络""散丝橘络"）；用刀自橘皮内铲下者，称为"铲络"。

橘核：秋、冬季食用果肉时，收集种子，洗净，晒干或烘干。

橘叶：全年均可采收，以 12 月至翌年 2 月采摘为佳，阴干或晒干，亦可鲜用。

橘根：9 ~ 10 月采挖，洗净，切片，晒干。

| 药材性状 | **陈皮**：本品常成数瓣，基部相连，有的呈不规则片状，厚 0.1 ~ 0.4 cm。外表面橙红色或红棕色，有细皱纹和凹下的点状油室；内表面浅黄白色，粗糙，附黄白色或黄棕色筋络状维管束。质稍硬而脆。气香，味辛、苦。

青皮：本品个青皮幼果类球形，直径 0.5 ~ 2 cm。表面灰绿色或黑绿色，微粗糙，有细密凹下的油点，先端有稍凸起的柱基，基部有圆形果柄痕。质硬，断面果皮黄白色或淡黄棕色，厚 0.1 ~ 0.2 cm，外缘有 1 ~ 2 列油点。瓤囊 8 ~ 10，淡棕色。气清香，味酸、苦、辛。四花青皮果皮多剖成 4 裂片，裂片长椭圆形，长 4 ~ 6 cm，厚 0.1 ~ 0.2 cm。外表面灰绿色或黑绿色，密生多数油点（油室）；内表面类白色或黄白色，粗糙，附黄白色或黄棕色小筋络。质稍硬，易折断，断面外缘有 1 ~ 2 列油点。气香，味苦、辛。

橘红：本品呈长条形或不规则薄片状，边缘皱缩卷曲，厚约 0.02 cm。外表面黄棕色或橙红色，具光泽，密布凹下或凸起的点状油点，俗称"棕眼"。内表面黄白色，亦有明显的油点，对光照视透明。质脆，易碎。气芳香，味微苦、辛。

橘白：本品内层果皮为黄白色海绵状的薄层块片，内表面常有橘络的痕迹。质疏松、轻软，有弹性。气芳香，味微苦而甘。

橘络：本品凤尾橘络呈长条形而松散的网络状，上端与蒂相连，其下筋络交叉而顺直。蒂呈圆形帽状。多为淡黄白色，陈久则变成棕黄色。每束长 6 ~ 10 cm，宽 0.5 ~ 1 cm。10 余束或更多压紧成长方形块状。质轻而软，干后质脆，易断。气香，味微苦。金丝橘络呈不整齐的松散状，又如乱丝，长短不一，与蒂相混连。其余与凤尾橘络相同。铲络的筋络多疏散碎断，并连带少量橘白，为白色片状小块，有时夹带橘蒂及少量肉瓢碎片。

橘核：本品略呈卵形，长 0.8 ~ 1.2 cm，直径 0.4 ~ 0.6 cm。表面淡黄白色或淡灰白色，光滑，一侧有种脊棱线，一端钝圆，另一端渐尖成小柄状。外种皮薄而韧，内种皮菲薄，淡棕色，子叶 2，黄绿色，有油性。气微，味苦。

橘叶：本品多卷缩或破碎，展平后呈菱状长椭圆形或椭圆形，长 5 ~ 8 cm，宽 2 ~ 4 cm，先端渐尖，基部楔形，全缘或微波状。表面灰绿色或黄绿色，光滑，对光可见众多透明的小油点。叶柄常缺，偶有柄者狭翅也不明显。质脆，易碎裂。气香，味苦。

| **功能主治** | **橘**：甘、酸，平。归肺、胃经。润肺生津，理气和胃。用于消渴，呕逆，胸膈结气。

橘饼：甘、辛，温。归脾、肺经。宽中下气，消积化痰。用于饮食积滞，泻痢，胸膈满闷，咳喘。

陈皮：苦、辛，温。归肺、脾经。理气健脾，燥湿化痰。用于脘腹胀满，食少吐泻，咳嗽痰多。

青皮：苦、辛，温。归肝、胆、胃经。疏肝破气，消积化滞。用于胸胁胀痛，疝气疼痛，乳癖，乳痈，食积气滞，脘腹胀痛。

橘红：辛、苦，温。归肺、脾经。理气宽中，燥湿化痰。用于咳嗽痰多，食积伤酒，呕恶痞闷。

橘白：苦、辛、微甘，温。归脾、胃经。和胃化湿。用于湿浊内阻，胸脘痞满，食欲不振。

橘络：甘、苦，平。归肝、肺、脾经。通络，理气，化痰。用于经络气滞，久咳胸痛，痰中带血，伤酒口渴。

橘核：苦，平。归肝、肾经。理气，散结，止痛。用于疝气疼痛，睾丸肿痛，乳痈，乳癖。

橘叶：苦、辛，平。归肝、胃经。疏肝，行气，化痰，散结。用于胁痛，乳痈，肺痈，咳嗽，胸膈痞满，疝气。

橘根：苦、辛，平。行气止痛。用于脾胃气滞，脘腹胀痛，疝气。

| 用法用量 | 橘：内服适量，作食品；亦可蜜煎，酱菹，或配制成药膳；不可多食，风寒咳嗽及有痰饮者不宜食。外用适量，搽涂。

橘饼：内服煎汤，1 ~ 2 个。

陈皮：内服煎汤，3 ~ 10 g；或入丸、散剂。气虚证、阴虚燥咳、吐血证及舌赤少津、内有实热者慎服。

青皮：内服煎汤，3 ~ 10 g；或入丸、散剂。气虚者慎服。

橘红：内服煎汤，3 ~ 10 g；或入丸、散剂。阴虚燥咳及久嗽气虚者禁服。

橘白：内服煎汤，1.5 ~ 3 g。

橘络：内服煎汤，2.5 ~ 4.5 g。

橘核：内服煎汤，3 ~ 9 g；或入丸、散剂。体虚者慎服。

橘叶：内服煎汤，6 ~ 15 g，鲜品 60 ~ 120 g；或捣汁服。外用适量，捣敷。

橘根：内服煎汤，9 ~ 15 g。

| 附　注 | 本种异名：*Citrus nobilis* Lour.、*Citrus deliciosa* Tenore.、*Citrus reticulata* Blanco var. *nustera* Swingle、*Citrus madurensis* auct. non Lour.。

药材陈皮，为本种的干燥成熟果皮，《中华人民共和国药典》（1963 年版至 2020 年版）、《维吾尔药材标准·上册》（1993 年版）、《新疆维吾尔自治区药品标准·第二册》（1980 年版）等中有收载。

药材青皮，为本种的干燥幼果或未成熟果实的果皮，《中华人民共和国药典》（1963 年版至 2020 年版）、《新疆维吾尔自治区药品标准·第二册》（1980 年版）、《贵州省中药材标准规格·上集》（1965 年版）等中有收载。

药材橘叶，为本种的干燥叶，《上海市中药材标准》（1994 年版）、《北京市中药材标准》（1998 年版）、《甘肃省中药材标准》（2009 年版）、《湖北省中药材质量标准》（2009 年版）、《江苏省中药材标准》（1989 年版）、《江苏省中药材标准（试行稿）·第二批》（1986 年版）、《贵州省中药材、民族药材质量标准》（2003 年版）、《贵州省中药材质量标准》（1988 年版）、《湖南省中药材标准》（2009 年版）中有收载。

药材橘红，为本种的干燥外果皮，《中华人民共和国药典》（1963 年版至 2020 年版）、《四川省中草药标准（试行稿）·第四批》（1984 年版）等中有收载。

药材橘络，为本种的维管束，《中华人民共和国药典》（1963 年版）、《四川省中药材标准》（1987 年版）、《内蒙古中药材标准》（1988 年版）、《江苏省中药材标准》（1989 年版）、《贵州省中药材、民族药材质量标准》（2003 年版）、《贵州省中药材质量标准》（1988 年版）、《中华人民共和国卫生部药品标准·中药材·第一册》（1992 年版）中有收载。

药材橘核，为本种的干燥成熟种子，《中华人民共和国药典》（1963 年版至 2020 年版）、《新疆维吾尔自治区药品标准·第二册》（1980 年版）中有收载。

《中华人民共和国药典》规定，按干燥品计算，橘红含橙皮苷（$C_{28}H_{34}O_{15}$）不得少于 1.7%；陈皮药材含橙皮苷（$C_{28}H_{34}O_{15}$）不得少于 3.5%。

本种的果实为常见水果；也可制作蜜饯、罐头等。

芸香科 Rutaceae 吴茱萸属 *Euodia*

臭辣吴萸 *Euodia fargesii* Dode

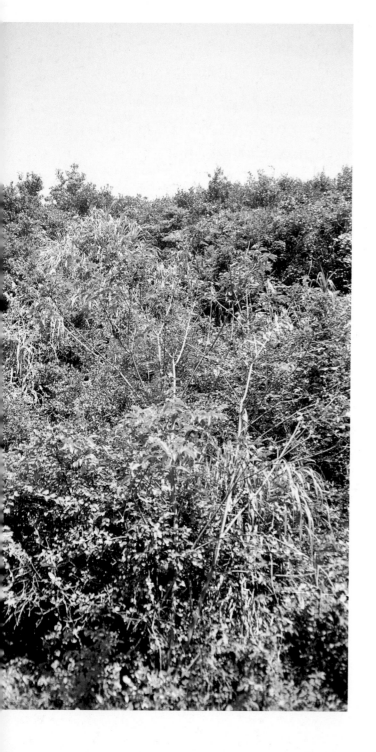

| 药 材 名 |

臭辣树（药用部位：未成熟果实）。

| 形态特征 |

乔木。幼枝紫褐色。奇数羽状复叶；小叶5 ~ 11，斜卵形或斜披针形，长 8 ~ 16 cm，叶缘波状或具细钝齿，上面无毛，下面灰绿色，沿中脉两侧被灰白色卷曲长毛，或脉腋具卷曲簇生毛，油腺点不明显或细小且稀少，叶轴及小叶柄均无毛；小叶柄长不及 1 cm。聚伞圆锥花序顶生，具多花；萼片 5，卵形，长不及 0.1 cm；花瓣 5，长约 0.3 cm，被短柔毛；雄花的退化雌蕊 5 深裂；雌花的退化雄蕊极短。果瓣 3 ~ 5，紫红色，每果瓣有1 种子。

| 生境分布 |

生于海拔 600 ~ 1 500 m 的山地山谷较湿润处。分布于德兴大茅山、三清山北麓，德兴大目源有栽培。

| 资源情况 |

野生资源一般，栽培资源一般。药材主要来源于野生。

| **采收加工** | 8～9月采摘，鲜用或晒干。

| **药材性状** | 本品呈星状扁球形，多由4或5中部以下离生的蓇葖果组成。表面棕黄色至绿褐色，略粗糙，具皱纹，油点稀疏或不甚明显，先端呈梅花状深裂，基部残留果柄，略被柔毛或无毛。种子棕黑色。质硬而脆。气微香，味苦、微辛辣。

| **功能主治** | 辛、苦，温；有小毒。归肺、肝经。止咳，散寒，止痛。用于咳嗽，腹痛。

| **用法用量** | 内服煎汤，6～9 g，鲜品 15～18 g。

| **附　　注** | 本种异名：*Tetradium glabrifolium* (Champ. ex Benth.) Hartley。

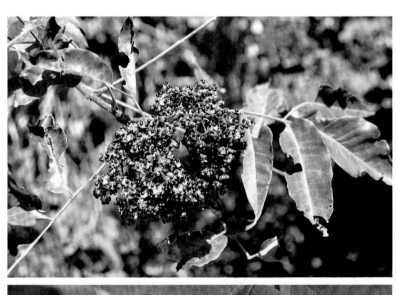

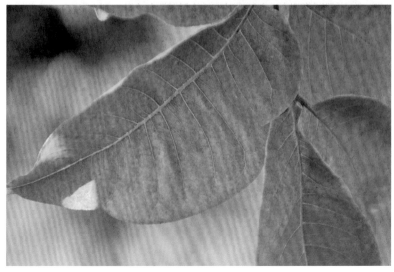

芸香科 Rutaceae 吴茱萸属 Euodia

吴茱萸
Euodia rutaecarpa (Juss.) Benth.

| 药 材 名 | 吴茱萸（药用部位：近成熟果实）、吴茱萸根（药用部位：根或根皮）、吴茱萸叶（药用部位：叶）。

| 形态特征 | 小乔木或灌木。奇数羽状复叶；小叶 5 ~ 11，稍厚纸质，卵形、椭圆形或披针形，长 6 ~ 18 cm，先端短尾尖，全缘或浅波状，两面及叶轴密被长柔毛或仅中脉两侧被短毛，油腺点大且密。聚伞圆锥花序顶生，花序轴粗，雌花簇生；萼片及花瓣均 5，稀兼有 4；雄花花瓣长 0.3 ~ 0.4 cm，退化雌蕊 4 ~ 5 深裂；雌花花瓣长 0.4 ~ 0.5 cm，退化雄蕊鳞片状或短线状，或兼有细小的不育花药。果序直径 3 ~ 12 cm，果实密集成团，暗紫红色，油腺点大，果瓣无皱纹，每果瓣有 1 种子。

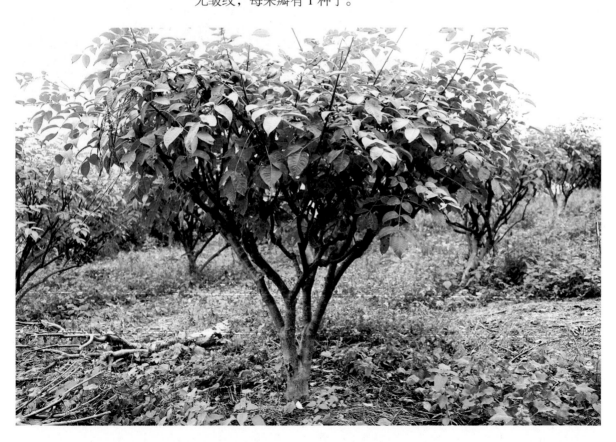

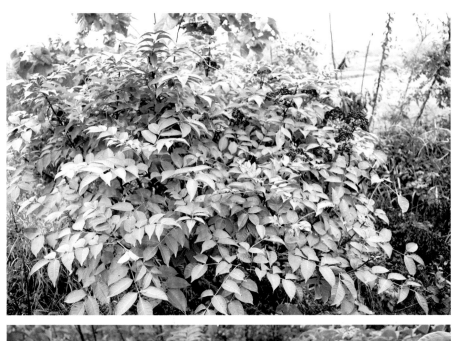

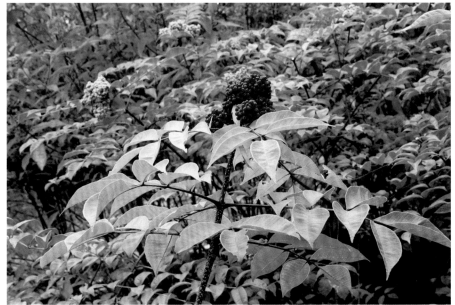

| **生境分布** | 生于平地至海拔 1 500 m 的山地疏林或灌丛中，多见于向阳坡地。分布于德兴大茅山等，德兴有栽培。 |

| **资源情况** | 野生资源一般，栽培资源丰富。药材主要来源于栽培。 |

采收加工	**吴茱萸**：8 ~ 11 月果实尚未开裂时，剪下果枝，晒干或低温干燥，除去枝、叶、果柄等杂质。
	吴茱萸根：夏、秋季采挖，洗净，切片，晒干。
	吴茱萸叶：夏、秋季采收，鲜用或晒干。

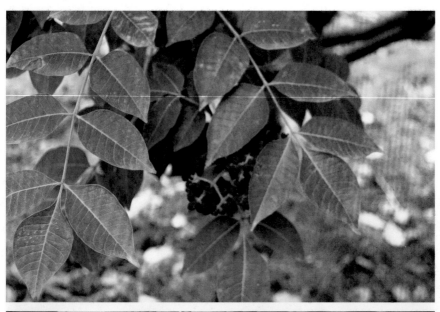

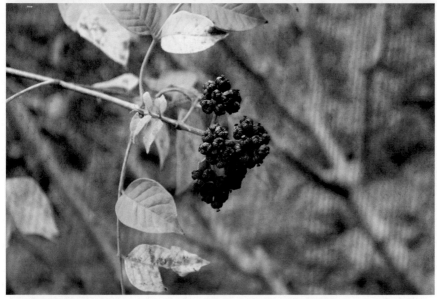

| **药材性状** | **吴茱萸**：本品呈球形或略呈五角状扁球形，直径 0.2 ~ 0.5 cm。表面暗黄绿色至褐色，粗糙，有多数点状凸起或凹下油点。先端有五角星状裂隙，基部残留被有黄色茸毛的果梗。质硬而脆，横切面可见子房 5 室，每室有淡黄色种子 1。气芳香浓郁，味辛、辣而苦。

吴茱萸叶：本品多为小叶，完整的叶为奇数羽状复叶；叶轴略呈圆柱形，黄褐色，被黄白色柔毛。小叶常皱缩破碎，完整者展平后呈椭圆形至卵圆形，长 5 ~ 15 cm，宽 2.5 ~ 6 cm，先端短尖或急尖，基部楔形，全缘，黄褐色，上面在放大镜下可见透明油点，下面密被黄白色柔毛，主脉凸起，侧脉羽状。质脆，易碎。气微香，味辛、苦、辣。

| 功能主治 | **吴茱萸**：辛、苦，热；有小毒。归肝、脾、胃、肾经。散寒止痛，降逆止呕，助阳止泻。用于厥阴头痛，寒疝腹痛，寒湿脚气，经行腹痛，脘腹胀痛，呕吐吞酸，五更泄泻。

吴茱萸根：辛、苦，热。归脾、胃、肾经。温中行气，杀虫。用于脘腹冷痛，泄泻，痢疾，风寒头痛，经闭腹痛，寒湿腰痛，疝气，蛲虫病，小儿疳蟨疮。

吴茱萸叶：辛、苦，热。散寒，止痛，敛疮。用于霍乱转筋，心腹冷痛，头痛，疮疡肿毒。

| 用法用量 | **吴茱萸**：内服煎汤，1.5 ~ 5 g；或入丸、散剂；不宜多服、久服，无寒湿滞气及阴虚火旺者禁服。外用适量，研末调敷；或煎汤洗。

吴茱萸根：内服煎汤，9 ~ 15 g，大剂量可用至 30 ~ 60 g；或浸酒；或入丸、散剂。胃肠有热者慎服。

吴茱萸叶：外用适量，加热敷；或煎汤洗。

| 附　注 | 本种异名：*Boymia rutaecarpa* Juss.、*Ampacus ruticarpa* (Juss.) Kuntze、*Evodia baberi* Rehd. et Wils.、*Evodia rugosa* Rehd. et Wils.、*Evodia hirsutifolia* Hayata、*Tetradium ruticarpum* (A. Juss.) Hartley。

药材吴茱萸，为本种的干燥近成熟果实，《中华人民共和国药典》（1963 年版至 2020 年版）、《贵州省中药材、民族药材质量标准·副篇》（2003 年版）、《新疆维吾尔自治区药品标准·第二册》（1980 年版）、《贵州省中药材标准规格·上集》（1965 年版）中有收载。

《中华人民共和国药典》规定，吴茱萸按干燥品计算，含吴茱萸碱（$C_{19}H_{17}N_3O$）和吴茱萸次碱（$C_{18}H_{13}N_3O$）的总量不得少于 0.15%，柠檬苦素（$C_{26}H_{30}O_8$）不得少于 0.20%。

芸香科 Rutaceae 金橘属 Fortunella

金橘
Fortunella margarita (Lour.) Swingle

| 药 材 名 | 金橘（药用部位：果实）、金橘露（药材来源：果实的蒸馏液）、金橘核（药用部位：果核）、金橘叶（药用部位：叶）、金橘根（药用部位：根）。

| 形态特征 | 小乔木或灌木。枝具刺，栽培品种无刺。叶卵状披针形或长椭圆形，长 5 ~ 11 cm，先端稍尖或钝，基部宽楔形或近圆形；叶柄长达 1.2 cm，具窄翅及关节。单花或 2 ~ 3 花簇生；花梗长 0.3 ~ 0.5 cm；花萼 4 ~ 5 裂；花瓣长 0.6 ~ 0.8 cm；雄蕊 20 ~ 25；花柱长为子房的 1.5 倍。果实椭圆形或卵状椭圆形，直径 2 ~ 3.5 cm，金黄色或橙红色。

| 生境分布 | 栽培种。德兴有栽培。

| 资源情况 | 栽培资源一般。药材来源于栽培。

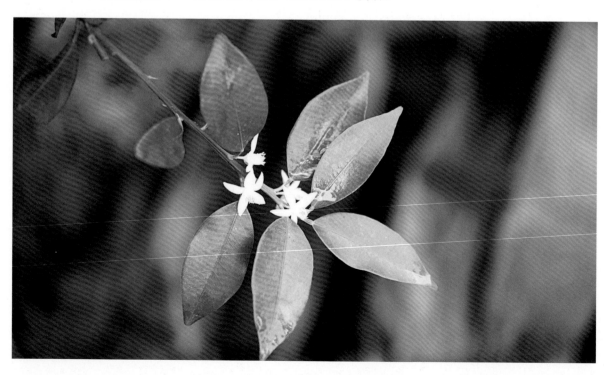

采收加工	金橘：10 ~ 12 月分批采摘成熟果实。

金橘露：用成熟果实蒸馏出液汁，即得。

金橘核：秋季果实成熟时采摘果实，除去果皮、果瓤，留取种子，晒干。

金橘叶：春、夏、秋季采收，除去叶柄，晒干。

金橘根：夏、秋季采挖，洗净，鲜用或切片晒干。

药材性状	金橘：本品呈卵圆形或长圆球形，果顶凹入，表面金黄色或橙红色，平滑，油腺密生，皮薄，瓤囊 4 ~ 5。种子多数，卵状球形。味酸、甜。

金橘叶：本品完整叶片呈卵状披针形或长椭圆形，长 5 ~ 11 cm。饮片常切成不规则的丝条。表面灰绿色或黄绿色，光滑，对光照视可见众多小腺点。革质。气香，味苦。

功能主治	金橘：辛、甘，温。归肝、脾、胃经。理气解郁，消食化痰，醒酒。用于胸闷郁结，脘腹痞胀，食滞纳呆，咳嗽痰多，伤酒口渴。

金橘露：甘、辛、微苦，温。疏肝理气，化痰和中。用于气滞胃痛，食积呕吐，咳嗽痰多。

金橘核：酸、辛，平。归肝、肺经。化痰散结，理气止痛。用于喉痹，瘰疬结核，疝气，睾丸肿痛，乳房结块，乳腺炎。

金橘叶：辛、苦，微寒。归肝、脾、肺经。疏肝解郁，理气散结。用于噎膈，瘰疬，乳房结块，乳腺炎。

金橘根：酸、苦，温。归肝、脾经。行气止痛，化痰散结。用于胃脘胀痛，疝气，产后腹痛，子宫脱垂，瘰疬初起。

用法用量	金橘：内服煎汤，3 ~ 9 g，鲜品 15 ~ 30 g；或捣汁；或泡茶；或嚼服。

金橘露：内服炖温，20 ~ 60 ml。

金橘核：内服煎汤，6 ~ 9 g。

金橘叶：内服煎汤，3 ~ 9 g。

金橘根：内服煎汤，3 ~ 9 g，鲜品 15 ~ 30 g。气虚火旺者慎服。

附　注	本种异名：*Citrus margarita* Lour.、*Citrus japonica* Thunb. var. *fructuelliptico* Sieb. et Zucc.、*Citrus aurantium* L. var. *japonica* Hook. f.。

药材金柑，为本种的干燥果实，《中华人民共和国卫生部药品标准·中药成方制剂·第六册·附录》（1992 年版）中有收载。本种同属植物金柑 *Fortunella japonica* Swingle、金弹 *Fortunella margarita* (Lour.) Swingle 'Chintan' 与本种同等药用。

本种的果实为常见水果；也可制作蜜饯。

芸香科 Rutaceae 金橘属 Fortunella

金弹 *Fortunella margarita* (Lour.) Swingle 'Chintan'

药 材 名	金橘（药用部位：果实）、金橘露（药材来源：果实的蒸馏液）、金橘核（药用部位：果核。别名：金橘子）、金橘叶（药用部位：叶）、金橘根（药用部位：根）。
形态特征	本种与金橘的区别在于本种叶通常较厚，浓绿色，果实近圆球形或阔卵形，果皮较厚，瓤囊5～8，果皮和果肉味均甜。
生境分布	栽培种。德兴有栽培。
资源情况	栽培资源一般。药材来源于栽培。
采收加工	**金橘**：10～12月分批采摘成熟果实。 **金橘露**：用成熟果实蒸馏出液汁，即得。

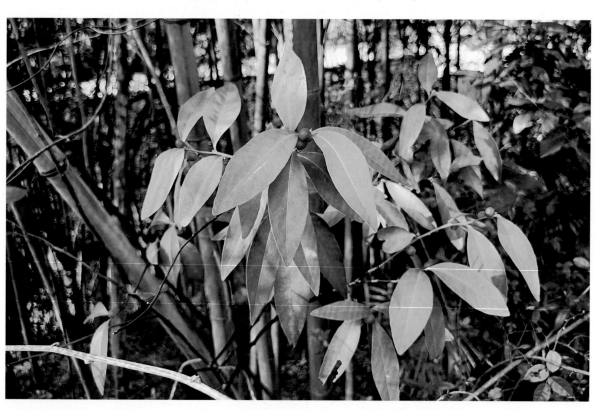

金橘核：秋季果实成熟时采摘果实，除去果皮、果瓤，留取种子，晒干。

金橘叶：春、夏、秋季采收，除去叶柄，晒干。

金橘根：夏、秋季采挖，洗净，鲜用或切片晒干。

| 药材性状 | 金橘：本品稍大，倒卵形或广卵形，橙黄色，瓤囊 5 ~ 8，果皮厚，种子少，味甜。

金橘叶：本品多数呈筒状，有光泽，两面均绿色，日久渐转黄色或灰色，气香。

| 功能主治 | 金橘：辛、甘，温。归肝、脾、胃经。理气解郁，消食化痰，醒酒。用于胸闷郁结，脘腹痞胀，食滞纳呆，咳嗽痰多，伤酒口渴。

金橘露：甘、辛、微苦，温。疏肝理气，化痰和中。用于气滞胃痛，食积呕吐，咳嗽痰多。

金橘核：酸、辛，平。归肝、肺经。化痰散结，理气止痛。用于喉痹，瘰疬结核，疝气，睾丸肿痛，乳房结块，乳腺炎。

金橘叶：辛、苦，微寒。归肝、脾、肺经。疏肝解郁，理气散结。用于噎膈，瘰疬，乳房结块，乳腺炎。

金橘根：酸、苦，温。归肝、脾经。行气止痛，化痰散结。用于胃脘胀痛，疝气，产后腹痛，子宫脱垂，瘰疬初起。

| 用法用量 | 金橘：内服煎汤，3 ~ 9 g，鲜品 15 ~ 30 g；或捣汁；或泡茶；或嚼服。

金橘露：内服炖温，20 ~ 60 ml。

金橘核：内服煎汤，6 ~ 9 g。

金橘叶：内服煎汤，3 ~ 9 g。

金橘根：内服煎汤，3 ~ 9 g，鲜品 15 ~ 30 g。气虚火旺者慎服。

| 附　注 | 本种异名：*Fortunella crassifolia* Swingle。

药材金柑，为本种的干燥果实，《中华人民共和国卫生部药品标准·中药成方制剂·第六册·附录》（1992 年版）中有收载。本种同属植物金柑 *Fortunella japonica* Swingle、金橘 *Fortunella margarita* (Lour.) Swingle 也为金柑药材的基原。本种的果实为常见水果；也可制作蜜饯。

芸香科 Rutaceae 臭常山属 Orixa

臭常山
Orixa japonica Thunb.

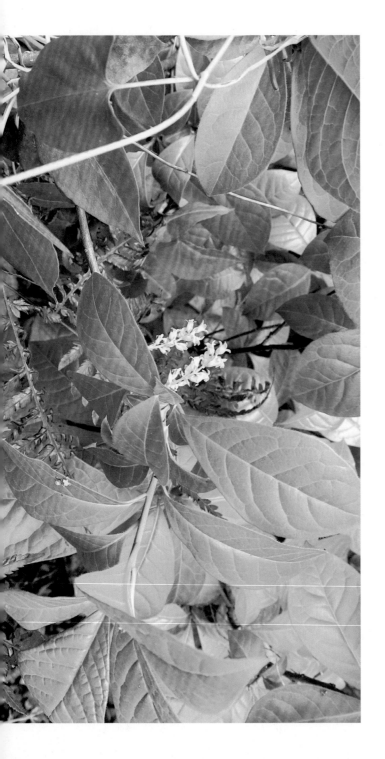

| 药 材 名 |

臭山羊（药用部位：根）。

| 形态特征 |

落叶灌木。枝平滑，暗褐色，幼嫩部分被短柔毛。单叶互生，菱状卵形至卵状椭圆形，长 3 ~ 17 cm，宽 2 ~ 9 cm，全缘或具细钝锯齿，嫩时被毛，薄纸质或膜质，具黄色半透明的腺点，发恶臭。花单性，雌雄异株，黄绿色；雄花序总状，腋生，长 2 ~ 4 cm；花梗基部有 1 宽卵形苞片，花 4 基数，花瓣有透明腺点；雌花单生，具 4 退化雄蕊，心皮 4，离生，球形。蓇葖果 2 瓣裂开；种子黑色，近球形。

| 生境分布 |

生于海拔 500 ~ 1 300 m 的山地密林或疏林向阳坡地。分布于德兴三清山北麓等，德兴小目源有零星栽培。

| 资源情况 |

野生资源较少，栽培资源一般。药材主要来源于栽培。

| 采收加工 | 9 ～ 11 月采挖，洗净，切片，晒干。

| 药材性状 | 本品较粗大，表面栓皮淡灰黄色，有时现细裂纹，栓皮脱落处现类白色。断面灰白色。气特异，味苦。

| 功能主治 | 苦、辛，凉；有小毒。疏风清热，行气活血，解毒除湿，截疟。用于风热感冒，咳嗽，喉痛，脘腹胀痛，风湿关节痛，跌打伤痛，湿热痢疾，肾囊出汗，疟疾，无名肿毒。

| 用法用量 | 内服煎汤，9 ～ 15 g；或研末；或浸酒。外用适量，研末调敷。

| 附　注 | 本种异名：*Ilex orixa* Spreng.、*Sabia cavaleriei* Lévl.、*Sabia feddei* Lévl.、*Orixa racemosa* Tan、*Orixa subcoriacea* Tan。

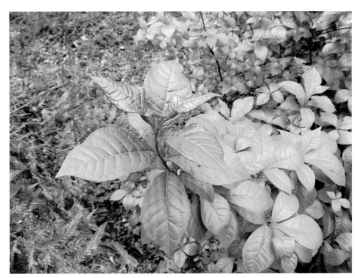

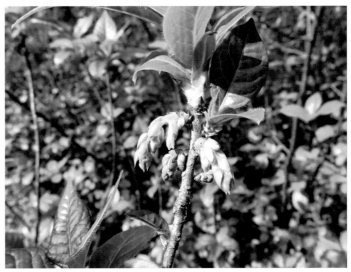

芸香科 Rutaceae 黄檗属 Phellodendron

川黄檗 *Phellodendron chinense* Schneid.

| **药 材 名** | 黄柏（药用部位：树皮）。

| **形态特征** | 落叶乔木。树皮浅纵裂。奇数羽状复叶对生，叶轴及叶柄较粗，密被褐锈色或褐色柔毛；小叶 7 ～ 15，纸质，长圆状披针形或卵状椭圆形，长 8 ～ 15 cm，先端渐尖，基部宽楔形或圆形，全缘或浅波状，上面中脉被短毛或嫩叶被疏短毛，下面密被长柔毛，叶脉毛密；小叶柄长 0.1 ～ 0.3 cm，被毛。花序顶生，花密集，花序轴粗，密被柔毛。果实多数密集成团，椭圆形或近球形，直径 1 ～ 1.5 cm，蓝黑色，小核 5 ～ 10。

| **生境分布** | 栽培种。德兴各地山区均有栽培。

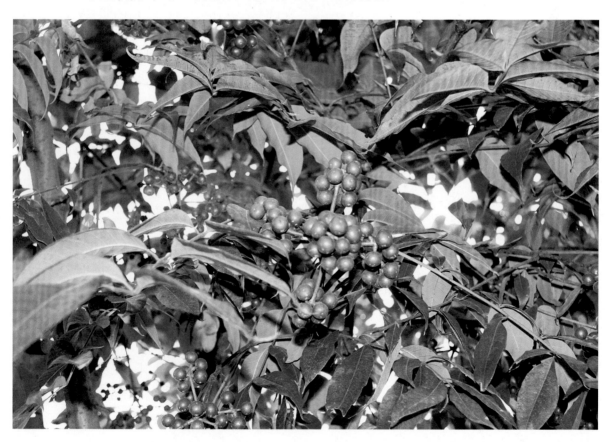

| 资源情况 | 栽培资源丰富。药材来源于栽培。

| 采收加工 | 5 月上旬至 6 月上旬，剥取树皮后，趁鲜刮去粗皮，晒至半干，叠成堆，用石板压平，再晒至全干。

| 药材性状 | 本品呈板片状或浅槽状，长宽不一，厚 0.1 ~ 0.6 cm。外表面黄褐色或黄棕色，平坦或具纵沟纹，有的可见皮孔痕及残存的灰褐色粗皮；内表面暗黄色或淡棕色，具细密的纵棱纹。体轻，质硬，断面纤维性，呈裂片状分层，深黄色。气微，味极苦，嚼之有黏性。

| 功能主治 | 苦，寒。归肾、膀胱经。清热燥湿，泻火除蒸，解毒疗疮。用于湿热泻痢，黄疸尿赤，带下阴痒，热淋涩痛，脚气痿躄，骨蒸劳热，盗汗，遗精，疮疡肿毒，湿疹湿疮。

| 用法用量 | 内服煎汤，3 ~ 12 g；或入丸、散剂；脾虚泄泻、胃弱食少者禁服。外用适量，研末调敷；或煎汤浸洗。

| 附　注 | 本种异名：*Phellodendron fargesii* Dode。
药材黄柏，为本种的干燥树皮，《中华人民共和国药典》（1963 年版至 2020 年版）、《贵州省中药材、民族药材质量标准·副篇》（2003 年版）、《贵州省中药材标准规格·上集》（1965 年版）、《内蒙古蒙药材标准》（1986 年版）、《新疆维吾尔自治区药品标准·第二册》（1980 年版）中有收载。
《中华人民共和国药典》规定，黄柏按干燥品计算，含小檗碱以盐酸小檗碱（$C_{20}H_{17}NO_4 \cdot HCl$）计，不得少于 3.0%；含黄柏碱以盐酸黄柏碱（$C_{20}H_{23}NO_4 \cdot HCl$）计，不得少于 0.34%。

芸香科 Rutaceae 黄檗属 Phellodendron

秃叶黄檗

Phellodendron chinense Schneid. var. *glabriusculum* Schneid.

| **药 材 名** | 黄柏（药用部位：树皮）。 |

| **形态特征** | 本变种与川黄檗的区别在于本变种的叶轴、叶柄及小叶柄无毛或被疏毛，小叶叶面仅中脉有短毛，有时嫩叶叶面有疏短毛，叶背沿中脉两侧被疏柔毛，有时近无毛但有甚细小的棕色鳞片状体；果序上的果实通常较疏散。 |

| **生境分布** | 生于海拔 800 ~ 1 500 m 的山地疏林或密林中。分布于德兴三清山北麓等。 |

| **资源情况** | 野生资源一般。药材来源于野生。 |

| **采收加工** | 3 ~ 6 月采收，剥取树皮后，趁鲜刮掉粗皮，晒干。 |

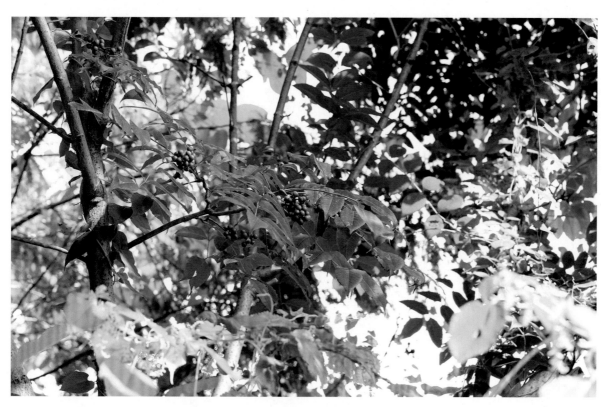

| 药材性状 | 本品呈板片状或浅槽状，边缘不整齐，长宽不一，厚 0.2 ~ 0.5 cm，外表面黄褐色，较平坦，具纵沟纹，有的可见皮孔痕及残存的灰褐色粗皮，内表面暗黄色或黄棕色，具细密的纵棱纹。体轻，质硬。断面纤维性，呈裂片状分层，深黄色。气微，味甚苦，嚼之有黏性。

| 功能主治 | 苦，寒。归肺经。清热燥湿，泻火解毒。用于热痢，泄泻，淋浊，便血，带下，肾炎，肝炎，骨蒸劳热，目赤肿痛，口疮，疮痈。

| 附　注 | 本种异名：*Phellodendron sinense* Dode、*Phellodendron wilsonii* Hayata et Kanehira、*Phellodendron amurense* Schneid. var. *wilsonii* Chang、*Phellodendron chinense* Schneid. var. *omeiense* Huang、*Phellodendron chinense* Schneid. var. *yunnanense* Huang、*Phellodendron chinense* Schneid. var. *falcatum* Huang。

药材黄柏，为本种的干燥树皮，《广西中药材标准》（1990 年版）中有收载；《广西壮族自治区壮药质量标准·第二卷》（2011 年版）以"秃叶黄柏"之名收载之。

芸香科 Rutaceae 茵芋属 Skimmia

茵芋
Skimmia reevesiana Fort.

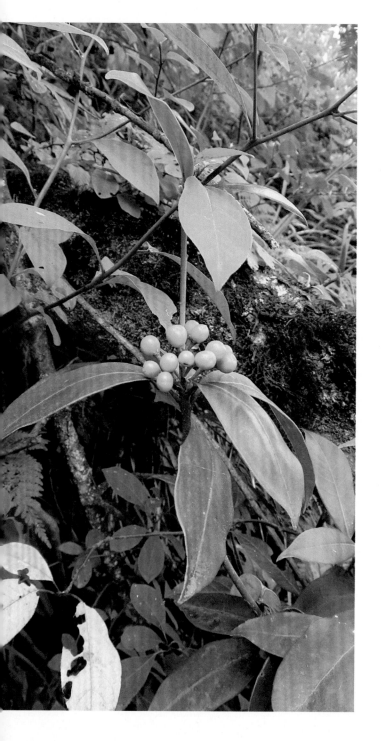

| 药 材 名 |

茵芋（药用部位：茎叶）。

| 形态特征 |

常绿灌木，芳香。单叶，常集生于枝顶，革质，狭矩圆形或矩圆形，长 7 ~ 11 cm，宽 2 ~ 3 cm，全缘或有时中部以上有疏而浅的锯齿，上面中脉密被微柔毛，有腺点；叶柄长 0.4 ~ 0.7 cm，有时为淡红色。聚伞状圆锥花序，顶生；花常为两性，白色，极芳香，5 基数；萼片宽卵形，边缘被短缘毛；花瓣卵状矩圆形，长 0.3 ~ 0.5 cm，花蕾时各瓣大小略不等；雄蕊与花瓣等长或较花瓣长。浆果状核果矩圆形至卵状矩圆形，长 1 ~ 1.5 cm，红色。

| 生境分布 |

生于海拔 1 200 m 的高山森林下。分布于德兴三清山北麓、大茅山等。

| 资源情况 |

野生资源丰富。药材来源于野生。

| 采收加工 |

全年均可采收，切段，晒干。

| **功能主治** | 辛、苦，温；有毒。归肝、肾经。祛风胜湿。用于风湿痹痛，四肢挛急，两足软弱。 |

| **用法用量** | 内服浸酒，或入丸剂，0.9 ~ 1.8 g；阴虚而无风湿实邪者禁服。茵芋有毒，内服宜慎，用量不宜过大，否则易引起中毒，轻者轻度痉挛，重者血压下降，心肌麻痹而死亡。 |

| **附　　注** | 本种异名：*Skimmia fortunei* Mast.、*Skimmia orthoclada* Hayata、*Skimmia arisanensis* Hayata、*Skimmia distincte-venulosa* Hayata、*Skimmia japonica* Thunb. var. *distincte-venulosa* C. E. Chang、*Skimmia hainanensis* Huang。 |

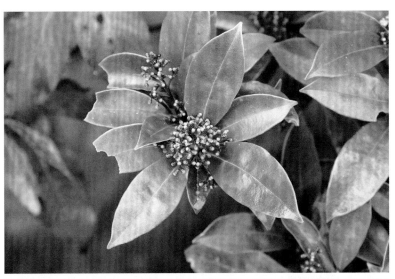

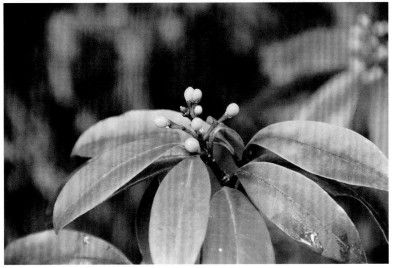

芸香科 Rutaceae 花椒属 Zanthoxylum

椿叶花椒
Zanthoxylum ailanthoides Sieb. et Zucc.

| **植物别名** | 飞天蜈蚣。

| **药 材 名** | 浙桐皮（药用部位：树皮）、樗叶花椒叶（药用部位：叶）、樗叶花椒根（药用部位：根）、樗叶花椒果（药用部位：果实）。

| **形态特征** | 落叶乔木。树干具基部宽达 3 cm、长 0.2 ～ 0.5 cm 的鼓钉状皮刺。花枝具直刺；小枝近顶部常疏生短刺；各部无毛。奇数羽状复叶，小叶 11 ～ 27，纸质至厚纸质，长披针形或近卵形，长 7 ～ 18 cm，宽 2 ～ 6 cm，具浅圆锯齿，油腺点密，显著，两面无毛，下面被灰白色粉霜。伞房状聚伞花序顶生，具多花，花序轴疏生短刺；花瓣 5，淡黄白色；雄花具 5 雄蕊；雌花心皮 3（～ 4）。果瓣淡红褐色，直径约 0.45 cm，油腺点多；果柄长 0.1 ～ 0.3 cm。

| **生境分布** | 生于海拔 500 ～ 1 500 m 的山地杂木林中。分布于德兴三清山北麓、大茅山及香屯等。

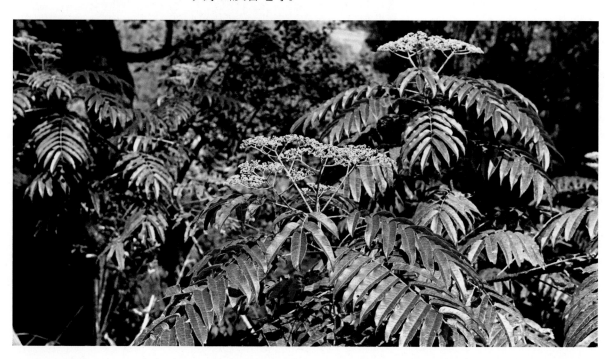

| **资源情况** | 野生资源丰富。药材来源于野生。

| **采收加工** | 浙桐皮：夏、秋季剥取，晒干。
樗叶花椒叶：夏、秋季采收，晒干。
樗叶花椒根：全年均可采挖，洗净，切片，晒干。
樗叶花椒果：10～11月果实成熟时采摘，晒干，除去果柄，留取果实。

| **药材性状** | 浙桐皮：本品呈片状或板片状，两边略弯曲，厚0.05～0.3 cm。外表面灰色或淡棕色，具纵裂纹及少数皮孔，并有分布较密的钉刺；钉刺大多呈乳突状，少数纵扁或横扁，高1～1.5 cm，先端锐尖，基部略圆，直径0.8～2 cm，先端的锐刺在加工时多已折断。内表面黄白色或黄棕色，光滑，与钉刺相对处有卵状凹痕。质硬而韧，不易折断，断面不整齐。气微，味微涩。

| **功能主治** | 浙桐皮：辛、微苦，平；有小毒。归肝、脾经。祛风除湿，通络止痛，利小便。用于风寒湿痹，腰膝疼痛，跌打损伤，腹痛腹泻，小便不利，齿痛，湿疹，疥癣。
樗叶花椒叶：苦、辛，平。解毒，止血。用于毒蛇咬伤，外伤出血。
樗叶花椒根：苦、辛，平；有小毒。祛风除湿，活血散瘀，利水消肿。用于风湿痹痛，腹痛腹泻，小便不利，外伤出血，跌打损伤，毒蛇咬伤。
樗叶花椒果：辛、苦，温。温中，燥湿，健脾，杀虫。用于脘腹冷痛，食少，泄泻，久痢，虫积。

| **用法用量** | 浙桐皮：内服煎汤，9～15 g；阴虚火旺者及孕妇慎（忌）服。外用适量，捣敷；或研末调敷；或点水洗。
樗叶花椒叶：外用，250 g，煎汤洗；或研末撒。
樗叶花椒根：内服煎汤，3～15 g；或浸酒。外用适量，捣敷；或研末撒；或煎汤洗；或浸酒搽。
樗叶花椒果：内服煎汤，2～5 g；或入丸、散剂。

| **附　　注** | 本种异名：*Fagara ailanthoides* (Sieb. et Zucc.) Engl.、*Zanthoxylum emarginellum* Miq.、*Fagara emarginella* (Miq.) Engl.、*Zanthoxylum hemsleyanum* Makino、*Fagara hemsleyana* (Makino) Makino。
药材浙桐皮，为本种的干燥树皮，《中华人民共和国药典》（1977年版）中有收载；《黑龙江省中药材标准》（2001年版）、《北京市中药材标准》（1998年版）、《上海市中药材标准》（1994年版）以"海桐皮"或"海桐皮（浙桐皮）"之名收载之。
本种的嫩叶可煎蛋，或裹面粉油炸，也可煮汤；果实也可作花椒。

竹叶花椒
Zanthoxylum armatum DC.

| 植物别名 | 木本飞天蜈蚣、土花椒树、飞天蜈蚣。

| 药 材 名 | 竹叶椒（药用部位：果实）、竹叶花椒（药用部位：成熟果皮）、两面针（药用部位：根、茎）、竹叶椒根（药用部位：根或根皮）、竹叶椒叶（药用部位：叶）、竹叶椒子（药用部位：成熟种子）。

| 形态特征 | 小乔木或灌木。枝无毛，基部具宽而扁的锐刺。奇数羽状复叶，叶轴、叶柄具翅，下面有时具皮刺，无毛；小叶 3 ~ 11，纸质，披针形、椭圆形或卵形，长 3 ~ 12 cm，宽 1 ~ 4.5 cm，疏生浅齿，或近全缘，齿间或沿叶缘具油腺点，叶下面基部中脉两侧具簇生柔毛，下面中脉常被小刺。聚伞状圆锥花序腋生或兼生于侧枝顶，长 2 ~ 5 cm，约具 30 花，花枝无毛；花被片 6 ~ 8，大小近相等，淡黄色，长约

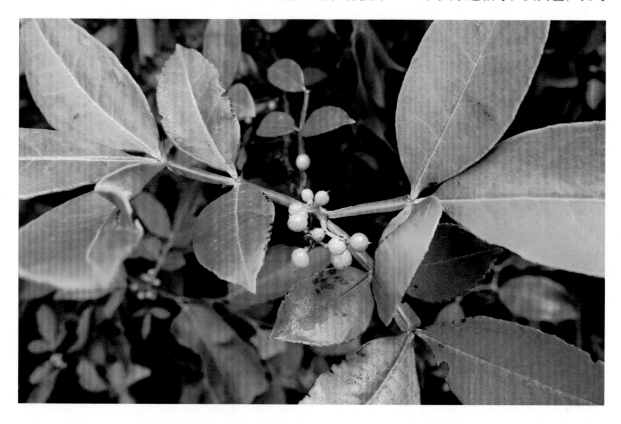

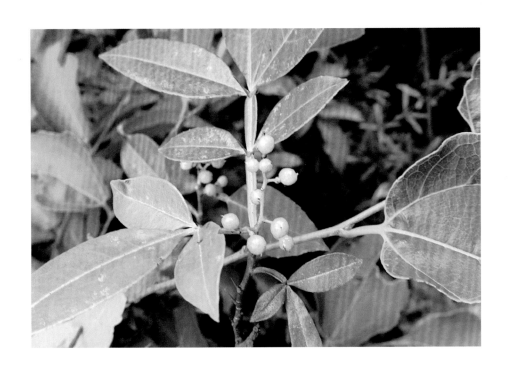

0.15 cm；雄花具 5～6 雄蕊；雌花具 2～3 心皮。果实紫红色，疏生微凸的油腺点，果瓣直径 0.4～0.5 cm。

| 生境分布 | 生于低丘陵坡地至海拔 2 200 m 的山地，石灰岩山地亦常见。德兴各地均有分布。

| 资源情况 | 野生资源丰富。药材来源于野生。

| 采收加工 | **竹叶椒：** 6～8 月果实成熟时采收，将果皮晒干，除去种子。

竹叶花椒： 秋季果实成熟时采收，干燥，除去种子及杂质。

两面针： 全年可采收，洗净，切片，干燥。

竹叶椒根： 全年均可采挖根，洗净，切片，晒干；或剥取根皮，鲜用。

竹叶椒叶： 全年均可采收，鲜用或晒干。

竹叶椒子： 6～8 月果实成熟时采收，晒干，除去果皮，留取种子。

| 药材性状 | **竹叶椒：** 本品为球形小分果，直径 0.4～0.5 cm，先端具细小喙尖，基部无未发育的离生心皮，距基部约 0.07 cm 处小果柄顶部具节，稍膨大。外表面红棕色至褐红色，稀疏散布明显凸出成瘤状的油腺点。内果皮光滑，淡黄色，薄革质。果柄被疏短毛。种子圆珠形，直径约 0.3 cm，表面深黑色，光亮，密布小疣点，种脐圆形，种脊明显。果实成熟时珠柄与内果皮基部相连，果皮质较脆。气香，味麻而凉。以色红棕、味麻而有凉感者为佳。

竹叶花椒：本品呈球形，多单生，自果实先端沿腹背缝线开裂，直径 3 ~ 4 cm。基部部分有果柄或已脱落，先端具短小喙尖，外表面红棕色至棕褐色，散有多数疣状凸起的小油点，对光透视呈半透明状；内表面光滑，淡棕色，有的内果皮与外果皮分离而卷起。残留种子略呈卵形，长约 3 mm，直径 2 ~ 2.5 mm，表面黑色，有光泽。香气较浓，味辛、辣。

两面针：本品呈圆柱形，上粗下细，有的扭曲，直径 0.5 ~ 4 cm。表面棕黄色，粗糙，有纵隙及支根。栓皮易刮落，皮部呈浅棕褐色，厚 1 ~ 5 mm，易与木部分离。质坚硬，难折断，木质部淡黄色。茎呈圆柱形，直径 0.5 ~ 3.5 cm。表面暗紫色，有纵棱及乳头状凸起的刺基或刺和椭圆形疤痕。嫩茎表面密布点状皮孔。茎断面中心有髓。气微，味稍苦。

竹叶椒根：本品呈圆柱形，长短不一，直径 0.5 ~ 2.6 cm，暗灰色至灰黄色，有较密的浅纵沟。质坚硬，折断面纤维性，横断面栓皮灰黄色，皮部淡棕色，木部黄白色。味苦，麻舌。

| 功能主治 | 竹叶椒：辛、微苦，温；有小毒，归脾、胃经。温中燥湿，散寒止痛，驱虫止痒。用于脘腹冷痛，寒湿吐泻，蛔厥腹痛，龋齿牙痛，湿疹，疥癣痒疮。

竹叶花椒：辛，温。归脾、胃、肾经。温中止痛，杀虫止痒。用于脘腹冷痛，呕吐泄泻，虫积腹痛；外用于湿疹瘙痒。

两面针：辛、微苦，温；有小毒。归胃、肝、小肠经。祛风散寒，温中理气，活血止痛。用于风湿痹痛，胃脘冷痛，泄泻，痢疾，感冒头痛，牙痛，跌打损伤，通经，刀伤出血，顽癣，毒蛇咬伤。

竹叶椒根：辛、微苦，温；有小毒。归肝、胃经。祛风散寒，温中理气，活血止痛。用于风湿痹痛，胃脘冷痛，泄泻，痢疾，感冒头痛，牙痛，跌打损伤，痛经，刀伤出血，顽癣，毒蛇咬伤。

竹叶椒叶：辛、微苦，温；有小毒。归肺、脾经。理气止痛，活血消肿，解毒止痒。用于脘腹胀痛，跌打损伤，痈疮肿毒，毒蛇咬伤，皮肤瘙痒。

竹叶椒子：苦、辛，微温。平喘利水，散瘀止痛。用于痰饮喘息，水肿胀满，小便不利，脘腹冷痛，关节痛，跌打肿痛。

| 用法用量 | 竹叶椒：内服煎汤，9 ~ 30 g，鲜品 60 ~ 90 g；或研末，3 g；或浸酒。外用适量，煎汤洗；或煎汤含漱；或浸酒搽；或研末调敷；或鲜品捣敷。

竹叶花椒：内服煎汤，3 ~ 6 g。外用适量，煎汤熏洗。阴虚内热者忌服。

两面针：内服煎汤，9 ~ 30 g；或泡酒服。孕妇禁服。

竹叶椒根：内服煎汤，6～9g；或研末，1～3g。外用适量，煎汤洗；或煎汤含漱；或浸酒搽；或研末塞入龋齿洞中；或鲜品捣敷。

竹叶椒叶：内服煎汤，9～15g。外用适量，煎汤洗；或研末敷；或鲜品捣敷。

竹叶椒子：内服煎汤，3～5g；或研末，1g；孕妇禁服。外用适量，煎汤洗。

| 附　注 | 本种异名：*Zanthoxylum alatum* Roxb.、*Zanthoxylum planispinum* Sieb. et Zucc.、*Zanthoxylum alatum* Roxb. var. *planispinum* (Sieb. et Zucc.) Rehd. et Wils.、*Zanthoxylum alatum* Roxb. var. *subtrifoliolatum* Franch.、*Zanthoxylum arenosum* Reeder et Cheo。

药材两面针，为本种的干燥根和茎，《湖南省中药材标准》（1993年版、2009年版）中有收载；《甘肃省中药材标准》（2009年版）以"竹叶椒"之名收载之。

药材竹叶椒根，为本种的干燥根或根皮，《浙江省中药材标准·第一册》（2017年版）、《云南省中药材标准·第四册·彝族药（Ⅱ）》（2005年版）、《贵州省中药材、民族药材质量标准》（2003年版）中有收载。

药材花椒，为本种的干燥成熟果皮，《湖南省中药材标准》（1993年版）中有收载；《湖南省中药材标准》（2009年版）、《中华人民共和国卫生部药品标准·中药成方制剂·第八册·附录》（1993年版）、《广西中药材标准》（1990年版）以"竹叶花椒"之名收载之。

药材野花椒（山花椒），为本种的干燥成熟果实，《贵州省中药材、民族药材质量标准》（2003年版）中有收载。

本种的果实为常见调料；幼果可煮汤；嫩茎叶可煮食、凉拌或与鸡蛋等一同炒食。

芸香科 Rutaceae 花椒属 Zanthoxylum

花椒
Zanthoxylum bungeanum Maxim.

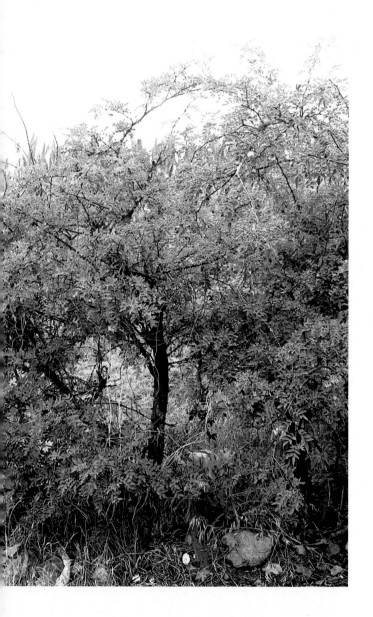

药材名

花椒（药用部位：成熟果实的果皮）、椒目（药用部位：种子）、花椒茎（药用部位：茎）、花椒叶（药用部位：叶）、花椒根（药用部位：根）。

形态特征

落叶灌木或小乔木。具香气，茎干通常有增大的皮刺。奇数羽状复叶，叶柄两侧常有 1 对扁平、基部特宽的皮刺；小叶 5 ~ 11，纸质，卵形或卵状矩圆形，长 1.5 ~ 7 cm，宽 1 ~ 3 cm，边缘有细钝锯齿，齿缝处有粗大透明的腺点，下面中脉基部两侧常被 1 簇锈褐色长柔毛。聚伞状圆锥花序顶生；花单性，花被片 4 ~ 8。蓇葖果球形，红色至紫红色，密生疣状凸起的油点。

生境分布

生于林缘、灌丛或坡地石旁。分布于德兴梧风洞等。

资源情况

野生资源丰富。药材来源于野生。

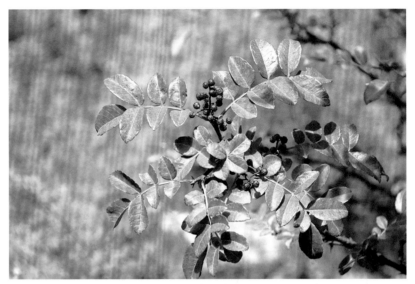

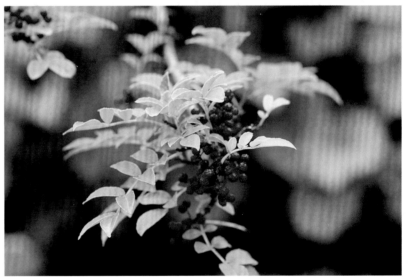

| 采收加工 | **花椒:** 秋季采收成熟果实,选晴天,剪下果穗,摊开晾晒,待果实开裂、果皮与种子分开后,晒干,除去种子和杂质。

椒目: 9 ~ 10 月果实成熟时采摘果实,晾干,待果实开裂、果皮与种子分开时,取出种子。

花椒茎: 全年均可采收,砍取茎,切片,晒干。

花椒叶: 全年均可采收,鲜用或晒干。

花椒根: 全年均可采挖,洗净,切片,晒干。

| 药材性状 | **花椒:** 本品由 1 ~ 2(偶 3 ~ 4)球形分果组成,每分果直径 0.45 ~ 0.5 cm,自先端沿腹缝线或腹背缝线开裂,常呈基部相连的两瓣状。分果先端具微细小喙,基部大多具 1 ~ 2 颗粒状、未发育、离生的心皮,直径 0.1 ~ 0.2 cm。外表面深

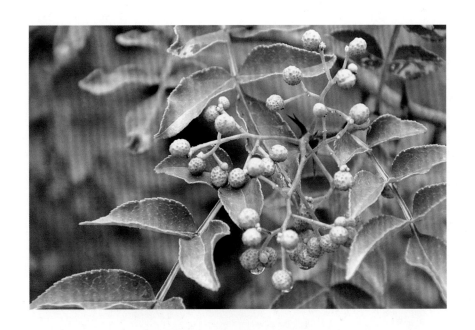

红色、紫红色或棕红色，皱缩，有众多点状凸起的油点。内果皮光滑，淡黄色，薄革质，与中果皮部分分离而卷曲。果柄直径约 0.08 cm，被稀疏短毛。果皮革质，稍韧，有特异香气，味麻、辣。

椒目：本品呈椭圆形、类圆形或半球形，直径 0.3 ~ 0.4 cm，外表面黑色，具光泽，密布细小疣点。表皮脱落后露出黑色多边形网状纹理。种脐椭圆形，种脊明显。种皮质硬脆，剥除后可见淡黄色胚乳或子叶，胚乳发达；子叶肥厚，位于胚乳中央，有的种子内面大部分中空，仅残留黄白色胚乳。气芳香浓烈，味辛、辣、凉。

花椒叶：本品为奇数羽状复叶或散落的小叶。小叶片卵形或卵状长圆形，较大，长 1.5 ~ 6 cm，宽 0.6 ~ 3 cm。表面暗绿色或棕绿色，先端急尖，基部钝圆，边缘具钝齿，对光透视，齿缝间有大而透明的油点，主脉微凹，侧脉斜向上展。具叶轴者，叶轴腹面具狭小翼，背面有小皮刺。气香，味微苦。

花椒根：本品呈圆柱形，略弯曲，长短不一，直径 0.5 ~ 3 cm。表面深黄色，具深纵沟及灰色斑痕。质坚硬，横断面栓皮易碎，深黄色，较粗的根可见环纹，皮部深棕色，木部鲜黄色。味极苦，稍麻舌。

| 功能主治 |　花椒：辛，温。归脾、胃、肾经。温中止痛，杀虫止痒。用于脘腹冷痛，呕吐腹泻，虫积腹痛；外用于湿疹，阴痒。

椒目：苦、辛，温；有小毒。归脾、肺、膀胱经。利水消肿，祛痰平喘。用于水肿胀满，哮喘。

花椒茎：辛，热。祛风散寒。用于风疹。

花椒叶：辛，热。归脾、胃、大肠经。温中散寒，燥湿健脾，杀虫解毒。用于奔豚，寒积，霍乱转筋，脱肛，脚气，风弦烂眼，漆疮，疥疮，毒蛇咬伤。

花椒根：辛，温；有小毒。归胃、肾、膀胱经。散寒，除湿，止痛，杀虫。用于虚寒血淋，风湿痹痛，胃痛，牙痛，痔疮，湿疮，脚气，蛔虫病。

| 用法用量 |　花椒：内服煎汤，3 ~ 6 g；或入丸、散剂；阴虚火旺者禁服，孕妇慎服。外用适量，煎汤洗或含漱；或研末调敷。

椒目：内服煎汤，2 ~ 5 g；或研末，1.5 g；或制成丸、片、胶囊剂。外用适量，研末，醋调敷。

花椒茎：外用，30 ~ 60 g，煎汤洗。

花椒叶：内服煎汤，3 ~ 9 g。外用适量，煎汤洗浴；或鲜品捣敷。

花椒根：内服煎汤，9 ~ 15 g。外用适量，煎汤洗；或烧炭研末敷；血淋色鲜者勿服。

| 附　注 |　本种异名：*Zanthoxylum bungei* Hance、*Zanthoxylum bungei* Pl. et Linden ex Hance var. *imperforatum* Franch.、*Zanthoxylum fraxinoides* Hemsl.、*Zanthoxylum simulans* Hance var. *imperforatum* (Franch.) Reeder et Cheo、*Zanthoxylum nitidum* DC.。

药材花椒，为本种的干燥成熟果皮，《中华人民共和国药典》（1977 年版至 2020 年版）、《贵州省中药材标准规格·上集》（1965 年版）、《内蒙古蒙药材标准》（1986 年版）、《新疆维吾尔自治区药品标准·第二册》（1980 年版）、《藏药标准》（1979 年版）等中有收载。

药材椒目，为本种的干燥种子，《甘肃省中药材标准》（2009 年版）、《贵州省中药材、民族药材质量标准》（2003 年版）、《贵州省中药材质量标准》（1988 年版）、《河南省中药材标准》（1993 年版）、《山东省中药材标准》（1995 年版、2002 年版）、《山西省中药材标准》（1987 年版）、《四川省中药材标准》（1987 年版）、《四川省中草药标准（试行稿）·第四批》（1984 年版）、《湖南省中药材标准》（2009 年版）中有收载；《上海市中药材标准》（1994 年版）以"花椒目"之名收载之。

《中华人民共和国药典》规定，花椒药材含挥发油不得少于 1.5%（ml/g）。

本种的果实为常见调料；幼果可煮汤；嫩茎叶可煮食、凉拌或与鸡蛋等一同炒食。

芸香科 Rutaceae 花椒属 Zanthoxylum

朵花椒 *Zanthoxylum molle* Rehd.

| 药 材 名 | 浙桐皮（药用部位：树皮）。

| 形态特征 | 落叶乔木。树干具锥形鼓钉状锐刺。花枝具直刺。奇数羽状复叶，叶轴下部圆，无窄翅；小叶 13 ～ 19，厚纸质，宽卵形或椭圆形，稀近圆形，长 8 ～ 15 cm，宽 4 ～ 9 cm，先端短尾尖，基部圆或稍心形，全缘或具细圆齿，叶下面密被白灰色或黄灰色毡状绒毛，油腺点不明显或稀少。伞房状聚伞花序顶生，具多花，花序轴被褐色柔毛，疏生小刺；花梗密被柔毛；萼片 5，长 0.05 cm；花瓣 5，白色，长 0.2 ～ 0.3 cm。果瓣淡紫红色，直径 0.4 ～ 0.5 cm，油点多而细小。

| 生境分布 | 生于海拔 100 ～ 700 m 的丘陵地较干燥的疏林或灌丛中。分布于德

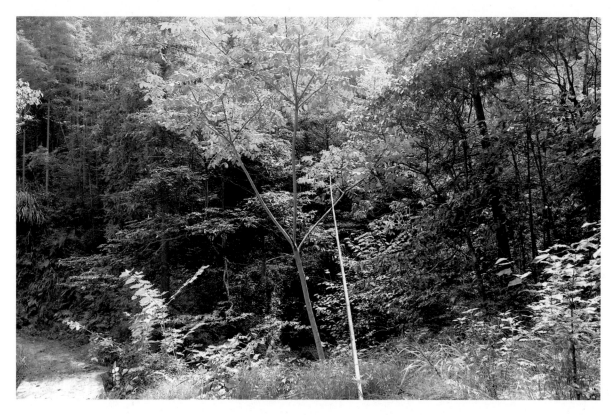

兴大茅山等。

| 资源情况 | 野生资源丰富。药材来源于野生。

| 采收加工 | 初夏剥取有钉刺的树皮，晒干。

| 药材性状 | 本品块片状，饮片丝状。厚 0.15 ~ 0.2 cm，外表面灰褐色，钉刺为乳状突起或纵扁，高 0.4 ~ 1.2 cm，基部直径 0.7 ~ 2 cm，亦可见 2 钉刺合生。内表面黄白色或棕黄色，平滑。质硬而韧。气微香，味微麻、辣。

| 功能主治 | 辛、微苦，温。归肝、脾、膀胱经。祛风湿，通络，止痛。用于腰膝疼痛；外用于湿疹。

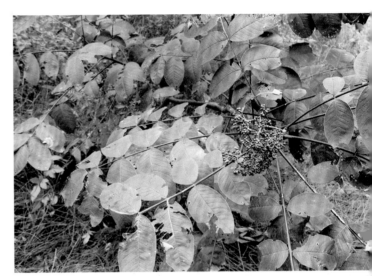

| 用法用量 | 内服煎汤，6 ~ 9 g。外用适量，捣敷。

| 附　　注 | 本种异名：*Evodia mollicoma* Hu et Chen、*Fagara mollis* (Rehd.) Reeder et Cheo。药材浙桐皮，为本种的干燥树皮，《中华人民共和国药典》（1977 年版）中有收载；《北京市中药材标准》（1998 年版）、《黑龙江省中药材标准》（2001 年版）、《上海市中药材标准》（1994 年版）以"海桐皮"之名收载之。

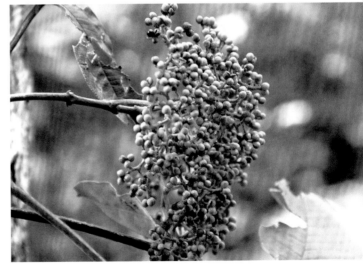

芸香科 Rutaceae 花椒属 *Zanthoxylum*

花椒簕 *Zanthoxylum scandens* Bl.

| **药 材 名** | 花椒簕（药用部位：茎叶、根）。

| **形态特征** | 藤状灌木。小枝细长披垂，枝干具短钩刺。奇数羽状复叶，小叶 5 ～ 31，草质，卵形、卵状椭圆形或斜长圆形，长 4 ～ 10 cm，先端钝且微凹，全缘或上部具细齿，上面无毛或被粉状微毛，叶轴具短钩刺。聚伞状圆锥花序腋生或顶生；花单性；萼片 4，淡紫绿色，宽卵形，长约 0.05 cm；花瓣 4，淡黄绿色，长 0.2 ～ 0.3 cm；雄花具 4 雄蕊；雌花具（3 ～）4 心皮。果序及果柄均无毛或疏被微柔毛；果瓣紫红色，长 0.5 ～ 0.6 cm，直径 0.45 ～ 0.55 cm，先端具短芒尖，油腺点不明显。

| **生境分布** | 生于海拔 1 500 m 以下的山坡灌丛或疏林下。分布于德兴大茅山、

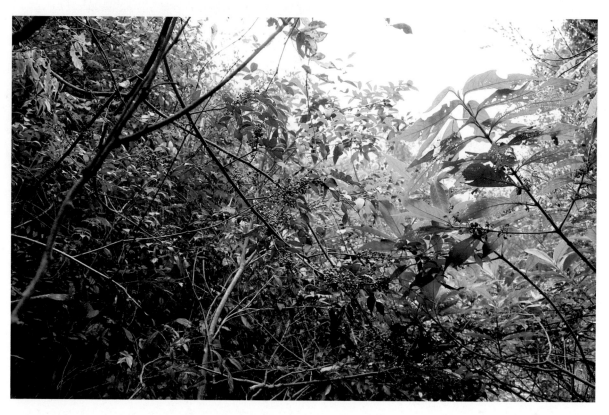

三清山北麓等。

| 资源情况 | 野生资源丰富。药材来源于野生。

| 采收加工 | 全年均可采收，洗净，切片，晒干。

| 药材性状 | 本品枝条呈圆柱形，外表棕褐色，有向下弯曲的皮刺，长约 0.1 cm。奇数羽状复叶，小叶片 13 ~ 25 或部分脱落，多呈卵形、椭圆形或略菱形，长 4 ~ 8 cm，宽 1.5 ~ 3.5 cm，先端长尾状渐尖，略弯，基部楔形歪斜，上面具光泽，叶脉下凹，叶轴、叶脉凹沟内及中脉下部具疏短微柔毛，无腺点，纸质；气特异，味微苦。根圆柱形，长短不一，直径 1 ~ 2 cm；表面暗灰棕色，具较密的纵沟；质坚硬，横断面栓皮暗黄棕色，易碎，皮部有淡棕色小点；味微苦。

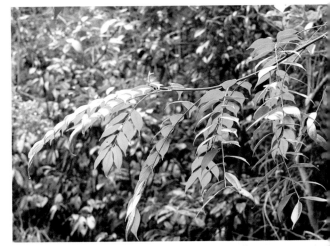

| 功能主治 | 辛，温。归肝经。活血，散瘀，止痛。用于脘腹瘀滞疼痛，跌打损伤。

| 用法用量 | 内服煎汤，3 ~ 9 g。外用适量，煎汤熏洗。

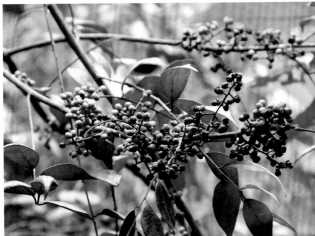

| 附　注 | 本种异名：*Zanthoxylum cuspidatum* Champ. ex Benth.、*Fagara scandens* (Bl.) Engl.、*Fagara cuspidata* (Champ. ex Benth.) Engl.、*Fagara laxifoliolata* Hayata、*Fagara cyrtorhachia* Hayata、*Zanthoxylum cyrtorhachium* (Hayata) Huang。

芸香科 Rutaceae 花椒属 Zanthoxylum

青花椒

Zanthoxylum schinifolium Sieb. et Zucc.

| 药 材 名 |　花椒（药用部位：成熟果实的果皮）、椒目（药用部位：种子）、花椒叶（药用部位：叶）。

| 形态特征 |　灌木。茎枝无毛，基部具侧扁短刺。奇数羽状复叶，叶轴具窄翅；小叶 7 ~ 19，纸质，宽卵形、披针形或宽卵状菱形，长 0.5 ~ 5 cm，宽 0.4 ~ 2 cm，上面被毛或毛状凸体，下面无毛，具细锯齿或近全缘。伞房状聚伞花序顶生；萼片 5，宽卵形，长 0.05 cm；花瓣淡黄白色，长圆形，长约 0.2 cm；雌花具 3（~ 5）心皮，几无花柱。果瓣红褐色，直径 0.4 ~ 0.5 cm，具淡色窄缘，先端几无芒尖，油腺点小。

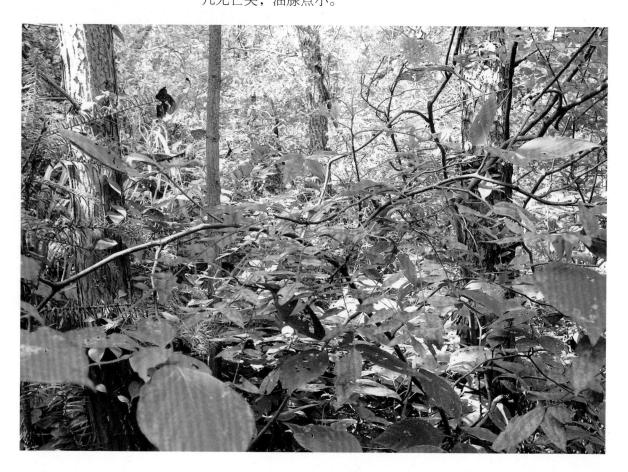

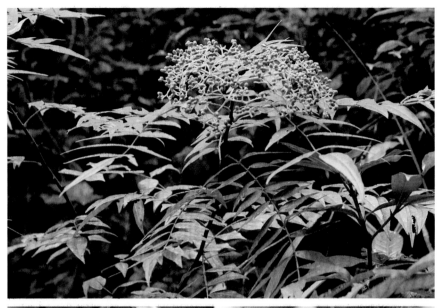

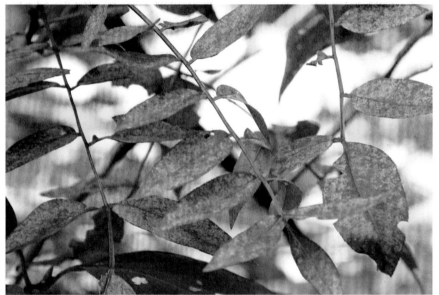

| 生境分布 | 生于海拔 800 m 以下的山地疏林或灌丛中或岩石旁。德兴各地均有分布，德兴大目源有栽培。

| 资源情况 | 野生资源丰富，栽培资源较少。药材主要来源于野生。

| 采收加工 | 花椒：秋季采收成熟果实，选晴天，剪下果穗，摊开晾晒，待果实开裂、果皮与种子分开后，晒干；除去种子和杂质。

椒目：9～10 月果实成熟时采摘果实，晾干，待果实开裂、果皮与种子分开时，取出种子。

花椒叶：全年均可采收，鲜用或晒干。

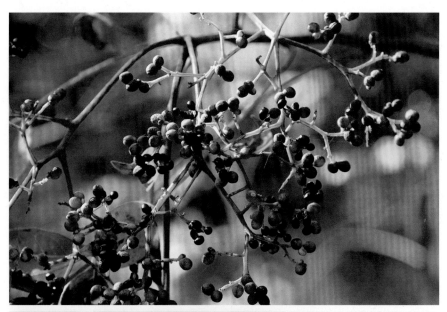

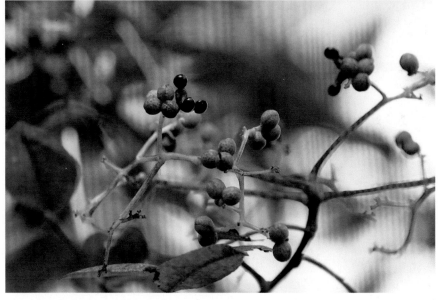

| 药材性状 | 花椒：本品多为 2 ～ 3 上部离生的小蓇葖果，集生于小果柄上。蓇葖果球形，沿腹缝线开裂，直径 0.3 ～ 0.4 cm。外表面灰绿色或暗绿色，散有多数油点和细密的网状隆起皱纹；内表面类白色，光滑。内果皮常自基部与外果皮分离。残存种子呈卵形，长 0.3 ～ 0.4 cm，直径 0.2 ～ 0.3 cm，表面黑色，有光泽。气香，味微甜而辛。

椒目：本品呈类圆球形、半球形或卵形，种脐斜平，直径 0.3 ～ 0.4 cm。表面黑色，具光泽，置放大镜下观察可见细密的鱼鳞状纹理，有的部分表皮脱落，露出黑色鱼网状纹理。质坚硬，剖开可见淡黄色胚乳及 2 子叶，子叶显油性。气香，味微麻、辣。

花椒叶：本品多呈破碎的片状。叶片宽卵形、披针形或宽卵状菱形，浅黄绿色，长 0.5 ～ 5 cm，宽 0.4 ～ 2 cm；上面被毛或毛状凸体，下面无毛，边缘具细齿或近全缘。气香，味辛、微苦。

| 功能主治 | 花椒：辛，温。归脾、胃、肾经。温中止痛，杀虫止痒。用于脘腹冷痛，呕吐腹泻，虫积腹痛；外用于湿疹，阴痒。

椒目：苦、辛，温；有小毒。归脾、肺、膀胱经。利水消肿，祛痰平喘。用于水肿胀满，哮喘。

花椒叶：辛，热。归脾、胃、大肠经。温中散寒，燥湿健脾，杀虫解毒。用于奔豚，寒积，霍乱转筋，脱肛，脚气，风弦烂眼，漆疮，疥疮，毒蛇咬伤。

| 用法用量 | 花椒：内服煎汤，3 ～ 6 g；或入丸、散剂；阴虚火旺者禁服，孕妇慎服。外用适量，煎汤洗；或含漱；或研末调敷。

椒目：内服煎汤，2 ～ 5 g；或研末，1.5 g；或制成丸、片、胶囊剂。外用适量，研末，醋调敷。

花椒叶：内服煎汤，3 ～ 9 g。外用适量，煎汤洗浴；或鲜品捣敷。

| 附　注 | 本种异名：*Fagara schinifolia* (Sieb. et Zucc.) Engl.、*Zanthoxylum mantschuricum* Benn.、*Zanthoxylum pteropodium* Hayata、*Fagara pteropoda* (Hayata) Liu。

药材椒目，为本种的干燥成熟种子，《贵州省中药材、民族药材质量标准》（2003 年版）、《山东省中药材标准》（1995 年版、2002 年版）、《湖南省中药材标准》（2009 年版）中有收载。

药材花椒，为本种的干燥成熟果皮，《中华人民共和国药典》（1977 年版至 2020 年版）中有收载。

《中华人民共和国药典》规定，花椒药材含挥发油不得少于 1.5%（ml/g）。

本种的果实可作调料。

芸香科 Rutaceae 花椒属 Zanthoxylum

野花椒 *Zanthoxylum simulans* Hance

| 药 材 名 | 野花椒叶（药用部位：叶）、野花椒（药用部位：成熟果实）、野花椒皮（药用部位：根皮、茎皮、枝皮）、野花椒根（药用部位：根）、野花椒果皮（药用部位：果皮）、野花椒子（药用部位：种子）。

| 形态特征 | 灌木。枝通常有皮刺及白色皮孔。奇数羽状复叶，叶轴边缘有狭翅和长短不等的皮刺；小叶通常 5 ~ 9，厚纸质，卵状圆形、卵状矩圆形或菱状宽卵形，长 2.5 ~ 6 cm，宽 1.8 ~ 3.5 cm，边缘具细钝齿，两面均有透明腺点，上面密生短刺刚毛。聚伞状圆锥花序，顶生，长 1 ~ 5 cm；花单性；花被片 5 ~ 8；雄花雄蕊 5 ~ 7。蓇葖果 1 ~ 2，红色至紫红色，基部有伸长的子房柄，外面有粗大、半透明的腺点；种子近球形，黑色。

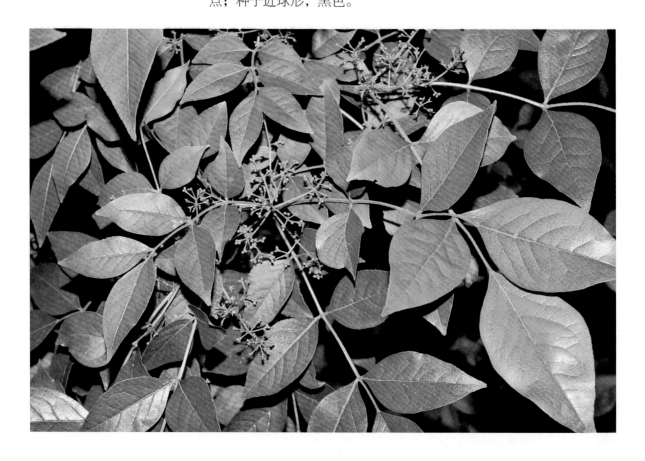

| **生境分布** | 生于平地、低丘陵或略高的山地疏林或密林下。分布于德兴大茅山等。

| **资源情况** | 野生资源丰富。药材来源于野生。

| **采收加工** | **野花椒叶**：7～9月采收带叶的小枝，鲜用或晒干。

野花椒：7～8月采收，除去杂质，晒干。

野花椒皮：春、夏、秋季剥取，鲜用或晒干。

野花椒根：全年均可采挖，鲜用或晒干。

野花椒果皮：成熟果实裂开时收集。

野花椒子：成熟果实裂开后收集。

| **药材性状** | **野花椒叶**：本品常破碎或卷缩，小叶片完整者呈卵圆形或卵状椭圆形；上面棕绿色，下面灰绿色，沿主脉疏生小刺，对光可见多数透明腺点。质脆，易碎。气微，味微苦。

野花椒：本品分果球形，常1～2集生，每分果沿腹背缝线开裂至基部，直径0.6～0.7 cm。表面褐红色，有密集、凸起的小油腺点；基部延长为子房柄，长约0.25 cm，中部直径约0.1 cm，具纵皱纹。种子卵球形，长0.4～0.45 cm，直径0.35～0.4 cm，黑色，光亮，基部种阜嵌入状。果皮质韧。气淡，味苦、凉、微麻而辣。

野花椒皮：本品呈卷筒状、片状或卷曲状，厚0.1～0.4 mm。外表面棕褐色或灰褐色，具细密纵皱纹，有类圆形灰白色点状皮孔，直径约0.5 mm，较稀疏；具椭圆形皮刺及脱落疤痕，长0.8～1 cm，宽0.4～0.6 cm。内表面淡黄色至棕褐色，光滑，质柔韧，断面纤维性。气微，味辛、麻、辣、微涩。

| **功能主治** | **野花椒叶**：辛，微温。归肝、胃经。祛风除湿，活血通经。用于风寒湿痹，闭经，跌打损伤，阴疽，皮肤瘙痒。

野花椒：辛，温；有小毒。归脾、胃经。温中止痛，杀虫止痒。用于脾胃虚寒，脘腹冷痛，呕吐，泄泻，蛔虫腹痛，湿疹，皮肤瘙痒，阴痒，龋齿疼痛。

野花椒皮：辛，温。归肝、胃经。祛风除湿，散寒止痛，解毒。用于风寒湿痹，筋骨麻木，脘腹冷痛，吐泻，牙痛，皮肤疮疡，毒蛇咬伤。

野花椒根：辛，温。归肺、肝、胃经。祛风湿，止痛。用于劳损，胸腹酸痛，毒蛇咬伤。

野花椒果皮：辛，温；有小毒。温中止痛，驱虫健胃。用于胃寒腹痛，蛔虫病；外用于湿疹，皮肤瘙痒，龋齿痛。

野花椒子：苦、辛，凉。利水消肿。用于水肿，腹水。

| **用法用量** | **野花椒叶**：内服煎汤，9 ~ 15 g；或浸酒。外用适量，鲜品捣敷。

野花椒：内服煎汤，3 ~ 6 g；或研末，1 ~ 2 g。外用适量，煎汤洗或含漱；或研末调敷。

野花椒皮：内服煎汤，6 ~ 9 g；或研末，2 ~ 3 g。外用适量，煎汤洗或含漱；或研末调敷；或鲜品捣敷。

野花椒根：内服煎汤，30 ~ 45 g。

野花椒果皮：内服煎汤，6 ~ 9 g。外用适量，煎汤洗或含漱。

野花椒子：外用适量，捣敷。

| **附　方** | （1）治风寒湿痹及膝痛：野花椒根、茎、果实煎汤洗浴。

（2）治积劳损伤、胸腹酸痛麻木：野花椒鲜根 90 g，煎汤，兑黄酒、红糖，早、晚饭前各服 1 次。忌酸辣、芥菜、萝卜等。

（3）治寒痧腹痛：野花椒根皮、牡荆枝与嫩叶、辣蓼先端嫩叶各 15 g，吴茱萸 9 g，共研细末，每次 2 ~ 3 g，温开水送服。

（4）治上吐下泻：野花椒根皮，研细末，每次 2 ~ 3 g，温开水送服。

（5）治毒蛇咬伤：①野花椒根 60 ~ 90 g，煎汤 2 次，分 2 ~ 3 次服，每日 1 剂；并用野花椒根（去芯）适量，捣烂，加烧酒少许调匀，敷患处，每日换药 1 ~ 2 次。②野花椒根皮、青木香、木防己根等分，研细末，每 120 g 药末同 500 ml 烧酒放瓶内，封，浸半个月，取酒涂伤口周围及肿处；另用药末 3 ~ 4.5 g，冷开水调服。视症轻重，轻者每日服 1 次，重者每日服 3 ~ 4 次。[方（1）~（5）出自《草药手册》（江西）]

（6）治风湿劳损：野花椒根或根皮，研末，每次 6 g，冲服。[《中草药学》（江西）]

| **附　注** | 本种异名：*Zanthoxylum podocarpum* Hemsl.、*Fagara podocarpa* (Hemsl.) Engl.、*Zanthoxylum simulans* Hance var. *podocarpum* (Hemsl.) Huang、*Zanthoxylum bungei* Hance var. *inermis* Franch.、*Zanthoxylum setosum* Hemsl.、*Fagara setosa* (Hemsl.) Engl.。

药材皮子药（麻口皮子药），为本种的干燥干皮及枝皮，《湖南省中药材标准》（2009 年版）中有收载；《中华人民共和国卫生部药品标准·中药成方制剂·第二册·附录》（1990 年版）、《湖南省中药材标准》（1993 年版）以"麻口皮子药"之名收载之。

药材野花椒（山花椒），为本种的干燥成熟果实，《贵州省中药材、民族药材质量标准》（2003 年版）中有收载。

本种的果实与叶可作调味品；嫩茎叶可裹面粉油炸。

苦木科 Simaroubaceae 臭椿属 *Ailanthus*

臭椿 *Ailanthus altissima* (Mill.) Swingle

| **植物别名** | 椿树。

| **药 材 名** | 樗白皮（药用部位：根皮、干皮）、凤眼草（药用部位：果实）、樗叶（药用部位：叶）。

| **形态特征** | 落叶乔木。树皮平滑，有直的浅裂纹，嫩枝赤褐色，被疏柔毛。奇数羽状复叶互生，长 45 ~ 90 cm；小叶 13 ~ 25，揉搓后有臭味，具柄，卵状披针形，长 7 ~ 12 cm，宽 2 ~ 4.5 cm，基部斜截形，先端渐尖，全缘，通常仅在近基部有 1 ~ 2 对粗锯齿，齿先端下面有 1 腺体。圆锥花序顶生；花杂性，白色带绿色；雄花有 10 雄蕊；子房为 5 心皮，柱头 5 裂。翅果矩圆状椭圆形，长 3 ~ 5 cm。

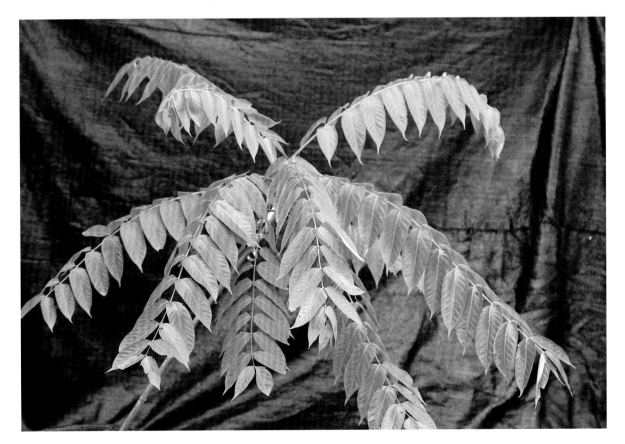

| **生境分布** | 生于山间路旁或村边，常栽培。德兴各地均有分布，德兴各地均有栽培。 |

| **资源情况** | 野生资源丰富，栽培资源丰富。药材主要来源于栽培。 |

采收加工	**樗白皮**：全年均可剥取，晒干；或刮去粗皮，晒干。
	凤眼草：8～9月果实成熟时采收，除去果柄，晒干。
	樗叶：春、夏季采收，鲜用或晒干。

药材性状	**樗白皮**：本品根皮呈扁平块片或不规则卷片状，长宽不一，厚0.2～0.5（～1）cm，外表面灰黄色或黄棕色，粗糙，皮孔明显，纵向延长，微凸起，有时外面栓皮剥落，呈淡黄白色；内表面淡黄色，较平坦，密布细小棱形小点或小孔。质坚脆，折断面强纤维性，易与外皮分离。微有油腥臭气，折断后更甚，味苦。干皮多呈扁平块状，厚0.3～0.5 cm或更厚；外表面暗灰色至灰黑色，具不规则纵横裂，皮孔大，除去栓皮后呈淡棕黄色；折断面颗粒性。
	凤眼草：本品呈菱状长椭圆形，扁平，长3～4.5 cm，宽1～1.5 cm。表面淡黄棕色，具细密的纵脉纹，微具光泽；中央隆起成扁球形，其上有一明显的横向脊纹通向一侧边；常无果柄。种子1，扁心形，长约0.5 cm，宽约0.4 cm，种皮黄色，内有2富油质的子叶，呈淡黄色。气微，味苦。
	樗叶：本品多皱缩破碎，完整者展平后为奇数羽状复叶，叶轴长，多折断，灰黄色，具10余对小叶，小叶片卵状披针形，长7～12 cm，宽2～4 cm，先端渐尖，基部一侧圆，另一侧斜，近基部边缘常有1～2对粗锯齿。上表面暗绿色，下表面灰绿色。叶柄长0.4～0.6 cm。有时可见短的顶枝，黄褐色。质脆，易破碎。气微，味淡。

功能主治	**樗白皮**：苦、涩，寒。归大肠、胃、肝经。清热燥湿，收涩止带，止泻，止血。用于赤白带下，湿热泻痢，久泻久痢，便血，崩漏。
	凤眼草：苦、涩，凉。清热利尿，止痛，止血。用于胃痛，便血，尿血；外用于阴道滴虫。
	樗叶：苦，凉。清热燥湿，杀虫。用于湿热带下，泄泻，痢疾，湿疹，疮疥，疔肿。

| **用法用量** | **樗白皮**：内服煎汤，6～9 g；或入丸、散剂；脾胃虚寒便溏者慎服。外用适量，煎汤洗；或熬膏涂。 |
| | **凤眼草**：内服煎汤，3～9 g；或研末。外用适量，煎汤洗。 |

樗叶：内服煎汤，6 ~ 15 g，鲜品 30 ~ 60 g；或绞汁。外用适量，煎汤洗。

| **附　注** | 本 种 异 名：*Ailanthus glandulosa* Desf.、*Rhus cacodendron* Ehrh.、*Toxicodendron altissimum* Mill.、*Ailanthus cacodendron* (Ehrh.) Schinz et Thell.、*Pongelion glandulosum* Pierre、*Albonia peregrina* Buc'hoz。

药材凤眼草，为本种的干燥成熟果实，《北京市中药材标准》（1998 年版）、《山西省中药材标准》（1987 年版）、《甘肃省中药材标准》（2008 年版、2009 年版）、《山东省中药材标准》（1995 年版、2002 年版）、《上海市中药材标准》（1994 年版）中有收载；《江苏省中药材标准》（1989 年版）、《江苏省中药材标准（试行稿）·第二册》（1986 年版）以"臭椿实（凤眼实）"之名收载之。

药材椿皮，为本种的干燥根皮或干皮，《中华人民共和国药典》（1963 年版至 2020 年版）、《新疆维吾尔自治区药品标准·第二册》（1980 年版）中有收载。

苦木科 Simaroubaceae 鸦胆子属 Brucea

鸦胆子 *Brucea javanica* (L.) Merr.

| 药 材 名 | 鸦胆子（药用部位：果实）、老鸦胆叶（药用部位：叶）、老鸦胆根（药用部位：根）。

| 形态特征 | 灌木或小乔木，全体均被黄色柔毛。奇数羽状复叶，互生，长20 ~ 40 cm；小叶 5 ~ 11，通常 7，卵状披针形，长 5 ~ 10 cm，宽 2 ~ 4 cm，基部宽楔形而常偏斜，先端短渐尖，边缘有粗锯齿。圆锥花序腋生，雌雄异株，雄花序长 15 ~ 25 cm，雌花序长约为雄花序的 1/2；花小，暗紫色；花萼 4 裂，裂片卵形；花瓣 4，长椭圆状披针形；雄蕊 4，着生于花盘之外；子房 4 深裂。核果椭圆形，黑色，具凸起的网纹。

| 生境分布 | 生于旷野或山麓灌丛或疏林中。分布于德兴三清山北麓等。

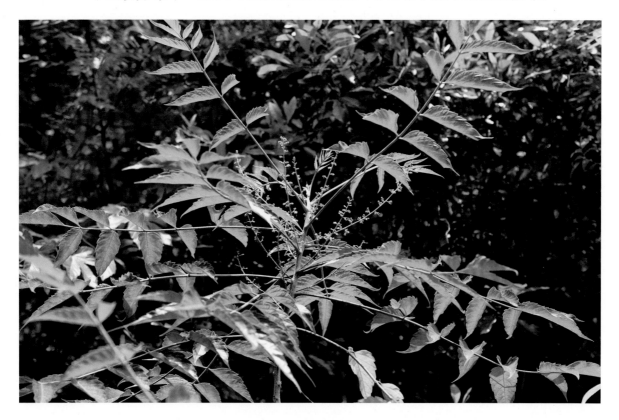

| **资源情况** | 野生资源一般。药材来源于野生。 |

| **采收加工** | 鸦胆子：秋、冬季果实成熟、果皮变黑色时，分批采收，扬净，晒干。
老鸦胆叶：全年均可采收，鲜用或晒干。
老鸦胆根：全年均可采挖，洗净，切片，晒干。 |

| **药材性状** | 鸦胆子：本品呈卵形，长 0.6 ~ 1 cm，直径 0.4 ~ 0.7 cm。表面黑色或棕色，有隆起的网状皱纹，网眼呈不规则多角形，两侧有明显的棱线，先端渐尖，基部有凹陷的果柄痕。果壳质硬而脆。种子卵形，长 0.5 ~ 0.6 cm，直径 0.3 ~ 0.5 cm，表面类白色或黄白色，具网纹；种皮薄，子叶乳白色，富油性。气微，味极苦。 |

| **功能主治** | 鸦胆子：苦，寒；有小毒。归大肠、肝经。清热，解毒，杀虫，截疟，腐蚀赘疣。用于热毒血痢，冷痢，休息痢，疟疾，痔疮，痈肿，阴痒，带下，瘊疣，
老鸦胆叶：苦，寒。清热解毒，燥湿杀虫。用于痈肿疔疮，毒蛇咬伤，湿疹。
老鸦胆根：苦，寒。清热，燥湿，杀虫。用于疟疾，痢疾，泄泻。 |

| **用法用量** | 鸦胆子：内服，去壳取仁，用胶囊或龙眼肉包裹吞服，治疟疾每次 10 ~ 15 粒，治痢疾每次 10 ~ 30 粒；脾胃虚弱呕吐者禁服。外用适量，捣敷；或制成鸦胆子油局部涂敷；或煎汤洗。
老鸦胆叶：外用适量，煎汤洗；或捣敷；或研末撒。
老鸦胆根：内服煎汤，6 ~ 15 g。 |

| **附 注** | 本种异名：*Rhus javanica* L.、*Gonus amarissimus* Lour.、*Brucea sumatrana* Roxb.、*Brucea amarissima* (Lour.) Desv. ex Gomez。
药材鸦胆子，为本种的干燥成熟果实，《中华人民共和国药典》（1963 年版至 2020 年版）、《新疆维吾尔自治区药品标准·第二册》（1980 年版）中有收载。《中华人民共和国药典》规定，鸦胆子药材按干燥品计算，含油酸（$C_{18}H_{34}O_2$）不得少于 8.0%。 |

苦木科 Simaroubaceae 苦树属 Picrasma

苦树

Picrasma quassioides (D. Don) Benn.

| 药 材 名 | 苦木（药用部位：枝、叶）、苦树皮（药用部位：茎皮）、苦木根（药用部位：根或根皮）、苦木叶（药用部位：叶）。

| 形态特征 | 灌木或小乔木。小枝有黄色皮孔。奇数羽状复叶互生，长 20 ~ 30 cm；小叶 9 ~ 15，卵形至矩圆状卵形，长 4 ~ 10 cm，宽 2 ~ 4 cm，基部宽楔形，偏斜，先端锐尖至短渐尖，边缘有锯齿。聚伞花序腋生，总花梗长达 12 cm，被柔毛；花杂性异株，黄绿色；萼片 4 ~ 5，卵形，被毛；花瓣 4 ~ 5，倒卵形；雄蕊 4 ~ 5，着生于花盘基部；子房心皮 4 ~ 5，卵形。核果倒卵形，3 ~ 4 并生，蓝色至红色，萼宿存。

| 生境分布 | 生于海拔 1 650 m 以上的山地杂木林中。分布于德兴三清山北麓等。

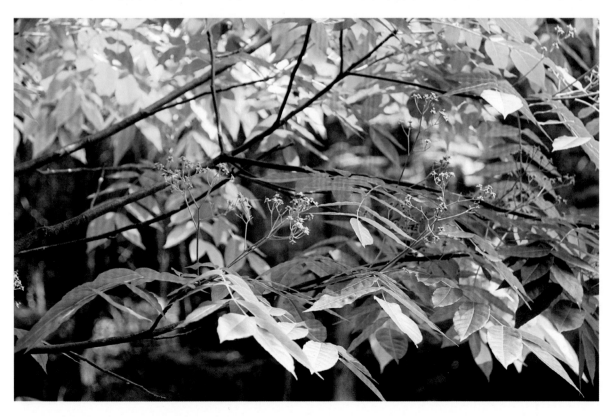

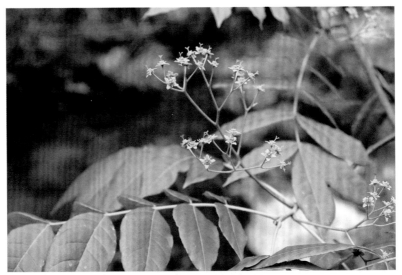

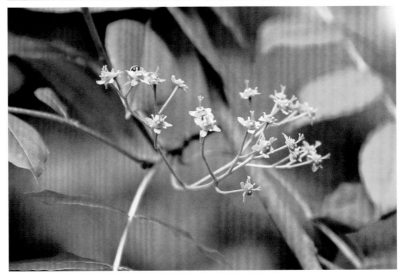

| **资源情况** | 野生资源一般。药材来源于野生。 |

采收加工	**苦木：** 夏、秋季采收，干燥。
	苦树皮： 全年均可采收，切段，晒干。
	苦木根： 全年均可采挖根，洗净，切片，晒干；或剥取根皮，切段，晒干。
	苦木叶： 夏、秋季采收，洗净，切碎，鲜用或晒干。

| **药材性状** | **苦木：** 本品枝呈圆柱形，长短不一，直径 0.5 ~ 2 cm；表面灰绿色或棕绿色，有细密的纵纹和多数点状皮孔；质脆，易折断，断面不平整，淡黄色，嫩枝色较浅且髓部较大。叶为奇数羽状复叶，易脱落；小叶卵状长圆形或卵状披针形，近无柄，长 4 ~ 10 cm，宽 2 ~ 4 cm；先端锐尖，基部偏斜或稍圆，边缘具钝齿；两面通常绿色，有的下表面淡紫红色，沿中脉有柔毛。气微，味极苦。 |

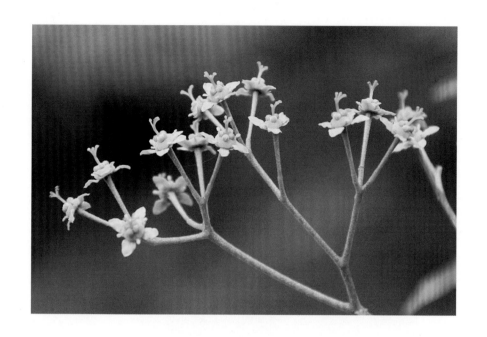

苦树皮：本品呈单卷状、槽状或长片状，长 20 ~ 55 cm，宽 2 ~ 10 cm，大多数已除去栓皮。未去栓皮的幼皮表面棕绿色，皮孔细小，淡棕色，稍凸起；未去栓皮的老皮表面棕褐色，圆形皮孔纵向排列，中央下凹，四周凸起，常附有白色地衣斑纹。内表面黄白色，平滑。质脆，易折断，折断面略粗糙，可见微细的纤维。气微，味苦。

苦木叶：本品为奇数羽状复叶，易脱落；小叶卵状长圆形或卵状披针形，长 4 ~ 10 cm，宽 2 ~ 4 cm；先端锐尖，基部偏斜或稍圆，边缘具钝齿；近无柄，柄上具柔毛。两面通常绿色，有的下表面淡紫红色，沿中脉有柔毛。气微，味极苦。

| 功能主治 | 苦木：苦，寒；有小毒。归肺、大肠经。清热解毒，祛湿。用于风热感冒，咽喉肿痛，湿热泻痢，湿疹，疮疖，蛇虫咬伤。

苦树皮：苦，寒；有小毒。清热燥湿，解毒杀虫。用于湿疹，疮毒，疥癣，蛔虫病，急性胃肠炎。

苦木根：苦，寒；有小毒。清热解毒，燥湿杀虫。用于感冒发热，急性胃肠炎，痢疾，胆道感染，蛔虫病，疮疖，疥癣，湿疹，烫火伤，毒蛇咬伤。

苦木叶：苦，寒；有小毒。归肺、大肠经。清热解毒，燥湿杀虫。用于疮疖痈肿，无名肿毒，体癣，烫火伤，外伤出血。

| 用法用量 | 苦木：内服煎汤，枝 3 ~ 4.5 g，叶 1 ~ 3 g；本品有一定毒性，内服不宜过量，孕妇慎服。外用适量，煎汤洗；或研末敷。

苦树皮：内服煎汤，3 ~ 9 g；或研末，每次 1.5 ~ 3 g；或浸酒。外用适量，煎汤洗；或研末撒。

苦木根：内服煎汤，6 ~ 15 g，大剂量可用至 30 g；或研末。外用适量，煎汤洗；或研末涂敷；或浸酒搽。

苦木叶：外用适量，煎汤洗；或研末撒；或调敷；或鲜品捣敷。

| 附 注 | 本种异名：*Simaba quassioides* D. Don、*Rhus ailanthoides* Bunge、*Picrasma ailanthoides* (Bunge) Planch.、*Picrasma japonica* A. Gray。

药材苦木，为本种的干燥枝和叶，《湖南省中药材标准》（1993 年版、2009 年版）、《中华人民共和国药典》（1977 年版、1990 年版至 2020 年版）、《广西壮族自治区壮药质量标准·第一卷》（2008 年版）中有收载。

药材苦树皮，为本种的树皮或茎木，《贵州省中药材、民族药材质量标准》（2003 年版）中有收载。

棟科 Meliaceae 米仔兰属 *Aglaia*

米仔兰 *Aglaia odorata* Lour.

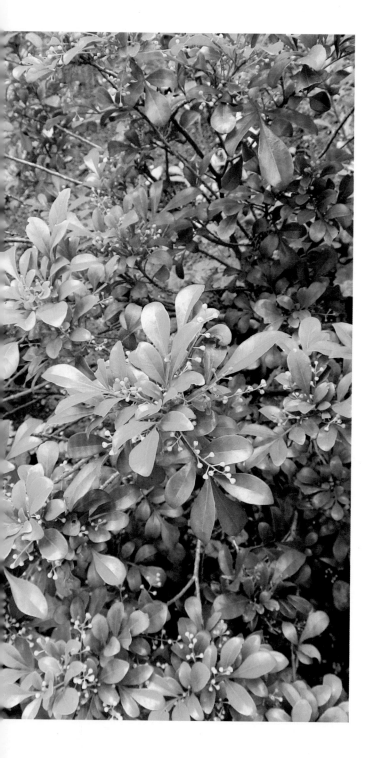

| **药材名** |

米仔兰（药用部位：枝叶）、米仔兰花（药用部位：花）。

| **形态特征** |

常绿灌木或小乔木，多分枝，幼嫩部分常被星状锈色鳞片。奇数羽状复叶互生，长5～12 cm；叶轴有狭翅；小叶3～5，纸质，对生，倒卵形至矩圆形，长2～7 cm，宽1～3.5 cm。花杂性异株；圆锥花序腋生；花黄色，极香；花萼5裂，裂片圆形；花瓣5，矩圆形至近圆形；雄蕊5，花丝合生成筒，筒较花瓣略短，先端全缘；子房卵形，密被黄色毛。浆果卵形或近球形，被疏星状鳞片；种子有肉质假种皮。

| **生境分布** |

生于低海拔的山地疏林或灌木林中。德兴各地均有分布。

| **资源情况** |

野生资源一般。药材来源于野生。

| **采收加工** |

米仔兰：全年均可采收，洗净，鲜用或晒干。

米仔兰花：夏季采收，将含苞待放的花用竹竿轻轻打下，去净杂质，收集，阴干。

| **药材性状** | **米仔兰**：本品细枝灰白色至绿色，直径 0.2 ~ 0.5 cm，外表有浅沟纹，并有凸起的枝痕、叶痕及多数细小的疣状突起。小叶片长椭圆形，长 2 ~ 6 cm，先端钝，基部楔形而下延，无柄；上面有浅显的网脉，下面羽脉明显，叶缘稍反卷；薄革质，稍柔韧。

米仔兰花：本品呈细小均匀的颗粒状，棕红色，下端有 1 细花梗，基部有 5 小花萼；花冠由 5 花瓣紧包而成，内面有不太明显的花蕊，淡黄色。体轻，质硬，稍脆。气清香。

| **功能主治** | **米仔兰**：辛，微温。归肺、胃、肝经。活血散瘀，消肿止痛。用于跌打损伤，骨折，痈疮。

米仔兰花：辛、甘，平。行气解郁。用于气郁胸闷，食滞腹胀。

| **用法用量** | **米仔兰**：内服煎汤，6 ~ 12 g；孕妇忌服。外用适量，鲜叶捣烂，酒炒热外敷；或熬膏涂。

米仔兰花：内服煎汤，3 ~ 9 g；或泡茶。

| **附 注** | 本种异名：*Aglaia odorata* Lour. var. *microphyllina* C. DC.。

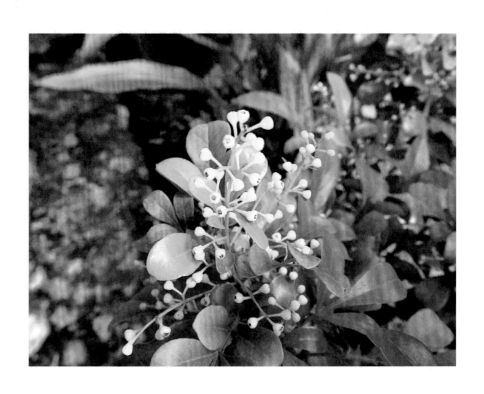

棟科 Meliaceae 棟属 Melia

棟
Melia azedarach L.

| **植物别名** | 苦楝、苦楝树。

| **药 材 名** | 苦楝皮（药用部位：树皮、根皮）、苦楝叶（药用部位：叶）、苦楝花（药用部位：花）、苦楝子（药用部位：果实）。

| **形态特征** | 落叶乔木。树皮纵裂。叶为二至三回奇数羽状复叶，互生，长20 ～ 40 cm；小叶卵形至椭圆形，长 3 ～ 7 cm，宽 2 ～ 3 cm，边缘有钝锯齿，幼时被星状毛。圆锥花序与叶等长，腋生；花紫色或淡紫色，长约 1 cm；花萼 5 裂，裂片披针形，被短柔毛；花瓣 5，倒披针形，外面被短柔毛；雄蕊 10，花丝合生成筒。核果短矩圆状至近球形，长 1.5 ～ 2 cm，淡黄色，4 ～ 5 室，每室有 1 种子。

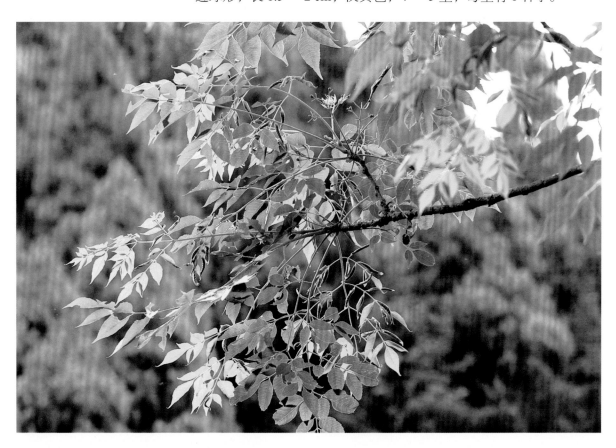

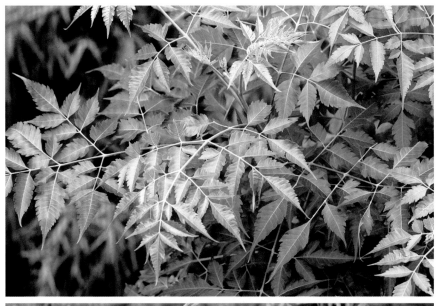

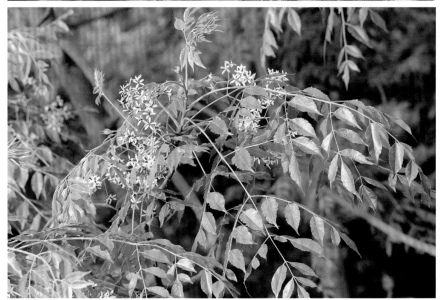

| 生境分布 | 生于低海拔旷野、路旁或疏林中，目前已广泛引为栽培。德兴各地均有分布，德兴各地均有栽培。

| 资源情况 | 野生资源丰富，栽培资源丰富。药材主要来源于野生。

| 采收加工 | 苦楝皮：春、秋季剥取，晒干；或除去粗皮，晒干。
苦楝叶：全年均可采收，鲜用或晒干。
苦楝花：4～5月采收，晒干、阴干或烘干。
苦楝子：秋、冬季果实成熟、呈黄色时采收，或收集落下的果实，晒干、阴干或烘干。

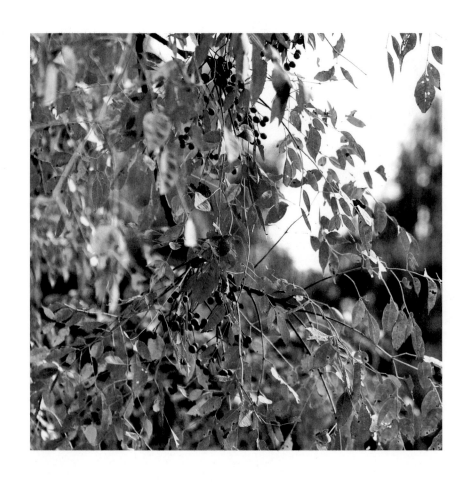

| 药材性状 | 苦楝皮：本品呈不规则板片状、槽状或半卷筒状，长短、宽窄不一，厚 0.2 ～ 0.6 cm。外表面灰棕色或灰褐色，粗糙，有交织的纵皱纹和点状灰棕色皮孔，除去粗皮者淡黄色；内表面类白色或淡黄色。质韧，不易折断，断面纤维性，呈层片状，易剥离。气微，味苦。

苦楝子：本品呈长圆形至近球形，长 1.2 ～ 2 cm，直径 1.2 ～ 1.5 cm。外表面棕黄色至灰棕色，微有光泽，干皱。先端偶见花柱残痕，基部有果柄痕。果肉较松软，淡黄色，被水浸润显黏性。果核卵圆形，坚硬，具 4 ～ 5 棱，内分 4 ～ 5 室，每室含 1 种子。气特异，味酸、苦。

| 功能主治 | 苦楝皮：苦，寒；有毒。归肝、脾、胃经。杀虫，疗癣。用于蛔虫病，蛲虫病，虫积腹痛；外用于疥癣瘙痒。

苦楝叶：苦，寒；有毒。归肝、小肠经。清热燥湿，杀虫止痒，行气止痛。用于湿疹瘙痒，疮癣疥癫，蛇虫咬伤，滴虫性阴道炎，疝气疼痛，跌打肿痛。

苦楝花：苦，寒。清热祛湿，杀虫，止痒。用于热痱，头癣。

苦楝子：苦，寒；有小毒。归肝、胃经。行气止痛，杀虫。用于脘腹、胁肋疼痛，疝痛，虫积腹痛，头癣，冻疮。

| 用法用量 | **苦楝皮：** 内服煎汤，3～6 g，鲜品6～12 g；或入丸、散剂；体弱、有肝肾功能障碍、脾胃虚寒者、孕妇均慎服，不宜持续和过量服用。外用适量，煎汤洗；或研末，猪脂调敷。

苦楝叶： 内服煎汤，5～10 g。外用适量，煎汤洗；或捣敷；或绞汁涂。

苦楝花： 外用适量，研末撒；或调涂。

苦楝子： 内服煎汤，3～10 g。外用适量，研末调涂。

| 附　　注 | 本种异名：*Melia toosendan* Sieb. et Zucc.、*Melia chinensis* Sieber ex Miq.、*Melia azedarach* L. var. *toosendan* (Sieb. et Zucc.) Makino、*Melia azedarach* L. var. *intermedia* (Makino) Makino、*Melia azedarach* L. var. *subtripinnata* Miq.。

药材川楝子，为本种的干燥成熟果实，《云南省药品标准》（1974 年版、1996 年版）中有收载；《内蒙古中药材标准》（1988 年版）、《中华人民共和国卫生部药品标准·中药材·第一册》（1992 年版）以"苦楝子"之名收载之。

药材楝树根，为本种的干燥树根，《上海市中药材标准·附录》（1994 年版）中有收载。

药材苦楝皮，为本种的干燥树皮和根皮，《中华人民共和国药典》（1963 年版至 2020 年版）、《新疆维吾尔自治区药品标准·第二册》（1980 年版）中有收载。

《中华人民共和国药典》规定，苦楝皮按干燥品计算，含川楝素（$C_{30}H_{38}O_{11}$）应为 0.010%～0.20%。

楝科 Meliaceae 楝属 Melia

川楝

Melia toosendan Sieb. et Zucc.

| **植物别名** | 川楝树。

| **药 材 名** | 川楝子（药用部位：成熟果实）、苦楝皮（药用部位：树皮、根皮）、苦楝叶（药用部位：叶）、苦楝花（药用部位：花）。

| **形态特征** | 落叶乔木。幼枝密被褐色星状鳞片，老时无，具皮孔，叶痕明显。二回羽状复叶长 35 ~ 45 cm，每羽片有 4 ~ 5 对小叶；小叶椭圆状披针形，长 4 ~ 10 cm，宽 2 ~ 4.5 cm，两面无毛，全缘或有不明显钝齿。圆锥花序聚生于小枝顶部的叶腋内，长约为叶的 1/2，密被灰褐色星状鳞片；萼片长椭圆形至披针形，长约 3 cm，两面密被柔毛；花瓣淡紫色，匙形，长 0.9 ~ 1.3 cm，外面疏被柔毛；雄蕊管圆柱状；花柱近圆柱状，包藏于雄蕊管内。核果大，椭圆状球形，

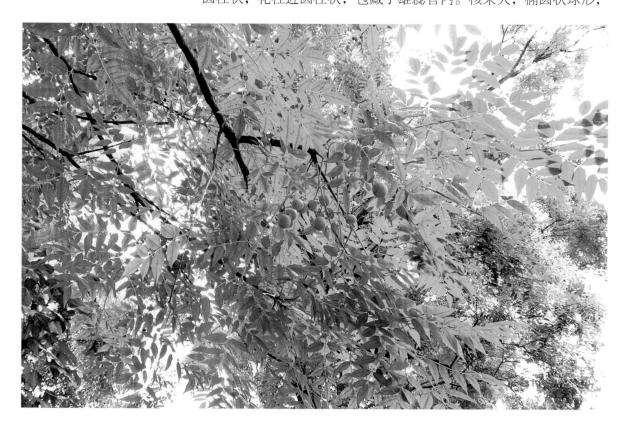

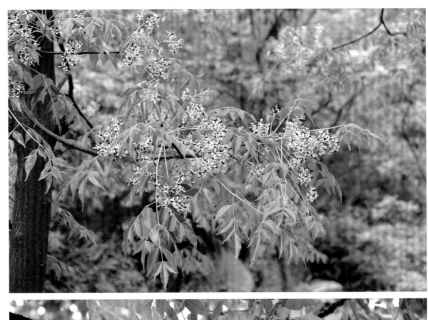

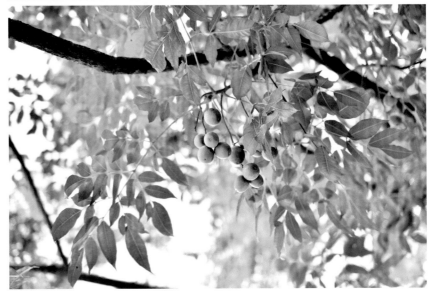

长约 3 cm，成熟后淡黄色；核稍坚硬，6 ~ 8 室。

| 生境分布 | 生于土壤湿润、肥沃的杂木林和疏林内。德兴三清山北麓有分布，德兴梧风洞有栽培。

| 资源情况 | 野生资源一般，栽培资源一般。药材主要来源于野生。

| 采收加工 | 川楝子：冬季果实成熟时采收，除去杂质，干燥。
苦楝皮：春、秋季剥取，晒干；或除去粗皮，晒干。
苦楝叶：全年均可采收，鲜用或晒干。
苦楝花：4 ~ 5 月采收，晒干、阴干或烘干。

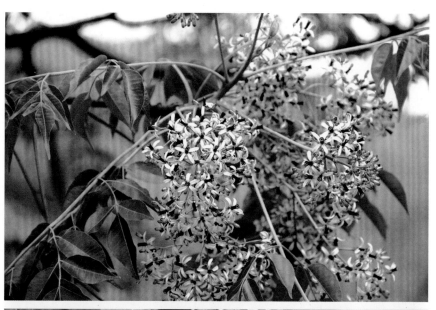

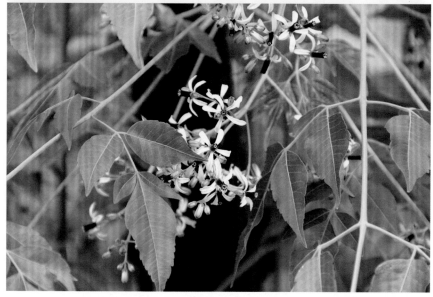

| 药材性状 | 　川楝子：本品呈类球形，直径2～3.2 cm。表面金黄色至棕黄色，微有光泽，少数凹陷或皱缩，具深棕色小点。先端有花柱残痕，基部凹陷，有果柄痕。外果皮革质，与果肉间常成空隙；果肉松软，淡黄色，被水润湿显黏性。果核球形或卵圆形，质坚硬，两端平截，有6～8纵棱，内分6～8室，每室含1黑棕色长圆形种子。气特异，味酸、苦。

苦楝皮：本品呈不规则板片状、槽状或半卷筒状，长宽不一，厚0.2～0.6 cm。外表面灰棕色或灰褐色，粗糙，有交织的纵皱纹和点状灰棕色皮孔，除去粗皮者淡黄色；内表面类白色或淡黄色。质韧，不易折断，断面纤维性，呈层片状，易剥离。气微，味苦。

| 功能主治 | 川楝子：苦，寒；有小毒。归肝、小肠、膀胱经。疏肝泻热，行气止痛，杀虫。用于肝郁化火，胸胁、脘腹胀痛，疝气疼痛，虫积腹痛。

苦楝皮：苦，寒；有毒。归肝、脾、胃经。杀虫，疗癣。用于蛔虫病，蛲虫病，虫积腹痛；外用于疥癣瘙痒。

苦楝叶：苦，寒；有毒。归肝、小肠经。清热燥湿，杀虫止痒，行气止痛。用于湿疹瘙痒，疮癣疥癞，蛇虫咬伤，滴虫性阴道炎，疝气疼痛，跌打肿痛。

苦楝花：苦，寒。清热祛湿，杀虫，止痒。用于热痱，头癣。

| 用法用量 | 川楝子：内服煎汤，5 ~ 10 g；或入丸、散剂；脾胃虚寒者禁服，内服不宜用量过大及久服，以免引起恶心、呕吐，甚至死亡。外用适量，研末调涂。

苦楝皮：内服煎汤，3 ~ 6 g，鲜品 6 ~ 12 g；或入丸、散剂；孕妇及肝肾功能不全者慎用。外用适量，煎汤洗；或研末，猪脂调敷。

苦楝叶：内服煎汤，5 ~ 10 g。外用适量，煎汤洗；或捣敷；或绞汁涂。

苦楝花：外用适量，研末撒；或调涂。

| 附　注 | 本种异名：*Melia chinensis* Sieb. ex Miq.。

药材苦楝皮，为本种的干燥树皮和根皮，《中华人民共和国药典》（1963 年版至 2020 年版）、《新疆维吾尔自治区药品标准·第二册》（1980 年版）中有收载。

药材川楝子，为本种的干燥成熟果实，《中华人民共和国药典》（1963 年版至 2020 年版）、《新疆维吾尔自治区药品标准·第二册》（1980 年版）、《云南省药品标准》（1974 年版、1996 年版）、《内蒙古蒙药材标准》（1986 年版）中有收载。

《中华人民共和国药典》规定，按干燥品计算，苦楝皮含川楝素（$C_{30}H_{38}O_{11}$）应为 0.010% ~ 0.20%；川楝子药材含川楝素（$C_{30}H_{38}O_{11}$）应为 0.060% ~ 0.20%。

楝科 Meliaceae 香椿属 Toona

香椿 *Toona sinensis* (A. Juss.) Roem.

| 药 材 名 | 椿白皮（药用部位：树皮、根皮）、春尖油（药用部位：树干流出的液汁）、椿叶（药用部位：叶）、香椿子（药用部位：果实）、椿树花（药用部位：花）、香椿（药用部位：根）。

| 形态特征 | 落叶乔木。树皮赭褐色，呈片状剥落；幼枝被柔毛。偶数羽状复叶长 25 ~ 50 cm，有特殊气味；小叶 10 ~ 22，对生，纸质，矩圆形至披针状矩圆形，长 8 ~ 15 cm，两面无毛或仅下面脉腋内有长髯毛。圆锥花序顶生；花芳香；花萼短小；花瓣 5，白色，卵状矩圆形；退化雄蕊 5，与 5 发育雄蕊互生；子房有 5 沟纹。蒴果狭椭圆形或近卵形，长 1.5 ~ 2.5 cm，5 瓣开裂；种子椭圆形，一端有膜质长翅。

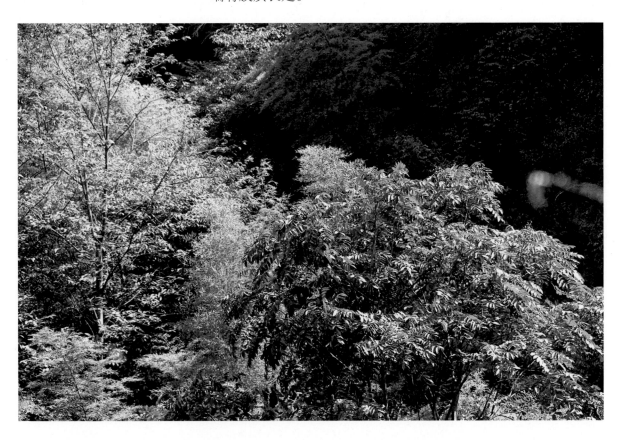

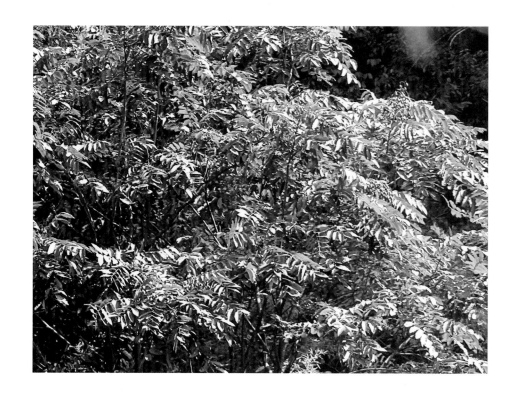

| **生境分布** | 生于山地杂木林或疏林中。德兴梧风洞等地有分布，德兴各地均有栽培。

| **资源情况** | 野生资源丰富，栽培资源丰富。药材主要来源于栽培。

| **采收加工** | **椿白皮**：全年均可采收，干皮可从树上剥下，鲜用或晒干；根皮须先将树根挖出，刮去外面黑皮，以木槌轻捶之，使皮部与木部分离，再剥取，宜仰面晒干，以免发霉发黑，亦可鲜用。

春尖油：春、夏季切割树干，收集流出的液汁，晒干。

椿叶：春季采收，多鲜用。

香椿子：秋季采收，晒干。

椿树花：5 ~ 6 月采收，晒干。

香椿：全年均可采挖，洗净，干燥。

| **药材性状** | **椿白皮**：本品呈半卷筒状或片状，厚 0.2 ~ 0.6 cm。外表面红棕色或棕褐色，有纵纹及裂隙，有的可见圆形细小皮孔。内表面棕色，有细纵纹。质坚硬，断面纤维性，呈层状。有香气，味淡。

香椿子：本品果皮开裂为 5 瓣，深裂至全长的 2/3 左右，裂片披针形，先端尖，外表面黑褐色，有细纹理，内表面黄棕色，光滑，厚约 0.25 cm，质脆。果轴呈

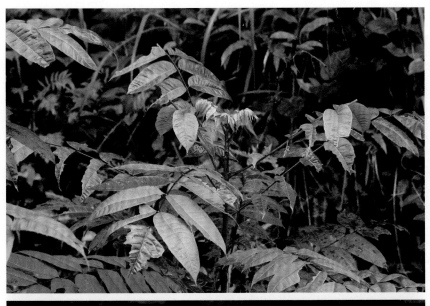

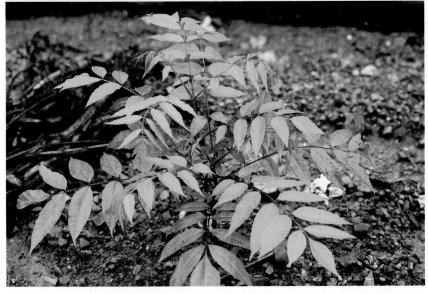

圆锥形，先端钝尖，黄棕色，有5棕褐色棱纹。断面内心松泡，色黄白。种子着生于果轴与果瓣之间，5裂，种子有极薄的种翅，黄白色，半透明，基部斜口状，种仁细小，不明显。气微弱。

香椿：本品呈长圆柱形，稍弯曲，直径1～4 cm，长20～30 cm。表面红棕色至灰褐色，栓皮呈片状剥落，有稀疏横向凸起的红棕色皮孔和不规则纵向皱纹。质坚韧。断面皮部红棕色，木部淡黄棕色至淡红棕色。具特殊香气，味微苦、涩。

| **功能主治** | **椿白皮：**苦、涩，微寒。归大肠、胃经。祛风利湿，止血止痛。用于痢疾，肠炎，尿路感染，便血，血崩，带下，风湿腰腿痛。

春尖油：辛、苦，温。归肺经。润燥解毒，通窍。用于痀病，手足皲裂，疔疮。

椿叶：辛、苦，平。归脾、胃经。祛暑化湿，解毒，杀虫。用于暑湿伤中，恶心呕吐，食欲不振，泄泻，痢疾，痈疽肿毒，疥疮，白秃疮。

香椿子：辛、苦，温。归肺、肝、大肠经。祛风，散寒，止痛。用于外感风寒，风湿痹痛，胃痛，疝气痛，痢疾。

椿树花：辛、苦，温。归肝、肺经。祛风除湿，行气止痛。用于风湿痹痛，久咳，痔疮。

香椿：苦、涩，微寒。归肺、胃、大肠经。清热燥湿，涩肠，止血，止带，杀虫。用于泄泻，痢疾，便血，崩漏，带下，蛔虫病，丝虫病，疮癣。

| 用法用量 | 椿白皮：内服煎汤，6 ~ 15 g；或入丸、散剂；泻痢初起、脾胃虚寒者慎服。外用适量，煎汤洗；或熬膏涂；或研末调敷。

春尖油：内服烊化，6 ~ 9 g。外用适量，熔化捣敷。

椿叶：内服煎汤，鲜品 30 ~ 60 g。外用适量，煎汤洗；或捣敷。

香椿子：内服煎汤，6 ~ 15 g；或研末。

椿树花：内服煎汤，6 ~ 15 g。外用适量，煎汤洗。

香椿：内服煎汤，15 ~ 30 g。

| 附　注 | 本种异名：*Toona sinensis* (A. Juss.) Roem. var. *hupehana* (C. DC.) P. Y. Chen、*Toona sinensis* (A. Juss.) Roem. var. *schensiana* (C. DC.) X. M. Chen、*Cedrela serrulata* Miq.、*Cedrela longiflora* Wall. et C. DC.、*Toona glabra* (C. DC.) Harms、*Surenus sinensis* (A. Juss.) Kuntze。

药材香椿子，为本种的干燥成熟果实，《山东省中药材标准》（1995 年版、2002 年版）中有收载。

药材香椿皮，为本种的干燥树皮，《贵州省中药材、民族药材质量标准》（2003 年版）、《湖南省中药材标准》（2009 年版）中有收载；《贵州省中药材质量标准》（1988 年版）、《湖南省中药材标准》（1993 年版）以"椿皮"之名收载之。

本种的嫩芽可煎蛋或过水后凉拌。

远志科 Polygalaceae 远志属 Polygala

小花远志 *Polygala arvensis* Willd.

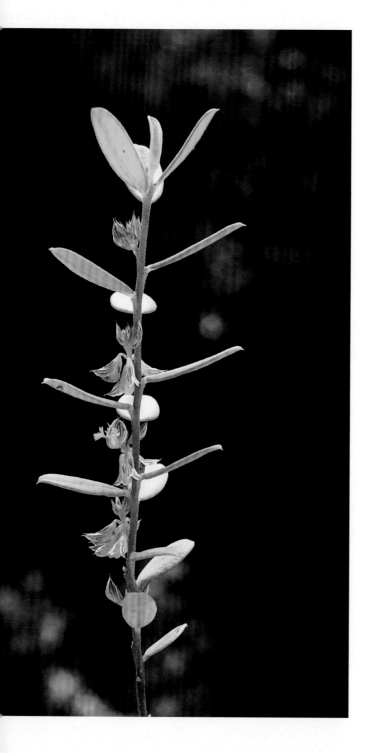

| 药 材 名 |

小金牛草（药用部位：带根全草）。

| 形态特征 |

一年生草本，高达 15 cm。茎密被卷曲柔毛。叶长圆形或椭圆状长圆形，长 0.5 ~ 1.2 cm，宽 0.2 ~ 0.5 cm，先端具刺毛状尖头；叶柄极短，被柔毛。总状花序腋生或腋外生，较叶短，疏被柔毛，少花；花梗短，疏被毛；小苞片早落；萼片宿存，外面 3 萼片卵形，内面 2 萼片斜长圆形或长椭圆形；花瓣白色或紫色，基部合生，龙骨瓣盔状，具 2 束多分枝的附属物，侧瓣三角状菱形；花丝 1/2 以下合生成鞘，1/2 以上两侧各 3 花丝合生，中间 2 花丝分离。蒴果近球形，直径 0.2 cm，几无翅，极疏被柔毛；种子长圆形，密被白色柔毛，种阜 3 裂。

| 生境分布 |

生于湿沙土及中低海拔的山坡草地。分布于德兴三清山北麓等。

| 资源情况 |

野生资源较少。药材来源于野生。

| **采收加工** | 春、夏季采收，洗净，切段，晒干。

| **药材性状** | 本品长 5 ~ 15 cm。根细小，淡黄色或淡棕色；质硬，断面黄白色。茎纤细，分枝或不分枝，棕黄色，被柔毛，折断面中空。叶片多皱缩，完整叶呈卵形、倒卵形或长圆形，长 0.5 ~ 1.2 cm，宽 0.2 ~ 0.5 cm，淡黄色，先端常有 1 小凸尖，叶柄极短，有柔毛，在叶腋常可见花及果实。蒴果近圆形，长约 0.2 cm，先端有缺刻，边缘无缘毛，萼片宿存。种子基部有 3 短裂的种阜。气无，味淡。

| **功能主治** | 甘、微苦，平。归肺、肝经。祛痰止咳，散瘀，解毒。用于咳嗽，咳痰不爽，跌打损伤，月经不调，痈肿疮毒，毒蛇咬伤。

| **用法用量** | 内服煎汤，15 ~ 30 g。外用适量，捣敷。

| **附 注** | 本种异名：*Polygala polifolia* C. Presl、*Polygala brachystachya* DC.、*Polygala kinii* Courtois、*Polygala chinensis* L. f. *arvensis* (Willd.) Chodat、*Polygala warburgii* Chodat、*Polygala shimadae* Masamune。

远志科 Polygalaceae 远志属 Polygala

黄花倒水莲
Polygala fallax Hemsl.

| 药 材 名 | 黄花倒水莲（药用部位：根、茎、叶）。

| 形态特征 | 小乔木或灌木。小枝密被柔毛。叶披针形或椭圆状披针形，长 8 ~ 20 cm，两面被柔毛；叶柄长 0.9 ~ 1.1 cm，被柔毛；总状花序 长 10 ~ 15 cm，被柔毛；萼片早落，外层中间 1 萼片盔状，内层 2 萼片花瓣状，斜倒卵形，长 1.5 cm；花瓣黄色，侧瓣长圆形，长 1 cm，先端近平截，2/3 以下与龙骨瓣合生，龙骨瓣盔状，鸡冠状附 属物具柄；花盘环状。蒴果宽倒心形或球形，直径 1 ~ 1.4 cm，具 同心圆状棱；种子密被白色柔毛，种阜盔状。

| 生境分布 | 生于海拔 360 ~ 1 650 m 的山谷林下水旁阴湿处。分布于德兴绕二、 花桥、万村等。

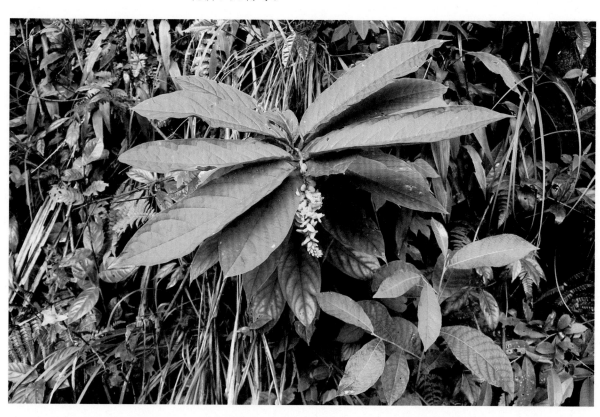

| **资源情况** | 野生资源丰富。药材来源于野生。

| **采收加工** | 秋、冬季采挖根，切片，晒干；春、夏季采收茎、叶，切段，晒干。

| **药材性状** | 本品根粗大，肥厚多肉，直径 0.6 ~ 3 cm，有分枝；表面淡黄色，味甜、略苦。单叶互生，具柄；叶片质薄，多皱缩，完整叶呈窄长方形或倒卵状披针形，长 5 ~ 20 cm，宽 3 ~ 7 cm，先端渐尖，基部渐窄或呈楔形或近圆形，全缘，两面疏生短柔毛。气微，味淡。

| **功能主治** | 甘、微苦，平。归脾、肾经。补益气血，健脾利湿，活血调经。用于病后体虚，腰膝酸痛，黄疸性肝炎，肾炎水肿，子宫脱垂，带下，月经不调，跌打损伤。

| **用法用量** | 内服煎汤，15 ~ 30 g。外用适量，捣敷。

| **附 注** | 本种异名：*Polygala forbesii* Chodat、*Polygala aureocauda* Dunn。
药材黄花倒水莲，为本种的根，《湖南省中药材标准》（1993 年版、2009 年版）、《广西中药材标准·第二册》（1996 年版）中有收载。

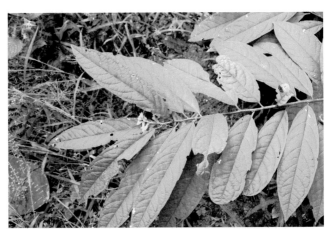

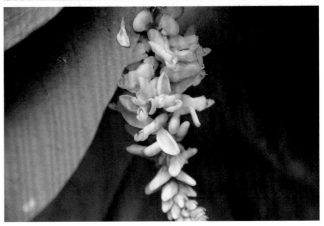

远志科 Polygalaceae 远志属 Polygala

狭叶香港远志

Polygala hongkongensis Hemsl. var. *stenophylla* (Hayata) Migo

| **药 材 名** | 狭叶香港远志（药用部位：全草）。

| **形态特征** | 草本或亚灌木，高达 25 cm。叶纸质或膜质，狭披针形，长 1.5 ～ 3 cm，宽 0.3 ～ 0.4 cm。总状花序顶生；萼片宿存，外萼片 3，内萼片椭圆形，长约 0.7 cm，宽约 0.4 cm；花瓣白色或紫色，2/5 以下合生，侧瓣基部内侧被柔毛，龙骨瓣盔状，具流苏状附属物；花丝 4/5 以下合生成鞘。蒴果近球形，具宽翅；种子被柔毛。

| **生境分布** | 生于海拔 350 ～ 1 150 m 的沟谷林下、林缘或山坡草地。德兴各地均有分布。

| **资源情况** | 野生资源丰富。药材来源于野生。

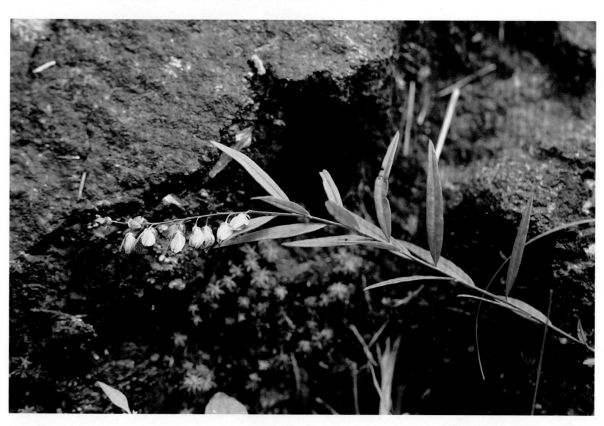

| **采收加工** | 春、夏季采收，洗净，切段，晒干。

| **功能主治** | 苦、辛，温。益智安神，散瘀，化痰，退肿。用于失眠，跌打损伤，咳喘，附骨疽，痈肿，毒蛇咬伤。

| **用法用量** | 内服煎汤，15 ~ 30 g。外用适量，捣敷。

| **附　　注** | 本种异名：*Polygala stenophylla* Hayata。

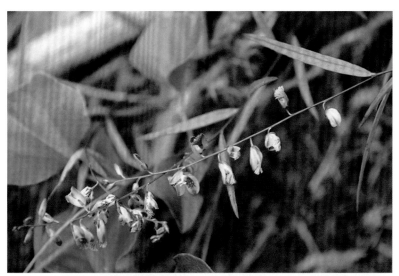

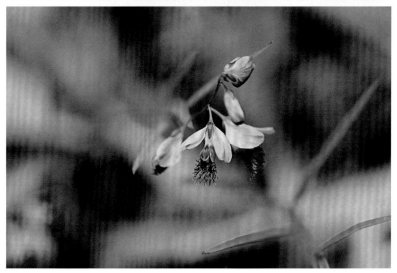

远志科 Polygalaceae 远志属 Polygala

瓜子金 *Polygala japonica* Houtt.

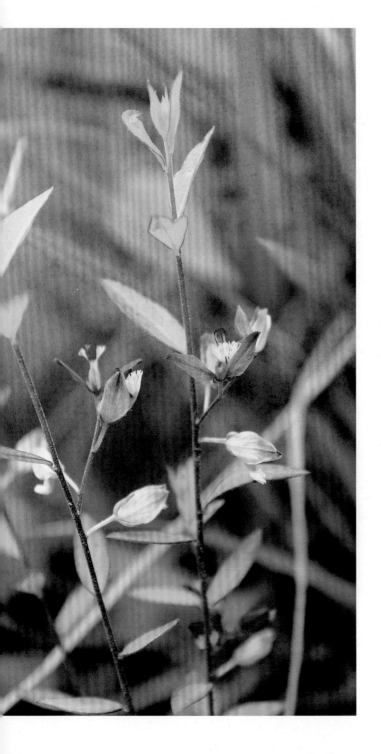

| 药 材 名 |

瓜子金（药用部位：全草）。

| 形态特征 |

多年生草本，高达 20 cm。茎、枝被卷曲柔毛。叶厚纸质或近革质，卵形或卵状披针形，稀窄披针形，长 1 ~ 3 cm，宽 0.3 ~ 0.9 cm，无毛或沿脉被柔毛；叶柄长 0.1 cm，被柔毛。总状花序与叶对生或腋外生，最上 1 花序低于茎顶；萼片宿存，外面 3 萼片披针形，被毛，内面 2 萼片花瓣状，卵形或长圆形；花瓣白色或紫色，龙骨瓣舟状，具流苏状附属物，侧瓣长圆形，基部合生，内侧被柔毛；花丝全部合生成鞘，1/2 与花瓣贴生。蒴果球形，直径 0.6 cm，具宽翅。

| 生境分布 |

生于海拔 800 m 以上的山坡草地或田埂上。分布于德兴大茅山及畈大、李宅等，德兴大目源有栽培。

| 资源情况 |

野生资源一般，栽培资源一般。药材主要来源于栽培。

| **采收加工** | 春末花开时采挖，除去泥沙，晒干。

| **药材性状** | 本品根呈圆柱形，稍弯曲，直径可达 0.4 cm；表面黄褐色，有纵皱纹；质硬，断面黄白色。茎少分枝，长 10～20 cm，淡棕色，被细柔毛。叶互生，展平后呈卵形或卵状披针形，长 1～3 cm，宽 0.3～0.9 cm；侧脉明显，先端短尖，基部圆形或楔形，全缘，灰绿色；叶柄短，有柔毛。总状花序腋生，最上 1 花序低于茎的先端；花蝶形。蒴果圆而扁，直径约 0.6 cm，边缘具膜质宽翅，无毛，萼片宿存。种子扁卵形，褐色，密被柔毛。气微，味微辛、苦。

| **功能主治** | 辛、苦，平。归肺经。祛痰止咳，活血消肿，解毒止痛。用于咳嗽痰多，咽喉肿痛；外用于跌打损伤，疔疮疖肿，蛇虫咬伤。

| **用法用量** | 内服煎汤，15～30 g，鲜品 30～60 g；或研末；或浸酒。外用适量，捣敷；或研末调敷。

| **附 注** | 本种异名：*Polygala luzoniensis* Merr.、*Polygala taquetii* H. Lévl.、*Polygala sibirica* L. var. *japonica* (Houtt.) Ito ex Ito et Matsum.、*Polygala japonica* Houtt. var. *angustifolia* Koidz.、*Polygala japonica* Houtt. f. *ovatifolia* Chodat。

药材瓜子金，为本种的干燥全草，《中华人民共和国药典》（1977 年版、2010 年版至 2020 年版）、《贵州省中药材、民族药材质量标准》（2003 年版）、《河南省中药材标准》（1993 年版）、《湖北省中药材质量标准》（2009 年版）、《江苏省中药材标准》（1989 年版）、《江苏省中药材标准（试行稿）·第一批》（1986 年版）中有收载；《上海市中药材标准》（1994 年版）以"竹叶地丁草（瓜子金）"之名收载之。《中华人民共和国药典》规定，瓜子金药材按干燥品计算，含瓜子金皂苷己（$C_{53}H_{86}O_{23}$）不得少于 0.60%。

本种 IUCN 评估等级为 LC 级。本种为吉林省 III 级保护植物。

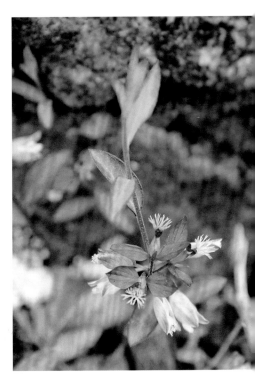

远志科 Polygalaceae 远志属 Polygala

远志 *Polygala tenuifolia* Willd.

| **药 材 名** | 远志（药用部位：根）、小草（药用部位：地上部分）。 |

| **形态特征** | 多年生草本，高达 50 cm。茎被柔毛。叶纸质，线形或线状披针形，长 1 ~ 3 cm，宽 0.05 ~ 0.3 cm，无毛或极疏被微柔毛；近无柄。扁侧状顶生总状花序，长 5 ~ 7 cm，少花；小苞片早落；萼片宿存，无毛，外面 3 线状披针形；花瓣紫色，基部合生，侧瓣斜长圆形，基部内侧被柔毛，龙骨瓣稍长，具流苏状附属物；花丝 3/4 以下合生成鞘，3/4 以上中间 2 花丝分离，两侧各 3 花丝合生。果实球形，直径 0.4 cm，具窄翅，无缘毛；种子密被白色柔毛，种阜 2 裂，下延。 |

| **生境分布** | 生于海拔 460 m 以上的草原、山坡草地、灌丛中及杂木林下。分布 |

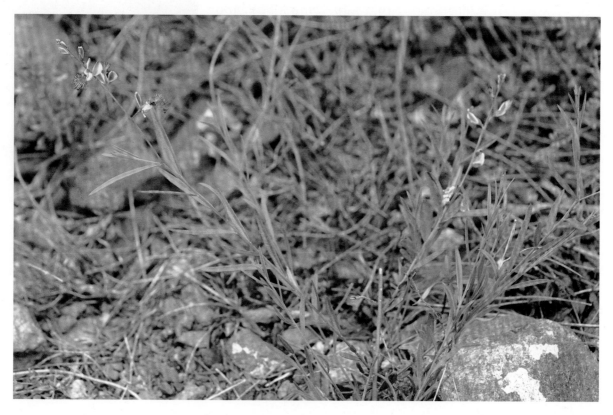

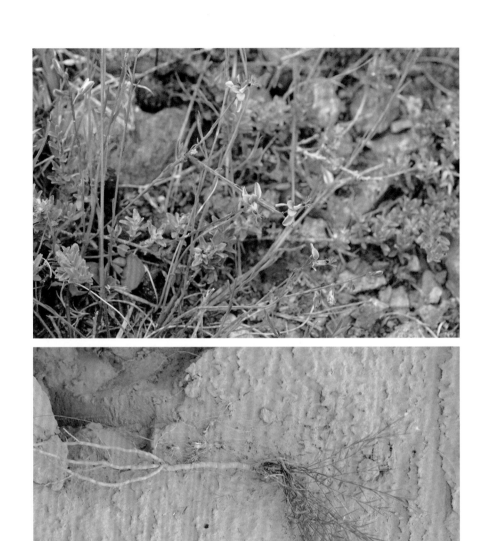

于德兴三清山北麓、大茅山等。

| **资源情况** | 野生资源较少。药材来源于野生。

| **采收加工** | **远志**：春、秋季采挖野生品，除去须根和泥沙，晒干。栽种后第 3 ~ 4 年秋季返苗后或春季出苗前采挖栽培品，除去泥土和杂质，用木棒敲打，使其松软，抽出木心，晒干即可。除去木心者称"远志肉""远志筒"，不去木心直接晒干者称"远志棍"。

小草：春、夏季采收，鲜用或晒干。

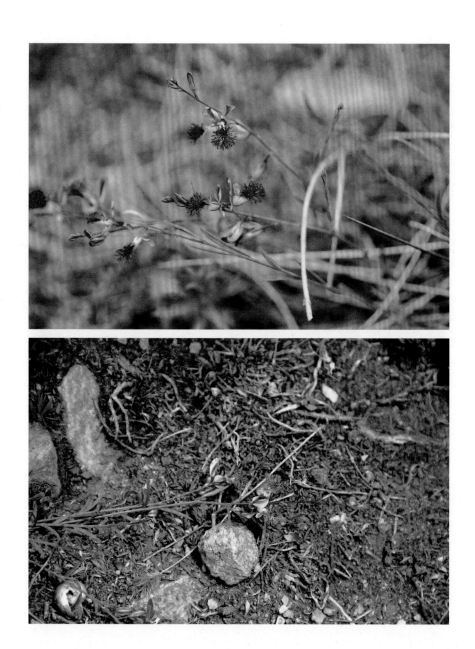

| 药材性状 |　远志：本品呈圆柱形，略弯曲，长 2 ～ 30 cm，直径 0.2 ～ 1 cm。表面灰黄色至灰棕色，有较密并深陷的横皱纹、纵皱纹及裂纹，老根的横皱纹较密且更深陷，略呈结节状。质硬而脆，易折断，断面皮部棕黄色，木部黄白色，皮部易与木部剥离，抽取木心者中空。气微，味苦、微辛，嚼之有刺喉感。

小草：本品全体黄绿色，长约 30 cm。茎圆柱形，基部直径 0.5 ～ 1 mm，有细纵棱；质坚脆，易折断，断面黄白色，具纤维性，中央有髓腔。叶互生，线形，先端尖，全缘，黄绿色，中脉于下表面凸起；几无柄。总状花序顶生；花瓣绿白色带紫色。果实小，直径约 4 mm，扁平，先端下陷成心形，具狭缘，内含 2 种子。气微，味微苦、涩，有刺喉感。

| 功能主治 | **远志**：苦、辛，温。归心、肾、肺经。安神益智，交通心肾，祛痰，消肿。用于心肾不交引起的失眠多梦、健忘惊悸，神志恍惚，咳痰不爽，疮疡肿毒，乳房肿痛。

小草：辛、苦，平。归肺、心经。祛痰，安神，消痈。用于咳嗽痰多，虚烦，惊恐，梦遗失精，胸痹心痛，痈肿疮疡。

| 用法用量 | **远志**：内服煎汤，3 ~ 10 g；或浸酒；或入丸、散剂；阴虚火旺、脾胃虚弱者及孕妇慎服，用量不宜过大，以免引起呕恶。外用适量，研末，酒调敷。

小草：内服煎汤，3 ~ 10 g；或入丸、散剂。外用适量，捣敷。

| 附 注 | 本种异名：*Polygala sibirica* L. var. *angustifolia* Ledeb.、*Polygala sibirica* L. var. *tenuifolia* (Willd.) Backer et Moore。

药材远志，为本种的干燥根，《中华人民共和国药典》（1953 年版至 2020 年版）、《内蒙古蒙药材标准》（1986 年版）、《新疆维吾尔自治区药品标准·第二册》（1980 年版）、《中华药典》（1930 年版）等中有收载。

药材小草，为本种的干燥地上部分，《山东省中药材标准》（1995 年版、2002 年版）、《北京市中药材标准·附录》（1998 年版）中有收载；《上海市中药材标准》（1994 年版）以"西小草（远志小草）"之名收载之。

《中华人民共和国药典》规定，远志按干燥品计算，含细叶远志皂苷（$C_{36}H_{56}O_{12}$），不得少于 2.0%，含远志𧶇酮Ⅲ（$C_{25}H_{28}O_{15}$）不得少于 0.15%，含 3,6′- 二芥子酰基蔗糖（$C_{36}H_{46}O_{17}$）不得少于 0.50%。

本种 IUCN 评估等级为 LC 级。本种为吉林省Ⅱ级保护植物，河北省、内蒙古自治区保护植物。

漆树科 Anacardiaceae 南酸枣属 Choerospondias

南酸枣

Choerospondias axillaris (Roxb.) Burtt et Hill.

| 药 材 名 | 广枣（药用部位：成熟果实）、五眼果树皮（药用部位：树皮）。

| 形态特征 | 落叶乔木。小枝无毛，具皮孔。奇数羽状复叶互生，长 25 ~ 40 cm；小叶 7 ~ 13，窄长卵形或长圆状披针形，长 4 ~ 12 cm，全缘，下面脉腋具簇生毛；小叶柄长 0.2 ~ 0.5 cm。花单性或杂性异株，雄花和假两性花组成圆锥花序，雌花单生于上部叶腋；萼片及花瓣 5；雄花花萼裂片三角状卵形或阔三角形，长约 0.1 cm，边缘具紫红色腺状睫毛，花瓣长圆形，长 0.25 ~ 0.3 cm，具褐色脉纹，开花时外卷，雄蕊 10，与花瓣等长，花柱离生；雌花较大。核果黄色，椭圆状球形，长 2.5 ~ 3 cm，果核先端具 5 小孔。

| 生境分布 | 生于海拔 300 m 以上的山坡、丘陵或沟谷林中。德兴各地均有分布，

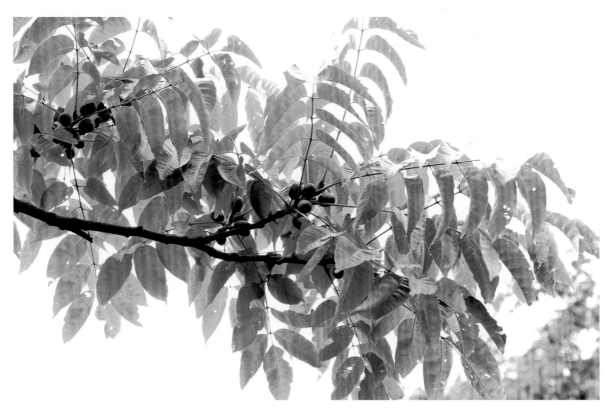

梧风洞有大树。

| 资源情况 | 野生资源丰富。药材来源于野生。

| 采收加工 | **广枣**：秋季果实成熟时采收，除去杂质，干燥。
五眼果树皮：全年均可采收，晒干。

| 药材性状 | **广枣**：本品呈椭圆形或近卵形，长 2 ～ 3 cm，直径 1.4 ～ 2 cm。表面黑褐色或棕褐色，稍有光泽，具不规则的折皱，基部有果柄痕。果肉薄，棕褐色，质硬而脆。果核近卵形，黄棕色，先端有 5 明显的小孔，每孔各含 1 种子。气微，味酸。

| 功能主治 | **广枣**：甘、酸，平。行气活血，养心，安神。用于气滞血瘀，胸痹作痛，心悸气短，心神不安。
五眼果树皮：甘、酸、涩，平。归脾、肝经。解毒，收敛，止痛，止血。用于烫火伤，外伤出血，牛皮癣。

| 用法用量 | **广枣**：内服煎汤，1.5 ～ 2.5 g。
五眼果树皮：内服煎汤，15 ～ 30 g。外用适量，煎汤洗；或熬膏涂。

| 附　　注 | 本种异名：*Spondias axillaris* Roxb.、*Spondias lutea* Engl.、*Poupartia fordii* Hemsl.、*Poupartia axillaris* King et Prain。
药材广枣，为本种的干燥成熟果实，《中华人民共和国药典》（1977 年版至 2020 年版）、《内蒙古蒙药材标准》（1986 年版）、《藏药标准》（1979 年版）中有收载。《中华人民共和国药典》规定，广枣去核后按干燥品计算，含没食子酸（$C_7H_6O_5$）不得少于 0.060%。
本种的果实可作野果食用，或制作酸枣糕等。

漆树科 Anacardiaceae 黄连木属 Pistacia

黄连木 _Pistacia chinensis_ Bunge

| 药 材 名 | 黄楝树（药用部位：叶、树皮）、黄练芽（药用部位：叶芽）。

| 形态特征 | 落叶乔木。偶数羽状复叶具 10 ~ 14 小叶，叶轴及叶柄被微柔毛；小叶纸质，披针形或窄披针形，长 5 ~ 10 cm，宽 1.5 ~ 2.5 cm；小叶柄长 0.1 ~ 0.2 cm。先花后叶，圆锥花序腋生，雄花序密集，雌花序疏散，均被微柔毛；花具梗；苞片披针形，长 0.15 ~ 0.2 cm；雄花花萼 2 ~ 4 裂，披针形或线状披针形，长 0.1 ~ 0.15 cm，雄蕊 3 ~ 5，花丝极短，花药长约 0.2 cm；雌花花萼 7 ~ 9 裂，长 0.07 ~ 0.15 cm，外层 2 ~ 4，披针形或线状披针形，内层 5，卵形或长圆形。核果红色或绿色。

| 生境分布 | 生于海拔 140 m 以上的石山林中。分布于德兴李宅等。

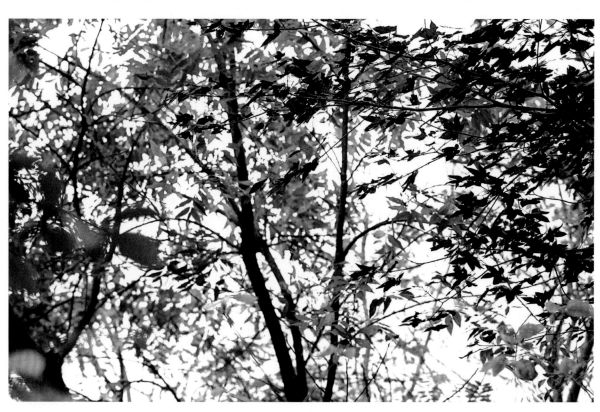

| 资源情况 | 野生资源丰富。药材来源于野生。

| 采收加工 | 黄楝树：夏、秋季采摘叶，鲜用或晒干；全年均可采剥树皮，洗净，切片，晒干。
黄练芽：春季采集，鲜用。

| 功能主治 | 黄楝树：苦，寒；有小毒。归肾、脾经。清热解毒。用于痢疾，皮肤瘙痒，疮痒。
黄练芽：苦、涩，寒。清热解毒，止渴。用于暑热口渴，霍乱，痢疾，咽喉痛，口舌糜烂，湿疹，漆疮初起。

| 用法用量 | 黄楝树：内服煎汤，10 ~ 15 g；或研末冲服。外用适量，煎汤洗；或研末敷。
黄练芽：内服煎汤，15 ~ 30 g；或腌食，适量；内服不可过量。外用适量，捣汁涂；或煎汤洗。

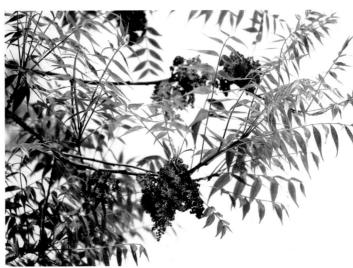

| 附　注 | 本种异名：*Rhus argyi* H. Lévl.、*Pistacia formosana* Matsum、*Pistacia philippinensis* Merr. et Rolfe、*Rhus gummifera* H. Lévl.、*Pistacia chinensis* Bunge f. *latifoliolata* Loes.。
本种 IUCN 评估等级为 LC 级。本种为江西省Ⅲ级保护植物，河北省保护植物。

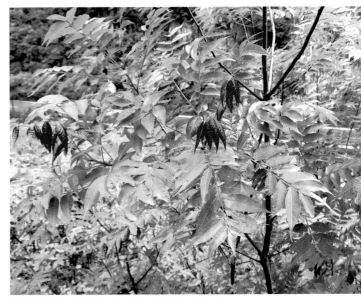

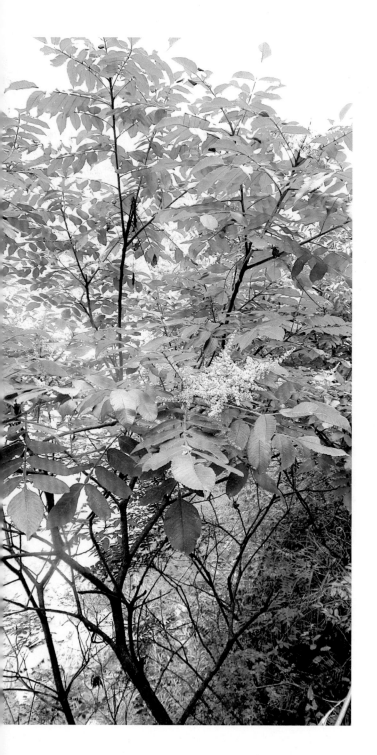

漆树科 Anacardiaceae 盐肤木属 Rhus

盐肤木 *Rhus chinensis* Mill.

| 药 材 名 |

盐肤子（药用部位：成熟果实）、盐肤叶（药用部位：叶）、五倍子苗（药用部位：幼嫩枝苗）、盐肤木（药用部位：茎枝）、盐肤木花（药用部位：花）、盐肤木皮（药用部位：去掉栓皮的树皮）、盐肤木根（药用部位：根）、盐肤木根皮（药用部位：除去栓皮的根皮）、五倍子（药用部位：叶上由五倍子蚜寄生而形成的虫瘿）。

| 形态特征 |

小乔木或灌木状。小枝被锈色柔毛。羽状复叶具 7 ~ 13 小叶，叶轴具叶状宽翅，与叶柄均密被锈色柔毛；小叶椭圆形或卵状椭圆形，长 6 ~ 12 cm，具粗锯齿，下面灰白色，被锈色柔毛，脉上毛密，小叶无柄。圆锥花序被锈色柔毛，雄花序长 30 ~ 40 cm，雌花序较短；花白色；苞片披针形；雄花花萼外面被微柔毛，裂片长卵形，长约 0.1 cm，边缘具细睫毛，花瓣倒卵状长圆形，长约 0.2 cm，开花时外卷，雄蕊伸出；雌花退化雄蕊极短。核果红色，扁球形，直径 0.4 ~ 0.5 cm，被柔毛及腺毛。

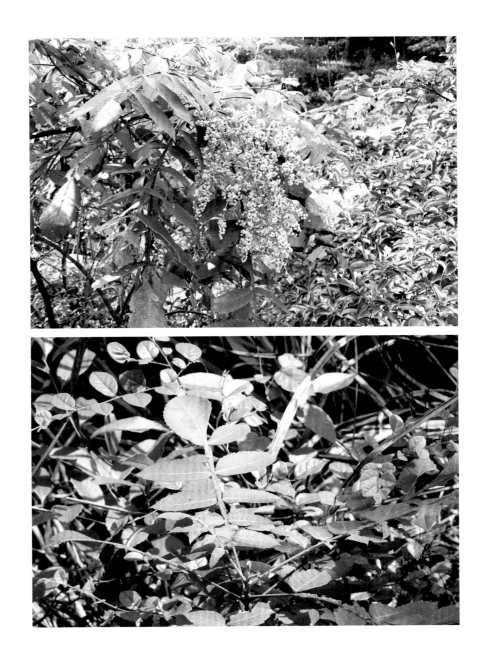

| 生境分布 | 生于海拔 170 m 以上的向阳山坡、沟谷、溪边的疏林或灌丛中。德兴各地均有分布。 |

| 资源情况 | 野生资源丰富。药材来源于野生。 |

| 采收加工 | **盐肤子**：10 月采收，鲜用或晒干。
盐肤叶：夏、秋季采收，随采随用。
五倍子苗：春季采收，鲜用或晒干。
盐肤木：全年均可采收，锯段，切块片，鲜用或干燥。
盐肤木花：8～9 月采摘，鲜用或晒干。

盐肤木皮：夏、秋季剥取树皮，除去栓皮，留取韧皮部，鲜用或晒干。

盐肤木根：全年均可采挖，鲜用或切片晒干。

盐肤木根皮：全年均可采挖根，洗净，剥取根皮，鲜用或晒干。

五倍子：秋季采摘，置沸水中略煮或蒸至表面呈灰色，杀死蚜虫，取出，干燥，按外形不同，分为"肚倍"和"角倍"。

| **药材性状** |

盐肤木：本品呈长圆柱形，茎表面黑褐色，外皮有不规则鳞片状皱裂，皮孔明显，赤褐色，不规则切片圆形或长圆形，大小不等。断面皮部薄，棕色；木部黄白色，稍有光泽，纹理细，可见同心层纹，中心有棕色小髓。体轻，质硬。无臭，味涩、微咸。

盐肤木根皮：本品呈半筒状或筒状，有的呈片状或稍弯曲的不规则片状，厚 0.05 ~ 0.1 cm。外表面黄棕色，可见横长的黄褐色皮孔；内表面黑褐色，具明显细纵纹。质轻，较柔韧，断面略呈片状。气微，味淡、微涩。

五倍子：本品肚倍呈长圆形或纺锤形囊状，长 2.5 ~ 9 cm，直径 1.5 ~ 4 cm；表面灰褐色或灰棕色，微有柔毛。质硬而脆，易破碎，断面角质样，有光泽，壁厚 0.2 ~ 0.3 cm，内壁平滑，有黑褐色死蚜虫及灰色粉状排泄物。气特异，味涩。角倍呈菱形，具不规则的钝角状分枝，柔毛较明显，壁较薄。

| **功能主治** |

盐肤子：酸、咸，凉。归肺、肝经。生津润肺，降火化痰，敛汗，止痢。用于痰嗽，喉痹，黄疸，盗汗，痢疾，顽癣，痈毒，头风白屑。

盐肤叶：酸、微苦，凉。归肺、肾经。止咳，止血，收敛，解毒。用于痰嗽，便血，血痢，盗汗，痈疽，疮疡，湿疹，蛇虫咬伤。

五倍子苗：酸，微温。归肺经。解毒利咽。用于咽痛喉痹。

盐肤木：微苦、酸，微温。归脾、肾经。祛风，化湿，消肿。用于感冒发热，咳嗽，腹泻，水肿，风湿痹痛。

盐肤木花：酸、咸，微寒。清热解毒，敛疮。用于疮疡久不收口，小儿鼻下两旁生疮，色红瘙痒，渗液浸淫糜烂。

盐肤木皮：酸，微寒。归肝经。清热解毒，活血止痢。用于血痢，痈肿，疮疥，蛇犬咬伤。

盐肤木根：酸、咸，平。归肾经。清热解毒，散瘀止血。用于感冒发热，支气管炎，咳嗽，咯血，腹泻，痢疾，痔疮出血；外用于跌打损伤，毒蛇咬伤，漆疮。

盐肤木根皮：酸、咸，凉。归肝经。清热利湿，解毒散瘀。用于黄疸，水肿，风湿痹痛，疳积，疮疡肿毒，跌打损伤，毒蛇咬伤。

五倍子：酸、涩，寒。归肺、大肠、胃经。敛肺降火，涩肠止泻，敛汗，止血，收湿敛疮。用于肺虚久咳，肺热痰嗽，久泻久痢，自汗盗汗，消渴，便血痔血，外伤出血，痈肿疮毒，皮肤湿烂。

| 用法用量 | 　盐肤子：内服煎汤，9 ～ 15 g；或研末。外用适量，煎汤洗；或捣敷；或研末调敷。

盐肤叶：内服煎汤，9 ～ 15 g，鲜品 30 ～ 60 g。外用适量，煎汤洗；或鲜品捣敷；或捣汁涂。

五倍子苗：内服煎汤，9 ～ 15 g，鲜品 30 ～ 60 g；或入丸、散剂。

盐肤木：内服煎汤，30 ～ 60 g；或研末开水送服。

盐肤木花：外用适量，研末撒；或调搽。

盐肤木皮：内服煎汤，15 ～ 60 g。外用适量，煎汤洗；或捣敷。

盐肤木根：内服煎汤，9 ～ 15 g，鲜品 30 ～ 60 g。外用适量，研末调敷；或煎汤洗；或鲜品捣敷。

盐肤木根皮：内服煎汤，15 ～ 60 g。外用适量，捣敷。

五倍子：内服煎汤，3 ～ 6 g；或研末，1.5 ～ 6 g；或入丸、散剂；外感风寒或肺有实热之咳嗽、积滞未尽之泻痢者禁服。外用适量，煎汤熏洗；或研末撒；或调敷。

| 附　　注 | 　本种异名：*Schinus indicus* Burm.、*Rhus osbeckii* Decne. ex Steud.、*Rhus semialata* Murray、*Rhus semialata* Murray var. *osbeckii* DC.。

药材五倍子，为本种的叶上由五倍子蚜寄生而成的虫瘿，《中华人民共和国药典》（1963 年版至 2020 年版）、《贵州省中药材标准规格·上集》（1965 年版）、《新疆维吾尔自治区药品标准·第二册》（1980 年版）、《贵州省中药材、民族药材质量标准·副篇》（2003 年版）等中有收载。

药材盐肤木，为本种的干燥茎枝，《上海市中药材标准·附录》（1994 年版）、《广东省中药材标准·第一册》（2004 年版）、《福建省中药材标准》（2006 年版）中有收载。

药材盐麸根白皮，为本种的除去栓皮的根皮，《湖南省中药材标准》（2009 年版）中有收载。

本种为吉林省 Ⅲ 级保护植物。

漆树科 Anacardiaceae 漆属 Toxicodendron

野漆
Toxicodendron succedaneum (L.) O. Kuntze

| 药 材 名 | 野漆树（药用部位：嫩叶）、野漆树根（药用部位：根）。

| 形态特征 | 落叶乔木，各部无毛。顶芽紫褐色，小枝粗。复叶长 25 ~ 35 cm，具 9 ~ 15 小叶，无毛，叶柄长 6 ~ 9 cm；小叶长圆状椭圆形或宽披针形，长 5 ~ 16 cm，宽 2 ~ 5.5 cm，下面常被白粉，小叶柄长 0.2 ~ 0.5 cm。花黄绿色，直径约 0.2 cm；花梗长约 0.2 cm；花萼裂片宽卵形，长约 0.1 cm；花瓣长圆形，长约 0.2 cm；雄蕊伸出，与花瓣等长。核果斜卵形，直径 0.7 ~ 1 cm，稍侧扁。

| 生境分布 | 生于海拔 300 ~ 1 500 m 的山坡、丘陵疏林内、林缘或灌丛中。德兴各地均有分布。

| 资源情况 | 野生资源丰富。药材来源于野生。

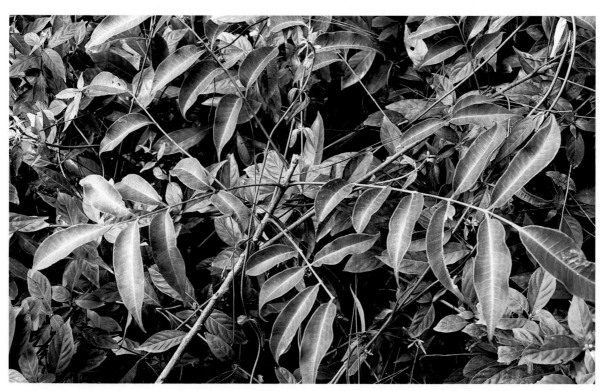

| 采收加工 | **野漆树**：春季采收，鲜用或晒干。

野漆树根：全年均可采挖，洗净，鲜用或切片晒干。

| 功能主治 | **野漆树**：苦、涩，平；有毒。归肺、肝、脾、大肠经。平喘解毒，散瘀消肿，止痛止血。用于哮喘，急、慢性肝炎，胃痛，跌打损伤；外用于骨伤，创伤出血。

野漆树根：苦，寒；有小毒。归肝、肾、心经。散瘀止血，解毒。用于咯血，吐血，尿血，血崩，外伤出血，跌打损伤，疮毒疥癣，毒蛇咬伤。

| 用法用量 | **野漆树**：内服煎汤，6 ~ 9 g；对漆过敏者慎用。外用适量，捣敷。

野漆树根：内服煎汤，15 ~ 30 g。外用适量，鲜品捣敷；或干品研末调敷。

| 附　注 | 本种异名：*Rhus succedanea* L.、*Augia sinensis* Lour.、*Rhus succedanea* L. var. *japonica* Engl.。

漆树科 Anacardiaceae 漆属 Toxicodendron

木蜡树

Toxicodendron sylvestre (Sieb. et Zucc.) O. Kuntze

| 药 材 名 | 木蜡树叶（药用部位：叶）、木蜡树根（药用部位：根）。

| 形态特征 | 落叶小乔木。芽及小枝被黄褐色绒毛。复叶具 7 ~ 13 小叶，叶轴及叶柄密被黄褐色绒毛，叶柄长 4 ~ 8 cm；小叶卵形或卵状椭圆形，长 4 ~ 10 cm，全缘，上面被微柔毛，下面被柔毛，中脉毛较密；小叶具短柄或近无柄。圆锥花序长 8 ~ 15 cm，长为叶之半，被锈黄色绒毛，总梗长 1.5 ~ 3 cm；花黄色，花梗长 0.15 cm，被卷曲微柔毛；花萼无毛，裂片卵形，长约 0.05 cm；花瓣长圆形，长约 0.16 cm，具暗褐色脉纹；雄蕊伸出，花丝线形。核果极偏斜，侧扁，长约 0.8 cm，无毛。

| 生境分布 | 生于海拔 140 ~ 800 m 的林中。德兴各地均有分布。

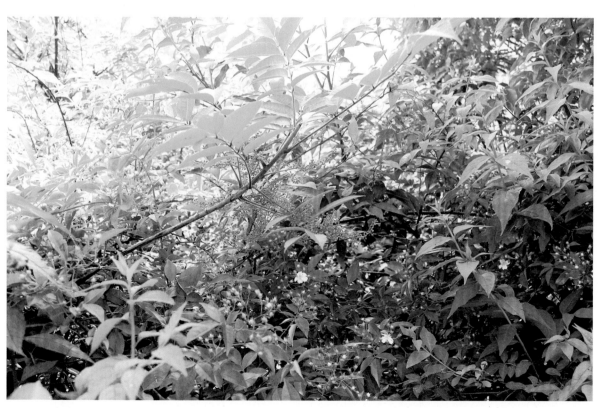

| 资源情况 | 野生资源丰富。药材来源于野生。

| 采收加工 | 木蜡树叶：夏、秋季采收，鲜用或晒干。

木蜡树根：夏、秋季采挖，洗净，切片，晒干。

| 药材性状 | 木蜡树根：本品呈类圆柱形、圆锥形或不规则的块片状，直径 2 ~ 6 cm。表面多呈灰棕色或棕褐色，粗糙，具微凸的红棕色斑点状或条状残余栓皮，有纵向皱纹；除去外皮呈灰黄色，光滑。质坚实，断面黄白色至灰黄色。气微，味微苦、涩。

| 功能主治 | 木蜡树叶：辛，温；有小毒。归肝、胃经。祛瘀消肿，杀虫，解毒。用于跌打损伤，创伤出血，钩虫病，疥癣，疮毒，毒蛇咬伤。

木蜡树根：苦、涩，温；有小毒。归肝、胃经。祛瘀止痛止血。用于风湿腰痛，跌打损伤，刀伤出血，毒蛇咬伤。

| 用法用量 | 木蜡树叶：内服煎汤，9 ~ 15 g；对漆过敏者及孕妇慎用。外用适量，捣敷；或研末撒。

木蜡树根：内服煎汤，9 ~ 15 g；孕妇及阴虚燥热者禁服。外用适量，捣敷；或浸酒涂擦。

| 附　注 | 本种异名：*Rhus sylvestris* Sieb. et Zucc.。

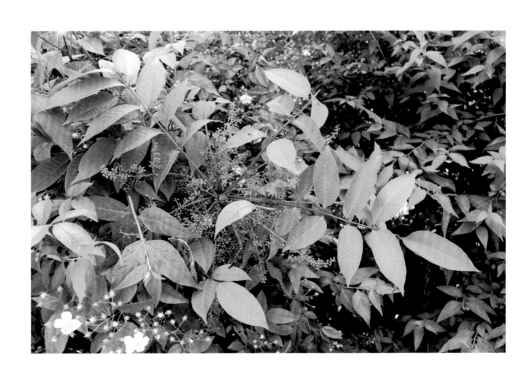

毛漆树

Toxicodendron trichocarpum (Miq.) O. Kuntze

| 药 材 名 | 毛漆树（药用部位：根、叶、树皮、果实）。

| 形态特征 | 落叶乔木或灌木。小枝及花序被黄褐色微硬毛。复叶具 9 ~ 15 小叶，叶轴及叶柄被微毛；小叶卵形或卵状椭圆形，长 4 ~ 10 cm，两面被黄色柔毛或上面近无毛，具缘毛；近无柄。圆锥花序长 10 ~ 20 cm，长为叶之半；苞片窄线形；花黄绿色，花梗长 0.15 cm，被毛；花萼无毛，裂片窄三角形，长约 0.08 cm；花瓣倒卵状长圆形，长约 0.2 cm，无毛；雄蕊长约 0.22 cm，花丝线形，花药卵形。核果扁球形，长 0.5 ~ 0.6 cm，直径 0.7 ~ 0.8 cm，被短刺毛。

| 生境分布 | 生于海拔 900 m 以上的山坡密林或灌丛中。德兴各地均有分布。

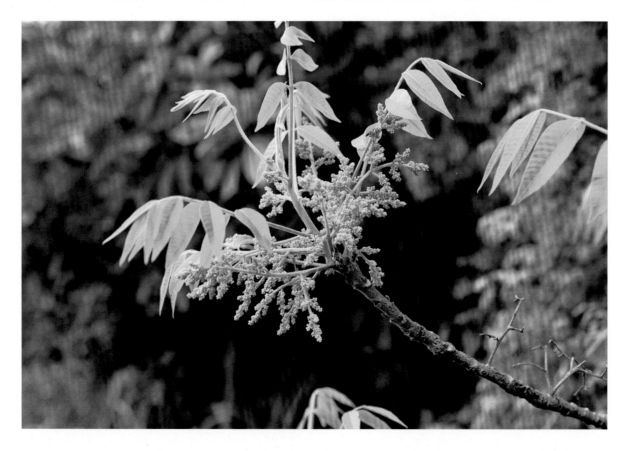

| 资源情况 | 野生资源丰富。药材来源于野生。

| 采收加工 | 夏、秋季采收，鲜用或晒干。

| 功能主治 | 苦、涩，平。平喘解毒，散瘀消肿，止痛止血。用于哮喘，急、慢性肝炎，胃痛，跌打损伤；外用于骨伤，创伤出血。

| 用法用量 | 内服煎汤，9 ~ 15 g；孕妇及阴虚燥热者禁服。外用适量，捣敷；或研末撒。

| 附 注 | 本种异名：*Rhus trichocarpa* Miq.、*Rhus echinocarpa* Lévl.。

漆树科 Anacardiaceae 漆属 Toxicodendron

漆
Toxicodendron vernicifluum (Stokes) F. A. Barkl.

| 药 材 名 | 干漆（药材来源：树脂经加工后的干燥品）、生漆（药用部位：树脂）、漆子（药用部位：种子）、漆叶（药用部位：叶）、漆树根（药用部位：根）、漆树皮（药用部位：树皮、根皮）、漆树木心（药用部位：心材）。

| 形态特征 | 落叶乔木。奇数羽状复叶互生，常呈螺旋状排列，小叶薄纸质，卵形至长圆形，长6～13 cm，基部偏斜，全缘，叶面通常无毛或仅沿中脉疏被微柔毛，叶背沿脉被平展的黄色柔毛；叶柄长7～14 cm。圆锥花序与叶近等长，疏花；花黄绿色，单性；花萼裂片卵形，长约0.08 cm；花瓣长圆形，长约0.25 cm，具细密的褐色羽状脉纹，开花时外卷；雄蕊长约0.25 cm。核果肾形或椭圆形，长0.5～0.6 cm，宽0.7～0.8 cm。

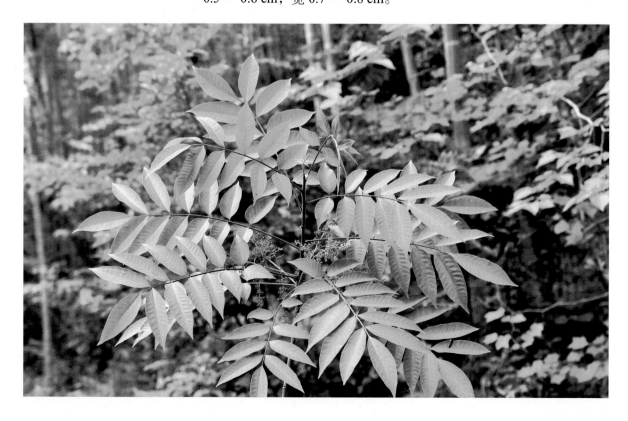

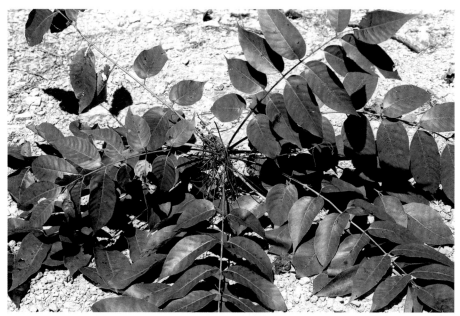

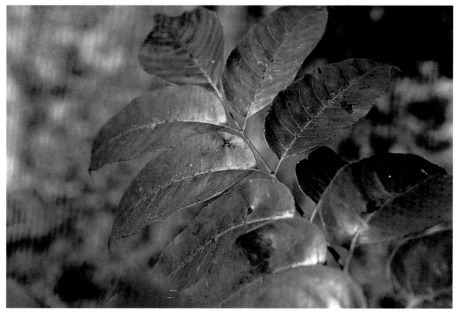

| **生境分布** | 生于海拔 800 m 以上的向阳山坡林内。分布于德兴三清山北麓、大茅山等。

| **资源情况** | 野生资源一般。药材来源于野生。

| **采收加工** | **干漆**：割伤漆树树皮，收集自行流出的树脂，干固后即得；或收集漆缸壁或底部黏着的干渣，煅制。

生漆：4 ~ 5 月采收，划破树皮，收取溢出的脂液，贮存。

漆子：9 ~ 10 月果实成熟时采收，除去果柄，晒干。

漆叶：夏、秋季采收，随采随用。

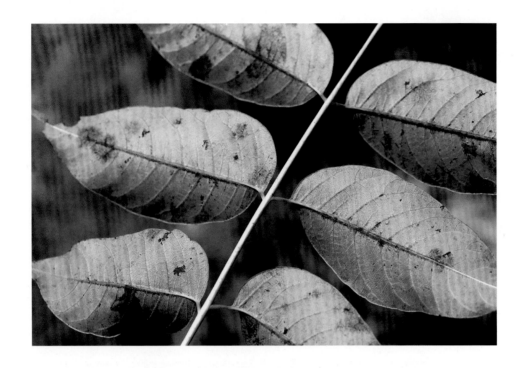

漆树根：全年均可采挖，洗净，切片，鲜用或晒干。

漆树皮：全年均可采收，剥取树皮，或挖根，洗净，剥取根皮，鲜用。

漆树木心：全年均可采收，将木材砍碎，晒干。

| 药材性状 |　干漆：本品呈不规则块状，黑褐色或棕褐色，表面粗糙，有蜂窝状细小孔洞或呈颗粒状。质坚硬，不易折断，断面不平坦。具特殊臭气。

| 功能主治 |　干漆：辛，温；有毒。归肝、脾经。破瘀通经，消积杀虫。用于瘀血经闭，癥瘕积聚，虫积腹痛。

生漆：辛，温；有大毒。归肝、脾经。杀虫。用于虫积，水蛊。

漆子：辛，温；有毒。归肝经。活血止血，温经止痛。用于出血夹瘀的便血，尿血，崩漏，瘀滞腹痛，闭经。

漆叶：辛，温；有小毒。归肝、脾经。活血解毒，杀虫敛疮。用于紫云疯，面部紫肿，外伤瘀肿出血，疮疡溃烂，疥癣，漆中毒。

漆树根：辛，温；有毒。归肝经。活血散瘀，通经止痛。用于跌打瘀肿疼痛，经闭腹痛。

漆树皮：辛，温；有小毒。归肾经。接骨。用于跌打骨折。

漆树木心：辛，温；有小毒。归肝、胃经。行气活血止痛。用于气滞血瘀所致的胸胁胀痛，脘腹气痛。

| **用法用量** | **干漆**：内服入丸、散剂，2～5g；孕妇及对漆过敏者禁用。外用适量，烧烟熏。
生漆：内服入丸、散剂；或熬干研末；体虚无瘀滞及对漆过敏者禁服，亦禁外用。外用适量，涂抹。
漆子：内服煎汤，6～9g；或入丸、散剂。
漆叶：外用适量，捣敷；或捣汁搽；或煎汤洗。
漆树根：内服煎汤，6～15g。外用适量，鲜品捣敷。
漆树皮：外用适量，捣烂，酒炒敷。
漆树木心：内服煎汤，3～6g。

| **附　注** | 本种异名：*Toxicodendron vernicifera* (DC.) F. A. Barkley、*Rhus vernix* L.、*Rhus verniciflua* Stokes、*Rhus vernicifera* DC.、*Rhus succedanea* L. var. *silvestrii* Pamp.。

药材干漆，为本种的树脂经加工后的干燥品，《中华人民共和国药典》（1963年版、1985年版至2020年版）、《贵州省中药材质量标准》（1988年版）、《内蒙古中药材标准》（1988年版）、《山西省中药材标准·附录》（1987年版）、《四川省中药材标准》（1987年版）、《四川省中草药标准（试行稿）·第四批》（1984年版）、《新疆维吾尔自治区药品标准·第二册》（1980年版）中有收载。
本种为北京市 II 级保护植物，河北省保护植物。

槭树科 Aceraceae 槭属 Acer

三角槭 *Acer buergerianum* Miq.

| **药 材 名** | 三角枫（药用部位：根或根皮、茎皮）。

| **形态特征** | 落叶乔木。树皮灰褐色，裂成薄条片剥落。幼枝被柔毛，后脱落无毛，稍被蜡粉。叶纸质，卵形或倒卵形，长 6 ~ 10 cm，3 裂或不裂，全缘或上部疏生锯齿，幼叶下面及叶柄密被柔毛，下面被白粉，基出脉 3。伞房花序顶生，被柔毛；萼片 5，黄绿色，卵形，无毛，长约 0.15 cm；花瓣 5，淡黄色，狭窄披针形或匙状披针形，长约 0.2 cm；雄蕊 8，与萼片等长或较萼片微短；子房密被淡黄色长柔毛，花柱无毛，很短，2 裂；花梗长 0.5 ~ 1 cm。翅果长 2.5 ~ 3 cm，宽 0.8 ~ 1 cm，两翅近直立或成锐角，小坚果凸起。

| **生境分布** | 生于海拔 300 ~ 1 000 m 的阔叶林中。德兴各地均有分布，市区有

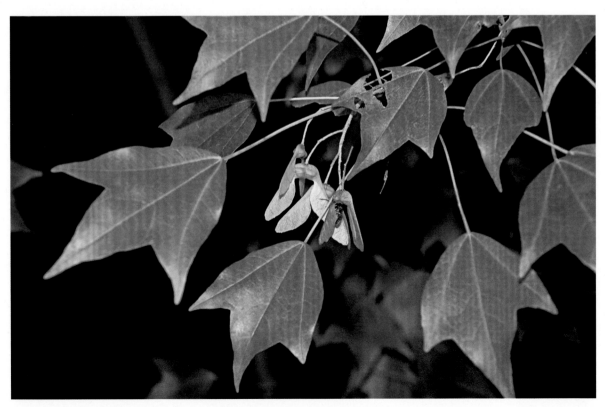

栽培。

| **资源情况** | 野生资源丰富，栽培资源丰富。药材主要来源于栽培。

| **采收加工** | 夏、秋季采收，洗净，切片，晒干。

| **功能主治** | 清热解毒。用于风湿关节痛。

| **用法用量** | 外用适量，捣敷。

| **附　　注** | 本种异名：*Acer lingii* Fang、*Acer buergerianum* Miq. var. *ningpoense* (Hance) Rehd.、*Acer trinerve* Siesmayr、*Acer ningpoense* (Hance) W. P. Fang、*Acer trifidum* Hook. et Arn.。

青榨槭
Acer davidii Franch.

| **药 材 名** | 青榨槭（药用部位：根、树皮）。

| **形态特征** | 落叶乔木，高 10 ~ 15 m。树皮暗褐色或灰褐色，常纵裂成蛇皮状。叶纸质，卵形或长卵形，长 6 ~ 14 cm，宽 4 ~ 9 cm，基部近心形或圆形，边缘具不整齐的锯齿，嫩时沿叶脉有褐色短柔毛，后变无毛。总状花序顶生，下垂；花绿黄色，雄花与两性花同株。雄花 9 ~ 12，花序及花梗均较短。两性花常 15 ~ 30，花序长 7 ~ 12 cm，花梗长 1 ~ 1.5 cm；萼片 5；雄蕊 8；子房有红褐色短柔毛。翅果黄褐色，长 2.5 ~ 2.8 cm，张开成钝角或近水平。

| **生境分布** | 生于海拔 500 ~ 1 500 m 的疏林中。德兴各地均有分布，德兴各地均有栽培。

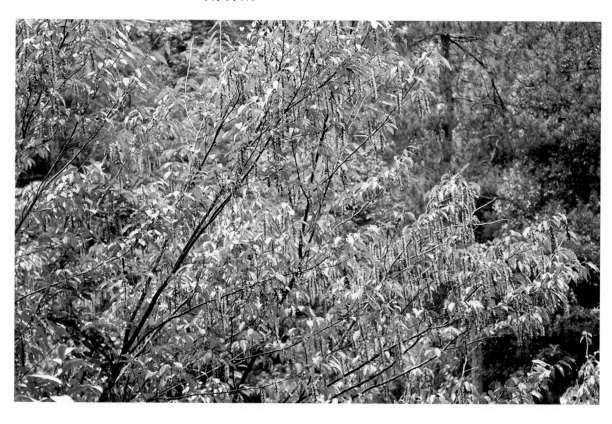

| **资源情况** | 野生资源丰富，栽培资源丰富。药材主要来源于栽培。

| **采收加工** | 夏、秋季采收根和树皮，洗净，切片，晒干。

| **功能主治** | 甘、苦，平。归脾、胃经。祛风除湿，散瘀止痛，消食健脾。用于风湿痹痛，肢体麻木，关节不利，跌打瘀痛，泄泻，痢疾，小儿消化不良。

| **用法用量** | 内服煎汤，6 ~ 15 g；或研末，3 ~ 6 g；或浸酒。外用适量，研末调敷。

| **附　注** | 本种异名：*Acer rubronervium* Y. K. Li、*Acer cavaleriei* H. Lévl.、*Acer davidii* Franch. var. *zhanganense* S. Z. He et Y. K. Li、*Acer davidii* Franch. var. *tomentellum* Schwer.、*Acer davidii* Franch. var. *glabrescens* Pax。

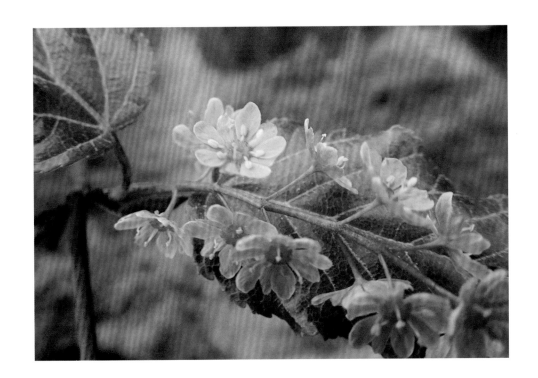

槭树科 Aceraceae 槭属 Acer

秀丽槭
Acer elegantulum Fang et P. L. Chiu

| 药 材 名 | 秀丽槭（药用部位：根及根皮）。

| 形态特征 | 落叶乔木。小枝无毛，当年生嫩枝淡紫绿色，多年生老枝深紫色。叶薄纸质或纸质，基部深心形或近心形，长 5.5 ~ 8 cm，宽 7 ~ 10 cm，通常 5 裂，中央裂片与侧裂片卵形或三角状卵形，边缘具紧贴的细圆齿，下面除脉腋被黄色丛毛外其余无毛；叶柄长 2 ~ 4 cm。花序圆锥状，花梗长 1 ~ 1.2 cm；花杂性，雄花与两性花同株；萼片 5，绿色，长圆状卵形或长椭圆形，长 0.3 cm；花瓣 5，深绿色，倒卵形或长圆状倒卵形，与萼片近等长；雄蕊较花瓣长 2 倍；子房紫色，有很密的淡黄色长柔毛。翅果嫩时淡紫色，成熟后淡黄色，翅张开近水平，中段最宽，宽常达 1 cm，连同小坚果长 2 ~ 2.3 cm。

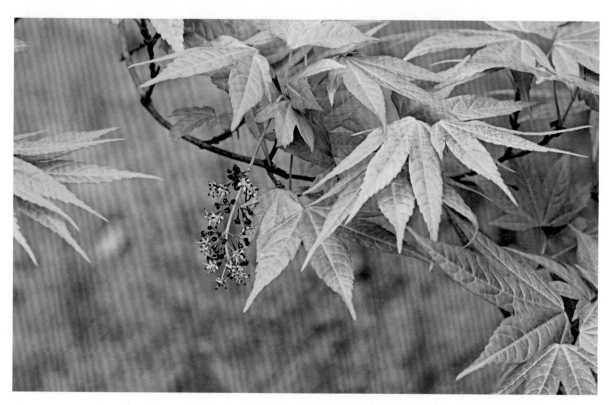

| **生境分布** | 生于海拔 700 ~ 1 000 m 的疏林中。分布于德兴大茅山等。

| **资源情况** | 野生资源丰富。药材来源于野生。

| **采收加工** | 夏、秋季采挖根，洗净，切片或剥取根皮，鲜用或晒干。

| **功能主治** | 辛、苦，平。归肝经。祛风除湿，止痛接骨。用于风湿关节疼痛，骨折。

| **用法用量** | 内服煎汤，30 ~ 60 g，鲜品加倍。外用适量，鲜品捣敷。

| **附　注** | 本种异名：*Acer yaoshanicum* Fang、*Acer olivaceum* Fang et P. L. Chiu、*Acer elegantulum* Fang et P. L. Chiu var. *macrurum* Fang et P. L. Chiu。

槭树科 Aceraceae 槭属 *Acer*

梣叶槭 *Acer negundo* L.

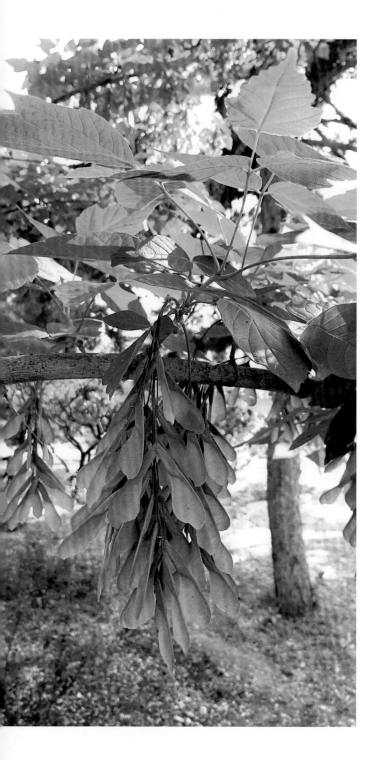

药材名

梣叶槭（药用部位：果实）。

形态特征

落叶乔木。小枝圆柱形，无毛，当年生枝绿色，多年生枝黄褐色。羽状复叶，长 10 ~ 25 cm，有 3 ~ 7 小叶，稀有 9 小叶；小叶纸质，卵形或椭圆状披针形，长 8 ~ 10 cm，宽 2 ~ 4 cm，边缘常有 3 ~ 5 粗锯齿，稀全缘，下面除脉腋有丛毛外其余部分无毛；叶柄长 5 ~ 7 cm。雄花的花序聚伞状，雌花的花序总状，均由无叶的小枝旁边生出，常下垂，花梗长 1.5 ~ 3 cm；花小，黄绿色，开于叶前，雌雄异株，无花瓣及花盘；雄蕊 4 ~ 6，花丝很长；子房无毛。翅宽 0.8 ~ 1 cm，稍向内弯，连同小坚果长 3 ~ 3.5 cm，张开成锐角或近直角。

生境分布

栽培种。德兴作为园林绿化引种栽培。

资源情况

栽培资源丰富。药材来源于栽培。

| 采收加工 | 秋季采集果实，鲜用或晒干。

| 功能主治 | 收敛。用于腹泻，痢疾。

| 用法用量 | 内服煎汤，6 ~ 15 g。

| 附　注 | 本种异名：*Acer fauriei* Lévl. et Vant.。

槭树科 Aceraceae 槭属 Acer

五裂槭
Acer oliverianum Pax

| 药 材 名 | 五裂槭（药用部位：枝叶）。

| 形态特征 | 落叶小乔木。树皮平滑，淡绿色或灰褐色，常被蜡粉。小枝细，无毛或微被柔毛。叶纸质，近圆形，长 4 ~ 8 cm，宽 5 ~ 9 cm，基部近心形或近平截，5 深裂；裂片三角状卵形，先端渐尖，锯齿细密，下面淡绿色，脉腋具簇生毛，叶脉在两面显著；叶柄长 2.5 ~ 5 cm，无毛或近先端微被柔毛。伞房花序，花杂性，雄花与两性花同株；萼片卵形，紫绿色；花瓣卵形，白色，长 0.3 ~ 0.4 cm；雄蕊 8，生于花盘内侧；子房微被长柔毛，花柱无毛，2 裂。翅果长 3 ~ 3.5 cm，翅宽 1 cm，两翅近水平。

| 生境分布 | 生于海拔 1 500 ~ 2 000 m 的林边或疏林中。分布于德兴三清山

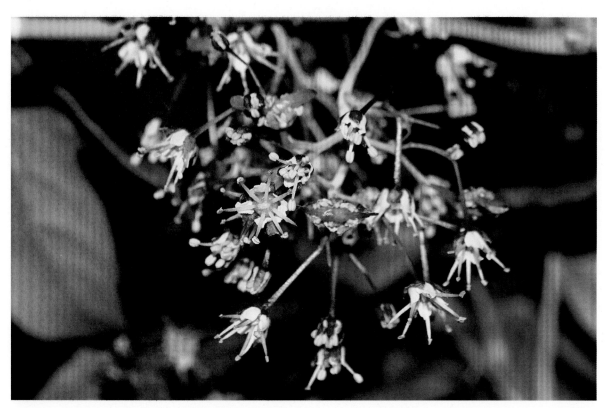

北麓等。

| 资源情况 | 野生资源一般。药材来源于野生。

| 采收加工 | 夏季采收，切段，晒干。

| 功能主治 | 辛、苦，凉。清热解毒，理气止痛。用于背疽，痈疮，气滞腹痛。

| 用法用量 | 内服煎汤，15 ～ 30 g。外用适量，煎汤洗。

| 附　　注 | 本种异名：*Acer schneiderianum* Pax et Hoffm.、*Acer lanpingense* Fang et Fang f.、
Acer schneiderianum Pax et Hoffm. var. *pubescens* Fang et Wu。
本种 IUCN 评估等级为 LC 级。本种为江西省 Ⅲ 级保护植物。

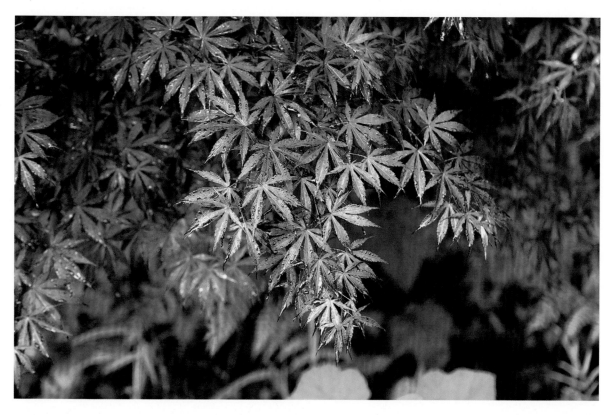

| 槭树科 | Aceraceae | 槭属 | *Acer*

鸡爪槭 *Acer palmatum* Thunb.

| **药 材 名** | 鸡爪槭（药用部位：枝叶）。

| **形态特征** | 落叶小乔木。树皮深灰色；小枝紫色或淡紫绿色，老枝淡灰紫色。叶近圆形，宽 7 ~ 10 cm，基部心形或近心形，掌状（5 ~）7（~ 9）深裂，密生尖锯齿，上面无毛，下面脉腋具白色簇生毛；叶柄细，长 4 ~ 6 cm，无毛。花紫色，杂性，雄花与两性花同株，生于无毛的伞房花序，总花梗长 2 ~ 3 cm；萼片卵状披针形；花瓣椭圆形或倒卵形，长约 0.2 cm；雄蕊较花瓣短，生于花盘内侧；子房无毛。幼果紫红色，成熟后褐黄色，长 2 ~ 2.5 cm，果核球形，脉纹显著，两翅成钝角。

| **生境分布** | 生于海拔 200 ~ 1 200 m 的林边或疏林中。分布于德兴大茅山等，

市区有栽培。

| 资源情况 | 野生资源一般，栽培资源丰富。药材主要来源于栽培。

| 采收加工 | 夏、秋季采收，晒干，切段。

| 功能主治 | 辛、微苦，平。行气止痛，解毒消痈。用于气滞腹痛，痈肿发背。

| 用法用量 | 内服煎汤，6 ~ 15 g。外用适量，煎汤洗。

| 附　　注 | 本种异名：*Acer formosum* Carrière。
本种被《中国生物多样性红色名录——高等植物卷》列为易危种，IUCN 评估等级为 VU 级。本种为江西省Ⅲ级保护植物。

中华槭 *Acer sinense* Pax

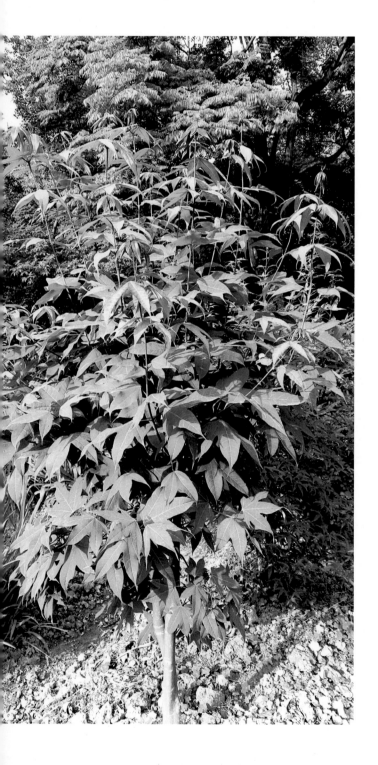

药材名

五角枫根（药用部位：根或根皮）。

形态特征

落叶乔木。小枝细，无毛。叶近革质，近圆形，长 10 ~ 14 cm，宽 12 ~ 15 cm，基部心形，常 5 深裂；裂片长圆卵形，具紧贴的细圆齿，近基部全缘，下面稍被白粉，脉腋具黄色簇生毛，其余无毛；叶柄粗，长 3 ~ 5 cm，无毛。圆锥花序顶生，下垂，长 5 ~ 9 cm；萼片 5，卵状长圆形或三角状长圆形，边缘微有纤毛，长约 0.3 cm；花瓣 5，白色，长圆形或阔椭圆形；雄蕊 5 ~ 8，长于萼片，在两性花中很短，花药黄色；子房有白色疏柔毛，在雄花中不发育，花柱无毛，长 0.3 ~ 0.4 cm，2 裂，柱头平展或反卷；花梗细瘦，长约 0.5 cm。翅果淡黄色，长 3 ~ 3.5 cm，两翅近水平或近钝角。

生境分布

生于海拔 1 200 ~ 2 000 m 的混交林中。分布于德兴大茅山等，市区有栽培。

资源情况

野生资源一般，栽培资源丰富。药材主要来

源于栽培。

| 采收加工 | 夏、秋季采收，洗净，鲜用。

| 功能主治 | 辛、苦，平。祛风除湿。用于扭伤，骨折，风湿痹痛。

| 用法用量 | 内服煎汤，10 ~ 15 g，鲜品可用至 60 g。外用适量，鲜品捣敷。

| 附　注 | 本种异名：*Acer sunyiense* Fang、*Acer prolificum* Fang et Fang. f.、*Acer bicolor* F. Chun、*Acer sinense* Pax var. *microcarpum* Metc.、*Acer sinense* Pax var. *undulatum* Fang et Wu、*Acer sinense* Pax var. *concolor* Pax。

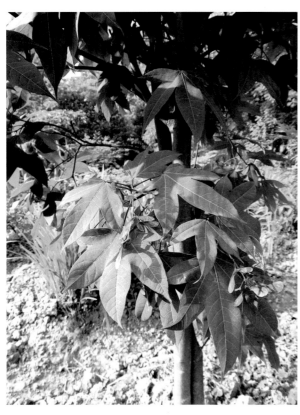
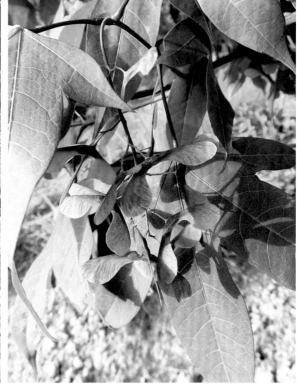

无患子科 Sapindaceae 栾树属 Koelreuteria

栾树
Koelreuteria paniculata Laxm.

| 药 材 名 | 栾华（药用部位：花、根皮）。

| 形态特征 | 落叶乔木。小枝有柔毛。奇数羽状复叶，有时为二回或不完全的二回羽状复叶，连柄长 20 ~ 40 cm；小叶 7 ~ 15，纸质，卵形或卵状披针形，长 3.5 ~ 7.5 cm，宽 2.5 ~ 3.5 cm，边缘具锯齿或羽状分裂。圆锥花序顶生，广展，长 25 ~ 40 cm，有柔毛；花淡黄色，中心紫色；萼片 5，有睫毛；花瓣 4，长 0.8 ~ 0.9 cm；雄蕊 8。蒴果圆锥形，长 4 ~ 5 cm，先端锐尖，边缘有 3 膜质薄翅；种子圆形，黑色。

| 生境分布 | 生于海拔 200 ~ 1 200 m 的疏林中。德兴梧风洞有分布，德兴各地均有栽培。

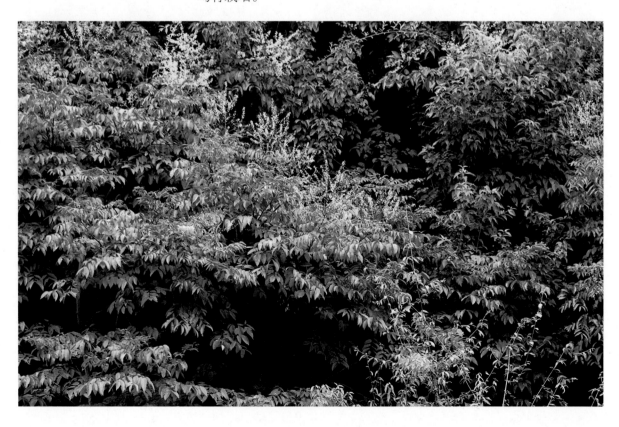

| **资源情况** | 栽培资源丰富。药材来源于栽培。

| **采收加工** | 6 ～ 7 月采摘花，阴干或晒干；全年均可采挖根，剥取根皮，干燥。

| **功能主治** | 苦，寒。清肝明目。用于目赤肿痛，多泪。

| **用法用量** | 内服煎汤，3 ～ 6 g。

| **附　　注** | 本种异名：*Sapindus chinensis* Thunb.、*Koelreuteria chinensis* (Thunb.) Hoffmanns.、*Koelreuteria apiculata* Rehder et E. H. Wilson、*Koelreuteria bipinnata* Franch. var. *apiculata* How et Ho、*Koelreuteria paniculata* Laxm. var. *apiculata* (Rehder et E. H. Wilson) Rehder。

本种的嫩茎叶焯水漂洗后，可凉拌、炒食或煮汤。

无患子科 Sapindaceae 无患子属 Sapindus

无患子 *Sapindus mukorossi* Gaertn.

药 材 名	无患子果（药用部位：成熟果实）、无患子（药用部位：种子）、无患子中仁（药用部位：种仁）、无患子皮（药用部位：果皮）、无患子叶（药用部位：叶）、无患子树皮（药用部位：树皮）、无患树蒟（药用部位：根）。
形态特征	落叶乔木。树皮黄褐色。偶数羽状复叶，连柄长 20 ~ 45 cm，互生；小叶 4 ~ 8 对，互生或近对生，纸质，卵状披针形至矩圆状披针形，长 7 ~ 15 cm，宽 2 ~ 5 cm，无毛。圆锥花序顶生，长 15 ~ 30 cm，有茸毛；花小，通常两性；萼片与花瓣各 5，边缘有细睫毛；雄蕊 8，花丝下部生长柔毛。核果肉质，球形，有棱，直径约 2 cm，成熟时黄色或橙黄色；种子球形，黑色，坚硬。
生境分布	寺庙、庭院和村边常见栽培。德兴花桥、银城有栽培。

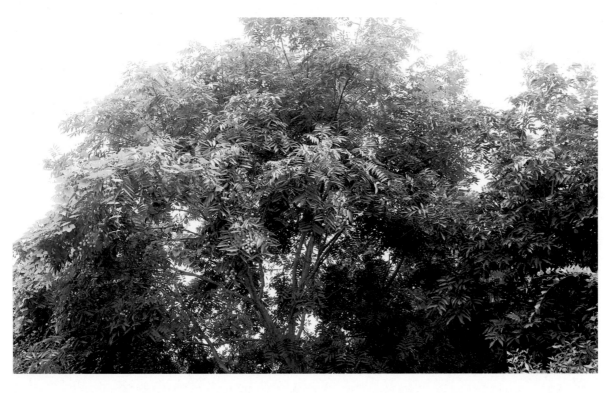

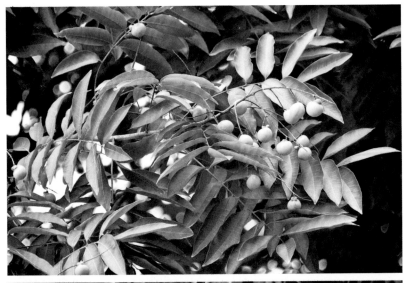

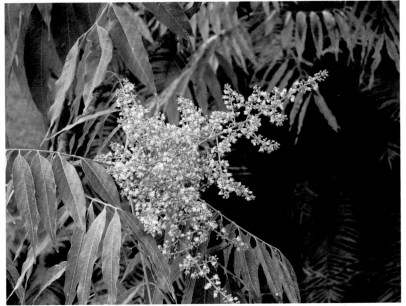

| 资源情况 | 栽培资源丰富。药材来源于栽培。

| 采收加工 | **无患子果：**秋季果实成熟时采收，干燥。

无患子：秋季采摘成熟果实，除去果肉和果皮，取种子，晒干。

无患子中仁：秋季果实成熟时采摘果实，剥除外果皮，除去种皮，留取种仁，晒干。

无患子皮：秋季果实成熟时采摘果实，剥去果肉，晒干。

无患子叶：夏、秋季采收，鲜用或晒干。

无患子树皮：全年均可采收，晒干。

无患树蔃：全年均可采收，洗净，鲜用或切片晒干。

| 药材性状 | **无患子果：** 本品近球形，直径 1.8 ~ 2 cm。表面浅橙黄色或棕褐色，具有蜡样光泽，并有明显的皱缩纹；基部有一近圆形的果瓣脱落痕迹，浅黄褐色，直径 1 ~ 1.3 cm；中间有 1 微隆起的纵线纹，一端具突破的果柄残基。果皮肉质，柔韧，半透明，剥开后显胶质样微粒，有黏性，厚约 2 mm；内表面光滑，在种子着生处有绢质长柔毛。种子近球形，直径 1.2 ~ 1.6 cm，黑色，光滑；种脐线形，长约 7 mm，周围有绢质长柔毛；种皮骨质，坚硬；子叶淡黄色，肥厚，富油性，胚粗壮，稍微弯曲。气微，味微甘、苦。

无患子： 本品呈球形或椭圆形，直径约 1.5 cm。表面黑色，光滑，种脐线形，附白色绒毛。质坚硬。剖开后，子叶 2，黄色，肥厚，叠生，背面的子叶较大，另一子叶半抱腹面；胚粗短，稍弯曲。气微，味苦。

无患子皮： 本品呈不规则团块状，展开后有不发育果片脱落的疤痕。疤痕近圆形，淡棕色，中央有 1 纵棱，边缘稍凸起，纵棱与边缘连接的一端有 1 极短的果柄残基。外果皮黄棕色或淡褐色，具蜡样光泽，皱缩；中果皮肉质，柔韧，黏似胶质；内果皮膜质，半透明，内面种子着生处有白色绒毛。质软韧。气微，味苦。

无患树蕈： 本品呈圆柱形，略扭曲，长短不一，直径 1 ~ 5 cm，或切成不规则的段、块。表面黄棕色至黄褐色，较粗糙，易剥离。质坚硬，不易折断，断面皮部薄，与木部交界处常分离；木部宽而致密，黄白色。气微，味苦。

| 功能主治 | **无患子果：** 苦、微辛，寒；有小毒。归肺、胃经。清热除痰，利咽止泻。用于咽喉肿痛，泄泻，白喉，咽喉炎，扁桃体炎，支气管炎，百日咳，急性胃肠炎。

无患子： 苦、辛，寒；有小毒。归心、肺经。清热，祛痰，消积，杀虫。用于喉痹肿痛，肺热咳喘，音哑，食滞，疳积，蛔虫腹痛，滴虫性阴道炎，癣疾，肿毒。

无患子中仁： 辛，平。归脾、胃、大肠经。消积，辟秽，杀虫。用于疳积，腹胀，口臭，蛔虫病。

无患子皮： 苦，平；有小毒。归心、肝、脾经。清热化痰，止痛，消积。用于喉痹肿痛，心胃气痛，疝气疼痛，风湿痛，虫积，食滞，肿毒。

无患子叶： 苦，平。归心、肺经。解毒，镇咳。用于毒蛇咬伤，百日咳。

无患子树皮： 苦、辛，平。解毒，利咽，祛风杀虫。用于白喉，疥癞，疳疮。

无患树蕈： 苦、辛，凉。归心、肺、肾经。宣肺止咳，解毒化湿。用于外感发热，咳喘，白浊，带下，咽喉肿痛，毒蛇咬伤。

用法用量	无患子果：内服煎汤，6 ~ 10 g。
	无患子：内服煎汤，3 ~ 6 g；或研末；脾胃虚寒者慎用。外用适量，烧灰或研末吹喉、擦牙；或煎汤洗；或熬膏涂。
	无患子中仁：内服煎汤，6 ~ 9 g；或煨熟食，3 ~ 6 枚。
	无患子皮：内服煎汤，6 ~ 9 g；或捣汁；或研末。外用适量，捣涂；或煎汤洗。
	无患子叶：内服煎汤，6 ~ 15 g。外用适量，捣敷。
	无患子树皮：外用适量，煎汤洗；或熬膏贴；或研末撒；或煎汤含漱。
	无患树蕈：内服煎汤，10 ~ 30 g。外用适量，煎汤含漱。

附　注	本种异名：*Sapindus saponaria* L.、*Sapindus abruptus* Lour.。
	药材无患子，为本种的干燥成熟种子，《山东省中药材标准》（1995 年版、2002 年版）、《广西中药材标准》（1990 年版）、《中华人民共和国卫生部药品标准·藏药·第一册》（1995 年版）、《青海省藏药标准》（1992 年版）、《广西壮族自治区壮药质量标准·第一卷》（2008 年版）中有收载。
	药材无患子果，为本种的干燥（成熟）果实，《中华人民共和国药典·附录》（2000 年版至 2010 年版）、《广西壮族自治区壮药质量标准·第一卷》（2008 年版）中有收载；《中华人民共和国卫生部药品标准·中药成方制剂·第十七册·附录》（1998 年版）以"木汉果"之名收载之，《上海市中药材标准·附录》（1994 年版）以"木患子（无患子）"之名收载之。
	药材无患子根，为本种的干燥根，《广东省中药材标准·第二册》（2011 年版）中有收载；《上海市中药材标准·附录》（1994 年版）以"木患根（无患子奶）"之名收载之。
	本种的种仁可食用。

七叶树

Aesculus chinensis Bunge

| 药 材 名 | 娑罗子（药用部位：成熟果实、种子）。

| 形态特征 | 落叶乔木。小枝无毛或嫩时有微柔毛。掌状复叶具 5 ~ 7 小叶，叶柄长 10 ~ 12 cm，有灰色微柔毛；小叶纸质，长披针形或长倒披针形，稀长椭圆形，长 8 ~ 16 cm，宽 3 ~ 5 cm，下面脉基嫩时有疏柔毛；中间小叶柄长 1 ~ 1.8 cm，侧生小叶柄长 0.5 ~ 1 cm，有灰色微柔毛。花序近圆柱形，长 21 ~ 25 cm，基部直径 3 ~ 5 cm，花序轴有微柔毛；花萼管状钟形，长 0.3 ~ 0.5 cm，外面有微柔毛，不等 5 裂；花瓣 4，白色，长倒卵形或长倒披针形，长 0.8 ~ 1.2 cm，边缘有纤毛；雄蕊 6，长 1.8 ~ 3 cm；子房在两性花中呈卵圆形，花柱无毛。果实球形或倒卵形，直径 3 ~ 4 cm，黄褐色，密被斑点。

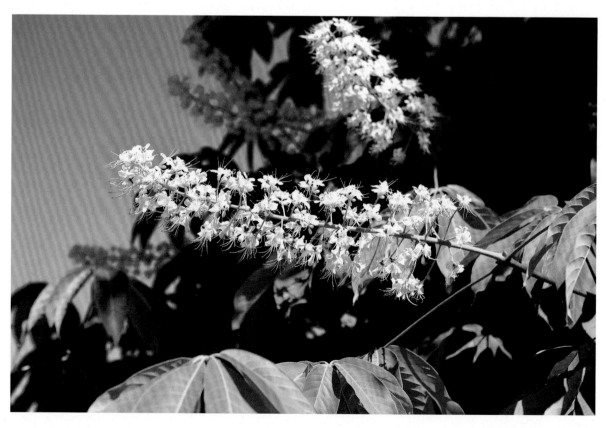

| 生境分布 | 栽培种。德兴三清山北麓有栽培。

| 资源情况 | 栽培资源一般。药材来源于栽培。

| 采收加工 | 秋季果实成熟时采收，晒干或低温干燥。

| 药材性状 | 本品呈扁球形或类球形，似板栗，直径 1.5 ~ 4 cm。表面棕色或棕褐色，多皱缩，凹凸不平，略具光泽；种脐色较浅，近圆形，约占种子面积的 1/4 ~ 1/2；一侧有一凸起的种脊，有的不甚明显。种皮硬而脆，子叶 2，肥厚，坚硬，形似栗仁，黄白色或淡棕色，粉性。气微，味先苦后甜。

| 功能主治 | 甘，温。归肝、胃经。疏肝理气，和胃止痛。用于肝胃气滞，胸腹胀闷，胃脘疼痛。

| 用法用量 | 内服煎汤，3 ~ 9 g；或烧灰冲酒。气阴虚者慎服。

| 附 注 | 药材娑罗子，为本种的干燥成熟种子，《中华人民共和国药典》（1977 年版至 2020 年版）、《贵州省中药材、民族药材质量标准·附录》（2003 年版）中有收载。
本种的种子用碱水煮后可食用，味如板栗；也可提取淀粉。

泡花树 *Meliosma cuneifolia* Franch.

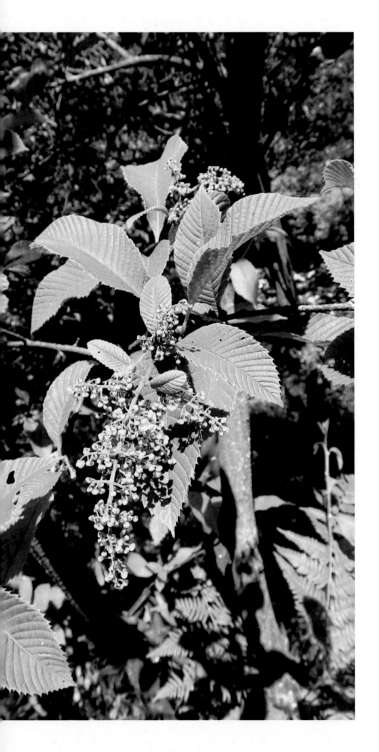

药材名

灵寿茨（药用部位：根皮）。

形态特征

落叶灌木或乔木。单叶，倒卵形或窄倒卵状楔形，长 8 ～ 12 cm，宽 2.5 ～ 4 cm，具锐齿，上面初被短粗毛，下面被白色平伏毛，侧脉 16 ～ 20 对，直达齿尖，脉腋具髯毛；叶柄长 1 ～ 2 cm。圆锥花序顶生，被柔毛；花梗长 0.1 ～ 0.2 cm；萼片 5，宽卵形，长约 0.1 cm，外面 2 萼片较窄小，具缘毛；外面 3 花瓣近圆形，宽 0.22 ～ 0.25 cm，有缘毛，内面 2 花瓣长 0.1 ～ 0.12 cm，2 裂至中部，裂片窄卵形，具缘毛。核果扁球形，直径 0.6 ～ 0.7 cm。

生境分布

生于海拔 650 m 以上的落叶阔叶树或针叶树的疏林或密林中。德兴各地均有分布。

资源情况

野生资源一般。药材来源于野生。

| **采收加工** | 秋、冬季采挖根，洗净泥土，剥取根皮，鲜用或晒干。

| **功能主治** | 甘、微辛，平。归肺、膀胱、大肠经。利水消肿，清热解毒。用于水肿，腹水；外用于痈疖肿毒，毒蛇咬伤。

| **用法用量** | 内服煎汤，6 ~ 15 g。外用适量，鲜品捣敷。

| **附　注** | 本种异名：*Meliosma platypoda* Rehder et E. H. Wilson、*Meliosma dilleniifolia* (Wall. ex Wight et Arn.) Walp. subsp. *cuneifolia* (Franch.) Beusekom。

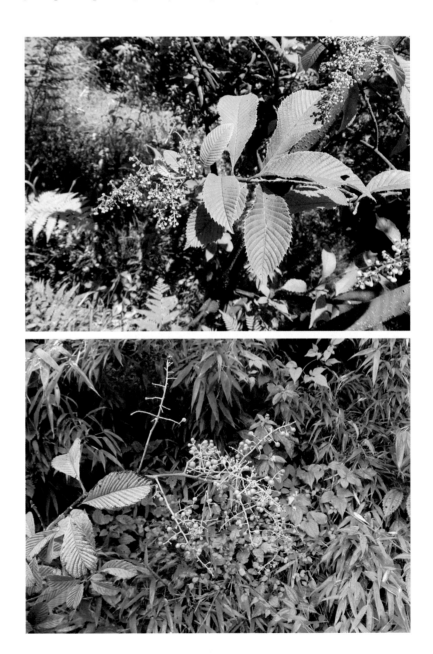

清风藤科 Sabiaceae 泡花树属 Meliosma

垂枝泡花树 *Meliosma flexuosa* Pamp.

| **药 材 名** | 垂枝泡花树（药用部位：树皮）。

| **形态特征** | 小乔木。芽、嫩枝、嫩叶中脉、花序轴均被淡褐色长柔毛。腋芽常2并生。单叶，倒卵形或倒卵状椭圆形，长6～15 cm，先端渐尖或骤渐尖，中部以下渐窄而下延，疏生粗齿，两面疏被柔毛，侧脉12～18对，脉腋髯毛不明显；叶柄长0.5～2 cm。圆锥花序弯垂，主轴及侧枝果时呈"之"字形曲折；花梗长0.1～0.3 cm；花白色；萼片5，卵形，长0.1～0.15 cm，外面1萼片小，具缘毛；外面3花瓣近圆形，宽2.5～3 cm，内面2花瓣长0.05 cm，2裂，裂片叉开，先端有缘毛，有时3裂，中裂齿微小。果实近卵形，长约0.5 cm。

| **生境分布** | 生于海拔600 m以上的山地林间。分布于德兴三清山北麓等。

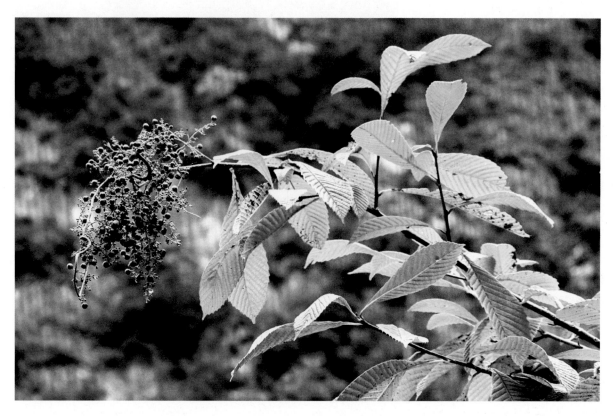

| 资源情况 | 野生资源一般。药材来源于野生。

| 采收加工 | 秋、冬季剥取树皮，鲜用或晒干。

| 功能主治 | 止血，活血，止痛，清热，解毒。用于热毒肿痛，瘀血疼痛，出血。

| 用法用量 | 内服煎汤，6 ~ 15 g。

| 附　注 | 本种异名：*Meliosma pendens* Rehder et E. H. Wilson、*Meliosma dilleniifolia* (Wall. ex Wight et Arn.) Walp. subsp. *flexuosa* (Pamp.) Beusekom。

清风藤科 Sabiaceae 泡花树属 Meliosma

红柴枝

Meliosma oldhamii Maxim.

| 药 材 名 | 红柴枝（药用部位：根皮）。

| 形态特征 | 落叶乔木。腋芽密被淡褐色柔毛。羽状复叶，小叶 7 ~ 15，叶总轴、小叶柄及叶两面均被褐色柔毛，小叶薄纸质，下部小叶卵形，长 3 ~ 5 cm，中部小叶长圆状卵形、窄卵形，先端 1 小叶倒卵形或长圆状倒卵形，长 5.5 ~ 10 cm，疏生锐齿，侧脉脉腋有髯毛。圆锥花序直立，3 次分枝，被褐色柔毛；花白色，花梗长 0.1 ~ 0.15 cm；萼片 5，椭圆状卵形，外面 1 萼片较窄小，具缘毛；外面 3 花瓣近圆形，直径约 0.2 cm，内面 2 花瓣稍短于花丝，2 裂至中部，有时 3 裂，而中裂片微小，侧裂片窄倒卵形，先端有缘毛；子房被黄色柔毛。核果球形，直径 0.4 ~ 0.5 cm。

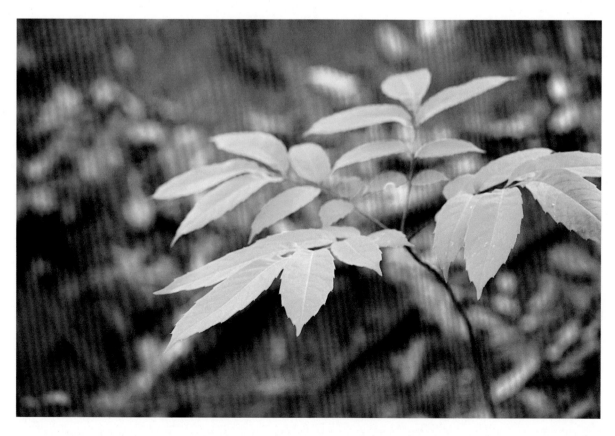

| 生境分布 | 生于海拔 300 ~ 1 300 m 的湿润山坡、山谷林间。德兴各地均有分布。

| 资源情况 | 野生资源一般。药材来源于野生。

| 采收加工 | 秋、冬季采挖根，洗净泥土，剥取根皮，鲜用或晒干。

| 功能主治 | 利水，解毒。用于水肿，热毒肿痛。

| 用法用量 | 外用适量，捣敷。

| 附　注 | 本种异名：*Rhus bofillii* H. Lévl.、*Meliosma sinensis* Nakai、*Meliosma pinnata* Roxb. ex Maxim. var. *oldhamii* (Miq. ex Maxim.) Beusekom、*Meliosma oldhamii* Maxim. var. *sinensis* (Nakai) Cufod.。

清风藤科 Sabiaceae 清风藤属 Sabia

灰背清风藤 *Sabia discolor* Dunn

| **药 材 名** | 广藤根（药用部位：根、藤茎）。

| **形态特征** | 常绿藤本。嫩枝具纵纹，老枝深褐色，具白色蜡层。叶纸质，卵形、椭圆状卵形或椭圆形，长 4 ~ 7 cm，宽 2 ~ 4 cm，上面绿色，干后黑色，下面苍白色；叶柄长 0.7 ~ 1.5 cm。聚伞花序伞状，有 4 ~ 5 花，长 2 ~ 3 cm，总花梗长 1 ~ 1.5 cm，花梗长 0.4 ~ 0.7 cm；萼片 5，三角状卵形，长 0.05 ~ 0.1 cm，具缘毛；花瓣 5，卵形或椭圆状卵形，长 0.2 ~ 0.3 cm，有脉纹；雄蕊 5，长 0.2 ~ 0.25 cm，花药外向开裂。分果爿红色，倒卵状圆形或倒卵形，长约 0.5 cm。

| **生境分布** | 生于海拔 1 000 m 以下的山地灌木林间。德兴各地均有分布。

| **资源情况** | 野生资源丰富。药材来源于野生。

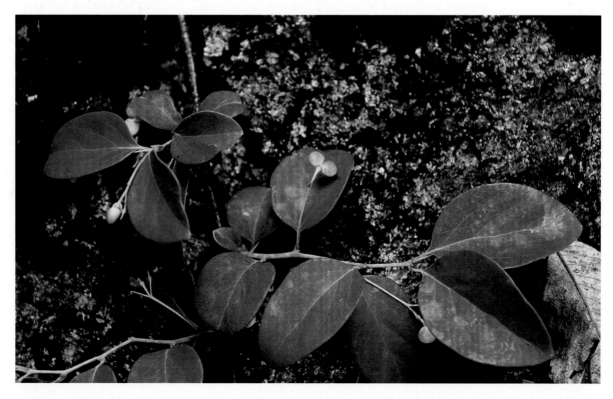

| 采收加工 | 秋、冬季采挖根，夏、秋季采收藤茎，洗净，切片，鲜用或晒干。

| 药材性状 | 本品呈圆柱形，表面灰绿色或灰褐色，略粗糙，具纵皱纹，直径 0.5 ～ 0.3 cm。质坚硬，不易折断，断面纤维性，皮部棕褐色，木部棕黄色或黄白色，粗者可见多数直达皮部的放射状车轮纹（射线），髓部明显。气微，味淡。

| 功能主治 | 甘、苦，平。归肝经。祛风除湿，活血止痛。用于风湿骨痛，跌打劳伤，肝炎。

| 用法用量 | 内服煎汤，6 ～ 9 g。外用适量，捣敷；或煎汤洗。

| 附　　注 | 药材广藤根，为本种的干燥藤茎，《广西壮族自治区瑶药材质量标准·第一卷》（2014 年版）中有收载。

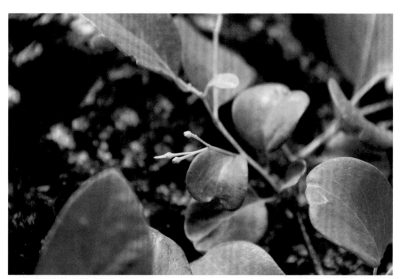

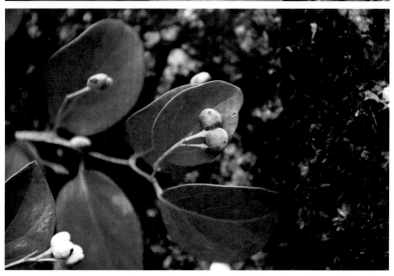

清风藤科 Sabiaceae 清风藤属 Sabia

清风藤
Sabia japonica Maxim.

| 药 材 名 | 清风藤（药用部位：藤茎、根、叶）。

| 形态特征 | 落叶藤本。老枝常宿存木质化单刺状或双刺状叶柄基部。叶卵状椭圆形、卵形或宽卵形，长 3.5 ~ 9 cm，上面中脉有疏毛，下面带白色，脉上被疏柔毛；叶柄长 0.2 ~ 0.5 cm，被柔毛。花先叶开放，单生于叶腋，基部有 4 苞片；苞片倒卵形；花梗长 0.2 ~ 0.4 cm，果柄长 2 ~ 2.5 cm；萼片 5，近圆形或宽卵形，长约 0.05 cm，具缘毛；花瓣 5，淡黄绿色，倒卵形或长圆状倒卵形，长 0.3 ~ 0.4 cm，具脉纹；花盘杯状，有 5 裂齿。分果片近圆形或肾形，直径约 0.5 cm。

| 生境分布 | 生于海拔 800 m 以下的山谷、林缘灌木林中。德兴各地均有分布。

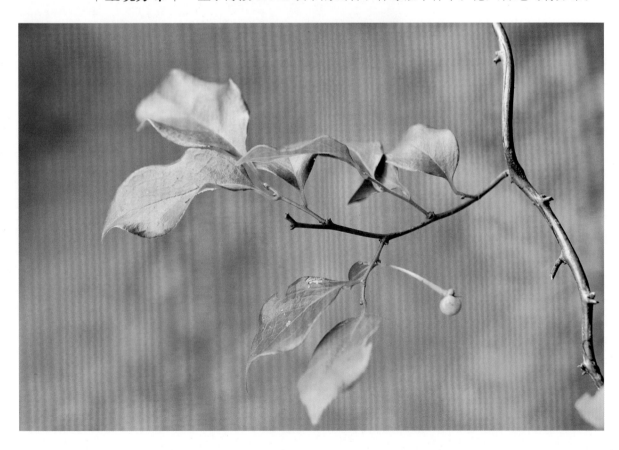

| **资源情况** | 野生资源丰富。药材来源于野生。

| **采收加工** | 春、夏季割取藤茎,切段,晒干;秋、冬季采挖根,洗净,切片,鲜用或晒干;多在夏、秋季采摘叶,鲜用。

| **药材性状** | 本品茎呈圆柱形,灰黑色,光滑;外表有纵皱纹及叶柄残基,呈短刺状;断面皮部较薄,灰黑色,木部黄白色。气微,味微苦。叶近纸质,卵状椭圆形、卵形或阔卵形,长 3.5 ~ 9 cm,宽 2 ~ 4.5 cm,深绿色,叶脉上被疏毛,叶柄被柔毛。

| **功能主治** | 苦、辛,温。归肝经。祛风利湿,活血解毒。用于风湿痹痛,鹤膝风,水肿,脚气,跌打肿痛,骨折,深部脓肿,骨髓炎,化脓性关节炎,脊椎炎,疮疡肿毒,皮肤瘙痒。

| **用法用量** | 内服煎汤,9 ~ 15 g,大剂量可用 30 ~ 60 g;或浸酒。外用适量,鲜品捣敷;或煎汤熏洗。

| **附　注** | 本种异名:*Sabia spinosa* Stapf ex Anon、*Sabia bullockii* Hance、*Sabia japonica* Maxim. var. *spinosa* Lecomte。

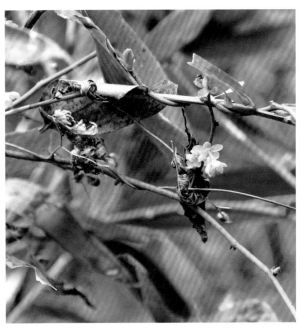
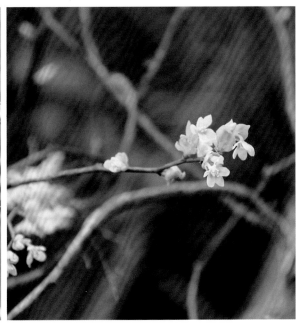

■ 清风藤科 ■ Sabiaceae ■ 清风藤属 ■ *Sabia*

尖叶清风藤 *Sabia swinhoei* Hemsl. ex Forb. et Hemsl.

| 药 材 名 | 尖叶清风藤（药用部位：全株）。

| 形态特征 | 常绿藤本。嫩枝、花序、嫩叶柄均被灰黄色绒毛或柔毛。小枝被柔毛。叶椭圆形、卵状椭圆形、卵形或宽卵形，长 5 ~ 12 cm，先端渐尖或尾尖，下面被短柔毛或脉上有柔毛；叶柄长 0.3 ~ 0.5 cm，被柔毛。聚伞花序有 2 ~ 7 花，被疏长柔毛，总花梗长 0.7 ~ 1.5 cm，花梗长 0.2 ~ 0.4 cm；萼片 5，卵形，长 0.1 ~ 0.15 cm，有不明显的红色腺点，有缘毛；花瓣 5，淡绿色，卵状披针形或披针形，长 0.35 ~ 0.45 cm；花盘浅杯状。分果爿深蓝色，近圆形或倒卵形，基部偏斜，长 0.8 ~ 0.9 cm。

| 生境分布 | 生于海拔 400 m 以上的山谷林间。分布于德兴三清山北麓等。

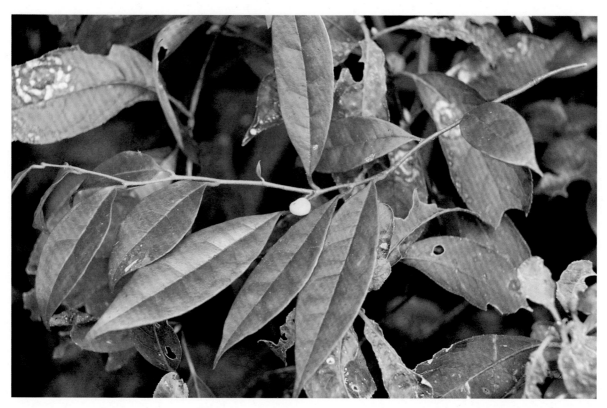

| **资源情况** | 野生资源一般。药材来源于野生。 |

| **采收加工** | 全年均可采收，鲜用或晒干。 |

| **功能主治** | 除风湿，止痹痛，活血化瘀，舒筋活络。用于风湿关节痛，筋骨不利。 |

| **用法用量** | 外用适量，捣敷；或煎汤洗。 |

| **附　注** | 本种异名：*Sabia subcorymbosa* L. Chen、*Sabia uropetala* Gagnep.、*Sabia gracilis* Hemsl.、*Sabia dunnii* H. Lévl.、*Sabia longruiensis* X. X. Chen et D. R. Liang、*Sabia ovalifolia* S. Y. Liu。 |

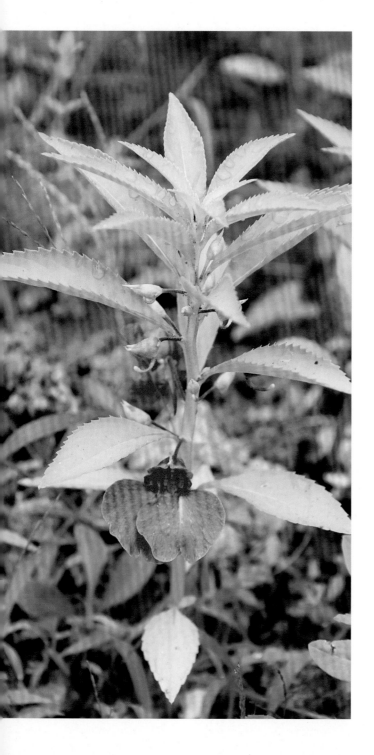

凤仙花科 Balsaminaceae 凤仙花属 Impatiens

凤仙花 *Impatiens balsamina* L.

| 植物别名 |

指甲花、急性子、指甲草。

| 药 材 名 |

急性子（药用部位：种子。别名：金凤花子、凤仙子）、凤仙花（药用部位：花）、凤仙透骨草（药用部位：茎或茎枝）、凤仙根（药用部位：根）。

| 形态特征 |

一年生草本，高 60 ~ 100 cm。茎粗壮，肉质，直立，不分枝或有分枝，无毛或幼时被疏柔毛，下部节常膨大。叶互生，最下部叶有时对生；叶片披针形、狭椭圆形或倒披针形，长 4 ~ 12 cm，宽 1.5 ~ 3 cm，边缘有锐锯齿，向基部常有数对无柄的黑色腺体，两面无毛或被疏柔毛；叶柄长 1 ~ 3 cm，两侧具数对具柄的腺体。花单生或 2 ~ 3 簇生于叶腋，白色、粉红色或紫色，单瓣或重瓣；花梗长 2 ~ 2.5 cm，密被柔毛；侧生萼片 2，卵形或卵状披针形，长 0.2 ~ 0.3 cm，唇瓣深舟状，长 1.3 ~ 1.9 cm，宽 0.4 ~ 0.8 cm，被柔毛，基部急尖成长 1 ~ 2.5 cm 的内弯的距。蒴果宽纺锤形，长 1 ~ 2 cm。

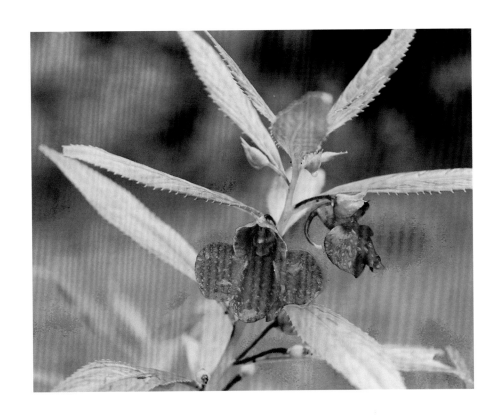

| 生境分布 | 德兴各地均有栽培，为习见的观赏花卉。

| 资源情况 | 栽培资源丰富。药材来源于栽培。

| 采收加工 | **急性子：**8 ～ 9 月果实由绿色变黄色时及时分批采摘果实，否则果实过熟就会将种子弹射出去，造成损失。将果实脱粒，筛去果皮杂质。

凤仙花：夏、秋季花开时采收，鲜用或阴干、烘干。

凤仙透骨草：夏、秋季间植株生长茂盛时割取地上部分，除去叶及花、果实，洗净，晒干。

凤仙根：秋季采挖，洗净，鲜用或晒干。

| 药材性状 | **急性子：**本品呈椭圆形、扁圆形或卵圆形，长 0.2 ～ 0.3 cm，宽 0.15 ～ 0.25 cm。表面棕褐色或灰褐色，粗糙，有稀疏的白色或浅黄棕色小点，种脐位于狭端，稍凸出。质坚实，种皮薄，子叶灰白色，半透明，油质。气微，味淡、微苦。

凤仙花：本品多皱缩成团。完整的花展平后，花梗长 1 ～ 2 cm，被短柔毛；花大；萼片 2，宽卵形，疏被柔毛；花瓣 5，离生，单瓣或重瓣，白色、粉红色、或紫色，旗瓣圆形，先端具小尖头，背面中肋具龙骨突，翼瓣 2 裂，上部裂片宽大，先端凹陷，下部裂片小，圆形；唇瓣舟状，疏被短柔毛，基部突然下延为细而向内弯曲的距；雄蕊 5，盾状着药。气微，味淡、微酸。

凤仙透骨草：本品呈长柱形，有少数分枝，长 30 ~ 60 cm，直径 0.3 ~ 0.8 cm，下端直径可达 2 cm。表面黄棕色至红棕色，干瘪皱缩，具明显的纵沟，节部膨大，叶痕深棕色。体轻，质脆，易折断，断面中空或有白色的膜质髓部。气微，味微酸。

| 功能主治 | 急性子：微苦、辛，温；有小毒。归肺、肝经。破血，软坚，消积。用于癥瘕痞块，经闭，噎膈。

凤仙花：甘、苦，微温。祛风除湿，活血止痛，解毒杀虫。用于风湿肢体痿废，腰胁疼痛，经闭腹痛，产后瘀血未尽，跌打损伤，骨折，痈疽疮毒，毒蛇咬伤，带下，鹅掌风，灰指甲。

凤仙透骨草：苦、辛，温；有小毒。归肝、肾经。祛风湿，活血止痛，解毒。用于风湿痹痛，跌打损伤，经闭，痈疽肿毒，虫蛇咬伤。

凤仙根：苦、辛，平；有小毒。归肝经。活血止痛，利湿消肿。用于跌扑肿痛，风湿骨痛，带下，水肿。

| 用法用量 | 急性子：内服煎汤，3 ~ 4.5 g；内无瘀积者及孕妇禁用。外用适量，研末调敷；或熬膏敷。

凤仙花：内服煎汤，1.5 ~ 3 g，鲜品 3 ~ 9 g；或研末；或浸酒；体虚者及孕妇慎服。外用适量，鲜品研烂涂；或煎汤洗。

凤仙透骨草：内服煎汤，3 ~ 9 g；或鲜品捣汁；孕妇禁服。外用适量，鲜品捣敷；或煎汤熏洗。

凤仙根：内服煎汤，6 ~ 15 g；或研末，3 ~ 6 g；或浸酒。外用适量，捣敷。

| 附 注 | 本种异名：*Balsamina hortensis* Desk.。

药材急性子，为本种的干燥成熟种子，《中华人民共和国药典》（1963 年版至 2020 年版）、《贵州省中药材标准规格·上集》（1965 年版）、《维吾尔药材标准·上册》（1993 年版）、《新疆维吾尔自治区药品标准·第二册》（1980 年版）中有收载。

药材凤仙花，为本种的（新鲜或）干燥花，《中华人民共和国卫生部药品标准·蒙药分册》（1998 年版）、《北京市中药材标准·附录》（1998 年版）、《湖北省中药材质量标准》（2009 年版）、《内蒙古蒙药材标准》（1986 年版）、《山东省中药材标准》（1995 年版、2002 年版）、《上海市中药材标准》（1994 年版）、《新疆维吾尔自治区药品标准·第二册》（1980 年版）、《贵州省中药材、民族药材质量标准》（2003 年版）中有收载。

药材凤仙透骨草，为本种的干燥茎或干燥茎枝，《中华人民共和国药典》（1977年版）、《河南省中药材标准》（1993年版）、《湖南省中药材标准》（1993年版、2009年版）、《新疆维吾尔自治区药品标准·第二册》（1980年版）、《北京市中药材标准》（1998年版）中有收载；《湖北省中药材质量标准》（2009年版）以"透骨草"之名收载之，《上海市中药材标准》（1994年版）以"透骨草（凤仙透骨草）"之名收载之，《中华人民共和国药典·附录》（1985年版至2010年版）以"鲜凤仙透骨草"之名收载之。

凤仙花科 Balsaminaceae 凤仙花属 Impatiens

华凤仙 *Impatiens chinensis* L.

| **药 材 名** | 水凤仙（药用部位：全草）。

| **形态特征** | 一年生草本，高 30 ~ 60 cm。茎无毛，上部直立，下部横卧，节
略膨大，有不定根。叶对生，无柄或几无柄；叶片硬纸质，线形或
线状披针形，稀倒卵形，长 2 ~ 10 cm，宽 0.5 ~ 1 cm，基部近心
形或截形，有托叶状腺体，边缘疏生刺状锯齿，上面被微糙毛，下
面无毛。花较大，单生或 2 ~ 3 簇生于叶腋，紫红色或白色；花
梗细，长 2 ~ 4 cm，一侧常被硬糙毛；侧生萼片 2，线形，长约
1 cm，宽约 0.1 cm，唇瓣漏斗状，长约 1.5 cm，具条纹，基部渐狭
成内弯或旋卷的长距；旗瓣圆形，直径约 1 cm，先端微凹，背面中
肋具狭翅，先端具小尖。蒴果椭圆形，先端具喙尖，无毛。

| **生境分布** | 生于海拔 100 ~ 1 200 m 的池塘、水沟旁、田边或沼泽地。分布于
德兴梧风洞等。

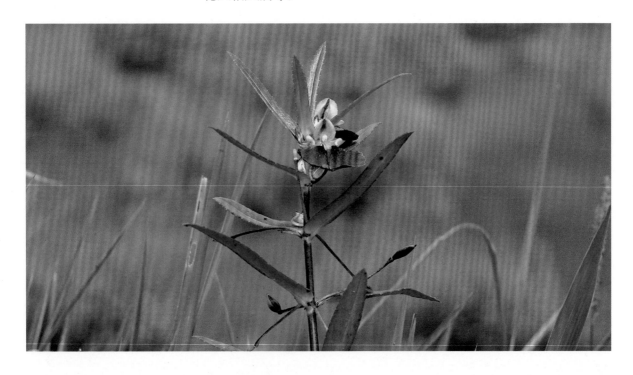

| 资源情况 | 野生资源一般。药材来源于野生。 |

| 采收加工 | 夏、秋季采集，洗净泥沙，除去杂质，鲜用或晒干。 |

| 功能主治 | 辛、苦，平。清热解毒，活血散瘀，消肿拔脓。用于小儿肺炎，咽喉肿痛，热痢，蛇头疔，痈疮肿毒，肺结核。 |

| 用法用量 | 内服煎汤，15 ~ 30 g；孕妇慎服。外用适量，鲜品捣敷。 |

| 附　　注 | 本种异名：*Impatiens crassicornu* Hook. f.、*Impatiens cosmia* Hook. f.。 |

冬青科 Aquifoliaceae 冬青属 Ilex

满树星 *Ilex aculeolata* Nakai

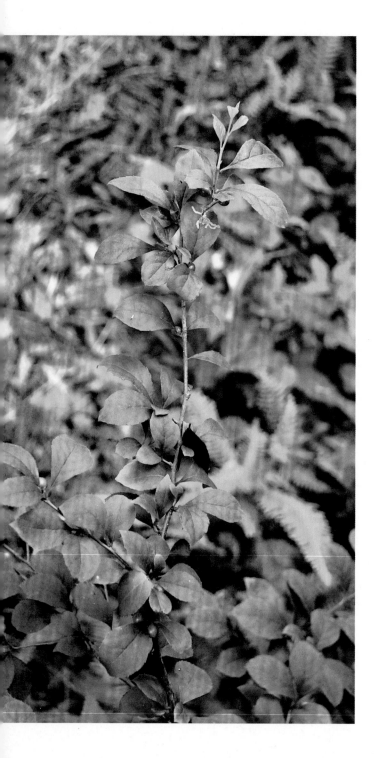

| 药 材 名 |

满树星（药用部位：根皮、叶）。

| 形态特征 |

落叶灌木，具长枝和短枝。长枝被柔毛，具宿存鳞片及叶痕。叶倒卵形，长 2 ~ 6 cm，具锯齿，两面疏被柔毛，后近无毛；叶柄长 0.5 ~ 1.1 cm，被柔毛。花序单生于长枝叶腋或短枝叶腋或鳞片腋内；花白色，芳香，4 ~ 5 基数。雄花序梗长 0.05 ~ 0.2 cm，具 1 ~ 3 花；花梗长 0.15 ~ 0.3 cm，无毛；花萼 4 深裂；花瓣圆卵形，啮蚀状，基部稍合生；雄蕊 4 ~ 5；不育子房卵球形，具短喙。雌花单生于短枝鳞片腋内或长枝叶腋内，花梗长 0.3 ~ 0.4 cm；花萼与花瓣似雄花；退化雄蕊长为花瓣的 2/3；柱头厚盘状。果实球形，直径约 0.7 cm，成熟时黑色；分核 4。

| 生境分布 |

生于海拔 100 ~ 1 200 m 的山谷、路旁的疏林中或灌丛中。德兴各地均有分布。

| 资源情况 |

野生资源丰富。药材来源于野生。

| **采收加工** | 冬季采挖根，洗去泥土，剥取根皮，晒干；夏、秋季采摘叶，晒干。

| **功能主治** | 微苦、甘，凉。疏风化痰，清热解毒。用于感冒咳嗽，牙痛，烫伤，湿疹。

| **用法用量** | 内服煎汤，9～15 g。

| **附　注** | 本种异名：*Ilex rhamnifolia* Merr.、*Ilex dubia* (G. Don) Britton。

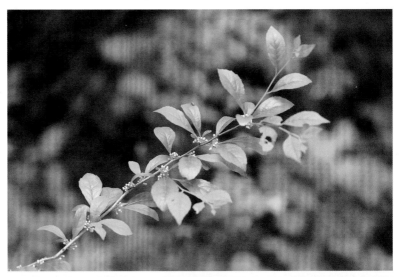

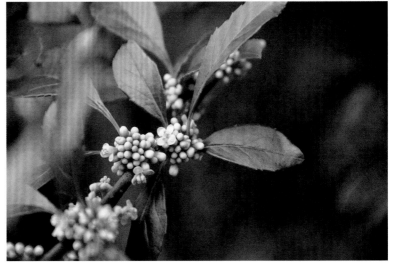

冬青科 Aquifoliaceae 冬青属 Ilex

秤星树

Ilex asprella (Hook. et Arn.) Champ. ex Benth.

| 植物别名 | 梅叶冬青。

| 药 材 名 | 岗梅根（药用部位：根）、岗梅（药用部位：根及茎）、岗梅叶（药用部位：叶）。

| 形态特征 | 落叶灌木。长枝和短枝或小枝的较老部分有皮孔。叶膜质，卵形或卵状椭圆形，长 3 ~ 7 cm，宽 1.5 ~ 3 cm，上面或仅在上面脉上有微毛，下面无毛；叶柄长 0.3 ~ 0.8 cm。花白色，雌雄异株；雄花 2 ~ 3 簇生或单生于叶腋或鳞片腋内，4 ~ 5 基数，花萼直径 0.25 ~ 0.3 cm；雌花单生于叶腋，4 ~ 6 基数，有长达 2 ~ 2.5 cm 的极纤细的花梗，果实成熟时延长至 3 cm，花萼直径 0.3 cm，有缘毛。果实球形，直径 0.5 ~ 0.6 cm，成熟时黑色；分核 4 ~ 6，背

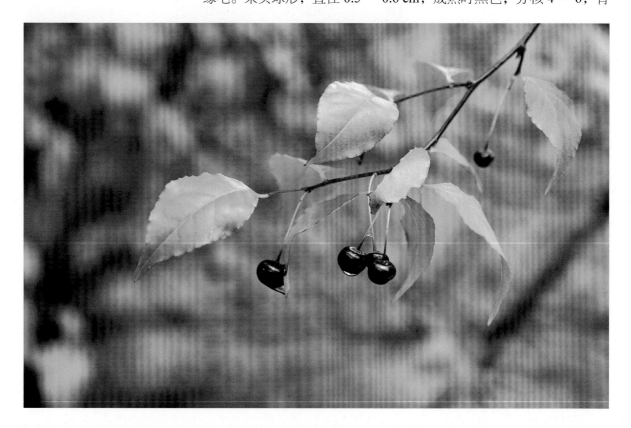

部有深槽，有骨质内果皮。

| **生境分布** | 生于海拔 400 ~ 1 000 m 的山地疏林或路旁灌丛中。分布于德兴三清山北麓等，德兴万村有栽培。

| **资源情况** | 野生资源丰富，栽培资源一般。药材主要来源于野生。

| **采收加工** | 岗梅根：秋季采挖，洗去泥土，晒干。

岗梅：全年均可采收，除去嫩枝及叶，洗净，趁鲜时切或劈成片、块或段，晒干。

岗梅叶：随时可采，鲜用。

| **药材性状** | 岗梅根：本品略呈圆柱形，稍弯曲，有分枝，长 30 ~ 50 cm，直径 1.5 ~ 3 cm。表面灰黄色至灰褐色，有纵皱纹及须根痕。质坚硬，不易折断。气微，味先苦后甜。商品为近圆形片或段，皮部较薄，木部较宽广，浅黄色，可见放射状纹理及多数不规则环纹。

岗梅：本品为类圆形或不规则片、段，厚 0.5 ~ 1.2 cm，宽 1.5 ~ 5 cm。根表面浅棕褐色、灰黄棕色或灰黄白色，稍粗糙，有的有不规则的纵皱或龟裂纹；茎表面灰棕色或棕褐色，散有多数灰白色的类圆形点状皮孔，似秤星。外皮稍薄，可剥落，剥去外皮处显灰白色或灰黄色，可见较密的点状或短条状突起。质坚硬，不易折断，断面黄白色或淡黄白色，有的略显淡蓝色，有放射状及不规则纹理。气微，味微苦后甘。

| **功能主治** | 岗梅根：苦、甘，寒。归肺、肝、大肠经。清热解毒，生津止渴。用于感冒，高热烦渴，扁桃体炎，咽喉炎，气管炎，百日咳，腹泻，痢疾，病毒性肝炎，野蕈、砒霜中毒。

岗梅：苦、微甘，凉。归肺、脾、胃经。清热解毒，生津止渴，利咽消肿，散瘀止痛。用于感冒发热，肺热咳嗽，热毒津伤口渴，咽喉肿痛，跌打瘀痛。

岗梅叶：苦、甘，凉。归心、肺、肝经。发表清热，消肿解毒。用于感冒，跌打损伤，痈肿疔疮。

| **用法用量** | 岗梅根：内服煎汤，30 ~ 60 g。外用适量，捣敷。

岗梅：内服煎汤，15 ~ 30 g。外用适量，捣敷；或研末调敷。

岗梅叶：内服煎汤，鲜品 30 ~ 60 g。外用适量，捣敷。

| 附　注 | 本种异名：*Ilex axyphylla* Mig.、*Prinos asprellus* Hook. et Arn.、*Ilex merrillii* Briq.、*Ilex gracilipes* Merr.、*Ilex asprella* (Hook. et Arn.) Champ. ex Benth. var. *gracilipes* (Merr.) Loes.。

药材岗梅，为本种的干燥根（或根及茎），《广东省中药材标准·第一卷》（2004年版）、《中华人民共和国药典》（1977年版、2005年版、2010年版）、《广西壮族自治区壮药质量标准·第一卷》（2008年版）、《中华人民共和国卫生部药品标准·中药成方制剂·第五册·附录》（1992年版）、《山东省中药材标准·附录》（1995年版、2002年版）、《湖南省中药材标准》（2009年版）中有收载。

药材岗梅根，为本种的干燥根，《贵州省中药材、民族药材质量标准》（2003年版）中有收载。

冬青科 Aquifoliaceae 冬青属 *Ilex*

冬青
Ilex chinensis Sims

| 药 材 名 | 四季青（药用部位：叶）、冬青子（药用部位：果实）、冬青皮（药用部位：树皮、根皮。别名：冬青木皮）。

| 形态特征 | 常绿乔木。幼枝被微柔毛。叶椭圆形或披针形，稀卵形，长 5 ～ 11 cm，具圆齿，无毛；叶柄长 0.8 ～ 1 cm。复聚伞花序单生于叶腋；花序梗长 0.7 ～ 1.4 cm，二级轴长 0.2 ～ 0.5 cm；花梗长 0.2 cm，无毛；花淡紫色或紫红色，4 ～ 5 基数；花萼裂片宽三角形；花瓣卵形；雄蕊短于花瓣；退化子房圆锥状。雌花序为一至二回聚伞花序，具 3 ～ 7 花；花序梗长 0.3 ～ 1 cm，花梗长 0.6 ～ 1 cm；花萼与花瓣同雄花；退化雄蕊长为花瓣的 1/2。果实长球形，长 1 ～ 1.2 cm，直径 0.6 ～ 0.8 cm，成熟时红色；分核 4 ～ 5。

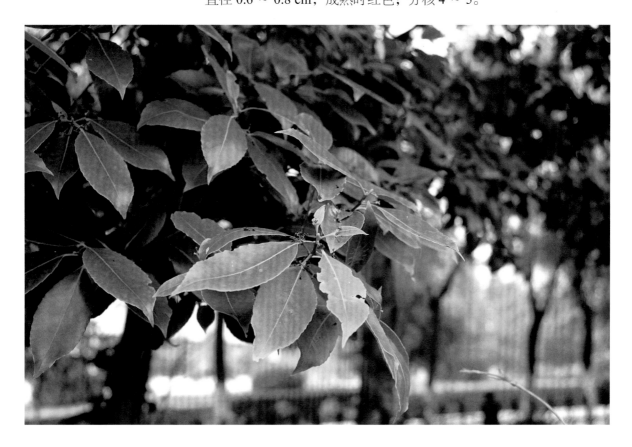

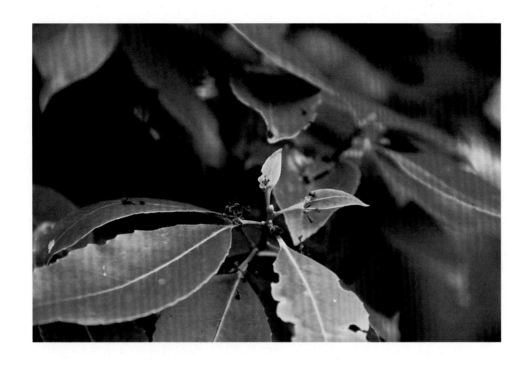

| 生境分布 | 生于海拔 500 ～ 1 000 m 的山坡常绿阔叶林中和林缘。德兴各地均有分布。

| 资源情况 | 野生资源丰富。药材来源于野生。

| 采收加工 | **四季青**：秋、冬季采收，鲜用或晒干。
冬青子：冬季果实成熟时采摘，晒干。
冬青皮：全年均可采收，鲜用或晒干。

| 药材性状 | **四季青**：本品呈椭圆形或狭长椭圆形，长 5 ～ 11 cm，宽 2 ～ 4 cm，先端急尖或渐尖，基部楔形，边缘具疏浅锯齿。上表面棕褐色或灰绿色，有光泽；下表面色较浅；叶柄长 0.8 ～ 1 cm。革质。气微清香，味苦、涩。
冬青子：本品呈卵形或椭圆形，有的微弯曲。外皮黑色，具皱纹，两端钝圆，一端有果柄痕。质坚而体轻，横面破开后大部分为单仁，如有双仁，中间有 1 隔瓣分开，仁椭圆形，灰白色。无臭，味甘而微苦、涩。

| 功能主治 | **四季青**：苦、涩，凉。归肺、大肠、膀胱经。清热解毒，消肿祛瘀。用于肺热咳嗽，咽喉肿痛，痢疾，胁痛，热淋；外用于烫火伤，皮肤溃疡。
冬青子：甘、苦，凉。归肝、肾经。补肝肾，祛风湿，止血敛疮。用于须发早白，风湿痹痛，消化性溃疡出血，痔疮，溃疡不敛。
冬青皮：甘、苦，凉。归肝、脾经。凉血解毒，止血止带。用于烫伤，月经过多，带下。

| 用法用量 |　四季青：内服煎汤，15 ~ 60 g。外用适量，鲜品捣敷；或煎汤洗。

冬青子：内服煎汤，4.5 ~ 9 g；或浸酒。

冬青皮：内服煎汤，15 ~ 30 g。外用适量，捣敷。

| 附　　方 |　（1）治外伤出血：鲜四季青适量，嚼烂外敷。

（2）治烫火伤：鲜冬青皮适量，捣烂，再加井水少许擂汁，放置半小时，上面即凝起一层胶状物，取胶外搽。［方（1）~（2）出自《江西草药》］

| 附　　注 |　本 种 异 名：*Embelia rubro-violacea* Levin、*Ilex myriadenia* Hance、*Ilex jinggang shanensis* C. J. Tseng、*Ilex oldhamii* Miq.、*Ilex purpurea* Hassk.、*Callicarpa cavaleriei* H. Lévl.。

药材冬青，为本种的干燥叶，《中华人民共和国药典》（1977 年版、2010 年版至 2020 年版）、《江苏省中药材标准》（1989 年版）、《上海市中药材标准》（1994 年版）中有收载；《上海市中药材标准》（1994 年版）记载本种拉丁学名为 *Ilex purpurea* Hassk.；《中华人民共和国药典·附录》（1990 年版至 2005 年版）以"冬青叶"之名收载之。

药材冬青子，为本种的干燥成熟果实，《内蒙古中药材标准》（1988 年版）中有收载。

本种的叶可代茶饮。

冬青科 Aquifoliaceae 冬青属 Ilex

枸骨
Ilex cornuta Lindl. et Paxt.

| 植物别名 | 十大功劳、鸟不宿、老鼠刺。

| 药 材 名 | 枸骨叶（药用部位：叶。别名：功劳叶）、枸骨子（药用部位：成熟果实）、枸骨树皮（药用部位：树皮）、功劳根（药用部位：根。别名：枸骨根）、苦丁茶（药用部位：嫩叶）。

| 形态特征 | 常绿灌木或小乔木。小枝粗，具纵沟，沟内被微柔毛。叶二型，四角状长圆形，先端宽三角形、长圆形、卵形、倒卵状长圆形，全缘，长 4 ~ 9 cm，先端具尖硬刺，无毛，侧脉 5 ~ 6 对；叶柄长 0.4 ~ 0.8 cm，被微柔毛。花序簇生于叶腋，花 4 基数，淡黄绿色。雄花花梗长 0.5 ~ 0.6 cm，无毛；花萼直径 0.25 cm，裂片疏被微柔毛；花瓣长圆状卵形，长 0.3 ~ 0.4 cm；雄蕊与花瓣近等长；退化子房

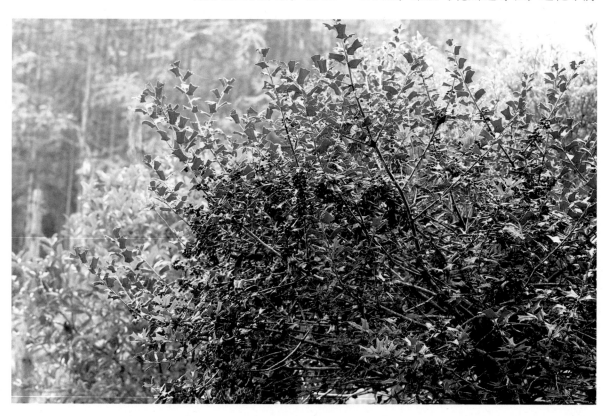

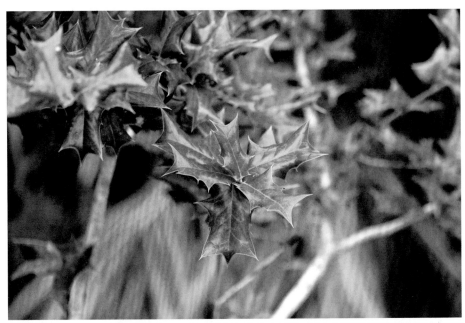

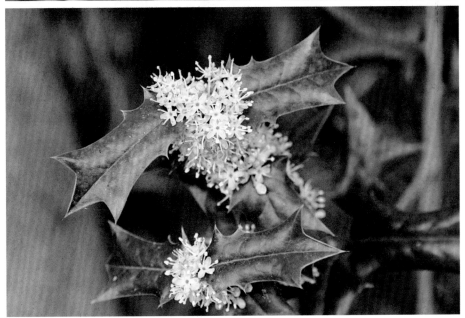

近球形。雌花花梗长 0.8 ～ 0.9 cm；花萼与花瓣同雄花；退化雄蕊长为花瓣的 4/5。果实球形，直径 0.8 ～ 1 cm，成熟时红色；分核 4。

| 生境分布 | 生于海拔 150 ～ 1 900 m 的山坡、丘陵等的灌丛、疏林中及路边、溪旁和村舍附近。德兴各地均有分布，市区有栽培。

| 资源情况 | 野生资源丰富，栽培资源一般。药材主要来源于野生。

| 采收加工 | **枸骨叶**：8 ～ 10 月采收，除去细枝，晒干。

枸骨子：冬季采摘，拣去果柄及杂质，晒干。

枸骨树皮：全年均可采剥，去净杂质，晒干。

功劳根：全年均可采挖，洗净，切片，晒干。

苦丁茶：清明前后摘取，头轮多采，次轮少采，长梢多采，短梢少采。采摘后放在竹筛上通风，晾干或晒干。

| 药材性状 | 枸骨叶：本品呈类长方形或长椭圆状方形，偶有长卵圆形，长 3 ~ 8 cm，宽 1 ~ 3 cm，先端有 3 较大的硬刺齿，先端 1 常反曲，基部平截或宽楔形，两侧有时各有 1 ~ 3 刺齿，边缘稍反卷；长卵圆形叶常无刺齿。上表面黄绿色或绿褐色，有光泽，下表面灰黄色或灰绿色。叶脉羽状，叶柄较短。革质，硬而厚。

枸骨子：本品呈圆球形或类球形，直径 0.7 ~ 0.8 cm。表面浅棕色至暗红色，微有光泽，外果皮多干缩而形成深浅不等的凹陷；先端具宿存柱基，基部有果柄痕及残存的花萼，偶有细果柄。质脆，易碎，内有 4 分果核，分果核呈球体的四等分状，黄棕色至暗棕色，极坚硬，有隆起的脊纹，内有 1 种子。气微，味微涩。

功劳根：本品呈圆柱形，稍弯曲，有时大部分切成片或段，大小不等。长 1 ~ 2 cm，表面灰黄白色，外皮多数已脱落。质坚硬，断面皮部棕褐色，木部黄白色，环纹明显，放射状纹理细而密。无臭，味微苦。

| 功能主治 | 枸骨叶：苦，凉。归肝、肾经。清热养阴，益肾，平肝。用于肺痨咯血，骨蒸潮热，头晕目眩。

枸骨子：苦、涩，微温。归肝、肾、脾经。补肝肾，强筋活络，固涩下焦。用于体虚低热，筋骨疼痛，崩漏，带下，泄泻。

枸骨树皮：微苦，凉。补肝肾，强腰膝。用于肝肾不足，腰脚痿弱。

功劳根：苦，凉。补肝益肾，疏风清热。用于腰膝痿弱，关节疼痛，头风，赤眼，牙痛，荨麻疹。

苦丁茶：甘、苦，寒。归肝、肺、胃经。疏风清热，明目生津。用于风热头痛，齿痛，目赤，聤耳，口疮，热病烦渴，泄泻，痢疾。

| 用法用量 | 枸骨叶：内服煎汤，9 ~ 15 g。外用适量，捣汁或熬膏涂擦。

枸骨子：内服煎汤，6 ~ 10 g；或浸酒。

枸骨树皮：内服煎汤，15 ~ 30 g；或浸酒。

功劳根：内服煎汤，6 ~ 15 g，鲜品 15 ~ 60 g。外用适量，煎汤洗。

苦丁茶：内服煎汤，3 ~ 9 g；或入丸剂。外用适量，煎汤熏洗或涂搽。

| **附　方** | （1）治痄积：枸骨子 6 ~ 9 g，煎汤，加冰糖内服。［《草药手册》（江西）］

（2）治牙痛：功劳根 30 g，煎汤去渣，以汤冲鸡蛋服。

（3）治瘰疬：鲜功劳根 150 g，乌梅 120 g，白酒 500 g，浸泡半月，每服药酒 15 g，早晚饭后各 1 次。

（4）治疝：功劳根 250 g，三叶木通根 90 g，鸡蛋 1 个，煎汤去渣，服汤食蛋，睡前服。［方（2）~（4）出自《江西草药》］

| **附　注** | 本种异名：*Ilex burfordii* S. R. Howell、*Ilex fortunei* Lindl.、*Ilex furcata* Lindl.、*Ilex cornuta* Lindl. et Paxt. f. *typical* Loes.、*Ilex cornuta* Lindl. et Paxt. var. *fortunei* (Lindl.) S. Y. Hu。

药材枸骨子，为本种的干燥成熟果实，《江苏省中药材标准》（2016 年版）中有收载；《江苏省中药材标准》（1989 年版）、《上海市中药材标准》（1994 年版）以"功劳子"之名收载之。

药材枸骨叶，为本种的干燥叶，《中华人民共和国药典》（1977 年版、1990 年版至 2020 年版）、《上海市中药材标准》（1994 年版）中有收载；《内蒙古中药材标准》（1988 年版）、《新疆维吾尔自治区药品标准·第二册》（1980 年版）、《宁夏中药材标准》（2018 年版）以"功劳叶"之名收载之。

药材苦丁茶，为本种的干燥嫩叶，《内蒙古中药材标准》（1988 年版）、《北京市中药材标准》（1998 年版）、《宁夏中药材标准》（2018 年版）、《湖北省中药材质量标准》（2009 年版、2018 年版）中有收载。

药材枸骨根，为本种的干燥根，《上海市中药材标准》（1994 年版）中有收载。

本种的叶可代茶饮。

本种 IUCN 评估等级为 LC 级。本种为江西省Ⅲ级保护植物。

冬青科 Aquifoliaceae 冬青属 Ilex

榕叶冬青

Ilex ficoidea Hemsl.

| 药 材 名 | 上山虎（药用部位：根）。

| 形态特征 | 常绿乔木或灌木。幼枝无毛。叶椭圆形、长圆形、卵形或倒卵状椭圆形，长 4.5 ~ 10 cm，先端尾尖，具细齿状锯齿，无毛；叶柄长 0.6 ~ 1 cm，无毛。聚伞花序或单花簇生于当年生枝叶腋；花白色或浅黄绿色，4 基数。雄聚伞花序具 1 ~ 3 花，花序梗长 0.2 cm；花梗长 0.1 ~ 0.3 cm；花萼裂片三角形；花瓣卵状长圆形，基部合生；雄蕊长于花瓣；退化子房圆锥状卵圆形，先端微 4 裂。雌花单花簇生；花梗长 0.2 ~ 0.3 cm；花萼被微柔毛，裂片呈龙骨状；花瓣卵形，离生；子房卵圆形，柱头盘状。果实球形，直径 0.5 ~ 0.7 cm，成熟时红色，具小瘤；分核 4。

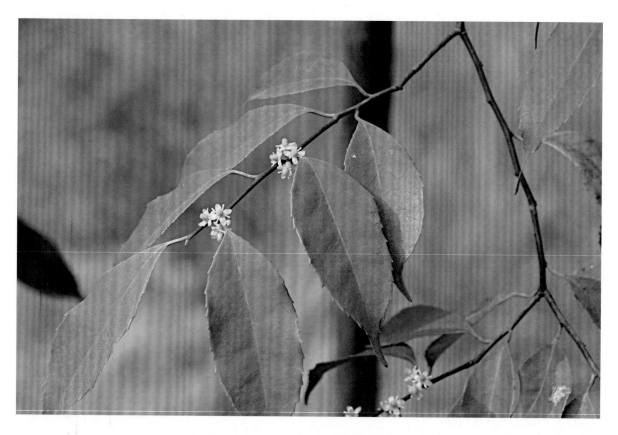

| 生境分布 | 生于海拔 300 ～ 1 800 m 的山地常绿阔叶林、杂木林和疏林内或林缘。分布于德兴大茅山等。

| 资源情况 | 野生资源一般。药材来源于野生。

| 采收加工 | 全年均可采挖，洗净，切片，晒干。

| 功能主治 | 苦、甘，凉。清热解毒，活血止痛。用于肝炎，跌打肿痛。

| 用法用量 | 内服煎汤，9 ～ 15 g。

| 附　注 | 本种异名：*Ilex warburgii* Loes.、*Ilex glomeratiflora* Hayata、*Ilex buergeri* Miq. var. *glabra* Loes.、*Ilex buergeri* Miq. f. *glabra* Loesener。

冬青科 Aquifoliaceae 冬青属 Ilex

大叶冬青
Ilex latifolia Thunb.

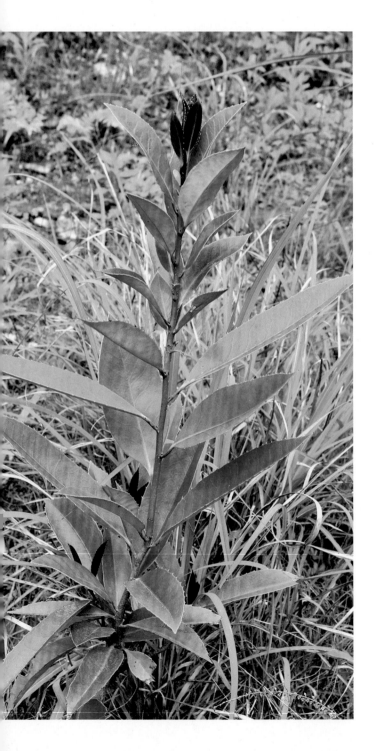

| 药 材 名 |

苦丁茶（药用部位：叶）。

| 形态特征 |

常绿乔木，全株无毛。叶长圆形或卵状长圆形，长 8 ～ 25 cm，疏生锯齿；叶柄长1.5 ～ 2.5 cm。花序簇生于叶腋，圆锥状；花 4 基数，浅黄绿色。雄花序每分枝具 3 ～ 9花，花序梗长 0.2 cm；花梗长 0.6 ～ 0.8 cm；花萼裂片圆形；花瓣卵状长圆形，基部合生；雄蕊与花瓣等长；退化子房近球形。雌花序每分枝具 1 ～ 3 花，花序梗长 0.2 cm；花梗长 0.5 ～ 0.8 cm；花萼直径 0.3 cm；花瓣卵形；退化雄蕊长为花瓣的 1/3；子房卵圆形，柱头盘状。果实球形，直径 0.7 cm，成熟时红色；分核 4。

| 生境分布 |

生于海拔 250 ～ 1 500 m 的山坡常绿阔叶林、灌丛或竹林中。德兴各地均有分布，梧风洞有大树。

| 资源情况 |

野生资源较丰富。药材来源于野生。

| 采收加工 | 清明前后摘取，头轮多采，次轮少采，长梢多采，短梢少采。采摘后放在竹筛上通风，晾干或晒干。

| 药材性状 | 本品呈卵状长椭圆形或长椭圆形，有的破碎或纵向微卷曲，长 8 ～ 17 cm，宽 4.5 ～ 7.5 cm，先端锐尖或稍圆，基部钝，边缘具疏齿。上表面黄绿色或灰绿色，有光泽，下表面黄绿色；叶柄粗短，长 1.5 ～ 2 cm。革质而厚。气微，味微苦。

| 功能主治 | 甘、苦，寒。归肝、肺、胃经。疏风清热，明目生津。用于风热头痛，齿痛，目赤，聤耳，口疮，热病烦渴，泄泻，痢疾。

| 用法用量 | 内服煎汤，3 ～ 9 g；或入丸剂。外用适量，煎汤熏洗或涂搽。

| 附　　注 | 本种异名：*Ilex tarajo* Hort.、*Ilex macrophylla* Blume、*Ilex terago* Anon、*Ilex latifolia* Thunb. var. *tarajo* (Goppert) Lavallée。

药材苦丁茶，为本种的干燥叶，《山东省中药材标准》（1995 年版、2002 年版）、《上海市中药材标准》（1994 年版）、《内蒙古中药材标准》（1988 年版）中有收载。

本种的叶可代茶饮用。

冬青科 Aquifoliaceae 冬青属 Ilex

小果冬青 *Ilex micrococca* Maxim.

| 药 材 名 | 小果冬青（药用部位：叶、树皮）。

| 形态特征 | 落叶乔木。小枝具并生的白色皮孔。叶卵形或卵状椭圆形，长
7 ～ 13 cm，先端长渐尖，近全缘或具芒状锯齿，无毛；叶柄长
1.5 ～ 3.2 cm，无毛。聚伞花序 2 ～ 3 回三歧分枝，单生于叶腋，无
毛，花序梗长 0.9 ～ 1.2 cm，二级分枝长 0.2 ～ 0.3 cm；花梗长 0.2 ～
0.3 cm，无毛；花白色。雄花花萼 5 ～ 6 浅裂；花瓣长圆形，基部
合生；雄蕊与花瓣近等长；不育子房近球形，具喙。雌花花萼 6
深裂，外面无毛；花瓣长 0.1 cm；退化雄蕊长为花瓣的 1/2；柱头
盘状。果实球形，直径 0.3 cm，成熟时红色；分核 6 ～ 8。

| 生境分布 | 生于海拔 500 ～ 1 300 m 的山地常绿阔叶林内。德兴各地山区均

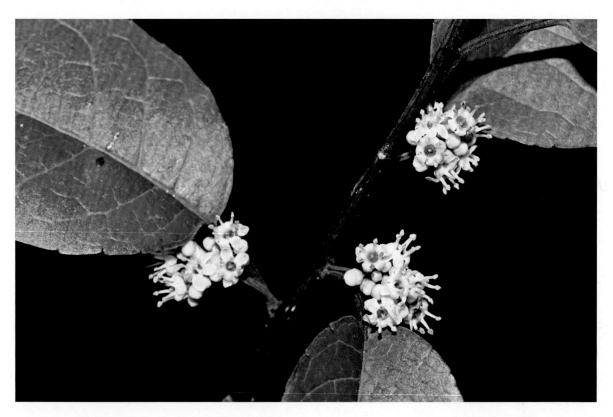

有分布。

| **资源情况** | 野生资源一般。药材来源于野生。

| **采收加工** | 夏季生长旺盛时采摘叶，鲜用或晒干；树皮随采随用。

| **功能主治** | 清热解毒，消肿止痛。用于跌打肿痛。

| **用法用量** | 外用适量，捣敷。

| **附　　注** | 本种异名：*Ilex micrococca* Maxim. f. *tsangii* T. R. Dudley、*Ilex micrococca* Maxim. f. *luteocarpa* H. Ohba et S. Skiyama、*Ilex micrococca* Maxim. var. *longifolia* Hayata、*Ilex pseudogodajam* Franchet、*Ilex micrococca* Maxim. f. *pilosa* S. Y. Hu。

具柄冬青 *Ilex pedunculosa* Miq.

| **药 材 名** | 一口红（药用部位：叶及嫩枝）。

| **形态特征** | 常绿灌木或乔木。叶薄革质，卵形或椭圆形，长 4 ~ 9 cm，全缘或近先端疏生不明显的锯齿，两面无毛；叶柄长 1.5 ~ 2.5 cm。雄花序为一至二回二歧聚伞花序，单生于当年生枝叶腋，具 3 ~ 9 花；花序梗长 2.5 cm，二级轴长 0.3 cm；花梗长 0.2 ~ 0.4 cm；花 4 ~ 5 基数，白色或黄白色；花萼直径 0.15 cm；花瓣卵形，长 0.15 ~ 0.18 cm，基部合生；雄蕊短于花瓣。雌花单生于叶腋，稀为聚伞花序；花梗长 1 ~ 1.5 cm；花萼直径 0.3 cm，花瓣卵形。果实球形，直径 0.7 ~ 0.8 cm，成熟时红色；果柄长 1.5 ~ 2 cm；分核 4 ~ 6。

| **生境分布** | 生于海拔 1 200 ~ 1 900 m 的山地阔叶林、灌丛或林缘。分布于德兴

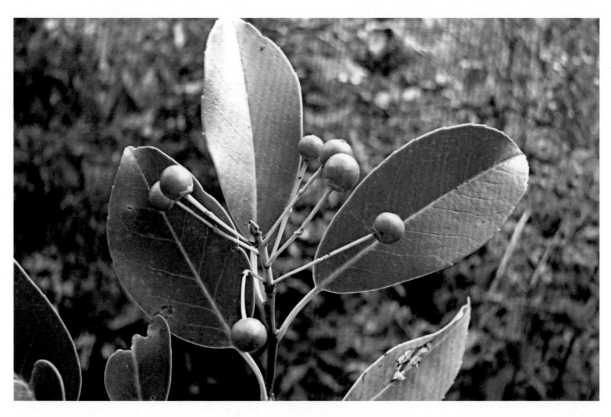

三清山北麓、大茅山等。

| 资源情况 | 野生资源一般。药材来源于野生。

| 采收加工 | 全年均可采收，晒干。

| 药材性状 | 本品叶片呈卵圆形或长圆状椭圆形，长 4 ~ 9 cm，宽 2 ~ 4.5 cm。先端渐尖，基部渐窄，边缘具疏细锯齿，中脉在背面凸起，稀有毛茸。上表面棕色至棕褐色，下表面色较浅。薄革质，易碎。叶柄纤细，长 1.5 ~ 2.5 cm，上面具纵凹槽。嫩枝近圆柱形，具纵棱线，淡褐色。气微，味微苦、涩。

| 功能主治 | 苦、涩，凉。归肺、肝、肾、大肠经。祛风除湿，散瘀止血。用于风湿痹痛，外伤出血，跌打损伤，皮肤皲裂，瘢痕。

| 用法用量 | 内服煎汤，4.5 ~ 9 g。外用适量，研末撒敷。

| 附　注 | 本种异名：*Ilex impressivena* Yamam.、*Ilex morii* Yamam.、*Ilex pedunculosa* Miq. f. *aurantiaca* (Koidz) Ohwi、*Ilex pedunculosa* Miq. f. *longipedunculata* S. Watan.、*Ilex pedunculosa* Miq. var. *aiwanensis* S. Y. Hu。
药材一口红，为本种的干燥叶及嫩枝，《湖北省中药材质量标准》（2009 年版）中有收载。

猫儿刺
Ilex pernyi Franch.

| 药 材 名 | 老鼠刺（药用部位：根）。

| 形态特征 | 常绿灌木或乔木。幼枝黄褐色，具纵棱槽，被短柔毛。叶片革质，卵形或卵状披针形，长 1.5 ~ 3 cm，宽 0.5 ~ 1.4 cm，先端和边缘具 1 ~ 3 对刺齿，两面无毛，中脉近基部被微柔毛；叶柄长 0.2 cm，被短柔毛。花序簇生于二年生枝的叶腋内，多为 2 ~ 3 花聚生成簇，每分枝仅具 1 花；花淡黄色，全部 4 基数。雄花花萼直径约 0.2 cm，4 裂，具缘毛；花冠辐状，直径约 0.7 cm，花瓣椭圆形，长约 0.3 cm，近先端具缘毛；雄蕊稍长于花瓣。雌花花萼与雄花相似；花瓣卵形，长约 0.25 cm；退化雄蕊短于花瓣。果实球形或扁球形，直径 0.7 ~ 0.8 cm，成熟时红色，宿存花萼四角形；分核 4。

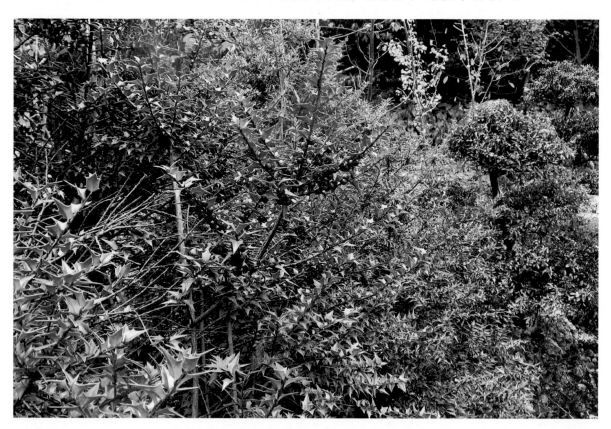

| **生境分布** | 生于海拔 1 000 m 以上的山谷林中或山坡、路旁灌丛中。分布于德兴三清山北麓、大茅山等。

| **资源情况** | 野生资源一般。药材来源于野生。

| **采收加工** | 夏、秋季采收，洗净，晒干。

| **功能主治** | 苦，寒。归肺经。清热解毒，润肺止咳。用于肺热咳嗽，咯血，咽喉肿痛，角膜云翳。

| **用法用量** | 内服煎汤，15～30 g。外用适量，煎汤熏眼。

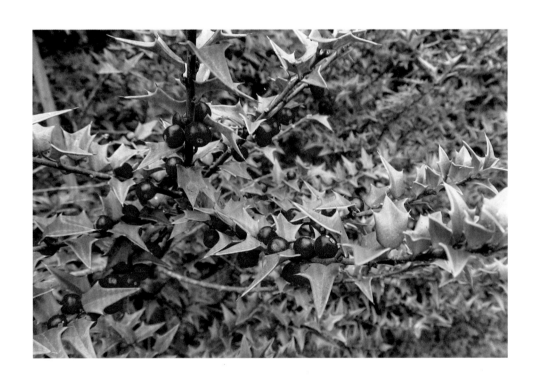

冬青科 Aquifoliaceae 冬青属 Ilex

毛冬青 *Ilex pubescens* Hook. et Arn.

| 药 材 名 | 毛冬青（药用部位：根、茎）、毛冬青叶（药用部位：叶）。

| 形态特征 | 常绿灌木或小乔木。小枝密被长硬毛。叶椭圆形或长卵形，长
2 ~ 6 cm，宽 1 ~ 3 cm，疏生细尖齿或近全缘，两面被长硬毛；叶
柄长 0.25 ~ 0.5 cm，密被长硬毛。花序簇生于一至二年生枝叶腋，
密被长硬毛。雄花序分枝为具 1 或 3 花的聚伞花序；花梗长 0.1 ~
0.2 cm；花 4 ~ 5 基数，粉红色；花萼被长柔毛及缘毛；花瓣卵状
长圆形或倒卵形；退化雌蕊垫状，具短喙。雌花序分枝具 1（~ 3）
花；花梗长 0.2 ~ 0.3 cm；花 6 ~ 8 基数，花瓣长圆形，花柱明显。
果实球形，直径约 0.4 cm，成熟时红色，宿存花柱明显；分核（5 ~）
6（~ 7）。

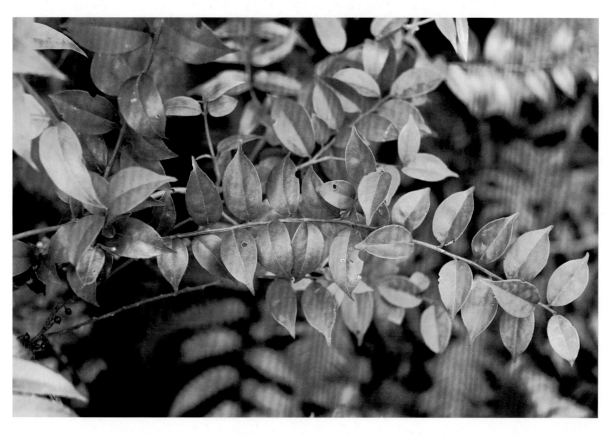

| 生境分布 | 生于海拔 100 ～ 1 000 m 的山坡常绿阔叶林中或林缘、灌丛及溪旁、路边。德兴各地均有分布。

| 资源情况 | 野生资源丰富。药材来源于野生。

| 采收加工 | **毛冬青**：全年均可采收，洗净，砍成块或片，晒干。
毛冬青叶：全年均可采收，鲜用或晒干。

| 药材性状 | **毛冬青**：本品根呈圆柱形，有的分枝，长短不一，直径 1 ～ 4 cm。表面灰褐色至棕褐色，根头部具茎枝及茎残基；外皮稍粗糙，有纵向细皱纹及横向皮孔。质坚实，不易折断，断面皮部菲薄，木部发达，土黄色至灰白色，有致密的放射状纹理及环纹。气微，味苦、涩而后甜。商品多为块片状，大小不等，厚 0.5 ～ 1 cm。

| 功能主治 | **毛冬青**：苦、涩，寒。归心、肺经。清热解毒，活血通脉。用于风热感冒，肺热喘咳，喉头水肿，扁桃体炎，痢疾，冠心病，脑血管意外所致的偏瘫，丹毒，中心性浆液性脉络视网膜病变，葡萄膜炎，皮肤急性化脓性炎症，冠状动脉粥样硬化性心脏病，急性心肌梗死，血栓闭塞性脉管炎；外用于烫火伤，冻疮。
毛冬青叶：苦、涩，凉。清热凉血，解毒消肿。用于外伤出血，痈肿疔疮，走马牙疳，烫火伤。

| 用法用量 | **毛冬青**：内服煎汤，10 ～ 30 g。外用适量，煎汤涂或浸泡。
毛冬青叶：内服煎汤，3 ～ 9 g。外用适量，煎汤湿敷；或研末调敷；或捣汁涂。

| 附　　注 | 本种异名：*Ilex trichoclada* Hayata、*Ilex pubescens* Hook. et Arn. var. *glabra* H. T. Chang。
药材毛冬青，为本种的干燥根（根及茎），《中华人民共和国药典》（1977 年版、2005 年版、2010 年版）、《北京市中药材标准》（1998 年版）、《内蒙古中药材标准》（1988 年版）、《山东省中药材标准·附录》（1995 年版、2002 年版）、《上海市中药材标准》（1994 年版）、《广东省中药材标准·第二册》（2011 年版）、《湖南省中药材标准》（2009 年版）、《江西省中药材标准》（2014 年版）中有收载。

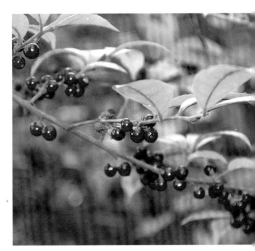

铁冬青 *Ilex rotunda* Thunb.

| 药 材 名 | 救必应（药用部位：树皮或根皮）。

| 形态特征 | 常绿灌木或乔木。叶仅见于当年生枝上，叶片卵形、倒卵形或椭圆形，长 4 ~ 9 cm，宽 1.8 ~ 4 cm，全缘，两面无毛；叶柄长 0.8 ~ 1.8 cm，先端具叶片下延的狭翅。聚伞花序或伞形花序具数花，单生于当年生枝的叶腋内。雄花序总花梗长 0.3 ~ 1.1 cm，花梗长 0.3 ~ 0.5 cm；花白色，4 基数；花萼直径约 0.2 cm，4 浅裂；花冠辐状，直径约 0.5 cm，花瓣长圆形；雄蕊长于花瓣。雌花序具 3 ~ 7 花，总花梗长 0.5 ~ 1.3 cm，花梗长 0.3 ~ 0.8 cm；花白色，5（ ~ 7）基数；花萼浅杯状，直径约 0.2 cm，5 浅裂；花冠辐状，直径约 0.4 cm，花瓣倒卵状长圆形。果实近球形，稀椭圆形，直径 0.4 ~ 0.6 cm，成熟时红色；分核 5 ~ 7。

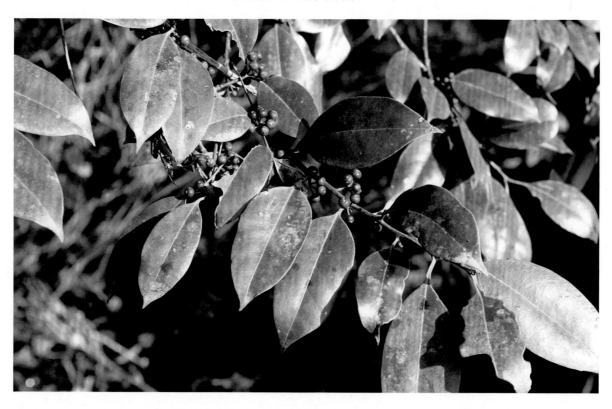

| **生境分布** | 生于海拔 400 ～ 1 100 m 的山坡常绿阔叶林中和林缘。德兴各地均有分布。

| **资源情况** | 野生资源丰富。药材来源于野生。

| **采收加工** | 夏、秋季剥取，鲜用或晒干。

| **药材性状** | 本品根皮呈卷筒状、半卷筒状或略卷曲的板状，长短不一，厚 0.1 ～ 1.5 cm。外表面灰白色至浅褐色，较粗糙，有皱纹；内表面黄绿色、黄棕色或黑褐色，有细纵纹。质硬而脆，断面略平坦。气微香，味苦、微涩。树皮较薄，边缘略向内卷，外表面有较多椭圆状凸起的皮孔。

| **功能主治** | 苦，寒。归肺、胃、大肠、肝经。清热解毒，利湿止痛。用于暑湿发热，咽喉肿痛，湿热泻痢，脘腹胀痛，风湿痹痛，湿疹，疮疖，跌打损伤。

| **用法用量** | 内服煎汤，9 ～ 30 g。外用适量，捣敷；或熬膏涂；或煎浓汤敷。

| **附　　注** | 本种异名：*Ilex kosunensis* Yamam.、*Ilex unicanaliculata* C. J. Tseng、*Ilex microcarpa* Lindl. ex Paxton、*Ilex sasakii* Yamam.、*Ilex laevigata* Blume ex Miq.。
药材救必应，为本种的干燥树皮或根皮，《贵州省中药材、民族药材质量标准》（2003 年版）、《中华人民共和国药典》（1977 年版、2010 年版至 2020 年版）、《广东省中药材标准·第一册》（2004 年版）中有收载。
《中华人民共和国药典》规定，救必应药材按干燥品计算，含紫丁香苷（$C_{17}H_{24}O_9$）不得少于 1.0%，长梗冬青苷（$C_{36}H_{58}O_{10}$）不得少于 4.5%。
本种 IUCN 评估等级为 LC 级。本种为江西省 Ⅲ 级保护植物。

冬青科 Aquifoliaceae 冬青属 Ilex

香冬青
Ilex suaveolens (Lévl.) Loes.

| 药 材 名 | 香冬青（药用部位：根）。

| 形态特征 | 常绿乔木。叶卵形或椭圆形，长 5 ~ 6.5 cm，具细圆齿，微内卷，无毛，侧脉 8 ~ 10 对，与中脉在两面均隆起；叶柄长 1.5 ~ 2 cm，具翅。聚伞果序单个腋生，具 3 果实；果序柄长 1 ~ 2 cm，具棱，无毛；果实长球形，长约 0.9 cm，直径约 0.6 cm，成熟时红色，宿存花萼直径 0.2 cm，5 裂；果柄长 0.5 ~ 0.8 cm，无毛；分核 4。

| 生境分布 | 生于海拔 600 ~ 1 600 m 的常绿阔叶林中。分布于德兴大茅山及畈大等。

| 资源情况 | 野生资源一般。药材来源于野生。

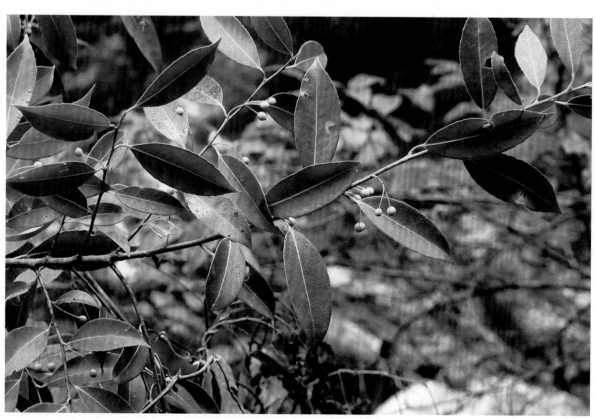

| **采收加工** | 全年均可采挖，鲜用或晒干。

| **功能主治** | 清热解毒，消炎。用于劳伤身痛，烫火伤。

| **用法用量** | 外用适量，捣敷。

| **附　　注** | 本种异名：*Ilex debaoensis* C. J. Tseng、*Celastrus suaveolens* H. Lévl.。

冬青科 Aquifoliaceae 冬青属 Ilex

尾叶冬青
Ilex wilsonii Loes.

| 药 材 名 | 尾叶冬青（药用部位：根、叶）。

| 形态特征 | 常绿灌木或乔木。叶卵形或倒卵状长圆形，长 4 ~ 7 cm，先端尾尖，全缘，无毛，侧脉 7 ~ 8 对，在两面微凸起；叶柄长 0.5 ~ 0.9 cm，无毛。花序簇生于二年生枝；花 4 基数，白色。雄花序簇由具 3 ~ 5 花的聚伞花序或伞形花序的分枝组成，总花梗长 0.3 ~ 0.8 cm，花梗长 0.2 ~ 0.4 cm，无毛；花萼盘状，直径约 0.15 cm，4 深裂，具缘毛；花冠辐状，直径 0.4 ~ 0.5 cm，花瓣长圆形，长约 0.2 cm；雄蕊略短于花瓣；退化子房近球形。雌花序簇由具单花的分枝组成，花梗长 0.4 ~ 0.7 cm，无毛；花萼及花冠同雄花；退化雄蕊长为花瓣的 1/2；子房卵球形，直径约 0.15 cm。果实球形，直径 0.4 cm，成熟时红色；分核 4。

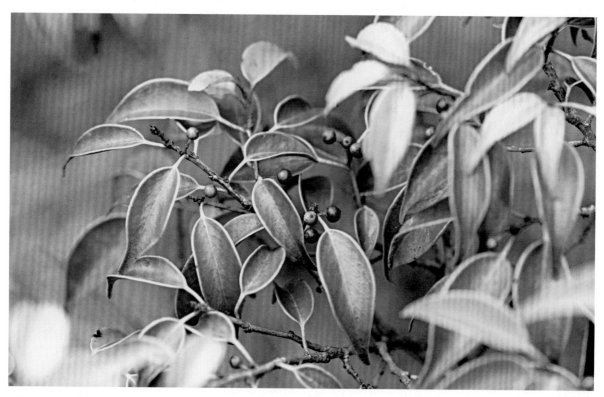

生境分布	生于海拔 420 m 以上的山地、沟谷阔叶林、杂木林中。分布于德兴三清山北麓等。
资源情况	野生资源一般。药材来源于野生。
采收加工	秋、冬季采收，鲜用或晒干。
功能主治	清热解毒，消肿止痛。用于跌打肿痛，刀伤。
用法用量	外用适量，捣敷。
附　注	本种异名：*Ilex memecylifolia* Champ. ex Benth. var. *plana* Loes.。

卫矛科 Celastraceae 南蛇藤属 Celastrus

苦皮藤 *Celastrus angulatus* Maxim.

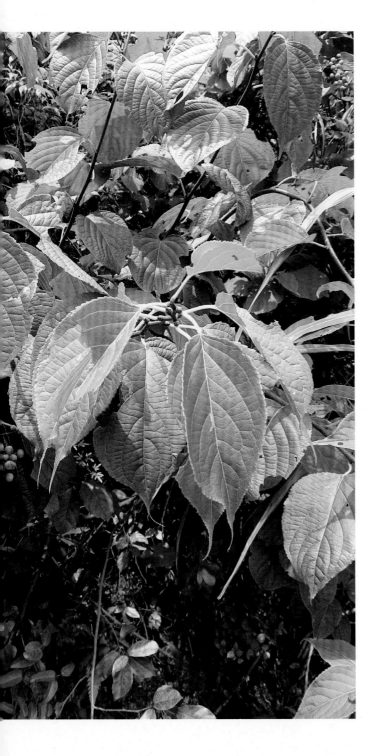

| 药 材 名 |

吊干麻（药用部位：根或根皮）。

| 形态特征 |

藤状灌木。小枝皮孔密生。叶近革质，长方阔椭圆形、阔卵形、圆形，长 7 ~ 17 cm，宽 5 ~ 13 cm，先端具尖头，两面光滑，稀叶背的主侧脉上具短柔毛；叶柄长 1.5 ~ 3 cm。聚伞圆锥花序顶生，长 10 ~ 20 cm，花序轴及小花轴光滑或被锈色短毛；小花梗较短，关节位于顶部；花萼三角形至卵形，长约 0.12 cm；花瓣长方形，长约 0.2 cm，边缘不整齐；花盘肉质，浅盘状或盘状，5 浅裂；雄蕊着生于花盘之下，长约 0.3 cm；雌蕊长 0.3 ~ 0.4 cm，子房球状，柱头反曲。蒴果近球状，直径 0.8 ~ 1 cm。

| 生境分布 |

生于海拔 1 000 m 以上的山地丛林及山坡灌丛中。分布于德兴三清山北麓、大茅山等。

| 资源情况 |

野生资源一般。药材来源于野生。

| 采收加工 | 全年均可采挖根，洗净，晒干；或剥取根皮，晒干。

| 药材性状 | 本品根呈圆锥形，细长而弯曲，有少数须根；外表棕褐色，具不规则纵皱纹。主根坚韧，不易折断，断面黄白色，具纤维性。须根较细，亦呈圆柱形，质较脆。气香，味微苦。

| 功能主治 | 辛、苦，寒；有小毒。归肺、肝、肾经。祛风除湿，活血通经，解毒杀虫。用于风湿痹痛，骨折伤痛，闭经，疮疡溃烂，头癣，阴痒。

| 用法用量 | 内服煎汤，15 ~ 30 g；或浸酒；孕妇慎服。外用适量，煎汤洗；或捣敷；或研末调敷。

| 附　　注 | 本种异名：*Celastrus latifolius* Hemsl.。
药材南蛇藤根，为本种的干燥根，《贵州省中药材、民族药材质量标准》（2003年版）中有收载；该标准除本种外，还收载了粉背南蛇藤 *Celastrus hypoleucus* (Oliv.) Warb. ex Loes. 作南蛇藤根的基原。

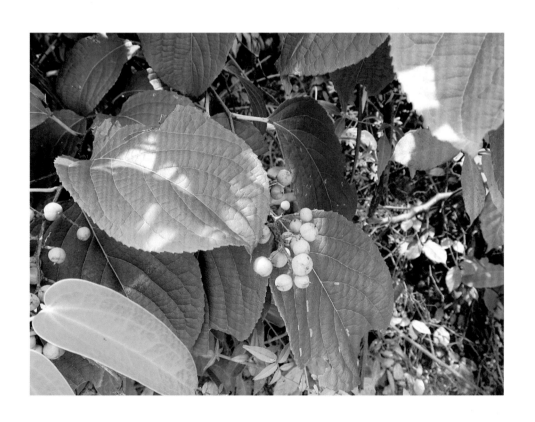

大芽南蛇藤 *Celastrus gemmatus* Loes.

| 药 材 名 | 霜红藤（药用部位：根、茎、叶）。

| 形态特征 | 木质藤本。小枝具多数阔椭圆形至近圆形皮孔。叶长方形、卵状椭圆形或椭圆形，长 6 ~ 12 cm，宽 3.5 ~ 7 cm，边缘具浅锯齿，小脉呈较密网状，在两面均凸起，叶背光滑，稀脉上具棕色短柔毛；叶柄长 1 ~ 2.3 cm。聚伞花序顶生及腋生，顶生花序长约 3 cm，侧生花序短而少花；花序梗长 0.5 ~ 1 cm；小花梗长 0.25 ~ 0.5 cm，关节位于中部以下；萼片卵圆形，长约 0.15 cm，边缘啮蚀状；花瓣长方状倒卵形，长 0.3 ~ 0.4 cm，宽 0.12 ~ 0.2 cm；雄蕊与花冠近等长，雌花具退化雄蕊；雌蕊瓶状，子房球状，花柱长 0.15 cm，雄花具退化雌蕊。蒴果球状，直径 1 ~ 1.3 cm。

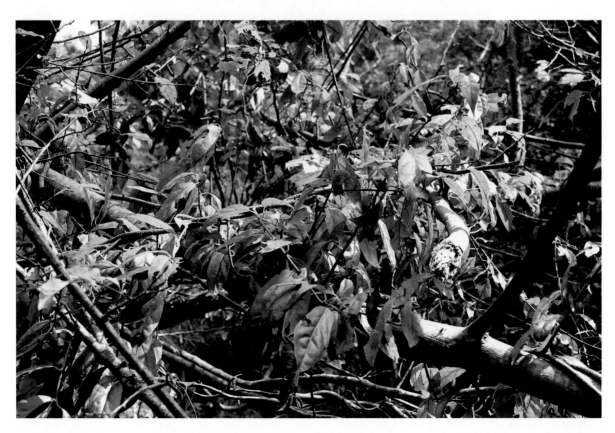

| 生境分布 | 生于海拔 100 m 以上的密林或灌丛中。德兴各地山区均有分布。

| 资源情况 | 野生资源一般。药材来源于野生。

| 采收加工 | 春、秋季采收，切段，鲜用或晒干。

| 功能主治 | 苦、辛，平。归肝、胃经。祛风除湿，活血止痛，解毒消肿。用于风湿痹痛，跌打损伤，月经不调，闭经，产后腹痛，胃痛，疝痛，疮痈肿痛，骨折，风疹，湿疹，带状疱疹，毒蛇咬伤。

| 用法用量 | 内服煎汤，10 ~ 30 g；或浸酒；孕妇慎服。外用适量，研末调涂；或磨汁涂；或鲜品捣敷。

| 附　注 | 本种异名：*Embelia esquirolli* H. Lévl.、*Celastrus lokcbongensis* Mabumune。

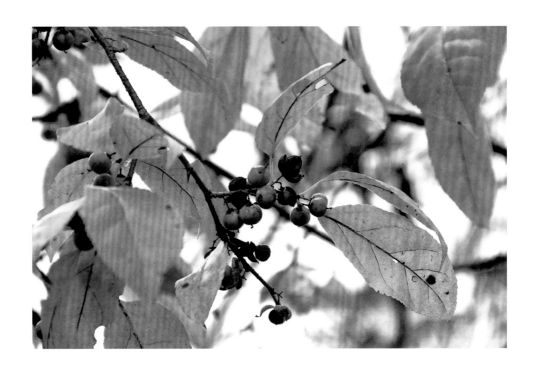

卫矛科 Celastraceae 南蛇藤属 Celastrus

灰叶南蛇藤 *Celastrus glaucophyllus* Rehd. et Wils.

| **药 材 名** | 灰叶南蛇藤（药用部位：根）。 |

| **形态特征** | 木质藤本。小枝具椭圆形至长椭圆形的疏散皮孔。叶在果期常半革质，长方状椭圆形、近倒卵状椭圆形或椭圆形，稀窄椭圆形，长5 ~ 10 cm，宽2.5 ~ 6.5 cm，边缘具稀疏细锯齿，齿端具内曲的腺状小凸头，叶背灰白色或苍白色；叶柄长0.8 ~ 1.2 cm。花序顶生及腋生，顶生者为总状圆锥花序，长3 ~ 6 cm，腋生者大部分仅具3 ~ 5花，花序梗通常很短，小花梗长0.25 ~ 0.35 cm，关节位于中部或偏上；花萼裂片椭圆形或卵形，长0.15 ~ 0.2 cm，边缘具稀疏不整齐小齿；花瓣倒卵状长方形或窄倒卵形，长0.4 ~ 0.5 cm，在雌花中稍小；雄蕊稍短于花冠，雄花中退化雌蕊长0.15 ~ 0.2 cm。果实近球状，长0.8 ~ 1 cm。 |

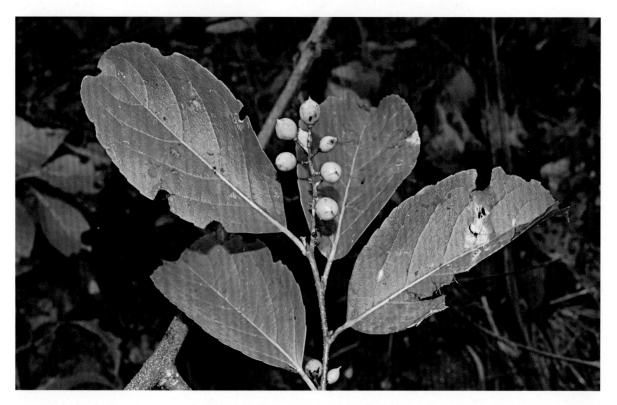

生境分布	生于海拔 700 m 以上的混交林中。分布于德兴三清山北麓、大茅山等。
资源情况	野生资源较少。药材来源于野生。
采收加工	秋后采收，切片，晒干。
功能主治	辛，平。散瘀，止血。用于跌打损伤，刀伤出血，肠风便血。
用法用量	内服煎汤，9 ~ 15 g。外用适量，研末调敷。
附　注	本种异名：*Celastrus glaucophyllus* Rehd. et Wils. var. *angustus* Q. H. Chen。

卫矛科 Celastraceae 南蛇藤属 Celastrus

窄叶南蛇藤
Celastrus oblanceifolius Wang et Tsoong

| 药 材 名 | 窄叶南蛇藤（药用部位：根、茎）。

| 形态特征 | 藤状灌木。小枝密被棕褐色短毛。叶倒披针形，长 6.5 ~ 12.5 cm，宽 1.5 ~ 4 cm，先端尾尖或短渐尖，边缘具疏浅锯齿，两面无毛或下面中脉下部被淡棕色柔毛；叶柄长 0.4 ~ 0.9 cm。聚伞花序腋生或侧生，有 1 ~ 3 花，稀多于 3 花；花序梗几不明显或短，花梗长 0.1 ~ 0.25 cm，与花序梗均被棕色短柔毛，关节位于上部；雄花萼片椭圆状卵形，长约 0.2 cm；花瓣长圆状倒披针形，长约 0.4 cm，边缘具短睫毛；花盘肉质，不裂；雄蕊与花瓣近等长，退化雌蕊长不及 0.2 cm。蒴果球形，直径 0.75 ~ 0.85 cm。

| 生境分布 | 生于海拔 500 ~ 1 000 m 的山坡湿地或溪边灌丛中。德兴各地山区

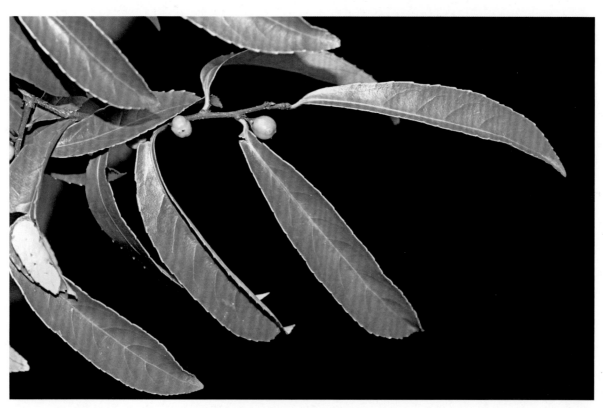

均有分布。

| **资源情况** | 野生资源一般。药材来源于野生。

| **采收加工** | 全年均可采收，鲜用或切片晒干。

| **功能主治** | 辛、苦，微温。归肝、心经。祛风除湿，活血行气，解毒消肿。用于风湿痹痛，跌打损伤，疝气痛，疮疡肿毒，带状疱疹，湿疹。

| **用法用量** | 内服煎汤，9 ~ 15 g；孕妇慎服。外用适量，根皮研末调敷；或根加水，磨汁涂。

| **附　注** | 本种异名：*Celastrus aculeatus* Merr. var. *oblanceifolius* (C. H. Wang et P. C. Tsoong) Hsu。

卫矛科 Celastraceae 南蛇藤属 Celastrus

南蛇藤 *Celastrus orbiculatus* Thunb.

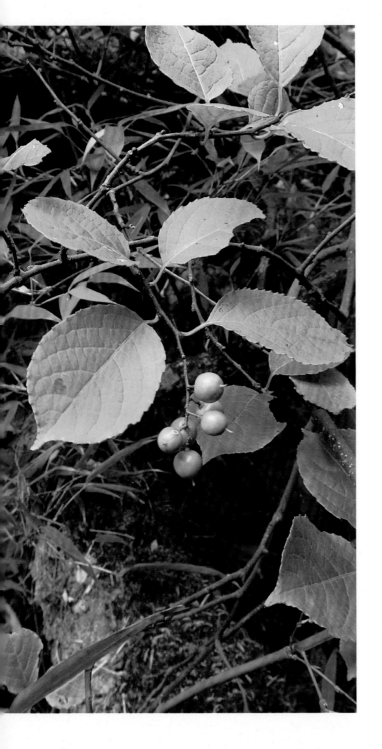

药材名

南蛇藤（药用部位：藤茎）、南蛇藤根（药用部位：根）、南蛇藤叶（药用部位：叶）、南蛇藤果（药用部位：果实）。

形态特征

藤状灌木。小枝无毛。叶宽倒卵形、近圆形或椭圆形，长 5 ~ 13 cm，先端圆，具小尖头或短渐尖，边缘具锯齿，两面无毛或下面沿脉疏被柔毛；叶柄长 1 ~ 2 cm。聚伞花序腋生，间有顶生，花序长 1 ~ 3 cm，有 1 ~ 3 花；关节位于花梗中下部或近基部；雄花萼片钝三角形；花瓣倒卵状椭圆形或长圆形，长 0.3 ~ 0.4 cm；花盘浅杯状，裂片浅；雄蕊长 0.2 ~ 0.3 cm；雌花花冠较雄花窄小；退化雄蕊长约 0.1 cm。蒴果近球形，直径 0.8 ~ 1 cm。

生境分布

生于海拔 450 m 以上的山坡灌丛。德兴各地均有分布。

资源情况

野生资源丰富。药材来源于野生。

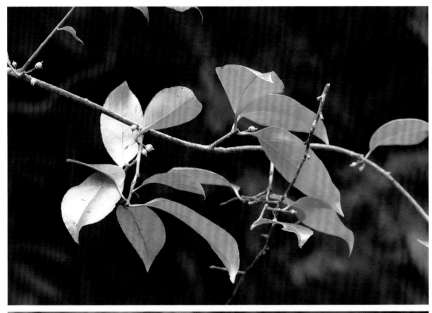

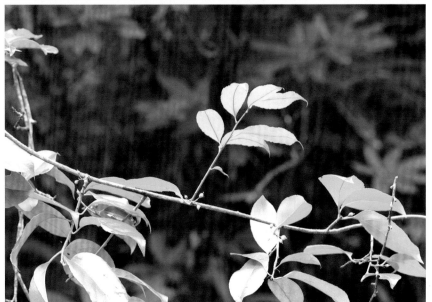

| 采收加工 | 南蛇藤：春、秋季采收，鲜用或切段晒干。
南蛇藤根：8 ~ 10 月采挖，洗净，鲜用或晒干。
南蛇藤叶：春季采收，晒干。
南蛇藤果：9 ~ 10 月间果实成熟后采摘，晒干。

| 药材性状 | 南蛇藤：本品为不规则厚片，直径 1 ~ 4 cm。外表皮灰褐色或灰黄色，粗糙，具不规则纵皱纹及横长皮孔或裂纹，栓皮呈层片状，易剥落，剥落面呈橙黄色。质硬，切面皮部棕褐色，木部黄白色，射线色较深，呈放射状排列。气特异，味涩。

南蛇藤根：本品呈圆柱形，细长而弯曲，有少数须根，外表棕褐色，具不规则纵皱。主根坚韧，不易折断，断面黄白色，具纤维性；须根较细，亦呈圆柱形，质较脆，有香气。

南蛇藤果：本品呈类球形，下侧具宿存的花萼及短果柄，果皮常开裂成 3 瓣，基部相连或已离散；果瓣卵形，长 0.6 ~ 1 cm，宽 0.6 ~ 0.8 cm，黄色，顶部有尖突起，内面有 1 纵隔，每个果实有种子 4 ~ 6，外被黑红色假种皮，集成球形；剥掉假种皮可见卵形至椭圆形的种子，表面红棕色，光滑。气香似焦糖，味苦、微辛。

| 功能主治 | 南蛇藤：苦、辛，微温。归肝、脾、大肠经。祛风除湿，通经止痛，活血解毒。用于风湿关节痛，四肢麻木，瘫痪，头痛，牙痛，疝气，痛经，闭经，小儿惊风，跌打扭伤，痢疾，痧证，带状疱疹。

南蛇藤根：辛、苦，平。归肝、脾经。祛风除湿，活血通经，消肿解毒。用于风湿痹痛，跌打肿痛，闭经，头痛，腰痛，疝气痛，痢疾，肠风下血，痈疽肿毒，烫火伤，毒蛇咬伤。

南蛇藤叶：苦，平；有小毒。归肝经。祛风除湿，解毒消肿，活血止痛。用于风湿痹痛，疮疡疖肿，疱疹，湿疹，跌打损伤，蛇虫咬伤。

南蛇藤果：甘、微苦，平。归心、肝、胃经。养心安神，和血止痛。用于心悸失眠，健忘多梦，牙痛，筋骨痛，腰腿麻木，跌打伤痛。

| 用法用量 | 南蛇藤：内服煎汤，9 ~ 15 g；或浸酒。孕妇慎服。

南蛇藤根：内服煎汤，15 ~ 30 g；或浸酒；孕妇慎服。外用适量，研末调敷；或捣敷。

南蛇藤叶：内服煎汤，15 ~ 30 g；孕妇慎服。外用适量，鲜品捣敷；或干品研末调敷。

南蛇藤果：内服煎汤，6 ~ 15 g。孕妇慎服。

| 附　注 | 本种异名：*Celastrus articulatus* Thunberg、*Celastrus articulatus* Thunberg var. *pubescens* Makino、*Celastrus jeholensis* Nakai、*Celastrus oblongifolius* Hayata、*Celastrus tatarinowii* Ruprecht.。

药材北合欢，为本种的干燥（成熟）果实，《中华人民共和国卫生部药品标准·中药成方制剂·第十册·附录》（1995 年版）、《吉林省药品标准》（1977 年版）中有收载；《内蒙古中药材标准》（1988 年版）以"合欢果（北

合欢）"之名收载之，《山东省中药材标准·附录》（1995 年版、2002 年版）、《山西省中药材标准》（1987 年版）以"南蛇藤果"之名收载之，《中华人民共和国药典·附录》（2010 年版）、《中华人民共和国卫生部药品标准·中药成方制剂·第十二册·附录》（1997 年版）、《辽宁省中药材标准·第一册》（2009 年版）、《辽宁省药品标准》（1980 年版、1987 年版）以"藤合欢"之名收载之。

药材南蛇藤，为本种的干燥藤茎（藤茎和根），《中华人民共和国卫生部药品标准·中药成方制剂·第一册·附录》（1990 年版）、《山东省中药材标准·附录》（1995 年版、2002 年版）、《湖南省中药材标准》（2009 年版）中有收载。

卫矛科 Celastraceae 南蛇藤属 Celastrus

短梗南蛇藤 Celastrus rosthornianus Loes.

| 药 材 名 | 短柄南蛇藤根（药用部位：根或根皮）、短柄南蛇藤茎叶（药用部位：茎叶）、短柄南蛇藤果（药用部位：果实）。

| 形态特征 | 藤状灌木。叶椭圆形或倒卵状椭圆形，长 3.5 ~ 9 cm，宽 1.5 ~ 4.5 cm，先端骤尖或短渐尖，具疏浅锯齿或基部近全缘；叶柄长 0.5 ~ 0.8 cm。顶生总状聚伞花序，长 2 ~ 4 cm，腋生花序短小，具 1 至数花，花序梗短；花梗长 0.2 ~ 0.6 cm，关节位于中部或稍下；雄花萼片长圆形，长约 0.1 cm，边缘啮蚀状；花瓣近长圆形，长 0.3 ~ 0.35 cm；花盘浅裂；雄蕊较花冠稍短；退化雌蕊细小；雌花中子房球形，柱头 3 裂，每裂再 2 深裂；退化雄蕊长 0.1 ~ 0.15 cm。蒴果近球形，直径 0.55 ~ 0.8 cm。

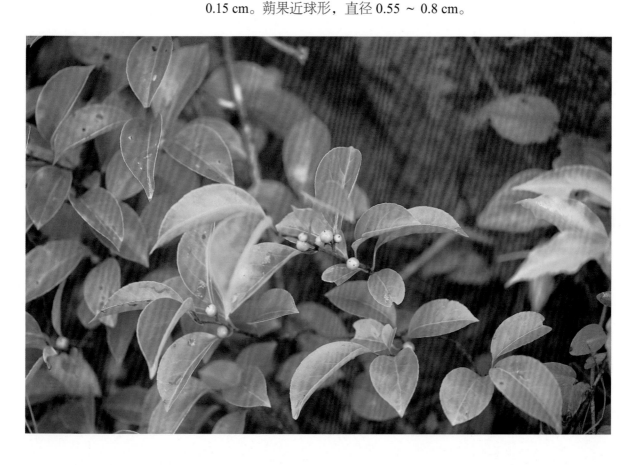

| 生境分布 | 生于海拔 500 m 以上的山坡林缘和丛林下。分布于德兴三清山北麓及畈大等。

| 资源情况 | 野生资源一般。药材来源于野生。

| 采收加工 | 短柄南蛇藤根：秋后采收，洗净，切片或剥取根皮，晒干。
短柄南蛇藤茎叶：春、秋季采收，切段，晒干。
短柄南蛇藤果：秋后果实成熟后采收，晒干。

| 功能主治 | 短柄南蛇藤根：辛，平。祛风除湿，活血止痛，解毒消肿。用于风湿痹痛，跌打损伤，疝气痛，疮疡肿毒，带状疱疹，湿疹，毒蛇咬伤。

短柄南蛇藤茎叶：辛、苦，平；有小毒。祛风除湿，活血止血，解毒消肿。用于风湿痹痛，跌打损伤，脘腹痛，牙痛，疝气痛，月经不调，闭经，血崩，肌衄，疮肿，带状疱疹，湿疹。

短柄南蛇藤果：宁心安神。用于失眠，多梦。

| 用法用量 | 短柄南蛇藤根：内服煎汤，9 ~ 15 g。外用适量，研末调敷。
短柄南蛇藤茎叶：内服煎汤，6 ~ 15 g；孕妇慎服。外用适量，研末调涂。
短柄南蛇藤果：内服煎汤，6 ~ 30 g。

| 附　　注 | 本种异名：*Celastrus reticulatus* Chung H. Wang。

刺果卫矛
Euonymus acanthocarpus Franch.

| **药 材 名** | 藤杜仲（药用部位：藤、茎皮、根）。

| **形态特征** | 常绿藤状或直立灌木。小枝密被黄色细疣突。叶对生，革质，长圆状椭圆形或窄卵形，稀宽披针形，长 7 ~ 12 cm，具不明显疏浅齿；叶柄长 1 ~ 2 cm。聚伞花序较疏大，多 2 ~ 3 次分枝；花序梗宽扁或具 4 棱，长 2 ~ 8 cm。花黄绿色，直径 0.6 ~ 0.8 cm；萼片近圆形；花瓣近倒卵形，基部窄缩成短爪；花盘近圆形；雄蕊具长 0.2 ~ 0.3 cm 的花丝；子房具花柱，柱头不膨大。蒴果近球形，被密刺，成熟时棕褐色带红色，直径 1 ~ 1.2 cm（连刺）；种子宽椭圆形，外被橙黄色假种皮。

| **生境分布** | 生于海拔 600 m 以上的山谷、林内、溪旁阴湿处。德兴各地均有分布。

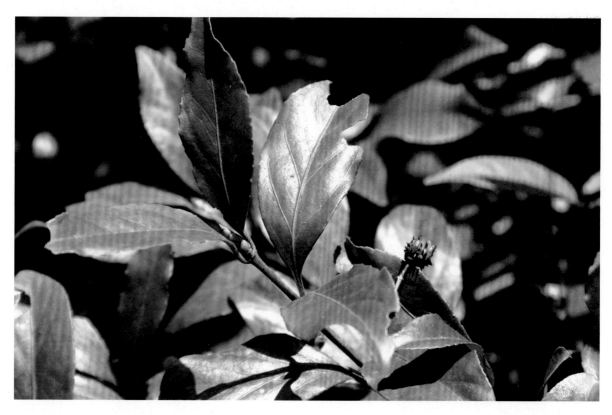

| 资源情况 | 野生资源一般。药材来源于野生。

| 采收加工 | 秋后采收，鲜用或切片，晒干；或将茎剥皮，晒干。

| 功能主治 | 辛、苦，微温。归肝、肾经。祛风除湿，活血止痛，调经，止血。用于风湿痹痛，跌打损伤，骨折，月经不调，外伤出血。

| 用法用量 | 内服煎汤，6 ~ 15 g；或浸酒。外用适量，鲜品捣敷。

| 附   注 | 本种异名：*Euonymus tengyuehensis* W. W. Smith、*Euonymus acanthocarpus* Franch. var. *laxus* (C. H. Wang) C. Y. Cheng.、*Euonymus longipes* Lace、*Euonymus erythrocarpus* H. Lévl.、*Euonymus laxus* Chung H. Wang、*Echinocarpus erythrocarpus* H. Lévl.。

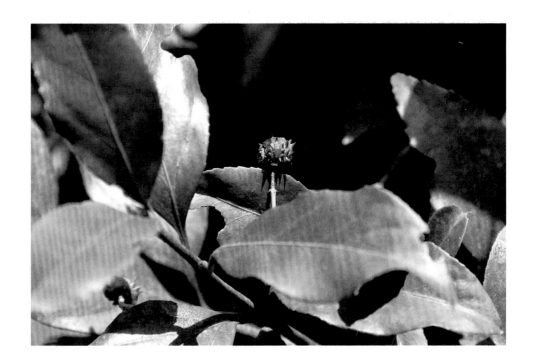

卫矛科 Celastraceae 卫矛属 Euonymus

卫矛

Euonymus alatus (Thunb.) Sieb.

| **药 材 名** | 鬼箭羽（药用部位：具翅状物的枝条或翅状物）。

| **形态特征** | 落叶灌木。小枝具 2 ~ 4 列宽木栓翅。叶对生，纸质，卵状椭圆形或窄长椭圆形，稀倒卵形，长 2 ~ 8 cm，宽 1 ~ 3 cm，具细锯齿，两面无毛；叶柄长 0.1 ~ 0.3 cm。聚伞花序有 1 ~ 3 花；花序梗长约 1 cm。花 4 基数，白绿色，直径约 0.8 cm；花萼裂片半圆形；花瓣近圆形；花盘近方形，雄蕊生于边缘，花丝极短。蒴果 1 ~ 4 深裂，裂瓣椭圆形，长 0.7 ~ 0.8 cm，每瓣具 1 ~ 2 种子；种子红棕色，椭圆形或宽椭圆形。

| **生境分布** | 生于山坡、沟地边沿。德兴各地均有分布，德兴大目源有栽培。

| **资源情况** | 野生资源丰富，栽培资源稀少。药材主要来源于野生。

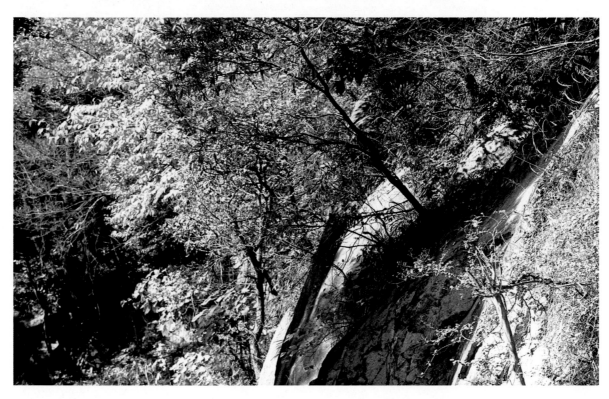

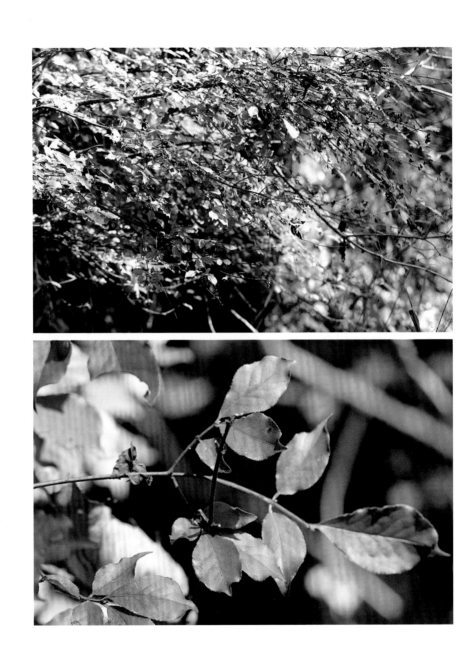

| 采收加工 | 全年均可采割枝条，取嫩枝，晒干；或收集翅状物，晒干。

| 药材性状 | 本品为具翅状物的圆柱形枝条，先端多分枝，长 40 ~ 60 cm，枝条直径 0.2 ~ 0.6 cm；表面较粗糙，暗灰绿色至灰黄绿色，有纵纹及皮孔，皮孔纵生，灰白色，略凸起而微向外反卷，枝条上常见断痕；质坚硬而韧，难折断，断面淡黄白色，粗纤维性；气微，味微苦。翅状物为破碎扁平的薄片，长短、大小不一，宽 0.4 ~ 1 cm，两边不等厚，靠枝条生长的一边厚可至 0.2 cm，向外渐薄，表面土棕黄色，微有光泽，两面均有微细密的纵条纹或微呈波状弯曲的条纹，有时可见横向凹陷的槽纹；质轻而脆，易折断，断面平整，暗红色；气微，味微涩。

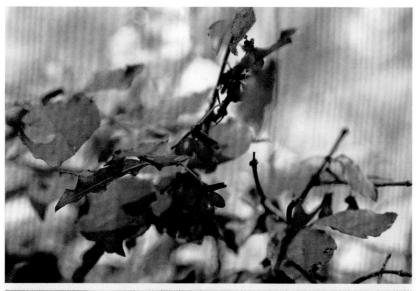

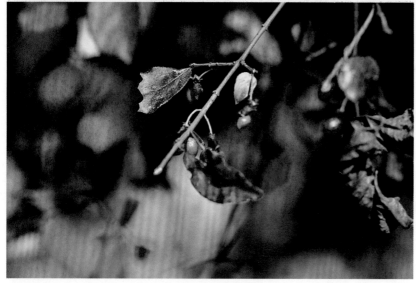

| 功能主治 | 苦、辛，寒。归肝、脾经。破血通经，解毒消肿，杀虫。用于癥瘕结块，心腹疼痛，闭经，痛经，崩中漏下，产后瘀滞腹痛，恶露不下，疝气，历节痹痛，疮肿，跌打伤痛，虫积腹痛，烫火伤，毒蛇咬伤。

| 用法用量 | 内服煎汤，3 ~ 10 g；或浸酒；或入丸、散剂；孕妇、气虚崩漏者禁服。外用适量，捣敷；或煎汤洗；或研末调敷。

| 附 注 | 本种异名：*Euonymus ellipticus* (C. H. Wang) C. Y. Wang、*Euonymus alatus* (Thunb.) Sieb. var. *pubescens* Maxim.、*Euonymus arakiana* Koidz.、*Euonymus elliptica* (Chen H. Wang) C. Y. Cheng、*Euonymus alata* Rupr.、*Euonymus subtriflora* Blume、*Euonymus kawachiana* Nakai、*Euonymus loeseneri* Makino。

药材鬼箭羽，为本种的干燥具翅状物的枝条或翅状物，《山东省中药材标准》（1995年版、2002年版）、《中华人民共和国药典》（1963年版、2010年版）、《贵州省中药材标准规格·上集》（1965年版）、《上海市中药材标准》（1994年版）、《内蒙古中药材标准》（1988年版）、《贵州省中药材质量标准》（1988年版）、《湖南省中药材标准》（1993年版、2009年版）、《贵州省中药材、民族药材质量标准》（2003年版）、《北京市中药材标准》（1998年版）、《河南省中药材标准》（1993年版）、《新疆维吾尔自治区药品标准·第二册》（1980年版）、《中华人民共和国卫生部药品标准·中药成方制剂·第五册·附录》（1992年版）、《江苏省中药材标准》（1989年版）、《甘肃省中药材标准》（2009年版）、《湖北省中药材质量标准》（2009年版）、《辽宁省中药材标准》（2009年版）中有收载。

卫矛科 Celastraceae 卫矛属 Euonymus

肉花卫矛
Euonymus carnosus Hemsl.

| 药 材 名 | 野杜仲（药用部位：根或根皮、树皮。别名：痰药）、野杜仲果（药用部位：果实）。

| 形态特征 | 灌木或小乔木。小枝圆柱形。叶对生，近革质，长圆状椭圆形、宽椭圆形、窄长圆形或长圆状倒卵形，长 5 ~ 15 cm，先端突尖或短渐尖，边缘具圆锯齿；叶柄长达 2.5 cm。聚伞花序 1 ~ 2 次分枝；花序梗长 3 ~ 5.5 cm；花 4 基数，黄白色，直径约 1.5 cm；花萼稍肥厚；花瓣宽倒卵形，中央具折皱；雄蕊花丝较短，长不及 0.15 cm。蒴果近球形，具 4 棱，棱有时呈翅状，直径约 1 cm；种子具盔状、红色、肉质的假种皮。

| 生境分布 | 生于山坡路旁。分布于德兴大茅山等。

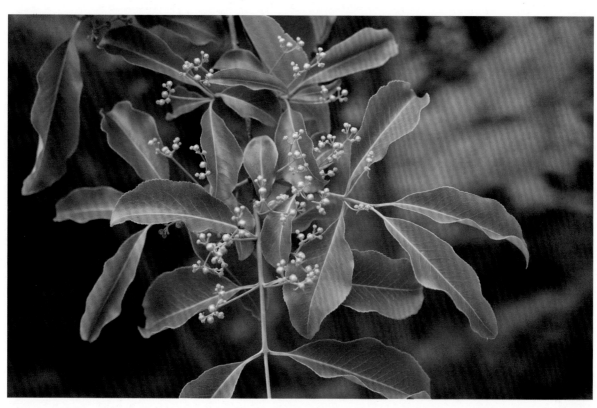

| 资源情况 | 野生资源一般。药材来源于野生。

| 采收加工 | **野杜仲**：全年均可采收，洗净，切片或剥皮，晒干。
野杜仲果：果实成熟后采收，晒干。

| 功能主治 | **野杜仲**：微苦、涩，平。归肝经。软坚散结，祛风除湿，通经活络。用于淋巴结结核，肾虚腰痛，风湿疼痛，闭经，痛经，跌打损伤。
野杜仲果：苦，微寒。滑肠解毒。用于痢疾初起，腹痛后重。

| 用法用量 | **野杜仲**：内服煎汤，15 ～ 60 g；或浸酒。孕妇禁服。
野杜仲果：内服煎汤，10 ～ 20 g。

| 附　注 | 本种异名：*Genitia tanakae* (Maxim.) Nakai、*Genitia carnosus* (Hemsl.) Li et Hou、*Euonymus platycline* Ohwi、*Euonymus batakensis* Hayata、*Euonymus grandiflorus* Wall. f. *longipendunculatus* C. Y. Chang。
《中华本草》收载的野杜仲的基原除本种外，还有大花卫矛 *Euonymus grandiflorus* Wall.。

卫矛科 Celastraceae 卫矛属 Euonymus

百齿卫矛

Euonymus centidens Lévl.

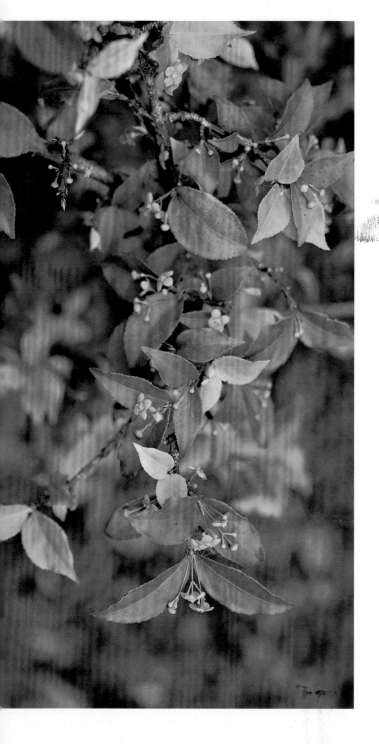

| 药 材 名 |

百齿卫矛（药用部位：全株）。

| 形态特征 |

常绿灌木。小枝方棱状，常有窄翅棱。叶对生，纸质或近革质，窄长椭圆形或近倒卵形，长 3 ~ 10 cm，宽 1.5 ~ 4 cm，先端长渐尖，边缘具密而深的尖锯齿，齿端常具黑色腺点；近无柄或有长不及 0.5 cm 的短柄。聚伞花序有 1 ~ 3 花，稀较多；花序梗四棱状，长达 1 cm；花 4 基数，淡黄色，直径约 0.6 cm；花萼裂片半圆形，齿端常具黑腺点；花瓣长圆形，长约 0.3 cm；花盘近方形；雄蕊无花丝；子房具 4 棱，方锥状，无花柱，柱头小头状。蒴果 4 深裂，成熟时裂瓣 1 ~ 4，每裂瓣内常仅有 1 种子；种子长圆形，长约 0.5 cm，上部覆盖着黄红色假种皮。

| 生境分布 |

生于山坡或密林中。分布于德兴三清山北麓、大茅山等。

| 资源情况 |

野生资源一般。药材来源于野生。

| 采收加工 | 全年均可采收，洗净，鲜用或切段晒干。 |

采收加工 全年均可采收，洗净，鲜用或切段晒干。

功能主治 甘、微苦，微温。归肾经。祛风散寒，理气平喘，活血解毒。用于风寒湿痹，腰膝疼痛，胃脘胀痛，气喘，月经不调，跌打损伤，毒蛇咬伤。

用法用量 内服煎汤，6 ~ 15 g；或浸酒；孕妇慎服。外用适量，研末调敷；或鲜品捣敷。

附　注 本种异名：*Euonymus euscaphioides* F. H. Chen et M. C. Wang、*Euonymus streptopterus* Merr.、*Euonymus euscaphioides* F. H. Chen et M. C. Wang var. *serrulatus* F. H. Chen et M. C. Wang。

卫矛科 Celastraceae 卫矛属 Euonymus

鸦椿卫矛 Euonymus euscaphis Hand.-Mazz.

| 药 材 名 | 鸦椿卫矛（药用部位：根或根皮）。

| 形态特征 | 直立或蔓性灌木。叶对生，革质，披针形或窄长披针形，长 6 ~ 18 cm，宽 1 ~ 3 cm，先端渐尖或长渐尖，边缘具浅细锯齿；叶柄长 0.2 ~ 0.8 cm。聚伞花序生于侧生新枝上，有 3 ~ 7 花；花序梗细，长 1 ~ 1.5 cm；花梗长约 1 cm；花 4 基数，绿白色，直径 0.5 ~ 0.8 cm；雄蕊无花丝。蒴果 4 深裂，裂瓣卵圆形，长约 0.8 cm，常 1 ~ 2 瓣成熟，每瓣内有 1 种子；种子具橘红色假种皮。

| 生境分布 | 生于山间林中及山坡路边。分布于德兴大茅山等。

| 资源情况 | 野生资源丰富。药材来源于野生。

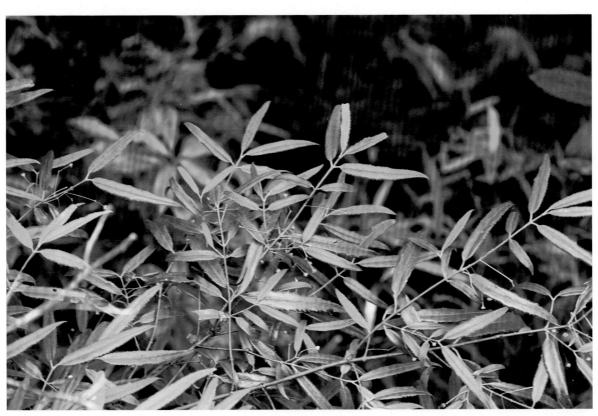

| 采收加工 | 秋后采挖根，洗净，切片，晒干；或剥取根皮，晒干。

| 功能主治 | 苦、辛，平。归肝、肾经。活血通经，祛风除湿，消肿解毒。用于跌打瘀肿，腰痛，癥瘕，血栓闭塞性脉管炎，痛经，风湿痹痛，痔疮，漆疮。

| 用法用量 | 内服煎汤，10 ～ 15 g；孕妇禁服。外用适量，煎汤洗。

| 附　　注 | 本种异名：*Euonymus euscaphis* Hand.-Mazz. var. *gracilis* Hand.-Mazz.、*Euonymus tsoi* Merrill subsp. *brevipes* Hsu、*Euonymus euscaphis* Hand.-Mazz. var. *gracilipes* Rehder。

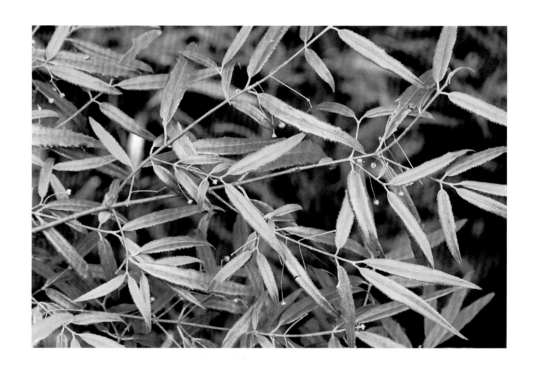

卫矛科 Celastraceae 卫矛属 Euonymus

扶芳藤
Euonymus fortunei (Turcz.) Hand.-Mazz.

| **药 材 名** | 扶芳藤（药用部位：地上部分）。

| **形态特征** | 常绿藤状灌木，各部无毛。枝具气生根。叶对生，薄革质，椭圆形、长圆状椭圆形或长倒卵形，长 3.5 ~ 8 cm，边缘齿浅，不明显；叶柄长 0.3 ~ 0.6 cm。聚伞花序 3 ~ 4 次分枝，花序梗长 1.5 ~ 3 cm，每花序有 4 ~ 7 花，分枝中央有单花；花 4 基数，白绿色，直径约 0.6 cm；花萼裂片半圆形；花瓣近圆形；雄蕊花丝细长，花盘方形，直径约 0.25 cm；子房三角状锥形，具 4 棱，花柱长 0.1 cm。蒴果近球形，直径 0.6 ~ 1.2 cm，成熟时粉红色，果皮光滑；种子长方状椭圆形，假种皮鲜红色，全包种子。

| **生境分布** | 生于海拔 300 m 以上的山坡丛林中。德兴各地山区均有分布。

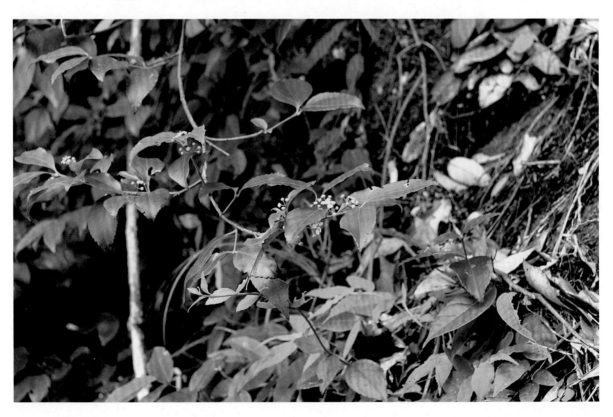

| 资源情况 | 野生资源丰富。药材来源于野生。

| 采收加工 | 全年均可采收，除去杂质，切碎，晒干。

| 药材性状 | 本品茎枝常有不定根呈圆柱状，有纵皱纹，略弯曲，长短不一，直径 3 ～ 10 cm。茎棕褐色，表面粗糙，有较大且凸起皮孔；枝灰褐色，有细疣状密集皮孔，幼枝灰褐色，扁圆柱形，有细密微凸皮孔。质坚硬，不易折断，断面不整齐。单叶对生，叶片薄革质，略皱缩，灰绿色或黄绿色，完整叶片展平后椭圆形或宽椭圆形，长 3.5 ～ 8 cm，宽 1 ～ 6 cm，边缘有细锯齿，叶脉两面隆起，侧脉每边 5 ～ 6；叶柄长 2 ～ 5 cm。聚伞花序；花 4 基数。蒴果近球形，果皮无刺。气微，味淡。

| 功能主治 | 苦、甘，温。归肝、脾、肾、胃经。益肾壮腰，舒筋活络，止血消瘀。用于肾虚腰膝酸痛，半身不遂，风湿痹痛，小儿惊风，咯血，吐血，血崩，月经不调，子宫脱垂，跌打骨折，创伤出血。

| 用法用量 | 内服煎汤，6 ～ 12 g；或浸酒；或入丸、散剂；孕妇禁服。外用适量，研末调敷；或捣敷；或煎汤熏洗。

| 附　　注 | 本种异名：*Euonymus wensiensis* J. W. Ren et D. S. Yao.、*Euonymus kiautschovicus* Loes.、*Euonymus hederaceus* Champ. ex Benth.、*Euonymus patens* Rehder、*Euonymus fortunei* Turcz.。

药材扶芳藤，为本种的干燥地上部分，《浙江省中药材标准·第一册》（2017 年版）、《中华人民共和国药典·附录》（2000 年版至 2010 年版）、《广东省中药材标准·第一册》（2004 年版）、《广西中药材标准·第二册》（1996 年版）、《广西壮族自治区壮药质量标准·第一卷》（2008 年版）中有收载。

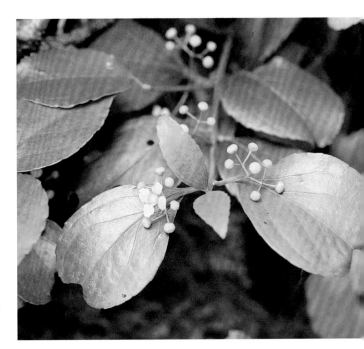

卫矛科 Celastraceae 卫矛属 Euonymus

西南卫矛
Euonymus hamiltonianus Wall. ex Roxb.

| 药 材 名 |　西南卫矛（药用部位：根或根皮、茎皮、枝叶）。

| 形态特征 |　落叶小乔木。小枝具 4 棱。叶对生，卵状椭圆形、长圆状椭圆形或椭圆状披针形，长 7 ~ 12 cm，宽 3 ~ 7 cm，边缘具浅波状钝圆锯齿，侧脉 7 ~ 9 对；叶柄长达 5 cm。聚伞花序具 5 至多花；花序梗长 1 ~ 2.5 cm；花 4 基数，白绿色，直径 1 ~ 1.2 cm；花萼裂片半圆形；花瓣长圆形或倒卵状长圆形；雄蕊具花丝，生于扁方形花盘边缘；子房 4 室，具花柱。蒴果倒三角形或倒卵圆形，直径 1 ~ 1.5 cm，成熟时粉红色带黄色，每室具 1 ~ 2 种子；种子棕红色，外被橙红色假种皮。

| 生境分布 |　生于海拔 2 000 m 以下的山地林中。分布于德兴三清山北麓等。

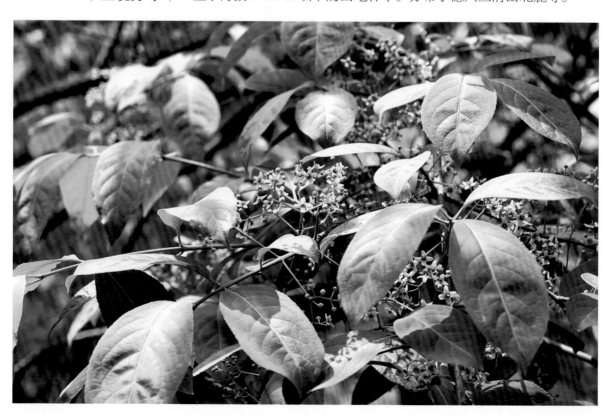

| 资源情况 | 野生资源一般。药材来源于野生。

| 采收加工 | 全年均可采收，洗净，鲜用，或切片，或剥皮晒干。

| 功能主治 | 甘、微苦，微温。祛风湿，强筋骨，活血解毒。用于风寒湿痹，腰痛，跌打损伤，血栓闭塞性脉管炎，痔疮，漆疮。

| 用法用量 | 内服煎汤，15 ~ 30 g；或浸酒。外用适量，煎汤洗；或鲜品捣敷。

| 附　注 | 本种异名：*Euonymus hamiltonianus* Wall. ex Roxb. f. *lanceifolius* (Loes) C. Y. Cheng.、*Euonymus hians* Koehne、*Euonymus hamitoniana* Dippel ex Koehne、*Euonymus vidalii* Franch. et Sav.、*Euonymus atropurpurea* Roxb.、*Euonymus nikoensis* Nakai、*Euonymus semiexserta* Koehne、*Euonymus yedoensis* Koehne。

卫矛科 Celastraceae 卫矛属 Euonymus

冬青卫矛
Euonymus japonicus Thunb.

| 药材名 | 大叶黄杨根（药用部位：根）、大叶黄杨（药用部位：茎皮、枝）、大叶黄杨叶（药用部位：叶）、扶芳藤（药用部位：地上部分）。

| 形态特征 | 常绿灌木。小枝具4棱。叶对生，革质，倒卵形或椭圆形，长3～5 cm，具浅细钝齿，侧脉5～7对；叶柄长约1 cm。聚伞花序2～3次分枝，具5～12花；花序梗长2～5 cm；花白绿色，直径0.5～0.7 cm；花萼裂片半圆形；花瓣近卵圆形；花盘肥大，直径约0.3 cm；花丝长0.15～0.4 cm，常弯曲；子房每室具2胚珠，着生于中轴顶部。蒴果近球形，直径约0.8 cm，成熟时淡红色；种子每室1，顶生，椭圆形，长约0.6 cm；假种皮橘红色，全包种子。

| 生境分布 | 栽培作观赏植物。德兴市区公园有栽培。

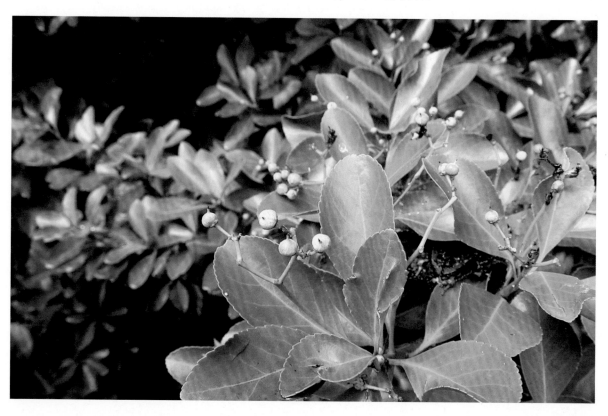

| 资源情况 | 栽培资源一般。药材来源于栽培。

| 采收加工 | **大叶黄杨根**：冬季采挖，洗去泥土，切片，晒干。
大叶黄杨：全年均可采收，茎皮晒干，枝切段晒干。
大叶黄杨叶：春季采收，晒干。
扶芳藤：全年均可采收，除去杂质，切碎，晒干。

| 药材性状 | **大叶黄杨**：本品茎皮外表面灰褐色，较粗糙，有点状凸起的皮孔及纵向浅裂纹，内表面淡棕色，较光滑；断面略呈纤维性，有较密的银白色丝状物，拉至 3 mm 即断。茎枝无不定根。气微，味淡而涩。
大叶黄杨叶：本品叶片厚革质，倒卵形至狭椭圆形，长 3 ~ 5 cm，宽 2 ~ 3 cm；叶柄长约 1 cm。气微，味淡。
扶芳藤：本品茎枝无不定根，长短不一，具微皱突，小枝具 4 棱；质坚硬，不易折断，断面不整齐。叶片厚革质，灰绿色或黄绿色，完整叶片展平后倒卵形或椭圆形，长 3 ~ 5 cm，宽 2 ~ 3 cm，边缘具浅细钝齿，侧脉 5 ~ 7 对；叶柄长约 1 cm。聚伞花序，具 5 ~ 12 花。蒴果扁球形，果皮无刺。气微，味淡。

| 功能主治 | **大叶黄杨根**：辛、苦，温。归肝经。活血调经，祛风湿。用于月经不调，痛经，风湿痹痛。
大叶黄杨：苦、辛，微温。祛风湿，强筋骨，活血止血。用于风湿痹痛，腰膝酸软，跌打伤肿，骨折，吐血。
大叶黄杨叶：解毒消肿。用于疮疡肿毒。
扶芳藤：微苦，微温。归肝、脾、肾经。益气血，补肝肾，舒筋活络。用于气血虚弱证，腰肌劳损，风湿痹痛，跌打骨折，创伤出血。

| 用法用量 | **大叶黄杨根**：内服煎汤，15 ~ 30 g。孕妇慎服。
大叶黄杨：内服煎汤，15 ~ 30 g；或浸酒。孕妇慎服。
大叶黄杨叶：外用适量，鲜品捣敷。孕妇慎用。
扶芳藤：内服煎汤，6 ~ 12 g；或浸酒。外用适量，捣敷。孕妇忌服。

| 附　注 | 本种异名：*Euonymus sinensis* Carrière、*Masakia japonica* (Thunb.) Nakai。
药材扶芳藤，为本种的干燥地上部分，《浙江省中药材标准·第一册》（2017 年版）、《中华人民共和国药典·附录》（2000 年版至 2010 年版）、《广西中药材标准·第二册》（1996 年版）、《广西壮族自治区壮药质量标准·第一卷》（2008 年版）中有收载。

卫矛科 Celastraceae 卫矛属 Euonymus

白杜

Euonymus maackii Rupr.

| **植物别名** | 丝棉木。

| **药 材 名** | 丝棉木（药用部位：根、树皮）、丝棉木叶（药用部位：叶）。

| **形态特征** | 落叶小乔木。小枝圆柱形。叶对生，卵状椭圆形、卵圆形或窄椭圆形，长 4 ~ 8 cm，宽 2 ~ 5 cm，边缘具细锯齿，有时深而锐利，侧脉 6 ~ 7 对；叶柄长 1.5 ~ 3.5 cm，有时较短。聚伞花序有 3 至多花；花序梗微扁，长 1 ~ 2 cm；花 4 基数，淡白绿色或黄绿色，直径约 0.8 cm；花萼裂片半圆形；花瓣长圆状倒卵形；雄蕊生于 4 圆裂的花盘上，花丝长 0.1 ~ 0.2 cm，花药紫红色；子房四角形，4 室，每室具 2 胚珠。蒴果倒圆心形，4 浅裂，直径 0.9 ~ 1 cm，成熟时粉红色；种子棕黄色，长椭圆形，长 0.5 ~ 0.6 cm；假种皮橙红色，

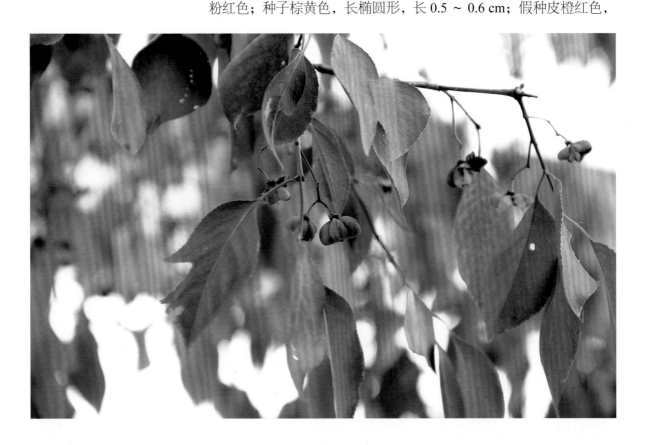

全包种子。

| **生境分布** | 生于山脚、河岸及村边竹林下。德兴三清山北麓有分布，德兴大目源有栽培。

| **资源情况** | 野生资源稀少，栽培资源一般。药材主要来源于栽培。

| **采收加工** | 丝棉木：全年均可采收，洗净，根切片晒干，树皮晒干。
丝棉木叶：春季采收，晒干。

| **功能主治** | 丝棉木：苦、辛，凉；有小毒。归肝、脾、肾经。祛风除湿，活血通络，解毒止血。用于风湿性关节炎，腰痛，跌打伤肿，血栓闭塞性脉管炎，肺痈，衄血，疔疮肿毒。
丝棉木叶：苦，寒。清热解毒。用于漆疮，痈肿。

| **用法用量** | 丝棉木：内服煎汤，15 ～ 30 g，鲜品加倍；或浸酒；或入散剂；孕妇慎服。外用适量，捣敷；或煎汤熏洗。
丝棉木叶：外用适量，煎汤熏洗。

| **附　　注** | 本种异名：*Euonymus bungeanus* Maxim.、*Euonymus semipersistens* (Rupr.) Sprague ex Bean、*Euonymus coreana* H. Lévl.、*Euonymus quelpaertensis* Nakai、*Euonymus oukiakensis* Pamp.。
药材丝棉木，为本种的干燥树根，《上海市中药材标准·附录》（1994 年版）中有收载。

卫矛科 Celastraceae 卫矛属 *Euonymus*

大果卫矛 *Euonymus myrianthus* Hemsl.

| 药 材 名 | 大果卫矛（药用部位：根、茎）。

| 形态特征 | 常绿灌木。幼枝微具 4 棱。叶对生，革质，倒卵形、窄倒卵形或窄椭圆形，有时窄披针形，长 5 ~ 13 cm，边缘常呈波状或具明显的钝锯齿；叶柄长 0.5 ~ 1 cm。聚伞花序多聚生于小枝上部，有 2 ~ 4 次分枝；花序梗长 2 ~ 4 cm，具 4 棱；花 4 基数，黄色，直径达 1 cm；花萼裂片近圆形；花瓣近倒卵形；花盘四角有圆形裂片；雄蕊着生于花盘裂片中央的小突起上，花丝极短或无；子房锥状，有短花柱。蒴果多倒卵圆形，长 1.5 cm，成熟时黄色，4 瓣开裂，4 室，每室具 1 种子，有时不发育；种子近圆形；假种皮橘黄色。

| 生境分布 | 生于海拔约 1 000 m 的山坡、溪边、沟谷较湿润处。分布于德兴三

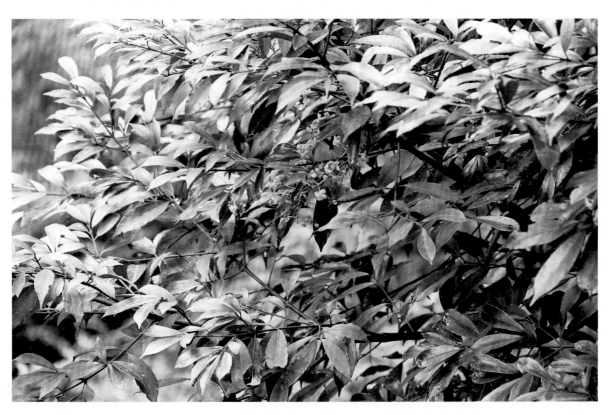

清山北麓等。

| **资源情况** | 野生资源一般。药材来源于野生。

| **采收加工** | 秋后采挖根，洗净，切片，晒干；夏、秋季采收茎，切段，晒干。

| **功能主治** | 甘、微苦，平。归肝、脾、肾经。益肾壮腰，化瘀，利湿。用于肾虚腰痛，胎动不安，慢性肾炎，产后恶露不尽，跌打骨折，风湿痹痛，带下。

| **用法用量** | 内服煎汤，10 ~ 60 g。外用适量，煎汤熏洗。

| **附 注** | 本种异名：*Euonymus rosthornii* Loes. ex Diels、*Euonymus lipoensis* Z. R. Xu、*Euonymus sargentianus* Loes. et Rehder、*Euonymus rosthornii* Loes. ex Diels var. *tenuifolius* Loes.、*Euonymus rosthornii* Loes. ex Diels var. *crassifolius* Loes.、*Euonymus myrianthus* Hemsl. var. *crassifolius* (Loes.) Blak.。

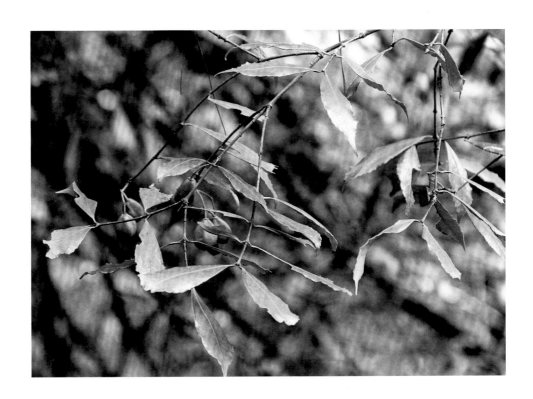

卫矛科 Celastraceae 卫矛属 Euonymus

矩叶卫矛
Euonymus oblongifolius Loes. et Rehd.

| 药 材 名 | 白鸡胗（药用部位：根、果实）。

| 形态特征 | 常绿灌木或小乔木。幼枝淡绿色，微具 4 棱。叶对生，薄革质，长圆状椭圆形、窄椭圆形或长圆状倒卵形，稀长圆状披针形，长 5 ~ 16 cm，边缘具细浅锯齿，侧脉 7 ~ 9 对；叶柄长 0.5 ~ 0.8 cm。聚伞花序多次分枝；花序梗长 2 ~ 5 cm；花 4 基数，淡绿色，直径约 0.5 cm；花萼裂片半圆形，细小；花瓣近圆形；雄蕊近无花丝；子房每室具 2 ~ 6 胚珠，花柱不明显。蒴果倒圆锥状，成熟时黄色，长约 1 cm，有 4 棱或 4 浅裂，顶部平，每室具 1 ~ 2（~ 3）种子；种子近球形，直径约 0.3 cm，具橙黄色假种皮。

| 生境分布 | 生于中海拔的山谷及近水阴湿处。分布于德兴大茅山等。

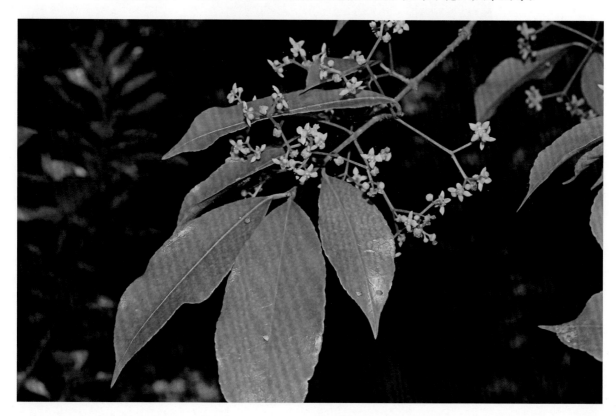

| 资源情况 | 野生资源一般。药材来源于野生。

| 采收加工 | 全年均可采挖根，洗净，切片，晒干；果实成熟时采摘果实，晒干。

| 功能主治 | 苦、涩，寒；有小毒。凉血止血，泻热。用于血热鼻衄，跌打损伤。

| 用法用量 | 内服煎汤，6 ~ 9 g。

| 附　　注 | 本种异名：*Euonymus chibai* Makino、*Euonymus punctata* Wall.、*Euonymus flavescens* Nakai、*Euonymus merrilli* C. H. Wang、*Euonymus merrillianus* Chung H. Wang。在 FOC 中，本种被修订为中华卫矛 *Euonymus nitidus* Benth.。

卫矛科 Celastraceae 卫矛属 Euonymus

垂丝卫矛
Euonymus oxyphyllus Miq.

| 药 材 名 | 垂丝卫矛（药用部位：根或根皮、茎皮）、垂丝卫矛果（药用部位：果实）。

| 形态特征 | 落叶灌木。叶对生，卵圆形或椭圆形，长 4 ~ 8 cm，宽 2.5 ~ 5 cm，具细密锯齿或浅齿；叶柄长 0.4 ~ 0.8 cm。聚伞花序宽疏，常有 7 ~ 20 花；花序梗细长，长 4 ~ 5 cm，先端有 3 ~ 5 分枝，每分枝具 1 聚伞花序；花梗长 0.3 ~ 0.7 cm；花 5 基数，淡绿色，直径 0.7 ~ 0.9 cm；萼片圆形，花瓣近圆形；花盘圆形，5 浅裂；雄蕊花丝极短；子房圆锥形，先端渐窄成柱状花柱。蒴果近球形，直径约 1 cm，果皮背缝处常有凸起的棱线，成熟时暗红色，开裂；种子 4 ~ 5，淡褐色，具红色假种皮；果序柄细，长 5 ~ 6 cm。

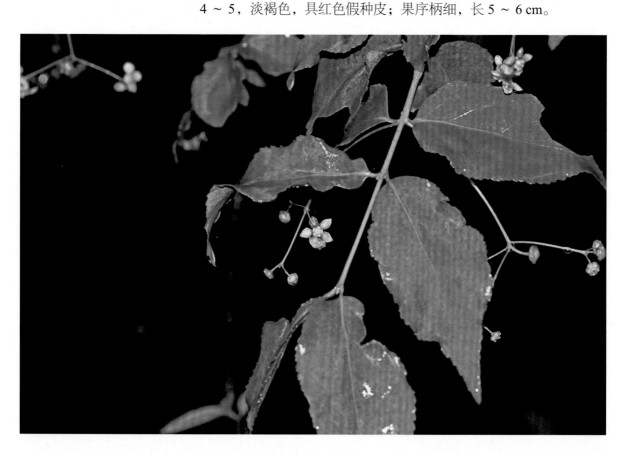

| **生境分布** | 生于低山坡地杂木林内。德兴三清山北麓有分布，德兴市区有栽培。

| **资源情况** | 野生资源稀少，栽培资源一般。药材主要来源于栽培。

| **采收加工** | **垂丝卫矛**：秋后采根，鲜用或剥皮晒干；夏、秋季采割茎，剥皮，鲜用或晒干。
垂丝卫矛果：9 月后果实成熟时采收，晒干。

| **功能主治** | **垂丝卫矛**：辛、苦，温。归肝、胃、大肠经。祛风除湿，活血通经，利水解毒。用于风湿痹痛，痢疾，泄泻，痛经，闭经，跌打骨折，脚气，水肿，阴囊湿痒，疮疡肿毒。
垂丝卫矛果：苦，寒。清热解毒。用于痢疾初起，腹痛后重。

| **用法用量** | **垂丝卫矛**：内服煎汤，10 ~ 30 g；孕妇禁服。外用适量，煎汤熏洗；或捣敷；或研末加桐油调敷。
垂丝卫矛果：内服煎汤，10 ~ 20 g。孕妇禁服。

| **附　注** | 本种异名：*Euonymus robusta* Nakai、*Euonymus laxiflora* Blume ex Miq.、*Euonymus latifolia* A. Gray、*Euonymus nipponica* Maxim.、*Euonymus yesoensis* Koidz.。

卫矛科 Celastraceae 卫矛属 Euonymus

无柄卫矛

Euonymus subsessilis Sprague

| 药 材 名 | 无柄卫矛（药用部位：根皮、茎皮）、扶芳藤（药用部位：地上部分）。

| 形态特征 | 灌木或藤状灌木。幼枝绿色，四棱形。叶对生，近革质，椭圆形、窄椭圆形或长圆状窄卵形，长 4 ~ 10 cm，边缘具明显锯齿，侧脉 4 ~ 6 对，明显；叶通常无柄，有时有长 0.2 ~ 0.5 cm 的短柄。聚伞花序 2 ~ 3 次分枝；花序梗长 1 ~ 3 cm，四棱形；花梗圆柱形，常具细瘤点；花 4 基数，黄绿色，直径约 0.5 cm；花萼裂片半圆形；花瓣近圆形；花盘方形；雄蕊具细长花丝，长 0.2 ~ 0.3 cm，生于花盘边缘；子房具细长花柱。蒴果近球形，密被刺，直径 1 ~ 1.2 cm（连刺）；刺棕红色，三角状，长 0.1 ~ 0.18 cm；种子每室 1 ~ 2，假种皮红色。

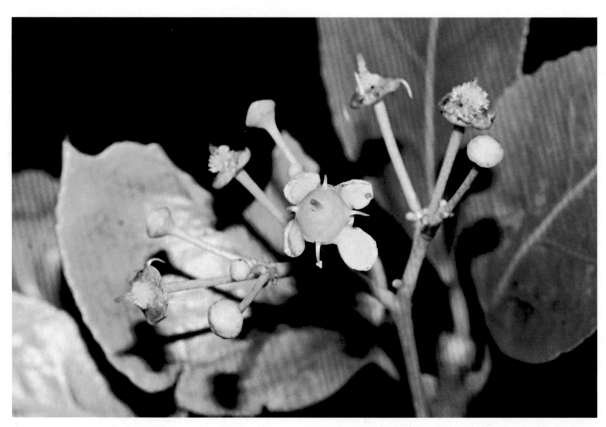

| 生境分布 | 生于山中林内、路边、岩石坡地和河边。分布于德兴大茅山、三清山北麓等。

| 资源情况 | 野生资源一般。药材来源于野生。

| 采收加工 | **无柄卫矛**：秋后采收根皮，夏、秋季采收茎皮，鲜用或晒干。
扶芳藤：全年均可采收，晒干。

| 药材性状 | **扶芳藤**：本品茎枝常有不定根；幼枝明显四棱形，长短不一。质坚硬，不易折断，断面不整齐。叶片革质或近革质，完整叶片展平后长圆形或狭椭圆形，长4 ~ 10 cm，宽 2 ~ 4 cm；叶柄极短或无。蒴果圆球状，果皮密生刺状突起。气微，味淡。

| 功能主治 | **无柄卫矛**：微苦，平。归肝、脾、肾经。祛风除湿，散瘀续骨。用于风湿痹痛，跌打损伤，骨折。
扶芳藤：微苦，微温。归肝、脾、肾经。益气血，补肝肾，舒筋活络。用于气血虚弱证，腰肌劳损，风湿痹痛，跌打骨折，创伤出血。

| 用法用量 | **无柄卫矛**：内服煎汤，6 ~ 12 g；或浸酒。外用适量，研末调敷；或鲜品捣敷。
扶芳藤：内服煎汤，6 ~ 12 g；或浸酒。外用适量，捣敷。孕妇忌服。

| 附　　注 | 本种异名：*Euonymus scandens* Graham、*Euonymus trichocarpus* Hayata、*Euonymus fungosa* Ohwi、*Euonymus mupinensis* Loes. et Rehder、*Euonymus arboricolus* Hayata。
在 FOC 中，本种被修订为棘刺卫矛 *Euonymus echinatus* Wall.。
药材扶芳藤，为本种的干燥地上部分，《中华人民共和国药典·附录》（2000年版至 2010 年版）、《广东省中药材标准·第一册》（2004 年版）、《广西中药材标准·第二册》（1996 年版）、《广西壮族自治区壮药质量标准·第一卷》（2008 年版）中有收载。

卫矛科 Celastraceae 假卫矛属 Microtropis

福建假卫矛 Microtropis fokienensis Dunn

| **药 材 名** | 福建假卫矛（药用部位：枝、叶）。

| **形态特征** | 灌木，高达 4 m。小枝略呈四棱形。叶坚纸质，窄倒卵形或宽倒披针形，稀倒卵状椭圆形或宽椭圆形，长 4 ~ 9 cm，宽 1.5 ~ 4 cm；叶柄长 0.2 ~ 0.7 cm。短小密伞花序多腋生或侧生，稀顶生，具 3 ~ 9花，花序梗短，长 0.15 ~ 0.5 cm，通常无明显分枝，花梗极短或无；花 5 基数；萼片半圆形，覆瓦状排列；花瓣宽椭圆形；花盘环状，裂片阔半圆形；雄蕊短于花冠；子房卵球形，花柱极明显，柱头 4浅裂。蒴果椭圆形或倒卵状椭圆形，长约 1.4 cm。

| **生境分布** | 生于海拔 800 m 以上的山坡或沟谷林中。分布于德兴三清山北麓等。

| **资源情况** | 野生资源稀少。药材来源于野生。

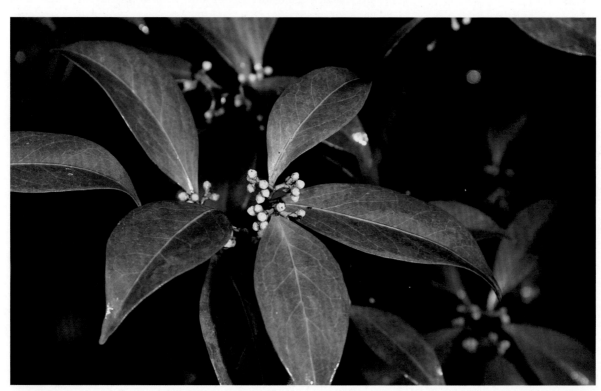

| **采收加工** | 全年均可采收，晒干。

| **功能主治** | 消肿散瘀，接骨。用于跌打肿痛，骨折。

| **用法用量** | 外用适量，捣敷。

| **附　　注** | 本种异名：*Cassine illiciifolia* Hayata、*Cassine matsudae* Hayata、*Microtropis illiciifolia* (Hayata) Koidzumi、*Microtropis matsudae* (Hayata) Koidzumi、*Otherodendron matsudae* (Hayata) Hayata ex Loesener.。

卫矛科 Celastraceae 雷公藤属 Tripterygium

昆明山海棠
Tripterygium hypoglaucum (Lévl.) Hutch

| 药 材 名 | 昆明山海棠（药用部位：根）。

| 形态特征 | 藤状灌木。小枝有 4 ~ 5 棱，密被棕红色毡状毛，老枝无毛。叶薄革质，长圆状卵形、宽卵形或窄卵形，长 6 ~ 11 cm，宽 3 ~ 7 cm，下面被白粉，灰白色，无毛；叶柄长 1 ~ 1.5 cm，密生棕红色柔毛。圆锥状聚伞花序生于小枝上部，呈蝎尾状多次分枝，密被锈色毛；花绿色，直径 0.4 ~ 0.5 cm；萼片近卵圆形；花瓣长圆形或窄卵形；花盘微 4 裂；雄蕊着生于花盘边缘；子房具 3 棱，花柱圆柱形，柱头膨大。翅果长圆形或近圆形，具 3 翅。

| 生境分布 | 生于山地林中。分布于德兴大茅山等。

| 资源情况 | 野生资源一般。药材来源于野生。

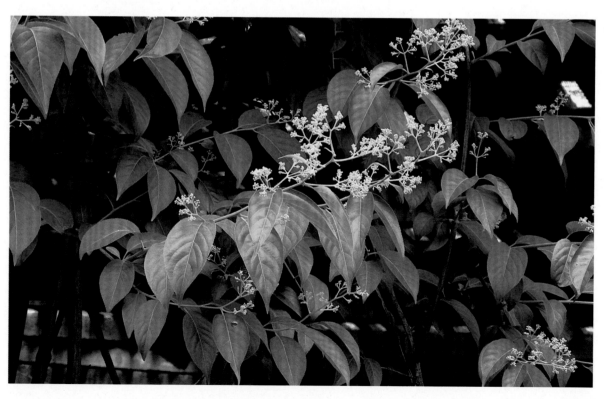

| **采收加工** | 秋后采挖，洗净，切片，晒干。 |

| **药材性状** | 本品呈圆柱形，有分枝，略弯曲，粗细不等，直径 0.4 ~ 3（~ 5）cm。栓皮橙黄色至棕褐色，有细纵纹及横裂隙，易剥落。质坚韧，不易折断，断面皮部棕灰色或淡棕黄色，木部淡棕色或淡黄白色。气微，味涩、苦。 |

| **功能主治** | 苦、涩，温；有大毒。归肝、脾、肾经。祛风除湿，活血止血，舒筋接骨，解毒杀虫。用于风湿痹痛，半身不遂，疝气痛，痛经，月经过多，产后腹痛，出血不止，急性病毒性肝炎，慢性肾炎，红斑狼疮，恶性肿瘤，跌打骨折，骨髓炎，骨结核，附睾结核，疮毒，银屑病，神经性皮炎。 |

| **用法用量** | 内服煎汤，6 ~ 15 g，先煎；或浸酒；孕妇禁服，小儿及育龄期妇女慎服，不宜过量或久服。外用适量，研末调敷；或煎汤涂；或鲜品捣敷。 |

| **附　注** | 本种异名：*Aspidopterys hypoglaucum* Lévl.、*Tripterygium wilfordii* Hook. f. var. *execum* Sprague et Takeda、*Tripterygium forrestii* A. C. Smith、*Tripterygium forrestii* A. C. Smith var. *execum* (Sprague et Takeda) C. H. Wang。
在 FOC 中，本种被修订为雷公藤 *Tripterygium wilfordii* Hook. f.。
药材昆明山海棠，为本种的干燥根，《湖南省中药材标准》（1993 年版、2009 年版）、《中华人民共和国药典·附录》（2010 年版）、《中华人民共和国卫生部药品标准·中药成方制剂·第四册·附录》（1991 年版）、《广东省中药材标准·第一册》（2004 年版）、《广西中药材标准》（1990 年版）、《广西中药材标准·第二册》（1996 年版）、《上海市中药材标准》（1994 年版）中有收载；《云南省中药材标准·第二册·彝族药》（2005 年版）、《云南省药品标准》（1974 年版、1996 年版）以"火把花根"之名收载之。 |

卫矛科 Celastraceae 雷公藤属 Tripterygium

雷公藤 *Tripterygium wilfordii* Hook. f.

| **药 材 名** | 雷公藤（药用部位：根或根及根茎）。

| **形态特征** | 藤状灌木。小枝棕红色，有 4 ~ 6 棱，密生瘤状皮孔及锈色短毛。叶椭圆形至宽卵形，长 4 ~ 7 cm，宽 3 ~ 4 cm；叶柄长达 0.8 cm。聚伞圆锥花序顶生及腋生，长 5 ~ 7 cm，被锈毛；花杂性，白绿色，直径达 0.5 cm，5 基数；花盘 5 浅裂；雄蕊生于浅裂内凹处；子房三角形，不完全 3 室，每室具 2 胚珠，通常仅 1 胚珠发育，柱头 6 浅裂。果实具 3 膜质翅，矩圆形，长 1.5 cm，宽 1.2 cm，翅上有斜生侧脉；种子 1，黑色，细柱状。

| **生境分布** | 生于山地林内阴湿处。分布于德兴大茅山等。

| **资源情况** | 野生资源丰富。药材来源于野生。

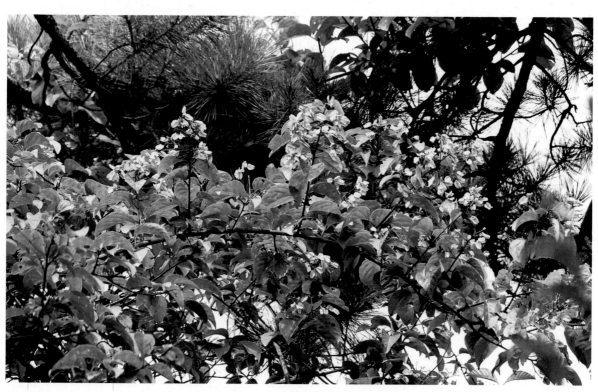

| **采收加工** | 秋季采挖根，抖净泥土，晒干；或去皮，晒干。

| **药材性状** | 本品根呈圆柱形，扭曲，常具茎残基，直径 0.5 ~ 3 cm，商品常切成长短不一的段块；表面土黄色至黄棕色，粗糙，具细密纵向沟纹及环状或半环状裂隙；栓皮层常脱落，脱落处显橙黄色，皮部易剥离，露出黄白色木部；质坚硬，折断时有粉尘飞扬，断面纤维性，横切面木栓层橙黄色，显层状，韧皮部红棕色，木部黄白色，密布针眼状孔洞，射线较明显。根茎与根相似，多平直，有白色或浅红色髓部。气微、特异，味苦、微辛。

| **功能主治** | 苦、辛，凉；有大毒。归肝、肾经。祛风除湿，活血通络，消肿止痛，杀虫解毒。用于类风湿性关节炎，风湿性关节炎，肾小球肾炎，肾病综合征，红斑狼疮，干燥综合征，贝赫切特综合征，湿疹，银屑病，麻风病，疥疮，顽癣。

| **用法用量** | 内服煎汤，除去根皮的根 15 ~ 25 g，带皮的根 10 ~ 12 g，文火煎 1 ~ 2 h；或入糖浆、片剂；或研末装胶囊，每次 0.5 ~ 1.5 g，每日 3 次；凡有心、肝、肾器质性病变，白细胞减少者慎服，孕妇禁服。外用适量，研末敷；或捣敷；或制成酊剂、软膏涂擦。

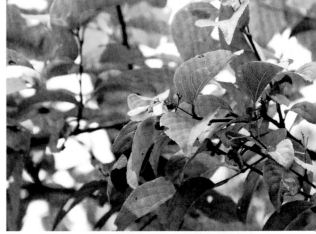

| **附 注** | 本种异名：*Aspidopterys hypoglauca* H. Léveillé、*Tripterygium hypoglaucum* (H. Léveillé) Hutchinson、*Tripterygium regelii* Sprague & Takeda。
药材雷公藤，为本种的干燥根（皮）（或根及根茎），《山东省中药材标准》（1995 年版、2002 年版）、《湖南省中药材标准》（1993 年版、2009 年版）、《湖北省中药材质量标准》（2009 年版、2018 年版）、《福建省中药材标准》（2006 年版）、《上海市中药材标准》（1994 年版）中有收载。

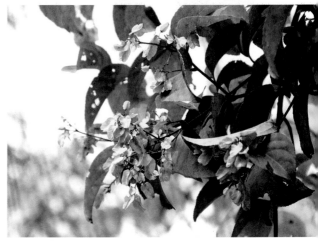

省沽油科 Staphyleaceae 野鸦椿属 Euscaphis

野鸦椿 Euscaphis japonica (Thunb.) Dippel

| 药 材 名 | 野鸦椿子（药用部位：果实、种子）、野鸦椿根（药用部位：根或根皮）、野鸦椿花（药用部位：花）、野鸦椿叶（药用部位：枝叶）、野鸦椿皮（药用部位：茎皮）。

| 形态特征 | 落叶小乔木或灌木。小枝及芽红紫色，枝叶揉碎后发出恶臭气味。叶对生，奇数羽状复叶，长 10 ~ 32 cm，具 5 ~ 9 小叶，稀更少或更多；小叶厚纸质，长卵形或椭圆形，稀圆形，长 4 ~ 9 cm，宽 2 ~ 4 cm，边缘具疏短锯齿，齿尖有腺体，两面除背面沿脉有白色小柔毛外，其余无毛。圆锥花序顶生，花梗长达 21 cm，花多，较密集，黄白色，直径 0.4 ~ 0.5 cm；萼片与花瓣均 5，椭圆形，萼片宿存；花盘盘状，心皮 3，分离。蓇葖果长 1 ~ 2 cm，每 1 花发育为 1 ~ 3 蓇葖果，果皮软革质，紫红色；种子近圆形，直径约

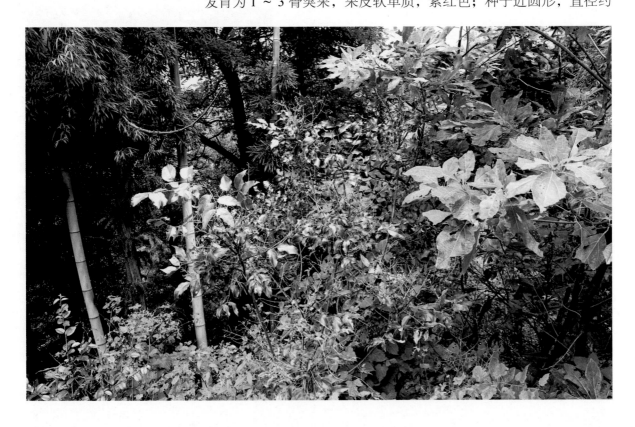

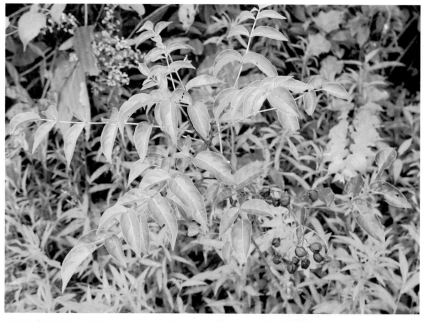

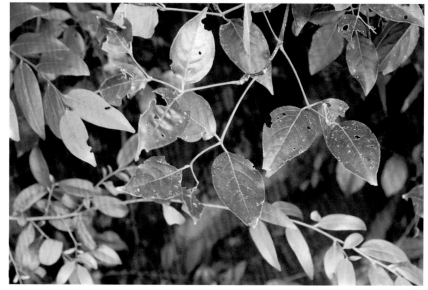

0.5 cm，黑色。

| **生境分布** | 生于山坡、山谷、河边的丛林或灌丛中。德兴各地山区均有分布。

| **资源情况** | 野生资源丰富。药材来源于野生。

| **采收加工** | 野鸦椿子：秋季采收，晒干。

野鸦椿根：9 ~ 10 月采挖，洗净，切片或剥取根皮，鲜用或晒干。

野鸦椿花：5 ~ 6 月采收，晾干。

野鸦椿叶：全年均可采收，鲜用或晒干。

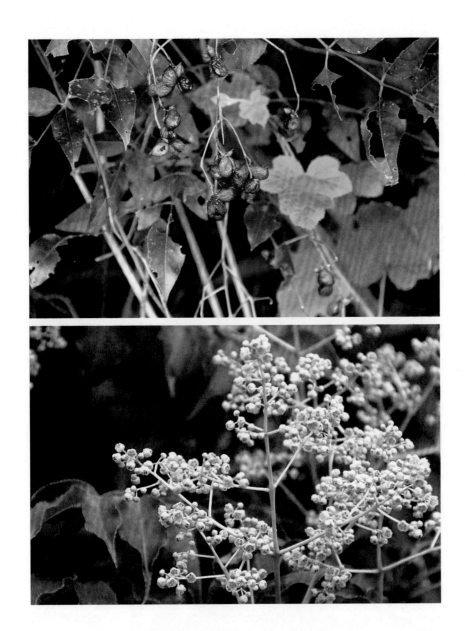

野鸦椿皮： 全年均可采剥，晒干。

| **药材性状** | **野鸦椿子：** 本品果实为蓇葖果，常 2 ~ 3 着生于同一果柄的先端；单个呈倒卵形、类圆形，稍扁，微弯曲，先端较宽大，下端较窄小，长 0.7 ~ 2 cm，宽 0.5 ~ 0.8 cm。果皮外表面呈红棕色，有凸起的分脉纹，内表面淡棕红色或棕黄色，具光泽，内有 1 ~ 2 种子。种子扁球形，直径约 0.5 cm，厚约 0.3 cm，黑色，具光泽，一端边缘可见凹下的种脐；种皮外层质脆，内层坚硬；种仁白色，油质。气微，果皮味微涩，种子味淡而油腻。

野鸦椿花： 本品呈黄白色，直径约 0.5 cm，萼片与花瓣均 5，椭圆形；萼片宿存；花盘盘状。质脆。气微，味微涩。

野鸦椿叶：本品为奇数羽状复叶，完整叶片展平后呈卵形或卵状披针形，长 4～8 cm，宽 2～4 cm，基部圆形至阔楔形，边缘具细锯齿，厚纸质。气微。

| 功能主治 |　野鸦椿子：辛，温。归肝、脾、肾经。祛风散寒，行气止痛，消肿散结。用于胃痛，寒疝疼痛，泄泻，痢疾，脱肛，月经不调，子宫脱垂，睾丸肿痛。

野鸦椿根：微苦，平。归肝、脾、肾经。祛风解表，清热利湿。用于外感头痛，风湿腰痛，痢疾，泄泻，跌打损伤。

野鸦椿花：甘，平。归心、肺、膀胱经。祛风止痛。用于头痛，眩晕。

野鸦椿叶：苦、微辛，温。归肺、肝经。祛风止痒。用于阴痒。

野鸦椿皮：辛，温。行气，利湿，祛风，退翳。用于小儿疝气，风湿骨痛，水痘，目生翳障。

| 用法用量 |　野鸦椿子：内服煎汤，9～15 g；或浸酒。

野鸦椿根：内服煎汤，9～15 g，鲜品 30～60 g；或浸酒。外用适量，捣敷；或煎汤熏洗。

野鸦椿花：内服煎汤，10～15 g。外用适量，研末撒敷。

野鸦椿叶：外用适量，煎汤洗。

野鸦椿皮：内服煎汤，9～15 g。外用适量，煎汤洗。

| 附　　注 |　本种异名：*Sambucus japonica* Thunberg、*Evodia chaffanjonii* H. Léveillé、*Euscaphis chinensis* Gagnepain、*Euscaphis fukienensis* Hsu、*Euscaphis japonica* (Thunb.) Dippel var. *jianningensis* Q. J. Wang。

药材鸡眼睛，为本种的干燥果实，《四川省中草药标准（试行稿）·第三批》（1980 年版）中有收载。

药材鸡眼睛（野鸦椿），为本种的带花或果实的枝叶，《贵州省中药材、民族药材质量标准》（2003 年版）中有收载；《湖南省中药材标准》（2009 年版）以"野鸦椿"之名收载之。

省沽油科 Staphyleaceae 省沽油属 Staphylea

省沽油 *Staphylea bumalda* DC.

| **药 材 名** | 省沽油（药用部位：果实）、省沽油根（药用部位：根）。

| **形态特征** | 落叶灌木。枝条开展。羽状复叶对生，有长柄，柄长 2.5 ~ 3 cm，具 3 小叶；小叶椭圆形、卵圆形或卵状披针形，长 4 ~ 8 cm，宽 2 ~ 5 cm，先端具长约 1 cm 的尖尾，边缘有细锯齿，齿尖具尖头，上面无毛，背面青白色，主脉及侧脉有短毛；中间小叶柄长 0.5 ~ 1 cm，两侧小叶柄长 0.1 ~ 0.2 cm。圆锥花序顶生，直立；花白色；萼片长椭圆形，浅黄白色；花瓣 5，白色，倒卵状长圆形，较萼片稍大，长 0.5 ~ 0.7 cm；雄蕊 5，与花瓣近等长。蒴果膀胱状，2 室，先端 2 裂；种子黄色，有光泽。

| **生境分布** | 生于路旁、山地或丛林中。分布于德兴旸大、绕二等。

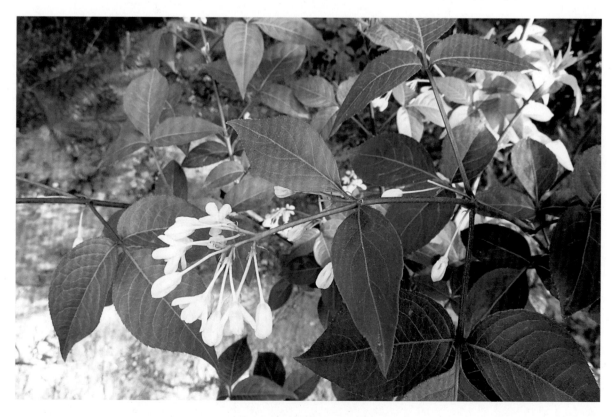

| 资源情况 | 野生资源一般。药材来源于野生。

| 采收加工 | 省沽油：秋季果实成熟时采摘，晒干。
省沽油根：全年均可采挖，洗净，切片，鲜用或晒干。

| 功能主治 | 省沽油：甘，平。归肺经。润肺止咳。用于咳嗽。
省沽油根：辛，平。归肝经。活血化瘀。用于妇女产后恶露不净。

| 用法用量 | 省沽油：内服煎汤，9 ~ 20 g。忌食酸辣、芥菜。
省沽油根：内服煎汤，9 ~ 15 g，鲜品可用至 50 g。

| 附　注 | 本种异名：*Bumalda trifolia* Thunberg、*Staphylea bumalda* DC. var. *pubescens* N. Li & Y. H. He。

省沽油科 Staphyleaceae 山香圆属 *Turpinia*

锐尖山香圆 *Turpinia arguta* (Lindl.) Seem.

| 药 材 名 | 山香圆叶（药用部位：叶）。

| 形态特征 | 落叶灌木。单叶厚纸质，椭圆形或长椭圆形，长 7 ~ 22 cm，宽 2 ~ 6 cm，先端尾尖，边缘具疏锯齿，齿尖具硬腺体，无毛；叶柄长 1.2 ~ 1.8 cm，托叶生于叶柄内侧。顶生圆锥花序，长 4 ~ 15 cm。花长 0.8 ~ 1.2 cm，白色，花梗中部具 2 苞片；萼片 5，三角形，绿色；花瓣白色，无毛；花丝长约 0.6 cm，疏被柔毛；子房及花柱被柔毛。果实近球形，幼时绿色，成熟时红色，直径 0.7 ~ 1.2 cm；种子 2 ~ 3。

| 生境分布 | 生于山坡、谷地林中。分布于德兴三清山北麓等。

| 资源情况 | 野生资源一般。药材来源于野生。

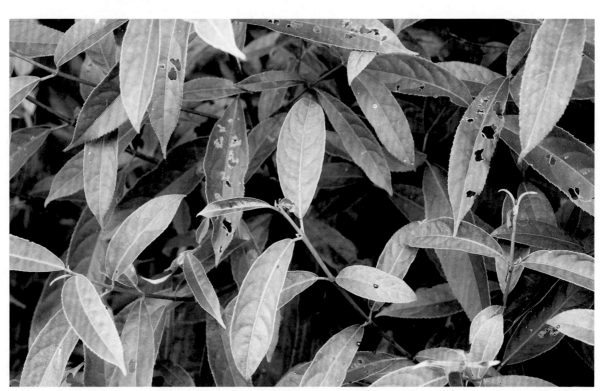

| 采收加工 | 夏、秋季叶茂盛时采收，除去杂质，晒干。

| 药材性状 | 本品呈椭圆形或长圆形，长 7 ~ 22 cm，宽 2 ~ 6 cm，先端渐尖，基部楔形，边缘具疏锯齿，近基部全缘，锯齿的先端具腺点。上表面绿褐色，具光泽；下表面淡黄绿色，较粗糙，主脉淡黄色至浅褐色，在下表面凸起，侧脉羽状；叶柄长 0.5 ~ 1 cm。近革质而脆。气芳香，味苦。

| 功能主治 | 苦，寒。归肺、肝经。清热解毒，利咽消肿，活血止痛。用于乳蛾喉痹，咽喉肿痛，疮疡肿毒，跌扑伤痛。

| 用法用量 | 内服煎汤，15 ~ 30 g。外用适量，鲜品捣敷。

| 附　注 | 本种异名：*Ochranthe arguta* Lindl.、*Eyrea vernalis* Champ.、*Staphylea simplicifolia* Gardn. et Champ.、*Maurocenia arguta* O. Ktze。

药材山香圆叶，为本种的干燥叶，《中华人民共和国药典》（2010 年版至 2020 年版）、《江西省中药材标准》（1996 年版）中有收载。

《中华人民共和国药典》规定，山香圆叶药材按干燥品计算，含女贞苷（$C_{33}H_{40}O_{18}$）不得少于 0.30%；含野漆树苷（$C_{27}H_{30}O_{14}$）不得少于 0.10%。

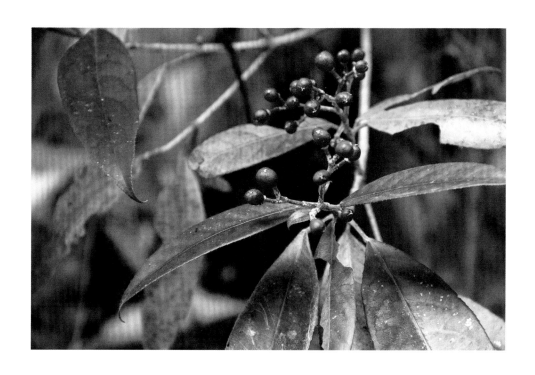

黄杨
Buxus sinica (Rehd. et Wils.) Cheng

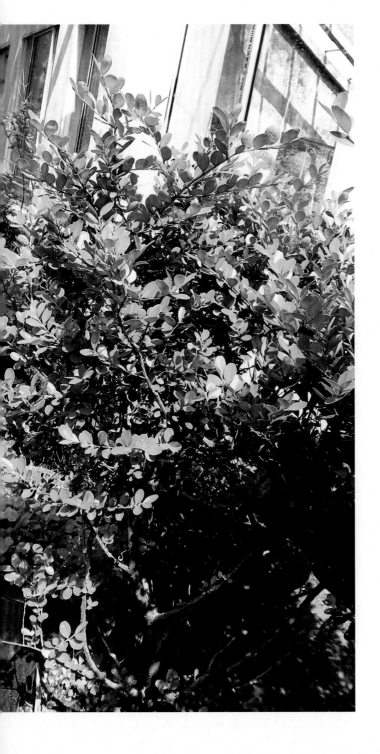

| 药 材 名 |

黄杨木（药用部位：茎枝）、黄杨叶（药用部位：叶）、山黄杨子（药用部位：果实）、黄杨根（药用部位：根）。

| 形态特征 |

灌木。小枝四棱形。叶薄革质，阔椭圆形或阔卵形，长 1.5 ~ 3.5 cm，宽 0.8 ~ 2 cm，叶面无光或光亮，侧脉明显凸出。头状花序腋生，花密集，花序轴长 0.3 ~ 0.4 cm；雄花约 10，无花梗，外萼片卵状椭圆形，内萼片近圆形，长 0.25 ~ 0.3 cm；雌花萼片长 0.3 cm，子房较花柱稍长，无毛，花柱粗扁，柱头倒心形，下延达花柱中部。蒴果近球形，长 0.6 ~ 0.7 cm，花柱宿存。

| 生境分布 |

生于海拔 1 000 m 的岩上。分布于德兴梧风洞等，市区有栽培。

| 资源情况 |

野生资源一般，栽培资源一般。药材主要来源于栽培。

| 采收加工 | 黄杨木：全年均可采收，鲜用或晒干。
黄杨叶：全年均可采收，鲜用或晒干。
山黄杨子：5 ~ 7 月果实成熟时采收，鲜用或晒干。
黄杨根：全年均可采挖，洗净，鲜用或切片晒干。

| 药材性状 | 黄杨木：本品茎已锯成长短不等、大小不一的段或块，直径 5 ~ 15 cm。外层粗皮灰褐色，呈鳞片状剥落。内面黄色，平滑，较粗者未去尽皮部可见细纵棱，粗茎横断面有锯纹及排列紧密淡黄色与棕黄色相间的细密的年轮；或有棕黄色环，木质部坚硬而致密。枝条直径粗细不等，小枝略呈方形，粗皮亦呈鳞片状剥落，直径 0.2 ~ 4 cm；砍或锯成碎块者，多为木部，可见年轮或射线纹理；髓部外侧可见一棕黄色环圈。锯下的粉末呈淡黄色。气微，味微苦、涩。
黄杨叶：本品完整叶片展平后呈阔椭圆形、阔倒卵形、卵状椭圆形或长圆形，长 1 ~ 3 cm，宽 0.8 ~ 2 cm。先端圆或钝，常有小凹口，基部圆或急尖或呈楔形，叶面光亮，中脉凸出，侧脉明显，叶背中脉平坦或稍凸出，中脉上常密被短线状钟乳体。革质。叶柄长 0.1 ~ 0.2 cm，上面被毛。气微，味苦。

| 功能主治 | 黄杨木：苦，平。归心、肝、肾经。祛风湿，理气，止痛。用于风湿痹痛，胸腹气胀，疝气疼痛，牙痛，跌打伤痛。
黄杨叶：苦，平。归肝经。清热解毒，消肿散结。用于疮疖肿毒，风火牙痛，跌打伤痛。
山黄杨子：苦，凉。归心、肺经。清暑热，解疮毒。用于暑热，疮疖。
黄杨根：苦、微辛，平。归肝经。祛风止咳，清热除湿。用于风湿痹痛，伤风咳嗽，湿热黄疸。

| 用法用量 | 黄杨木：内服煎汤，9 ~ 15 g；或浸酒。外用适量，捣敷。
黄杨叶：内服煎汤，9 g；或浸酒；孕妇禁用。外用适量，鲜品捣敷。
山黄杨子：内服煎汤，3 ~ 9 g。外用适量，捣敷。
黄杨根：内服煎汤，9 ~ 15 g，鲜品 15 ~ 30 g。

| 附　　注 | 药材小叶黄杨，为本种及其同属植物的茎叶，《贵州省中药材、民族药材质量标准》（2003 年版）中有收载。
药材黄杨木，为本种的干燥茎枝，《中华人民共和国卫生部药品标准·中药成方制剂·第十三册·附录》（1997 年版）、《湖南省中药材标准》（1993 年版、2009 年版）中有收载。

鼠李科 Rhamnaceae 勾儿茶属 Berchemia

多花勾儿茶
Berchemia floribunda (Wall.) Brongn.

| 药 材 名 | 黄鳝藤（药用部位：全株。别名：勾儿茶）。

| 形态特征 | 藤状或直立灌木。叶纸质，上部叶卵形、卵状椭圆形或卵状披针形，长4～9 cm，下部叶椭圆形，长达11 cm，上面无毛，下面干后栗色，无毛或沿脉基部被疏柔毛，侧脉9～12对；叶柄长1～2（～5）cm；托叶窄披针形，宿存。花常数朵簇生成顶生的宽聚伞圆锥花序，花序长达15 cm，花序轴无毛或被疏微毛；花梗长0.1～0.2 cm；萼片三角形；花瓣倒卵形；雄蕊与花瓣等长。核果圆柱状椭圆形，长0.7～1 cm，宿存花盘盘状；果柄长0.2～0.3 cm，无毛。

| 生境分布 | 生于山坡、沟谷、林缘、林下或灌丛中。德兴各地均有分布。

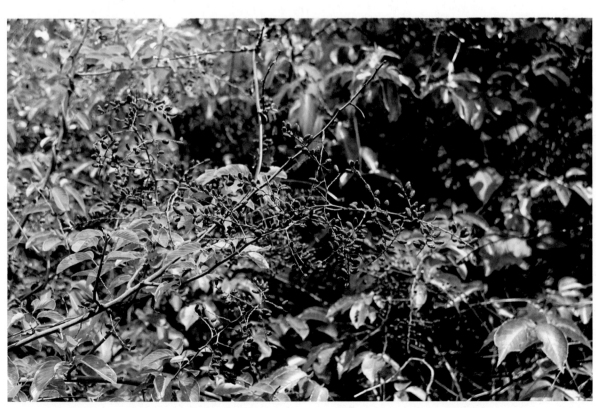

| 资源情况 | 野生资源丰富。药材来源于野生。

| 采收加工 | 全年均可采收，除去杂质，干燥。

| 药材性状 | 本品根呈扁长圆形，上粗下细，有分枝，稍弯曲，直径 0.4 ~ 2 cm；表面灰褐色至棕褐色，有纵沟及凸起的类圆形须根痕及须根，近茎基部较粗糙，着生多数须根。茎呈类长圆柱形，直径 0.5 ~ 1.2 cm；表面黄棕色至棕褐色，光滑，具条形或不规则的斑纹和类圆形凸起的枝痕；质坚硬，不易折断，断面不平坦，木部黄色，皮部黄棕色。髓部明显，灰白色或淡黄色。叶互生，叶片多皱缩，上面深绿色，下面灰白色；完整叶片展平后呈卵形、卵状椭圆形或椭圆形，长 4 ~ 7 cm，宽 2.5 ~ 3.5 cm，先端短渐尖，基部圆形或近心形，全缘。花小，圆锥花序顶生。核果卵形至倒卵形。气微，味甘。

| 功能主治 | 甘、微涩，微温。归肝、大肠经。祛风利湿，活血止痛。用于风湿痹痛，痛经，产后瘀滞腹痛；外用于骨折，肿痛。

| 用法用量 | 内服煎汤，15 ~ 30 g，大剂量可用 60 ~ 120 g；或与鸡蛋、猪瘦肉炖服。外用适量，鲜品捣敷。

| 附　注 | 本种异名：*Zizyphus floribunda* Wall.、*Ziziphus floribunda* Wall.、*Berchemia racemosa* Siebold et Zucc.、*Berchemia giraldiana* Schneider、*Berchemia floribunda* (Wall.) Brongn. var. *megalophylla* C. K. Schneid.。

药材黄鳝藤，为本种的干燥全株，《江西省中药材标准》（1996 年版、2014 年版）、《广西壮族自治区瑶药材质量标准·第一卷》（2014 年版）中有收载。

药材勾儿茶，为本种的干燥茎，《湖南省中药材标准》（2009 年版）中有收载。

药材铁包金，为本种的干燥根或叶，《贵州省中药材、民族药材质量标准》（2003 年版）中有收载。

本种的嫩叶可代茶饮用。

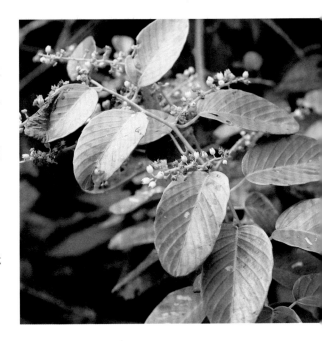

鼠李科 Rhamnaceae 勾儿茶属 Berchemia

大叶勾儿茶 *Berchemia huana* Rehd.

| **药 材 名** | 毛勾儿茶（药用部位：根、藤茎）。

| **形态特征** | 藤状灌木。小枝无毛。叶纸质或薄纸质，卵形或卵状长圆形，长 6 ~ 10 cm，基部圆形或近心形，下面被黄色密柔毛，侧脉 10 ~ 14 对，叶脉在两面稍凸起；叶柄长 1.4 ~ 2.5 cm，无毛。花无毛，常在枝端成宽聚伞圆锥花序，稀成腋生窄聚伞总状或聚伞圆锥花序，花序轴长达 20 cm，被柔毛；花梗长 0.1 ~ 0.2 cm，无毛。核果圆柱状椭圆形，长 0.7 ~ 0.9 cm，宿存花盘盘状；果柄长 0.2 cm。

| **生境分布** | 生于海拔 1 000 m 以下的山坡灌丛或林中。德兴各地均有分布。

| **资源情况** | 野生资源一般。药材来源于野生。

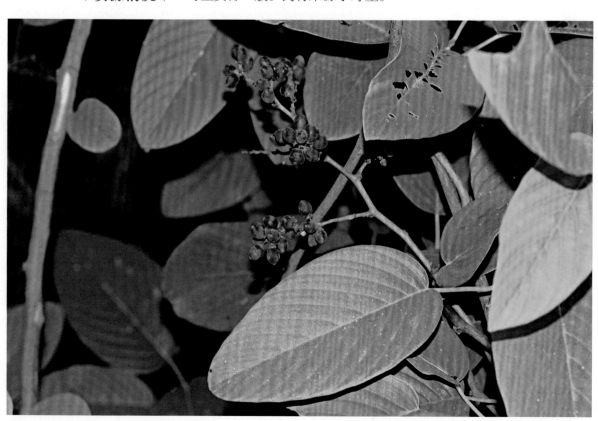

| **采收加工** | 秋后采挖根，鲜用或切片晒干；春、夏季采收藤茎，鲜用或切段晒干。 |

| **功能主治** | 微涩，温。归胃、肝经。祛风利湿，活血止痛，解毒。用于风湿关节痛，胃痛，痛经，疳积，跌打损伤，多发性疖肿。 |

| **用法用量** | 内服煎汤，10～30 g；或浸酒。 |

鼠李科 Rhamnaceae 勾儿茶属 Berchemia

牯岭勾儿茶 *Berchemia kulingensis* Schneid.

| 药 材 名 | 紫青藤（药用部位：根、藤茎）。

| 形态特征 | 藤状或攀缘灌木。小枝平展，黄色，无毛，后变淡褐色。叶纸质，卵状椭圆形或卵状矩圆形，长 2 ~ 6.5 cm，宽 1.5 ~ 3.5 cm，先端具小尖头，基部圆形或近心形，两面无毛；叶柄长 0.6 ~ 1 cm，无毛；托叶披针形，长约 0.3 cm，基部合生。花绿色，无毛，通常 2 ~ 3 簇生，排成近无梗或具短总梗的疏散聚伞总状花序，稀为窄聚伞圆锥花序，花序长 3 ~ 5 cm，无毛；花梗长 0.2 ~ 0.3 cm，无毛；萼片三角形，边缘被疏缘毛；花瓣倒卵形，稍长。核果长圆柱形，长 0.7 ~ 0.9 cm，红色，成熟时黑紫色，基部宿存盘状花盘。

| 生境分布 | 生于海拔 300 m 以上的山谷灌丛、林缘或林中。德兴各地山区均有

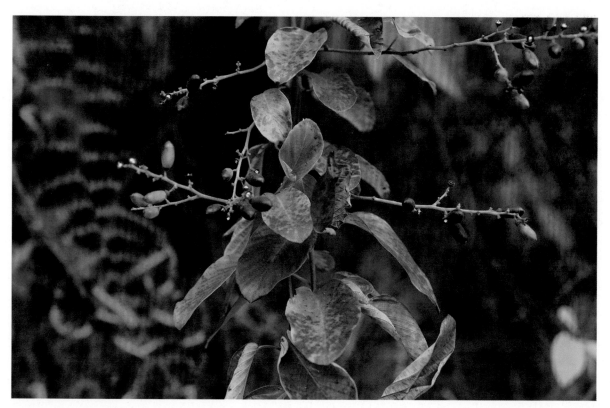

分布。

| 资源情况 | 野生资源丰富。药材来源于野生。

| 采收加工 | 秋后采挖根，鲜用或切片晒干。春、夏季采收藤茎，鲜用或切段晒干。

| 药材性状 | 本品根呈圆柱形，粗细不一；栓皮不易脱落，黑褐色或棕褐色，有网状裂隙纵皱；质坚硬，断面木部甚大，暗棕色至橙黄色。藤茎呈圆柱形，多分枝，黄褐色或棕褐色，表面光滑，具凸起的枝痕，基部呈类圆形或椭圆形隆起；质极坚硬，难折断，断面不平坦，呈刺状纤维性；中央有类白色、小形的髓；木部占大部分，黄棕色，外周色较浅，黄白色；皮部较薄，易剥离，内表面光滑，具细纵纹。气无，味淡。

| 功能主治 | 微涩，温。归肝、肾经。祛风除湿，活血止痛，健脾消疳。用于风湿关节痛，产后腹痛，痛经，疳积，骨髓炎。

| 用法用量 | 内服煎汤，15 ～ 30 g，大剂量可用 30 ～ 90 g。外用适量，捣敷。

| 附　　注 | 本种异名：*Berchemia polyphylla* Wall. ex Laws. var. *leloclada* auct. non Hand.-Mazz.。药材铁包金，为本种的干燥根或叶，《贵州省中药材、民族药材质量标准》（2003年版）中有收载；同属植物多花勾儿茶 *Berchemia floribunda* (Wall.) Brongn. 与本种同等药用。

鼠李科 Rhamnaceae 枳椇属 Hovenia

枳椇
Hovenia acerba Lindl.

| 药 材 名 | 枳椇子（药用部位：成熟种子）、枳椇木皮（药用部位：树皮）、枳椇叶（药用部位：叶）、枳椇根（药用部位：根）、枳椇木汁（药用部位：树干中流出的液汁）、枳椇（药用部位：带肉质果序轴的果实）。

| 形态特征 | 高大乔木。小枝褐色或黑紫色，有明显的白色皮孔。叶互生，厚纸质至纸质，宽卵形、椭圆状卵形或心形，长 8 ~ 17 cm，宽 6 ~ 12 cm，边缘常具整齐、浅而钝的细锯齿，稀近全缘，上面无毛，下面沿脉或脉腋常被短柔毛或无毛；叶柄长 2 ~ 5 cm。二歧式聚伞圆锥花序顶生和腋生，被棕色短柔毛；花两性，直径 0.5 ~ 0.65 cm；萼片长 0.19 ~ 0.22 cm；花瓣椭圆状匙形，长 0.2 ~ 0.22 cm。浆果状核果

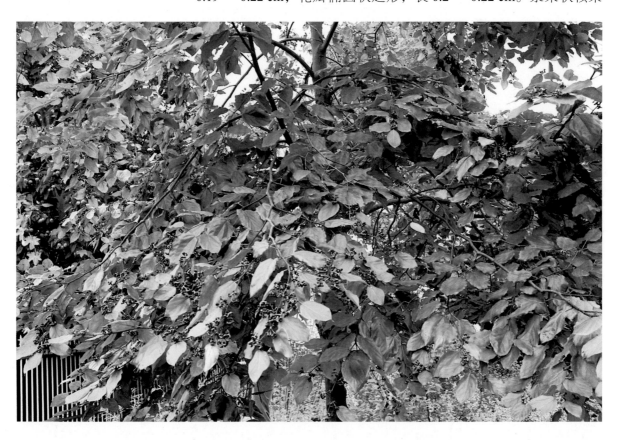

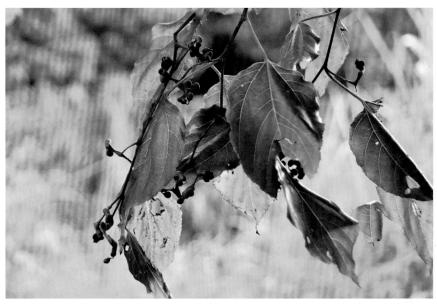

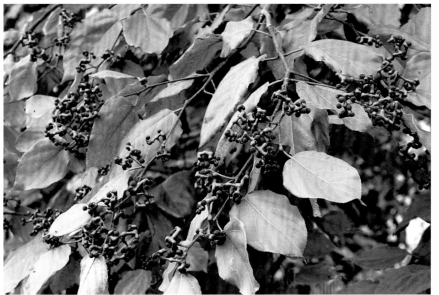

近球形，直径 0.5 ~ 0.65 cm，成熟时黄褐色或棕褐色；果序轴明显膨大。

| **生境分布** | 生于山坡林缘或疏林中，庭院宅旁常有栽培。分布于德兴大茅山等，德兴各地均有栽培。

| **资源情况** | 野生资源丰富，栽培资源一般。药材主要来源于野生。

| **采收加工** | 枳椇子：10 ~ 11 月果实成熟时连肉质花序轴一并摘下，晒干，取出种子。
枳椇木皮：春季剥取，晒干。
枳椇叶：夏末采收，晒干。

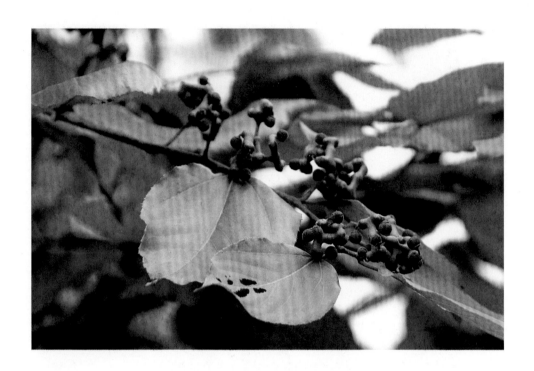

枳椇根：秋后采挖，洗净，切片，鲜用或晒干。

枳椇木汁：全年均可收集树干流出的液汁。

枳椇：10 ～ 11 月果实成熟时连肉质花序轴一并摘下，晒干。

| **药材性状** | **枳椇子**：本品呈扁平圆形，背面稍隆起，腹面较平坦，直径 0.32 ～ 0.45 cm，厚 0.1 ～ 0.15 cm。表面暗褐色或黑紫色，有光泽，于放大镜下观察可见散在凹点，基部凹陷处有点状、淡色的种脐，先端有微凹的合点，腹面有纵行隆起的种脊。种皮坚硬，胚乳白色，子叶淡黄色，肥厚，均富油质。气微，味微涩。

枳椇：本品为带肉质果序轴的果实。肉质果序轴肥厚，膨大，多分枝，弯曲不直，形似鸡爪；长 3 ～ 5 cm 或更长，直径 4 ～ 6 mm；表面棕褐色，有纵皱纹，略具光泽；质松，易断。果实近圆形，表面黑棕色，上有 3 浅沟及网状条纹，先端略尖，下有细果柄，内有 3 种子。气微，味甜。

| **功能主治** | **枳椇子**：甘，平。归胃经。清热利尿，止咳除烦，解酒毒。用于热病烦渴，呃逆，呕吐，小便不利，酒精中毒。

枳椇木皮：甘，温。归肝、脾、肾经。活血，舒筋，消食，疗痔。用于筋脉拘挛，食积，痔疮。

枳椇叶：甘，凉。归胃、肝经。清热解毒，除烦止渴。用于风热感冒，醉酒烦渴，呕吐，大便秘结。

枳椇根：甘、涩，温。祛风活络，止血，解酒。用于风湿筋骨痛，劳伤咳嗽，咯血，小儿惊风，醉酒。

枳椇木汁：甘，平。归肺经。辟秽除臭。用于狐臭。

枳椇：甘、酸，平。归心、脾经。健胃，补血。用于醉酒烦渴，滋补。

| 用法用量 | 枳椇子：内服煎汤，6 ~ 15 g；或浸酒。脾胃虚寒者禁服。

枳椇木皮：内服煎汤，9 ~ 15 g。外用适量，煎汤洗。

枳椇叶：内服煎汤，9 ~ 15 g；或浸酒。

枳椇根：内服煎汤，9 ~ 15 g，鲜品 120 ~ 240 g；或炖肉。

枳椇木汁：外用适量，煎汤洗。

枳椇：内服煎汤：9 ~ 15 g，鲜品 90 ~ 120 g；或蒸熟浸酒。

| 附 注 | 本种异名：*Ziziphus esquirolii* H. Lévl.、*Hovenia parviflora* Nakai et Y. Kimura、*Hovenia inaequalis* DC.、*Hovenia dulcis* Thunb. var. *acerba* (Lindley) Sengupta & Safui。

药材枳椇，为本种的干燥带肉质果柄的果实或种子，《新疆维吾尔自治区药品标准·第二册》（1980 年版）中有收载。

药材枳椇子，为本种的干燥成熟种子，《贵州省中药材、民族药材质量标准》（2003 年版）、《贵州省中药材质量标准》（1988 年版）、《江苏省中药材标准》（1989 年版）、《四川省中药材标准》（1987 年版）、《四川省中草药标准（试行稿）·第四批》（1984 年版）中有收载。

本种的果序轴肥厚，含丰富的糖，可生食、酿酒、熬糖，也可泡酒。

鼠李科 Rhamnaceae 枳椇属 Hovenia

北枳椇

Hovenia dulcis Thunb.

| 药 材 名 | 枳椇子（药用部位：成熟种子）、枳椇木皮（药用部位：树皮）、枳椇叶（药用部位：叶）、枳椇根（药用部位：根）、枳椇木汁（药用部位：树干中流出的液汁）、枳椇（药用部位：带肉质果序轴的果实）。

| 形态特征 | 乔木。幼枝红褐色，无毛或幼时有微毛。叶互生，卵形或卵圆形，长 8 ~ 16 cm，宽 6 ~ 11 cm，先端渐尖，基部圆形或心形，边缘有粗锯齿；三出脉，上面无毛，下面沿脉和脉腋有细毛；叶柄红褐色。腋生或顶生复聚伞花序；花淡黄绿色。果柄肥厚扭曲，肉质，红褐色；果实近球形，无毛，直径 0.6 ~ 2 cm，灰褐色；种子扁圆形，暗褐色，有光泽。

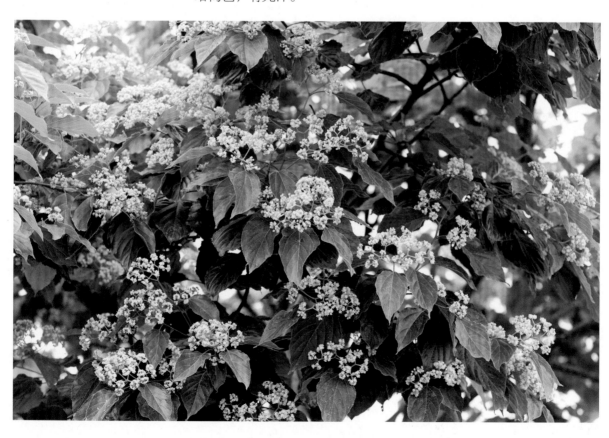

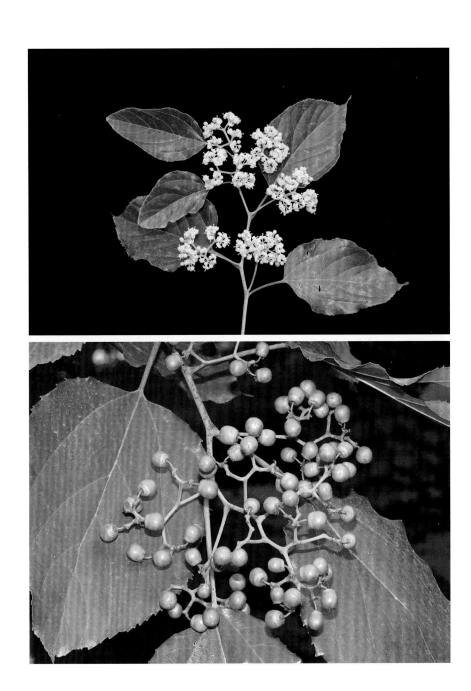

| **生境分布** | 生于海拔 200 ～ 1 400 m 的次生林中或庭园。德兴大茅山有分布，德兴三清山北麓有栽培。

| **资源情况** | 野生资源稀少，栽培资源一般。药材主要来源于栽培。

| **采收加工** | 枳椇子：10 ～ 11 月果实成熟时连肉质花序轴一并摘下，晒干，取出种子。
枳椇木皮：春季剥取，晒干。
枳椇叶：夏末采收，晒干。
枳椇根：秋后采挖，洗净，切片，鲜用或晒干。

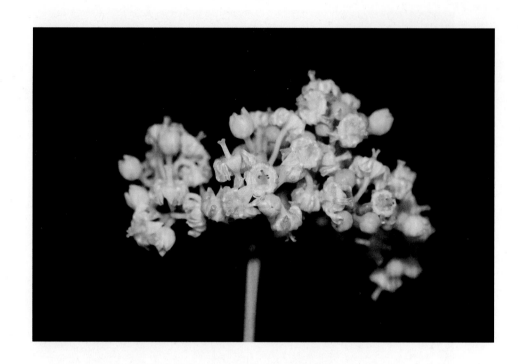

枳椇木汁：全年均可收集树干流出的液汁。

枳椇：10 ~ 11 月果实成熟时连肉质花序轴一并摘下，晒干。

| **药材性状** | **枳椇子**：本品呈扁平圆形，背面稍隆起，腹面较平坦，直径 0.3 ~ 0.5 cm，厚 0.1 ~ 0.15 cm。表面红棕色、棕黑色或绿棕色，有光泽，于放大镜下观察可见散在凹点，基部凹陷处有点状、淡色的种脐，先端有微凹的合点，腹面有纵行隆起的种脊。种皮坚硬，胚乳白色，子叶淡黄色，肥厚，均富油质。气微，味微涩。

| **功能主治** | **枳椇子**：甘，平。归胃经。清热利尿，止咳除烦，解酒毒。用于热病烦渴，呃逆，呕吐，小便不利，酒精中毒。

枳椇木皮：甘，温。归肝、脾、肾经。活血，舒筋，消食，疗痔。用于筋脉拘挛，食积，痔疮。

枳椇叶：甘，凉。归胃、肝经。清热解毒，除烦止渴。用于风热感冒，醉酒烦渴，呕吐，大便秘结。

枳椇根：甘、涩，温。祛风活络，止血，解酒。用于风湿筋骨痛，劳伤咳嗽，咯血，小儿惊风，醉酒。

枳椇木汁：甘，平。归肺经。辟秽除臭。用于狐臭。

枳椇：甘、酸，平。归心、脾经。健胃，补血。用于醉酒烦渴，滋补。

| 用法用量 | 枳椇子：内服煎汤，6 ～ 15 g；或浸酒。脾胃虚寒者禁服。

枳椇木皮：内服煎汤，9 ～ 15 g。外用适量，煎汤洗。

枳椇叶：内服煎汤，9 ～ 15 g；或浸酒。

枳椇根：内服煎汤，9 ～ 15 g，鲜品 120 ～ 240 g；或炖肉。

枳椇木汁：外用适量，煎汤洗。

枳椇：内服煎汤，9 ～ 15 g，鲜品 90 ～ 120 g；或蒸熟浸酒。

| 附　　注 | 本种异名：*Hovenia dulcis* Thunb. var. *glabra* Makino、*Hovenia dulcis* Thunb. var. *latifolia* Nakai ex Y. Kimura、*Hovenia trichocarpa* Chun et Tsiang var. *robusta* (Nakai et Y. Kimura) Y. L. Chou et P. K. Chou。

药材枳椇子，为本种的干燥成熟种子，《中华人民共和国药典》（1963 年版）、《中华人民共和国卫生部药品标准·中药材·第一册》（1992 年版）、《贵州省中药材标准规格·上集》（1965 年版）、《内蒙古中药材标准》（1988 年版）中有收载。

本种 IUCN 评估等级为 LC 级。本种为北京市 II 级保护植物，河北省保护植物。

本种的果序轴肥厚，含丰富的糖，可生食、酿酒、熬糖，也可泡酒。

鼠李科 Rhamnaceae 马甲子属 *Paliurus*

铜钱树

Paliurus hemsleyanus Rehd.

| **药 材 名** | 金钱木根（药用部位：根）。

| **形态特征** | 乔木，稀为灌木。树皮暗灰色；幼枝无毛，无刺或有刺。叶互生，宽卵形或椭圆状卵形，长 4 ~ 10 cm，宽 2.5 ~ 7 cm，先端短尖或尾尖，基部圆形至宽楔形，稍偏斜，边缘有细锯齿或圆齿，基出脉 3，两面无毛；叶柄长达 1 cm。聚伞花序腋生或顶生；花小，黄绿色；花萼 5 裂；花瓣 5；雄蕊 5。核果周围有木栓质宽翅，近圆形，直径 2.5 cm 或更大，无毛，紫褐色。

| **生境分布** | 生于海拔 1 600 m 以下的山地林中，庭园中常有栽培。德兴大茅山有分布，德兴市区有栽培。

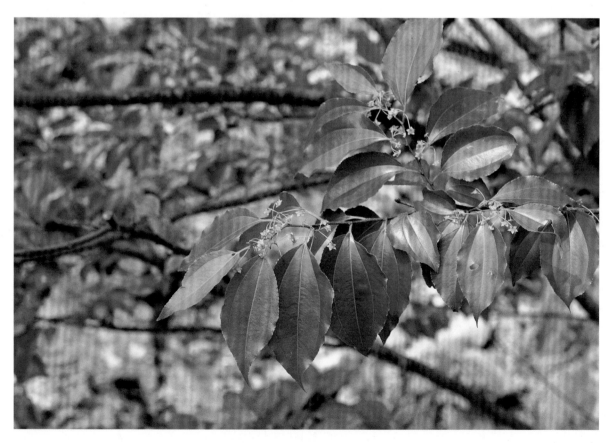

| **资源情况** | 野生资源稀少，栽培资源一般。药材主要来源于栽培。 |

| **采收加工** | 秋后采挖，洗净，切片，晒干。 |

| **功能主治** | 甘，平。归肝、脾经。祛风湿，止痹痛，解毒。用于劳伤乏力，跌打损伤，痢疾。 |

| **用法用量** | 内服煎汤，10 ~ 15 g。 |

| **附　注** | 本种异名：*Paliurus australis* Gaertn.、*Paliurus orientalis* (Franch.) Hemsl.。 |

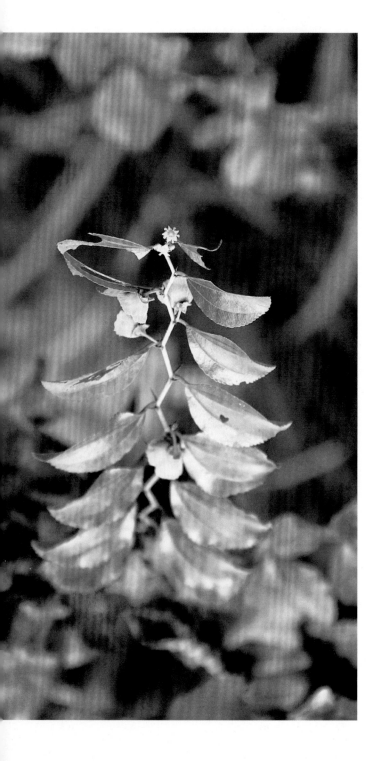

鼠李科 Rhamnaceae 马甲子属 Paliurus

马甲子

Paliurus ramosissimus (Lour.) Poir.

| 药材名 |

马甲子根（药用部位：根）、铁篱笆（药用部位：刺、花、叶）、铁篱笆果（药用部位：果实）。

| 形态特征 |

灌木。幼枝密生锈色短绒毛，后变无毛；小枝有刺。叶互生，卵形或卵状椭圆形，长3～5 cm，宽2.5～3 cm，先端圆钝，基部圆形或宽楔形，边缘有细圆齿，基出脉3，两面无毛，幼叶下面密生锈色短绒毛，后脱毛。聚伞花序腋生；花小，黄绿色。核果盘状，周围有不明显3裂的木栓质狭翅，直径1～1.8 cm，密生褐色短毛。

| 生境分布 |

生于山地、平原。分布于德兴海口、畈大等。

| 资源情况 |

野生资源丰富。药材来源于野生。

| 采收加工 |

马甲子根：全年均可采挖，晒干。
铁篱笆：全年均可采收，鲜用或晒干。

铁篱笆果：果实成熟后采收，晒干。

| **药材性状** | **马甲子根**：本品呈圆柱形，上部较粗壮，下部有分枝。表面灰黄色，有细纵皱纹，有时残留须根。质坚硬，难折断。气无，味微苦、微酸、涩。

| **功能主治** | **马甲子根**：苦，平。归肺、胃、肝经。祛风散瘀，解毒消肿。用于风湿痹痛，跌打损伤，咽喉肿痛，痈疽。

铁篱笆：苦，平。清热解毒。用于疔疮痈肿，无名肿毒，下肢溃疡，眼目赤痛。

铁篱笆果：苦、甘，温。归肝、脾经。化瘀止血，活血止痛。用于瘀血所致的吐血，衄血，便血，痛经，闭经，心腹疼痛，痔疮肿痛。

| **用法用量** | **马甲子根**：内服煎汤，15 ~ 30 g。外用适量，捣敷。

铁篱笆：外用适量，鲜品捣敷。

铁篱笆果：内服煎汤，6 ~ 15 g。

| **附　注** | 本种异名：*Ziziphus ramosissima* (Lour.) Sprengel、*Paliurus aubletia* Roem. et Schult.、*Aubletia ramosissima* Lour.。

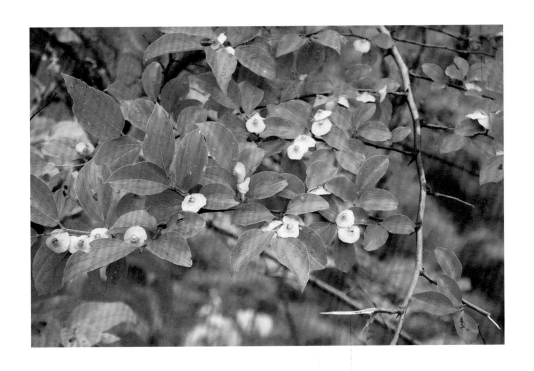

鼠李科 Rhamnaceae 猫乳属 Rhamnella

猫乳

Rhamnella franguloides (Maxim.) Weberb.

| 药 材 名 | 鼠矢枣（药用部位：成熟果实、根）。

| 形态特征 | 落叶灌木或小乔木。小枝灰褐色，嫩枝、叶柄和花序有短柔毛。叶
互生，纸质，倒卵状长椭圆形或长椭圆形，长 4 ~ 10 cm，宽 2 ~
4 cm，先端尾状渐尖，边缘有细锯齿，上面无毛，下面沿叶脉有柔
毛；叶柄长 0.2 ~ 0.6 cm；托叶小，披针形。花绿色，5 ~ 15 排成
腋生聚伞花序；花萼 5 裂，三角形，边缘疏生短毛；花瓣 5；雄蕊
5。核果圆柱状长椭圆形，长 0.6 ~ 0.8 cm，红褐色，成熟时呈黑色，
基部有宿存的花萼，内有 1 核。

| 生境分布 | 生于海拔 1 100 m 以下的山坡、路旁或林中。分布于德兴大茅山等。

| 资源情况 | 野生资源一般。药材来源于野生。

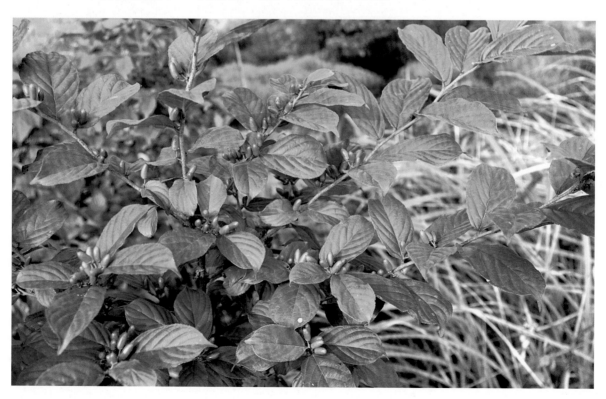

| **采收加工** | 果实成熟后采收果实,晒干;秋后采挖根,洗净,切片,晒干。

| **功能主治** | 苦,平。归脾、肝、肾经。补脾益肾,疗疮。用于体质虚弱,劳伤乏力,疥疮。

| **用法用量** | 内服煎汤,6 ~ 15 g。外用适量,煎汤洗。

| **附　注** | 本种异名:*Rhamnella japonica* Miq.、*Rhamnella obovalis* C. K. Schneid.、*Microrhamnus franguloides* Maxim.、*Microrhamnus taquetii* H. Lévl.、*Berchemia congesta* S. Moore。

鼠李科 Rhamnaceae 鼠李属 Rhamnus

长叶冻绿
Rhamnus crenata Sieb. et Zucc.

| **药 材 名** | 黎辣根（药用部位：根或根皮）。

| **形态特征** | 灌木。幼枝红褐色，有锈色短柔毛或后脱毛。叶互生，长椭圆状披针形或椭圆状倒卵形，长 5 ~ 10 cm，宽 2.5 ~ 3.5 cm，先端短尾状渐尖或短急尖，边缘有小锯齿，上面无毛，下面沿脉有锈色短毛，侧脉 7 ~ 12 对；叶柄长达 1 cm，有密或稀疏的锈色尘状短柔毛。聚伞花序腋生，总花梗短；花单性，淡绿色；花萼 5 裂；花瓣 5，小；雄蕊 5。核果近球形，成熟后黑色，有 2 ~ 3 核；种子倒卵形，背面基部有小沟。

| **生境分布** | 生于山地林下或灌丛中。德兴各地山区均有分布。

| **资源情况** | 野生资源丰富。药材来源于野生。

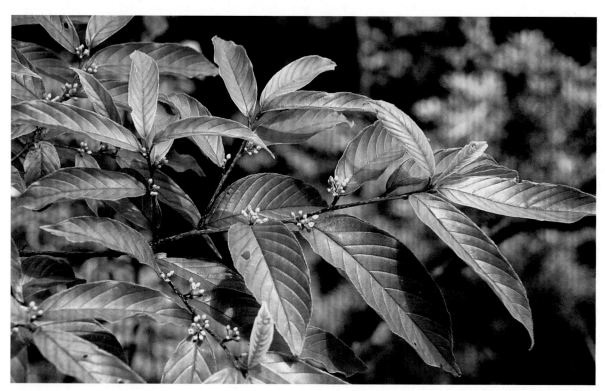

| 采收加工 | 秋后采挖根，鲜用或切片晒干；或剥取根皮，晒干。

| 功能主治 | 苦、辛，平；有毒。归肝经。清热解毒，杀虫利湿。用于疥疮，顽癣，疮疖，湿疹，荨麻疹，黄癣，跌打损伤，脓疱疮。

| 用法用量 | 内服煎汤，3 ~ 6 g；或浸酒。外用适量，煎汤熏洗；或捣敷；或研末调敷；或磨醋擦。本品有毒，以外用为主，内服宜慎。

| 附　注 | 本 种 异 名：*Celastrus kouytchensis* H. Lévl.、*Celastrus esquirolianus* H. Lévl.、*Rhamnus acuminatifolia* Hayata、*Rhamnus oreigenes* Hance、*Rhamnus cambodiana* Pierre ex Pitard、*Rhamnus pseudofrangula* H. Lévl.。

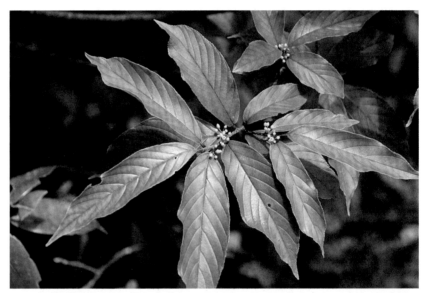

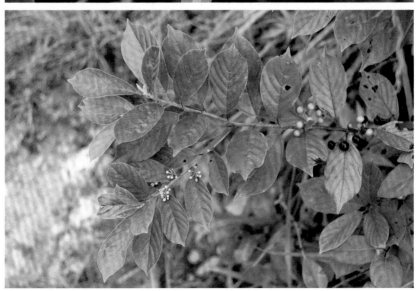

鼠李科 Rhamnaceae 鼠李属 Rhamnus

圆叶鼠李 *Rhamnus globosa* Bunge

| 药 材 名 | 冻绿刺（药用部位：茎、叶、根皮）。

| 形态特征 | 落叶灌木。小枝灰褐色，先端有针刺，有短柔毛。叶近对生或束生于短枝上，倒卵形或近圆形，长 2 ~ 4 cm，宽 1.5 ~ 3.5 cm，先端突尖，边缘有圆齿状锯齿，两面有微柔毛，侧脉 3 ~ 4 对；叶柄长 0.3 ~ 0.4 cm；托叶钻形。聚伞花序腋生；花黄绿色，有短柔毛；花萼 4 裂；花瓣 4，匙形；雄蕊 4。核果近球形，直径约 0.6 cm，成熟时黑色，有 2 核；种子褐黑色，有光泽，背面下半基部有斜沟。

| 生境分布 | 生于海拔 1 600 m 以下的山坡、林下或灌丛中。德兴各地山区均有分布。

| 资源情况 | 野生资源丰富。药材来源于野生。

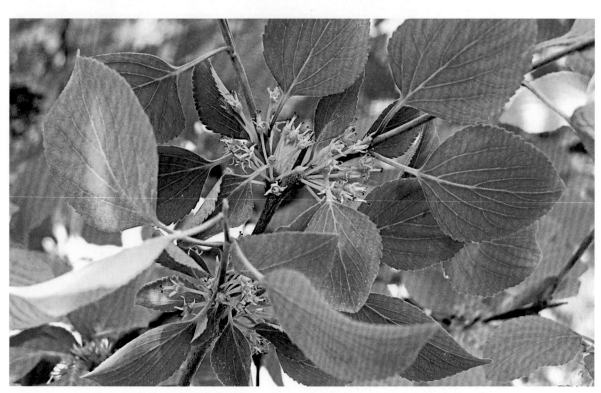

| **采收加工** | 夏、秋季采收，晒干。

| **功能主治** | 苦、涩，微寒。归肺、脾、胃、大肠经。杀虫消食，下气祛痰。用于绦虫病，食积，瘰疬，哮喘。

| **用法用量** | 内服煎汤，9 ~ 15 g。外用适量，研末油调敷。

| **附　　注** | 本种异名：*Rhamnus meyeri* Schneid.、*Rhamnus chlorophora* Decne.、*Rhamnus globosa* Bunge var. *meyeri* (C. K. Schneider) S. Y. Li & Z. H. Ning。
本种被修订为金刚鼠李 *Rhamnus diamantiaca* Nakai。

鼠李科 Rhamnaceae 鼠李属 Rhamnus

薄叶鼠李 *Rhamnus leptophylla* Schneid.

| 药 材 名 | 绛梨木子（药用部位：果实）、绛梨木根（药用部位：根）、绛梨木叶（药用部位：叶。别名：鹿角刺叶）。

| 形态特征 | 灌木。幼枝灰褐色，无毛或有微柔毛，对生或近对生，先端呈针刺状。叶常对生，或互生、束生于短枝先端，薄纸质，倒卵形、椭圆形或长椭圆形，长 4 ~ 8 cm，宽 2 ~ 4 cm，上面无毛，下面仅脉腋处有髯毛，边缘有圆锯齿；叶柄长 0.8 ~ 1.5 cm，有短柔毛或近无毛。花单性，绿色，成聚伞花序或束生于短枝上；花萼 4 裂；花瓣 4；雄蕊 4。核果球形，成熟后黑色，直径 0.7 ~ 0.9 cm，有 2 核；种子宽倒卵形，背面有纵沟。

| 生境分布 | 生于山坡、山谷、路旁灌丛中或林缘。分布于德兴三清山北麓等。

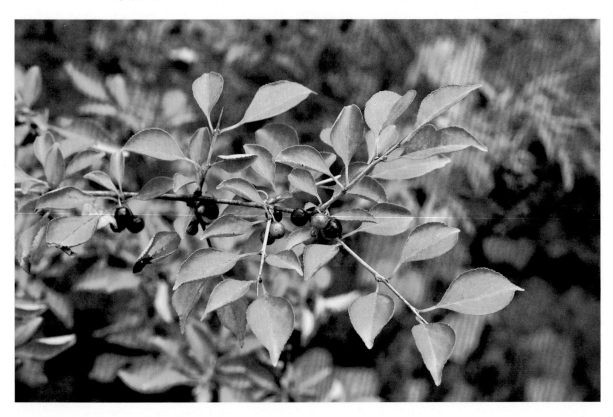

| **资源情况** | 野生资源稀少。药材来源于野生。

| **采收加工** | 绛梨木子：8～9 月果实成熟时采收，鲜用或晒干。
绛梨木根：秋、冬季采挖，洗净，切片，晒干。
绛梨木叶：春、夏季采收，鲜用或晒干。

| **功能主治** | 绛梨木子：苦、涩，平。归心、脾、肾经。消食化滞，行水通便。用于食积腹胀，水肿，腹水，便秘。
绛梨木根：苦、涩，平。归心、脾、肾经。清热止咳，行气化滞，行水，散瘀。用于肺热咳嗽，食积，便秘，脘腹胀痛，水肿，腹水，痛经，跌打损伤。
绛梨木叶：苦、涩，平。归心、脾、肾经。消食通便，清热解毒。用于食积腹胀，疳积，便秘，疮毒，跌打损伤。

| **用法用量** | 绛梨木子：内服煎汤，5～15 g；或研末；或浸酒。体弱者慎服，孕妇禁服。
绛梨木根：内服煎汤，9～15 g。体弱者慎服，孕妇禁服。
绛梨木叶：内服煎汤，3～9 g。外用适量，捣敷。

| **附　注** | 本种异名：*Rhamnus inconspicua* Grub.。

鼠李科 Rhamnaceae 鼠李属 Rhamnus

尼泊尔鼠李 *Rhamnus napalensis* (Wall.) Laws.

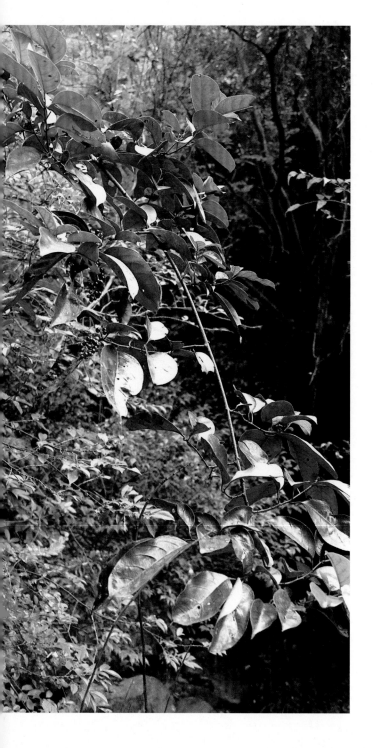

| 药 材 名 |

大风药（药用部位：茎、根）、大风药叶（药用部位：叶）。

| 形态特征 |

直立或藤状灌木。幼枝被柔毛，后脱落。叶异形，交替互生，小叶近圆形或卵圆形，长 2 ~ 5 cm，宽 1.5 ~ 2.5 cm；大叶宽椭圆形或宽长圆形，长 6 ~ 17（~ 20）cm，宽 3 ~ 8.5（~ 10）cm，具圆齿或钝齿，上面无毛，下面脉腋被簇毛；叶柄长 1.3 ~ 2 cm。腋生聚伞总状花序或有短分枝的聚伞圆锥花序，长达 12 cm，花序轴被短柔毛；花单性异株，5 基数；萼片长三角形，长 0.15 cm，被微毛；花瓣匙形，具爪；雌花花瓣早落。核果倒卵状球形，长约 0.6 cm，萼筒宿存，具 3 分核；种子背面具与种子等长、上窄下宽的纵沟。

| 生境分布 |

生于海拔 1 800 m 以下的疏林、密林中或灌丛中。分布于德兴大茅山等。

| 资源情况 |

野生资源一般。药材来源于野生。

| 采收加工 | **大风药**：春、夏季采收茎，切段，晒干；秋、冬季采挖根，洗净，切片，晒干。
大风药叶：春、夏季采收，鲜用或晒干。

| 功能主治 | **大风药**：涩、微甘，平。归肝、肾经。祛风除湿，利水消胀。用于风湿关节痛，慢性肝炎，肝硬化腹水。
大风药叶：苦，寒。清热解毒，祛风除湿。用于毒蛇咬伤，烫火伤，跌打损伤，风湿性关节炎，类风湿性关节炎，湿疹，癣。

| 用法用量 | **大风药**：内服煎汤，10 ~ 30 g。
大风药叶：外用适量，捣敷，或取汁搽。

| 附　注 | 本种异名：*Celastrus tristis* H. Lévl.、*Rhamnus paniculiflorus* C. K. Schneid.、*Ceanothus napalensis* Wall.、*Rhamnus paniculiflora* C. K. Schneider。

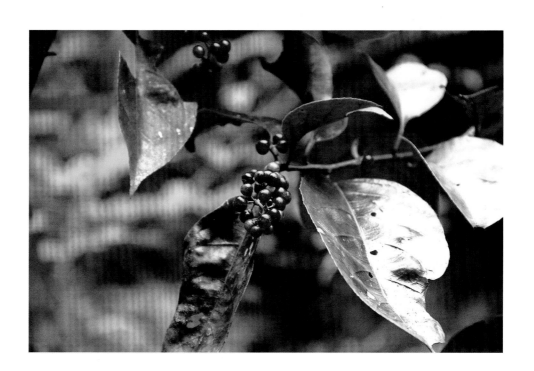

鼠李科 Rhamnaceae 鼠李属 Rhamnus

冻绿
Rhamnus utilis Decne.

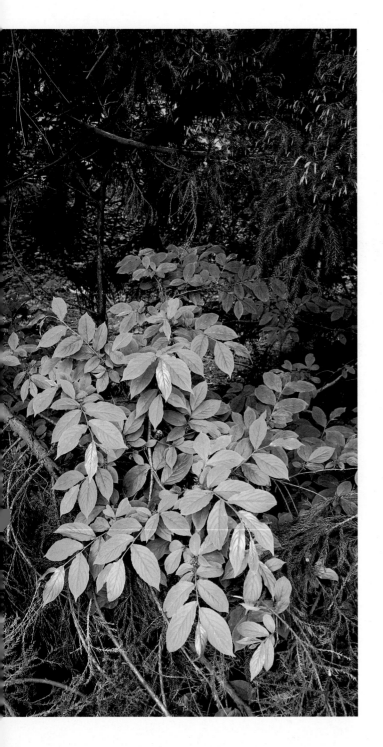

| 药 材 名 |

鼠李（药用部位：果实）、鼠李皮（药用部位：树皮、根皮）、冻绿叶（药用部位：叶）。

| 形态特征 |

灌木或小乔木。小枝红褐色，互生，先端针刺状。叶对生或近对生，或在短枝上簇生，椭圆形或长椭圆形，稀倒披针状长椭圆形或倒披针形，长 4 ~ 15 cm，宽 2 ~ 6.5 cm，边缘有细锯齿，幼叶下面沿叶脉和脉腋有黄色短柔毛；叶柄长 0.5 ~ 1.5 cm，有疏短柔毛或无毛。聚伞花序生于枝端和叶腋；花单性，黄绿色；花萼 4 裂；花瓣 4，小；雄蕊 4。核果近球形，黑色，具 2 核；种子背面有纵沟。

| 生境分布 |

生于海拔 1 500 m 以下的山地、丘陵、山坡草丛、灌丛或疏林下。德兴各地山区均有分布。

| 资源情况 |

野生资源丰富。药材来源于野生。

| 采收加工 | **鼠李**：8～9月果实成熟时采收，除去果柄，鲜用或微火烘干。
鼠李皮：秋、冬季剥取根皮，春、夏季采剥树皮，鲜用或切片晒干。
冻绿叶：夏末采收，鲜用或晒干。

| 药材性状 | **鼠李**：本品呈近球形，直径6～8 mm。表面黑色或黑紫色，有皱纹，具光泽；果肉疏松，内层坚硬，通常有2果核；果核卵圆形，背面有狭沟。种子近球形或卵圆形；表面黄褐色或褐色，背面有与种子等长的纵沟。气微，味苦。
鼠李皮：本品树皮扁平或略呈槽状，长短不一，厚2～3 mm。外表面灰褐色，粗糙，有纵横裂纹及横长皮孔，枝皮较光滑，除去栓皮者红棕色；内表面深红棕色，有类白色纵纹理。质硬脆，易折断，断面纤维性。气微弱而特殊，味苦。
冻绿叶：本品呈纸质，椭圆形、长圆形或倒卵状椭圆形，长4～15 cm，宽2～6.5 cm，先端突尖或渐尖，基部楔形，边缘具细锯齿，上面无毛或仅中脉具疏柔毛，下面沿脉或脉腋有金黄色柔毛，侧脉5～6对，网脉明显。气微，味苦。

| 功能主治 | **鼠李**：苦、甘，凉。归肝、肾经。清热利湿，消积通便。用于水肿腹胀，疝瘕，瘰疬，疮疡，便秘。
鼠李皮：苦，寒。清热解毒，凉血，杀虫。用于风热瘙痒，疥疮，湿疹，腹痛，跌打损伤，肾囊风。
冻绿叶：苦，凉。止痛，消食。用于跌打内伤，消化不良。

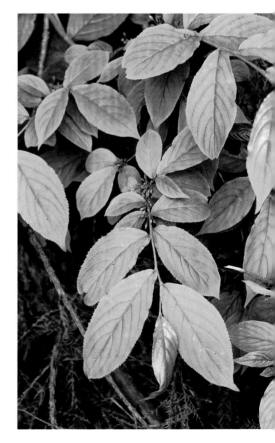

| 用法用量 | **鼠李**：内服煎汤，6～12 g；或研末；或熬膏。外用适量，研末油调敷。
鼠李皮：内服煎汤，10～30 g。外用适量，鲜品捣敷；或研末调敷。
冻绿叶：内服，捣烂冲酒，15～30 g；或泡茶。

| 附　　注 | 本种异名：*Rhamnus utilis* Decne. f. *glaber* Rehder、*Rhamnus utilis* Decne. f. *glabra* Rehder、*Rhamnus utilis* Decne. var. *multinervis* Y. Q. Zhu & D. K. Zang。

鼠李科 Rhamnaceae 雀梅藤属 Sageretia

刺藤子 *Sageretia melliana* Hand.-Mazz.

| 药 材 名 | 刺藤子（药用部位：根）。

| 形态特征 | 常绿藤状灌木，具枝刺。小枝被黄色柔毛。叶革质，卵状椭圆形或长圆形，稀卵形，长 5 ~ 10 cm，宽 2 ~ 3.5 cm，基部近圆形，稍不对称，具细齿，上面有光泽，两面无毛，侧脉 5 ~ 7（~ 8）对，近边缘弧状弯，上面凹下；叶柄长 0.4 ~ 0.8 cm。花无梗，白色，无毛，单生或数朵簇生，组成顶生（稀腋生）穗状或圆锥状穗状花序；花序轴被黄色或黄白色贴生密柔毛或绒毛，长 4 ~ 17 cm；苞片披针形或丝状；萼片三角形，先端尖；花瓣窄倒卵形，短于萼片之半；花药先端尖。核果淡红色。

| 生境分布 | 生于海拔 1 500 m 以下的山地林缘或林下。分布于德兴三清山北麓等。

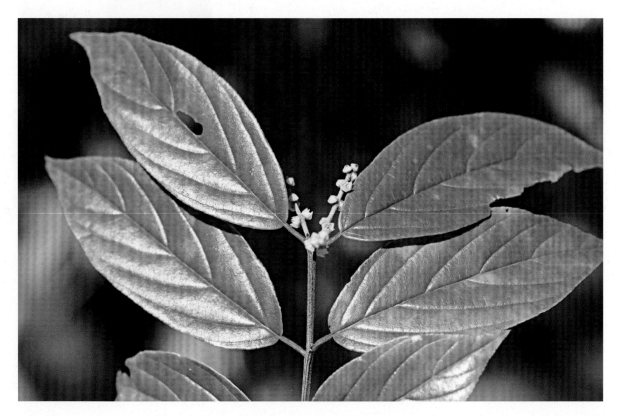

| 资源情况 | 野生资源一般。药材来源于野生。 |

| 采收加工 | 秋后采挖，洗净，鲜用或切片晒干。 |

| 功能主治 | 祛风除湿。用于跌打损伤，风湿痹痛。 |

| 用法用量 | 外用适量，捣敷。 |

鼠李科 Rhamnaceae 雀梅藤属 Sageretia

雀梅藤 *Sageretia thea* (Osbeck) Johnst.

| 药 材 名 | 雀梅藤（药用部位：根或根、茎）、雀梅藤叶（药用部位：叶）。

| 形态特征 | 藤状或灌木。小枝具刺，被柔毛。叶纸质，椭圆形或卵状椭圆形，稀卵形或近圆形，长 1 ~ 4.5 cm，宽 0.7 ~ 2.5 cm，基部圆形或近心形，下面无毛或沿脉被柔毛，侧脉 3 ~ 4（~ 5）对，上面不明显；叶柄长 0.2 ~ 0.7 cm，被柔毛。花无梗，黄色，芳香，组成疏散穗状或圆锥状穗状花序；花序轴长 2 ~ 5 cm，被绒毛或密柔毛；花萼被疏柔毛，萼片三角形或三角状卵形，长约 0.1 cm；花瓣匙形，先端 2 浅裂，常内卷，短于萼片。核果近球形，黑色或紫黑色。

| 生境分布 | 生于丘陵、山地林下或灌丛中。德兴各地山区均有分布。

| 资源情况 | 野生资源丰富。药材来源于野生。

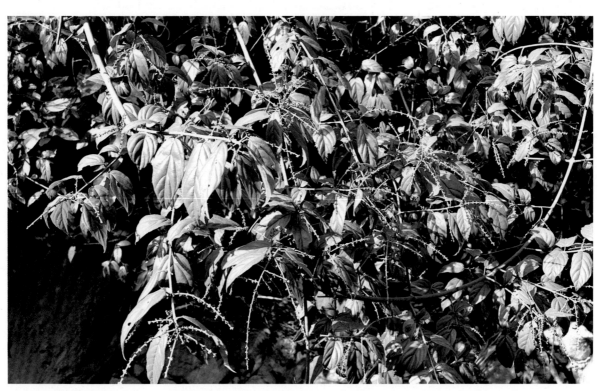

| **采收加工** | **雀梅藤**：秋后采挖，洗净，鲜用或切片晒干。
雀梅藤叶：春季采收，鲜用或晒干。

| **药材性状** | **雀梅藤**：本品呈不规则的圆柱形，常弯曲，有分枝，直径 0.3 ~ 4.5 cm；或为类圆形的厚片。表面灰褐色或棕褐色，茎具细纹。质硬。横切面皮部薄，棕褐色；木部广，黄白色至浅红棕色，有细密的放射状及年轮，茎中心有细小的髓。气微，味微苦。

雀梅藤叶：本品呈椭圆形、卵状椭圆形，长 1 ~ 4.5 cm，宽 0.7 ~ 2.5 cm，黄绿色，稍皱缩，边缘有细锯齿，叶柄长 0.2 ~ 0.7 cm，被柔毛。纸质。气微，味甘、淡。

| **功能主治** | **雀梅藤**：甘、淡，平。归肺、脾、胃经。降气，化痰，祛风利湿。用于咳嗽，哮喘，胃痛，鹤膝风，水肿。

雀梅藤叶：酸，凉。归心、胃经。清热解毒。用于疮疡肿毒，烫火伤，疥疮，漆疮。

| **用法用量** | **雀梅藤**：内服煎汤，9 ~ 15 g；或浸酒。外用适量，捣敷。

雀梅藤叶：内服煎汤，15 ~ 30 g。外用适量，鲜品捣敷；或煎汤洗；或干品研末，油调涂搽。

| **附　注** | 本种异名：*Sageretia chanetii* (H. Lévl.) C. K. Schneid.、*Sageretia taiwaniana* Hosok. ex Masam.、*Rhamnus theezans* L.、*Rhamnus thea* Osbeck、*Sageretia hayatae* Kaneh.、*Berchemia chanetii* H. Lévl.。

药材雀梅藤，为本种的干燥根或根及茎，《浙江省中药材标准·第一册》（2017年版）中有收载；《中华人民共和国卫生部药品标准·中药成方制剂·第十一册·附录》（1996年版）以"雀梅藤根"之名收载之。

本种的成熟果实可作野果。

鼠李科 Rhamnaceae 枣属 Ziziphus

枣

Ziziphus jujuba Mill.

| 药 材 名 | 大枣（药用部位：成熟果实）、枣核（药用部位：果核）、枣叶（药用部位：叶）、枣树皮（药用部位：树皮）、枣树根（药用部位：根）。

| 形态特征 | 灌木或乔木。小枝有细长的刺；刺直立或呈钩状。叶卵圆形至卵状披针形，长 3 ~ 7 cm，宽 2 ~ 3.5 cm，有细锯齿，基出脉 3。聚伞花序腋生；花梗长 0.2 ~ 0.3 cm；花黄绿色，小；花萼、花瓣 5 基数，萼片卵状三角形，花瓣倒卵状圆形。核果大，卵形或矩圆形，长 1.5 ~ 5 cm，深红色，味甜；核长约 1 cm，两端锐尖。

| 生境分布 | 生于海拔 1 700 m 以下的山区、丘陵或平原。德兴三清山北麓有分布，德兴广为栽培。

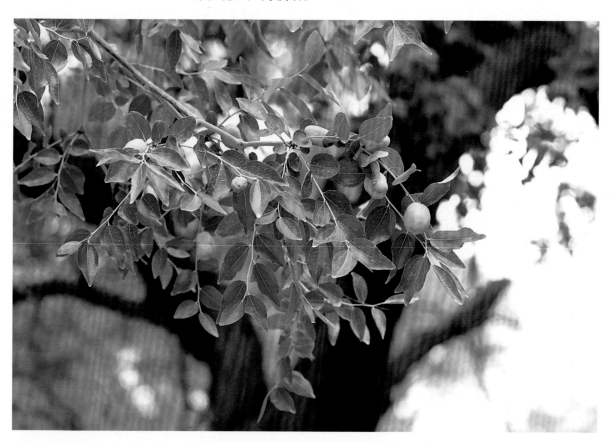

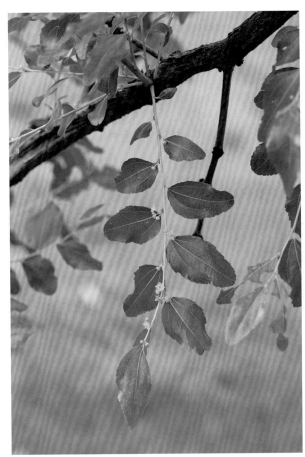
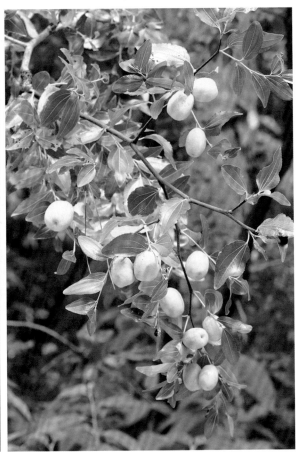

| 资源情况 | 野生资源稀少，栽培资源丰富。药材主要来源于栽培。

| 采收加工 | **大枣**：秋季果实成熟时采收，一般随采随晒。选干燥的地块搭架，铺上席箔，将枣分级，分别摊在席箔上晾晒，当枣的含水量下降到 15% 以下时可并箔，然后每隔几日揭开通风，当枣的含水量下降到 10% 时，即可贮藏。大枣果皮薄，含水分多，采用阴干的方法制干。

枣核：加工枣肉食品时，收集枣核。

枣叶：春、夏季采收，鲜用或晒干。

枣树皮：全年均可采收，以春季采收最佳，用月牙形镰刀，从枣树主干上将老皮刮下，晒干。

枣树根：秋后采挖，鲜用或切片晒干。

| 药材性状 | **大枣**：本品呈椭圆形或球形，长 2 ~ 3.5 cm，直径 1.5 ~ 2.5 cm。表面暗红色，略带光泽，有不规则皱纹，基部凹陷，有短果柄。外果皮薄，中果皮棕黄色或淡褐色，肉质，柔软，富糖性而油润。果核纺锤形，两端锐尖，质坚硬。气微香，

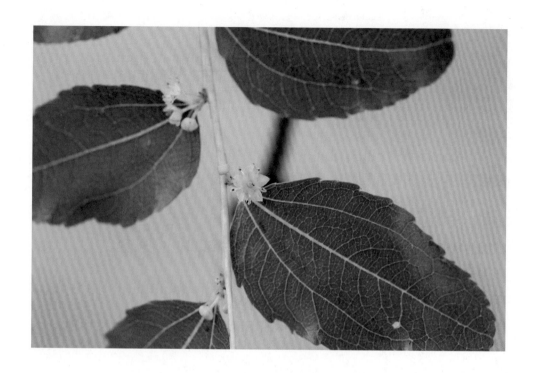

味甜。

枣树皮：本品呈不规则板片状，长宽不一，厚 0.3 ~ 1 cm。外表面灰褐色，粗
糙，有明显的不规则纵、横裂纹或纵裂槽纹；内表面呈灰黄色或棕黄色。质硬
而脆，易折断，断面不平坦，略呈层片状，有数条亮黄色线纹。气微香，味
苦、涩。

| **功能主治** | **大枣**：甘，温。归脾、胃、心经。补中益气，养血安神。用于脾虚食少，乏力
便溏，妇人脏躁。

枣核：苦，平。归肝、肾经。解毒，敛疮。用于臁疮，牙疳。

枣叶：甘，温。归肺、脾经。清热解毒。用于小儿发热，疮疖，热痱，烂脚，
烫火伤。

枣树皮：苦、涩，温。归肺、大肠经。涩肠止泻，镇咳止血。用于泄泻，痢疾，
咳嗽，崩漏，外伤出血，烫火伤。

枣树根：甘，温。归肝、脾、肾经。调经止血，祛风止痛，补脾止泻。用于月
经不调，不孕，崩漏，吐血，胃痛，痹痛，脾虚泄泻，风疹，丹毒。

| **用法用量** | **大枣**：内服煎汤，6 ~ 15 g。湿盛、痰凝、食滞、虫积及齿病者慎服或禁服。

枣核：外用适量，烧后研末敷。

枣叶：内服煎汤，3 ~ 10 g。外用适量，煎汤洗。

枣树皮： 内服煎汤，6 ～ 9 g；或研末，1.5 ～ 3 g。外用适量，煎汤洗；或研末撒。

枣树根： 内服煎汤，10 ～ 30 g。外用适量，煎汤洗。

| 附　注 | 本种异名：*Ziziphus sativa* Gaertn.、*Ziziphus vulgaris* Lam.、*Ziziphus sinensis* Lam.、*Rhamnus zizyphus* Linnaeus、*Ziziphus zizyphus* (Linnaeus) H. Karsten。

药材大枣，为本种的干燥成熟果实，《中华人民共和国药典》（1963 年版至 2020 年版）、《新疆维吾尔自治区药品标准·第二册》（1980 年版）等中有收载；《北京市中药材标准·附录》（1998 年版）以“小枣”之名收载之，《北京市中药材标准》（1998 年版）以“胶枣”之名收载之。

药材枣树皮，为本种的干燥树皮，《中华人民共和国卫生部药品标准·中药成方制剂·第六册·附录》（1992 年版）中有收载。

本种的果实为常见水果，鲜食或干燥后食用。

葡萄科 Vitaceae 蛇葡萄属 Ampelopsis

广东蛇葡萄
Ampelopsis cantoniensis (Hook. et Arn.) Planch.

| 药 材 名 | 无莿根（药用部位：根、地上部分）。

| 形态特征 | 木质藤本。小枝有纵棱纹，嫩枝或多或少被短柔毛。卷须二叉分枝。叶为二回羽状复叶或小枝上部着生有一回羽状复叶，小叶大小和叶型变化较大，通常卵形、卵状椭圆形或长椭圆形，长 3 ~ 11 cm，下面在脉基部疏生短柔毛，后脱落几无毛；叶柄长 2 ~ 8 cm，小叶柄长 0 ~ 3 cm。伞房状多歧聚伞花序顶生或与叶对生；花序梗长 2 ~ 4 cm，嫩时多少被稀疏短柔毛，花轴被短柔毛；花梗长 0.1 ~ 0.3 cm；花萼碟形，边缘呈波状；花瓣 5，卵状椭圆形，高 0.17 ~ 0.27 cm；雄蕊 5，花药卵状椭圆形；花盘发达，边缘浅裂；子房下部与花盘合生，花柱明显。果实近球形，直径 0.6 ~ 0.8 cm，有 2 ~ 4 种子。

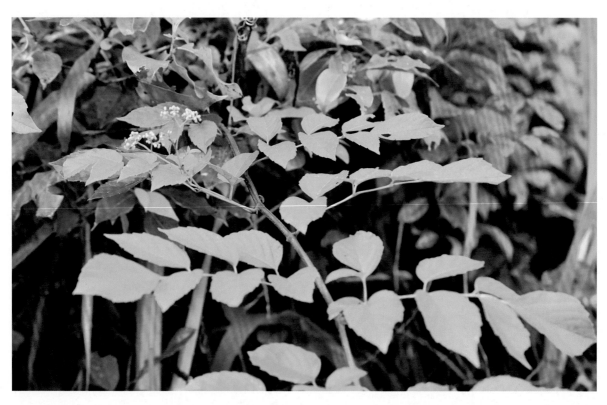

| 生境分布 | 生于海拔 100 ～ 850 m 的山谷林中或山坡灌丛。德兴各地山区均有分布。

| 资源情况 | 野生资源丰富。药材来源于野生。

| 采收加工 | 秋后采挖根，洗净，切片，晒干；夏、秋季采收地上部分，洗净，除去杂质，切碎，晒干。

| 药材性状 | 本品茎呈短柱状或片状；表面灰褐色至褐色，外皮脱落处呈红棕色，可见凸起的红棕色点状皮孔；质硬，切面皮部棕色至棕褐色，木部导管孔密，射线放射状。叶皱缩，多破碎，绿色至黄绿色，完整者展开后呈椭圆形或卵圆形，长 3 ～ 6.5 cm，宽 1.5 ～ 3.5 cm，先端渐尖，基部截形，全缘，主脉在两面凸起，有的主脉紫红色。气微，味微苦。

| 功能主治 | 甘、微苦，凉。归肺、胃经。祛风化湿，清热解毒。用于夏季感冒，风湿痹痛，痈疽肿毒，湿疮湿疹。

| 用法用量 | 内服煎汤，15 ～ 30 g。外用适量，煎汤洗；或捣敷；或研末调敷。

| 附　注 | 本种异名：*Cissus cantoniensis* Hooker & Arnott、*Ampelopsis leeoides* (Maximowicz) Planchon、*Leea theifera* H. Léveillé、*Vitis cantoniensis* (Hooker & Arnott) Seemann、*Vitis multijugata* H. Léveillé & Vaniot。
药材藤茶，为本种的地上部分，《云南省中药材标准·第五册·傣族药（Ⅱ）》（2005 年版）中有收载。

葡萄科 Vitaceae 蛇葡萄属 *Ampelopsis*

三裂蛇葡萄 *Ampelopsis delavayana* Planch.

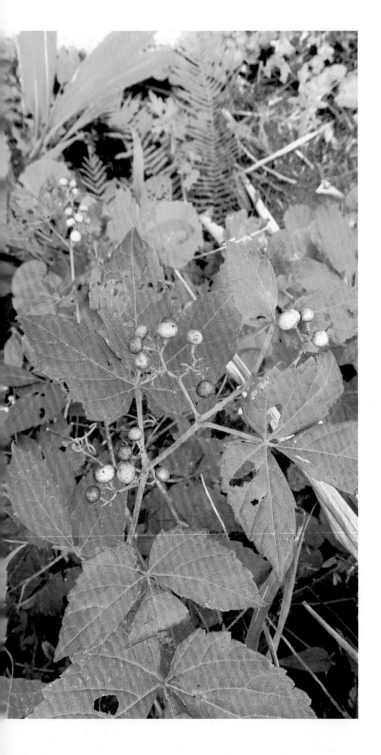

| 药 材 名 |

金刚散（药用部位：根、藤茎）。

| 形态特征 |

木质藤本。小枝有纵棱纹，疏生短柔毛，后脱落。卷须二至三叉分枝。叶为 3 小叶，中央小叶披针形或椭圆状披针形，长 5 ~ 13 cm，侧生小叶卵状椭圆形或卵状披针形，长 4.5 ~ 11.5 cm，基部不对称，边缘有粗锯齿，叶上面嫩时被稀疏柔毛，后脱落至几无毛；叶柄长 3 ~ 10 cm，小叶无柄或有柄，被稀疏柔毛。多歧聚伞花序与叶对生，花序梗长 2 ~ 4 cm，被短柔毛；花梗长 0.1 ~ 0.25 cm，伏生短柔毛；花萼碟形，边缘呈波状浅裂；花瓣 5，卵状椭圆形，高 0.13 ~ 0.23 cm；雄蕊 5，花药卵圆形；花盘明显，5 浅裂；子房下部与花盘合生，花柱明显。果实近球形，直径 0.8 cm，有 2 ~ 3 种子。

| 生境分布 |

生于海拔 50 m 以上的山谷林中、山坡灌丛或林中。德兴各地均有分布。

| 资源情况 | 野生资源一般。药材来源于野生。

| 采收加工 | 秋季采挖根，夏、秋季采收藤茎，洗净，分别切片，晒干或烘干。

| 药材性状 | 本品根呈圆柱形，略弯曲，长 13 ～ 30 cm，直径 0.5 ～ 1.5 cm；表面暗褐色，有纵皱纹；质硬而脆，易折断，断面皮部较厚，红褐色，粉性，木部色较淡，纤维性，皮部与木部易分离；气微，味涩。藤茎圆柱形，表面红褐色，具纵皱纹，可见互生的三出复叶，两侧小叶基部不对称；有的残存与叶对生的茎卷须；气微，味涩。

| 功能主治 | 辛、淡、涩，平。归心、肝经。散瘀止痛，接骨续筋，去腐生新，清热解毒。用于跌打损伤，骨折，烫火伤，肠炎腹泻，尿涩尿痛，小便淋沥。

| 用法用量 | 内服煎汤，9 ～ 15 g；或浸酒。外用适量，鲜品捣敷；或干品研末调敷。

| 附　注 | 本种异名：*Vitis rigida* Lévl. & Vant.、*Ampelopsis heterophylla* (Thunb.) Sieb. et Zucc. var. *delavayana* (Planch.) Gagnep.。
药材玉葡萄根，为本种的干燥根，《中华人民共和国药典》（1977 年版）、《云南省药品标准》（1974 年版、1996 年版）、《云南省中药材标准·第二册·彝族药》（2005 年版）中有收载。

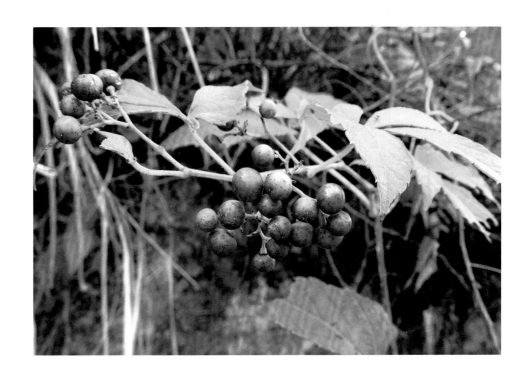

葡萄科 Vitaceae 蛇葡萄属 Ampelopsis

异叶蛇葡萄

Ampelopsis heterophylla (Thunb.) Sieb. & Zucc.

| 药 材 名 | 紫葛（药用部位：根皮）。

| 形态特征 | 木质藤本。小枝圆柱形，有纵棱纹，被疏柔毛。卷须二至三叉分枝。单叶心形或卵形，3 ~ 5 中裂且兼有不裂，长 3.5 ~ 14 cm，先端急尖，基部心形，有急尖锯齿，脉上有疏柔毛，基出脉 5，侧脉 4 ~ 5 对；叶柄长 1 ~ 7 cm。花序梗长 1 ~ 2.5 cm，被疏柔毛；花梗长 0.1 ~ 0.3 cm，疏生短柔毛；花萼碟形，边缘具波状浅齿；花瓣卵状椭圆形；花盘明显，边缘浅裂；子房下部与花盘合生，花柱明显，基部稍粗。果实近球形，直径 0.5 ~ 0.8 cm，有 2 ~ 4 种子。

| 生境分布 | 生于海拔 200 ~ 1 800 m 的山野坡地、沟谷灌丛间。德兴各地山区均有分布。

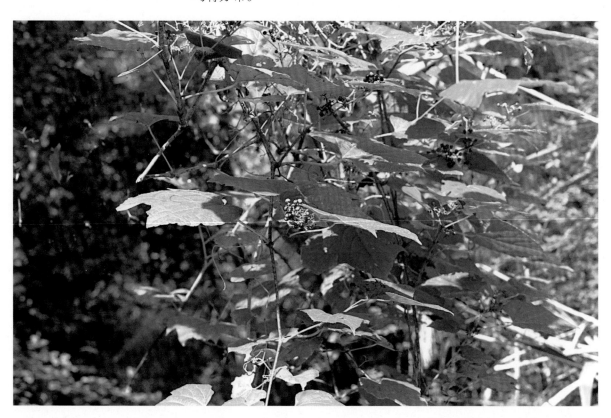

| 资源情况 | 野生资源丰富。药材来源于野生。

| 采收加工 | 秋季采挖根，洗净泥土，剥取根皮，晒干。

| 药材性状 | 本品呈槽状或两边稍向内卷的块片状，厚2～10 mm。外表面红棕色至暗褐色，有皱纹及较多横裂纹；内表面浅棕色或浅褐色，有明显的细纵向纹理。质硬，不易折断，断面呈粉性、纤维性。气微，味涩、微苦。

| 功能主治 | 甘、微苦，寒。归心、肝、胃经。清热补虚，散瘀通络，解毒。用于产后心烦口渴，中风半身不遂，跌打损伤，痈肿恶疮；外用于疮疡肿毒，外伤出血，烫火伤。

| 用法用量 | 内服煎汤，15～30 g。外用适量，捣敷。

| 附　　注 | 本 种 异 名：*Vitis heterophylla* Thunberg、*Ampelopsis brevipedunculata* (Maxim.) Trautv. var. *heterophylla* (Thunberg) H. Hara、*Ampelopsis brevipedunculata* (Maxim.) Trautv. var. *maximowiczii* (Regel) Rehder、*Ampelopsis heterophylla* (Thunberg) Siebold & Zuccarini、*Ampelopsis humulifolia* Bunge var. *heterophylla* (Thunberg) K. Koch、*Ampelopsis regeliana* Carrière。

葡萄科 Vitaceae 蛇葡萄属 Ampelopsis

牯岭蛇葡萄

Ampelopsis heterophylla (Thunb.) Sieb. & Zucc. var. *kulingensis* (Rehd.) C. L. Li

| 药材名 | 牯岭蛇葡萄（药用部位：根、茎）。

| 形态特征 | 本变种与异叶蛇葡萄的不同之处在于叶片显著呈五角形，上部侧角明显外倾，植株被短柔毛或几无毛。

| 生境分布 | 生于海拔 300 ~ 1 600 m 的沟谷林下或山坡灌丛。分布于德兴大茅山及李宅等。

| 资源情况 | 野生资源丰富。药材来源于野生。

| 采收加工 | 秋季采挖根，洗净泥土，晒干；全年均可采收茎，晒干。

| 药材性状 | 本品为类圆形厚片。外表皮淡灰褐色，有纵直皱纹。切面皮部淡灰

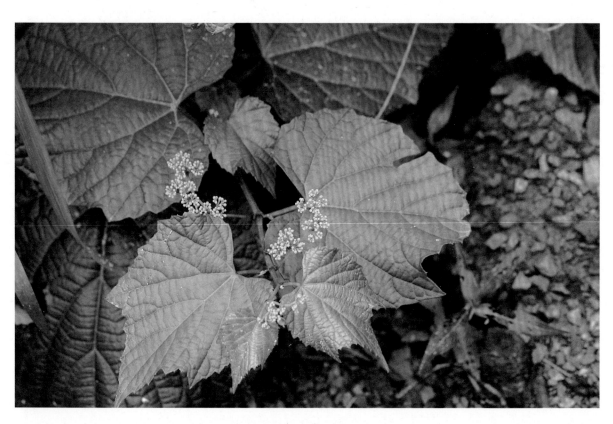

褐色，中部淡棕色，有多数圆孔。质硬。气微，味微辛、苦。

| **功能主治** | 利尿，消肿，止血。用于无名肿毒，慢性肾炎。

| **用法用量** | 内服煎汤，15～30 g，鲜品加倍。外用适量，捣敷；或研末调敷。

| **附　　注** | 本种异名：*Ampelopsis brevipedunculata* (Maxim.) Trautv. var. *kulingensis* Rehd.、*Ampelopsis glandulosa* (Wall.) Momiyama var. *kulingensis* (Rehd.) Momiyama。

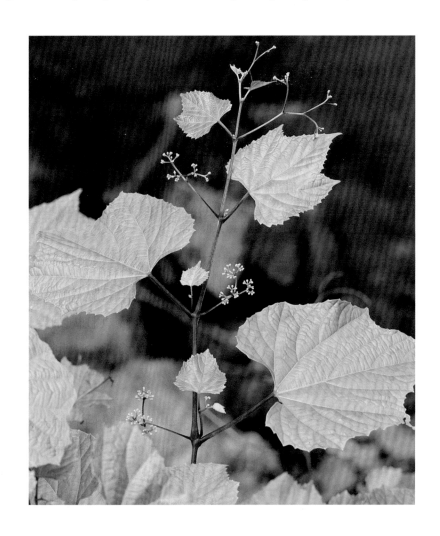

葡萄科 Vitaceae 蛇葡萄属 Ampelopsis

锈毛蛇葡萄
Ampelopsis heterophylla (Thunb.) Sieb. & Zucc. var. *vestita* Rehd.

| 药 材 名 | 蛇葡萄（药用部位：茎叶）、蛇葡萄根（药用部位：根或根皮）。

| 形态特征 | 本变种与异叶蛇葡萄的不同之处在于小枝、叶柄、叶下面和花轴被锈色长柔毛，花梗、花萼和花瓣被锈色短柔毛。

| 生境分布 | 生于海拔 50 m 以上的山谷林中或山坡灌丛荫处。德兴各地均有分布。

| 资源情况 | 野生资源丰富。药材来源于野生。

| 采收加工 | **蛇葡萄：** 夏、秋季采收，洗净，鲜用或晒干。
蛇葡萄根： 秋季采挖根，洗净泥土，切片，或剥取根皮，鲜用或晒干。

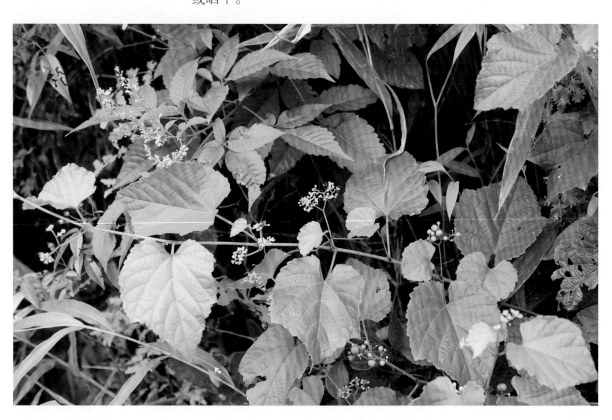

| 药材性状 | **蛇葡萄**：本品茎呈圆柱形，略弯曲，直径 0.5 ～ 1 cm，节处膨大；外表黄棕色至棕色，光滑，具圆点状皮孔及数条显著凸起的纵棱，皮薄，易剥落；质脆，易折断，断面不平整，髓部大，约占断面的 1/2 以上。叶与卷须皱缩卷曲，或多已破碎断落，完整叶片展平后呈广卵形，先端渐尖，基部心形，边缘常浅裂并具较大的钝锯齿；上面暗黄绿色，下面色较淡，被毛。气微，味淡。

蛇葡萄根：本品呈圆柱形，略弯曲，直径 0.5 ～ 3 cm。表面红棕色至暗褐色，粗糙，有纵皱纹和横裂纹，常见深度横裂而露出木质部，外层栓皮易脱落露出红棕色。质硬而脆，易折断，断面具明显放射状纹理，皮部呈纤维性，易与木部剥离，浅红棕色至红褐色，具较多纤维束；木部占断面的 1/3 ～ 1/2，浅黄色至黄棕色，导管孔洞较密，射线颜色较浅。气微，味涩。

| 功能主治 | **蛇葡萄**：苦，凉。清热利湿，散瘀止血。用于肾炎水肿，小便不利，风湿痹痛，跌打瘀肿，内伤出血，疮毒。

蛇葡萄根：辛、苦，凉。归肺、肝经。清热解毒，祛风除湿，活血散结。用于肺痈吐脓，肺痨咯血，风湿痹痛，跌打损伤，痈肿疮毒，瘰疬，恶性肿瘤。

| 用法用量 | **蛇葡萄**：内服煎汤，15 ～ 30 g，鲜品加倍；或浸酒。外用适量，捣敷；或煎汤洗；或研末撒。

蛇葡萄根：内服煎汤，15 ～ 30 g，鲜品加倍。外用适量，捣敷；或研末调敷。

| 附　　方 | （1）治中耳炎：鲜蛇葡萄藤 1 根，洗净，截取 1 段，一端对患耳，另一端用口吹之，使汁滴入耳内。

（2）治痫症：鲜蛇葡萄粗茎（去粗皮）90 g，煎汤服，每日 1 剂。

（3）治湿痰流注（寒性脓疡）：蛇葡萄根、猪瘦肉各 60 g，酒水各半同炖，服汤食肉。［方（1）～（3）出自《江西草药》］

| 附　　注 | 本种异名：*Vitis glandulosa* Wall.、*Vitis sinica* Miq.、*Ampelopsis sinica* (Miq.) W. T. Wang、*Ampelopsis heterophylla* (Thunb.) Sieb. & Zucc. var. *ciliata* Nakai、*Ampelopsis glandulosa* (Wall.) Momiyama var. *vestita* (Rehder) Momiyama。

药材野葡萄藤，为本种的干燥地上部分，《上海市中药材标准》（1994 年版）中有收载。

葡萄科 Vitaceae 蛇葡萄属 Ampelopsis

白蔹

Ampelopsis japonica (Thunb.) Makino

| 药 材 名 | 白蔹（药用部位：块根）、白蔹子（药用部位：果实）。

| 形态特征 | 木质藤本。小枝无毛；卷须不分枝或先端有短分叉。3 小叶复叶或 5 小叶掌状复叶，小叶羽状深裂或边缘具深锯齿；掌状 5 小叶者中央小叶深裂至基部，有 1 ~ 3 关节，关节间有翅，侧生小叶无关节或有 1 关节；3 小叶者中央小叶有 1 关节或无关节，基部窄，呈翅状；下面无毛或脉上被短柔毛；叶柄长 1 ~ 4 cm，无毛。聚伞花序通常集生，直径 1 ~ 2 cm，花序梗长 1.5 ~ 5 cm，常卷曲，无毛；花萼碟形，边缘波状浅裂，花瓣宽卵形；花盘发达，边缘波状浅裂；子房下部与花盘合生，花柱棒状。果实球形，直径 0.8 ~ 1 cm，有 1 ~ 3 种子。

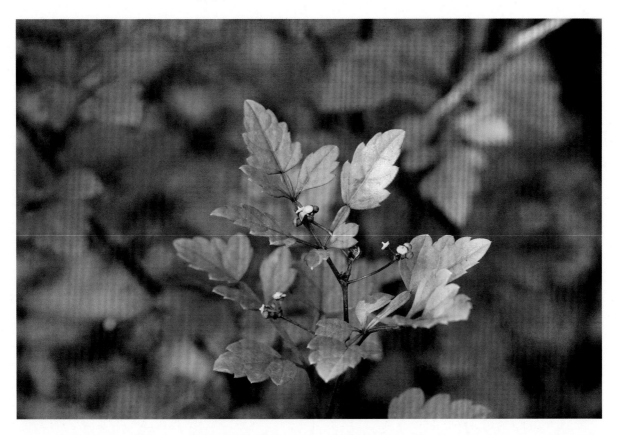

| 生境分布 | 生于海拔 100 ~ 900 m 的山坡地边、灌丛或草地。德兴各地均有分布。

| 资源情况 | 野生资源一般。药材来源于野生。

| 采收加工 | **白蔹**：春、秋季采挖，除去泥沙和细根，切成纵瓣或斜片，晒干。

白蔹子：秋季果实成熟时采收，鲜用或晒干。

| 药材性状 | **白蔹**：本品纵瓣呈长圆形或近纺锤形，长 4 ~ 10 cm，直径 1 ~ 2 cm；切面周边常向内卷曲，中部有一凸起的棱线；外皮红棕色或红褐色，有纵皱纹、细横纹及横长皮孔，易层层脱落，脱落处呈淡红棕色。斜片呈卵圆形，长 2.5 ~ 5 cm，宽 2 ~ 3 cm；切面类白色或浅红棕色，可见放射状纹理，周边较厚，微翘起或略弯曲。体轻，质硬脆，易折断，折断时有粉尘飞出。气微，味甘。

| 功能主治 | **白蔹**：苦，微寒。归心、胃经。清热解毒，消痈散结，敛疮生肌。用于痈疽发背，疔疮，瘰疬，烫火伤。

白蔹子：苦，寒。归肝、脾经。清热，消痈。用于温疟，热毒痈肿。

| 用法用量 | **白蔹**：内服煎汤，5 ~ 10 g；脾胃虚寒及无实火者禁服，孕妇慎服；不宜与川乌、制川乌、草乌、制草乌、附子同用。外用适量，煎汤洗；或研成极细粉敷。

白蔹子：内服煎汤，6 ~ 10 g。外用适量，研末调敷。

| 附　注 | 本种异名：*Cissus serjaniaefolia* Walp.、*Paullinia japonica* Thunb.、*Ampelopsis napaeformis* Carrière、*Ampelopsis mirabilis* Diels et Gilg、*Ampelopsis tuberosa* Carrière、*Ampelopsis serjaniifolia* Bunge。

药材白蔹，为本种的干燥块根，《中华人民共和国药典》（1963 年版至 2020 年版）、《新疆维吾尔自治区药品标准·第二册》（1980 年版）、《贵州省中药材标准规格·上集》（1965 年版）等中有收载。

葡萄科 Vitaceae 乌蔹莓属 Cayratia

大叶乌蔹莓 *Cayratia albifolia* C. L. Li

| **药 材 名** | 大母猪藤（药用部位：根、叶）。

| **形态特征** | 半木质藤本。小枝圆柱形，有纵棱纹，被灰色柔毛。卷须三叉分枝。叶为鸟足状5小叶复叶，小叶长椭圆形或卵状椭圆形，长5～17 cm，边缘有短尖钝齿，上面无毛或中脉上被稀短柔毛，下面灰白色，密被灰色短柔毛；叶柄长5～12 cm，中央小叶柄长3～5 cm，侧生小叶无柄或有短柄，被灰色疏柔毛。伞房状多歧聚伞花序腋生；花序梗长2.5～5 cm，被灰色疏柔毛；花萼浅碟形，萼齿不明显，外被乳突状柔毛；花瓣宽卵形或卵状椭圆形；花盘明显，4浅裂。果实球形，直径1～1.2 cm，有2～4种子。

| **生境分布** | 生于海拔300 m以上的山谷林中或山坡岩石上。分布于德兴三清山

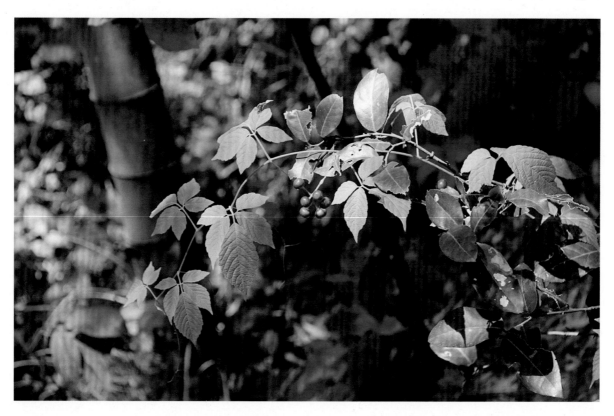

北麓等。

| **资源情况** | 野生资源丰富。药材来源于野生。

| **采收加工** | 秋季采挖根，洗净，切片；夏、秋季采收叶，鲜用或晒干。

| **功能主治** | 微苦，平。祛风除湿，通络止痛。用于风湿痹痛，牙痛，无名肿毒。

| **用法用量** | 内服煎汤，15 ～ 30 g，鲜品加倍；或浸酒；或炖肉。外用适量，捣敷。

| **附　　注** | 本种异名：*Cayratia albifolia* C. L. Li var. *glabra* (Gagnep.) C. L. Li、*Vitis mairei* H. Lévl.、*Cayrati aoligocarpa* (Lévl. et Vant.) Gagnep. f. *glabra* Gagnepain、*Cayratia oligocarpa* (Lévl. et Vant.) Gagnep. var. *glabra* (Gagnepain) Rehder。

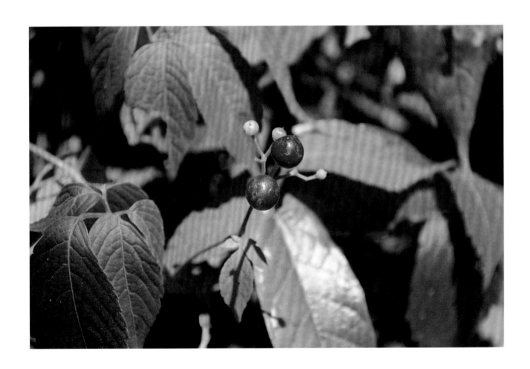

葡萄科 Vitaceae 乌蔹莓属 Cayratia

角花乌蔹莓

Cayratia corniculata (Benth.) Gagnep.

| **植物别名** | 金线吊葫芦。

| **药材名** | 九牛薯（药用部位：块根）。

| **形态特征** | 草质藤本，无毛。卷须二叉分枝。叶为鸟足状5小叶复叶，中央小叶长椭圆状披针形，长 3.5 ~ 9 cm，侧生小叶卵状椭圆形，长 2 ~ 5 cm，每边有 5 ~ 7 锯齿或细齿，两面无毛；叶柄长 2 ~ 4.5 cm，小叶有短柄或几无柄。复二歧聚伞花序腋生，花序梗长 3 ~ 3.5 cm；花萼碟形，全缘或三角状浅裂；花瓣三角状宽卵形，先端有小尖，外展，疏被乳突状毛；花盘发达，4浅裂。果实近球形，直径 0.8 ~ 1 cm，有 2 ~ 4 种子。

| **生境分布** | 生于海拔 200 ~ 600 m 的山谷溪边疏林或山坡灌丛。德兴各地均有

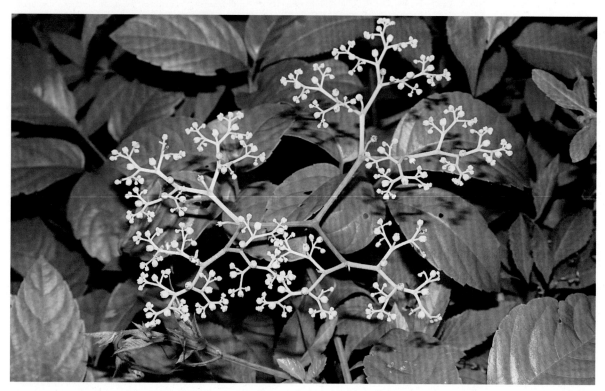

分布。

| **资源情况** | 野生资源一般。药材来源于野生。

| **采收加工** | 全年均可采挖，除去泥土，切片，晒干。

| **功能主治** | 甘，平。润肺止咳，止血。用于肺痨咳嗽，痰中带血，崩漏。

| **用法用量** | 内服煎汤，6～15 g。

| **附　　方** | （1）治外伤出血：九牛薯块根适量，研末撒敷患处。

（2）治小儿高热惊厥：九牛薯块根 3 g，钩藤 6 g，七叶一枝花 6 g，煎汤服。

（3）治肺炎：九牛薯块根 9 g，瓜子金 9 g，枸骨根 9 g，煎汤服，每日 1 剂。

（4）治哮喘：九牛薯块根、川贝母、桔梗各 3 g，煎汤服，每日 1 剂。

（5）治肝炎：九牛薯块根 15 g，虎刺根 30 g，茜草根 30 g，煎汤服，每日 1 剂。

（6）治郁热胃痛：九牛薯块根 1.5～3 g，水吞服。

（7）治蕲蛇（五步蛇）咬伤：九牛薯块根 15～30 g，研碎，煎汤服。

（8）治银环蛇（寸白蛇）咬伤：九牛薯块根 2～3 个，捣烂，剪去头发，敷头顶脑门处（百会穴）。［方（1）～（8）出自《草药手册》（江西）］

| **附　　注** | 本种异名：*Vitis corniculata* Benth.、*Columella corniculata* (Benth.) Merr.。

葡萄科 Vitaceae 乌蔹莓属 Cayratia

乌蔹莓 *Cayratia japonica* (Thunb.) Gagnep.

| 药 材 名 |　乌蔹莓（药用部位：全草）。

| 形态特征 |　草质藤本。小枝有纵棱纹，无毛或微被疏柔毛。卷须二至三叉分枝。叶为鸟足状 5 小叶，中央小叶长椭圆形或椭圆状披针形，长 2.5 ~ 4.5 cm，侧生小叶椭圆形或长椭圆形，长 1 ~ 7 cm，边缘有锯齿，叶上面无毛，下面无毛或微被毛；叶柄长 1.5 ~ 10 cm，中央小叶柄长 0.5 ~ 2.5 cm，侧生小叶无柄或有短柄。复二歧聚伞花序腋生；花萼碟形，全缘或呈波状浅裂，外面被乳突状毛或几无毛；花瓣 4，三角状卵圆形，高 0.1 ~ 0.15 cm，外面被乳突状毛；雄蕊 4，花药卵圆形；花盘发达，4 浅裂；子房下部与花盘合生，花柱短。果实近球形，直径约 1 cm，有 2 ~ 4 种子。

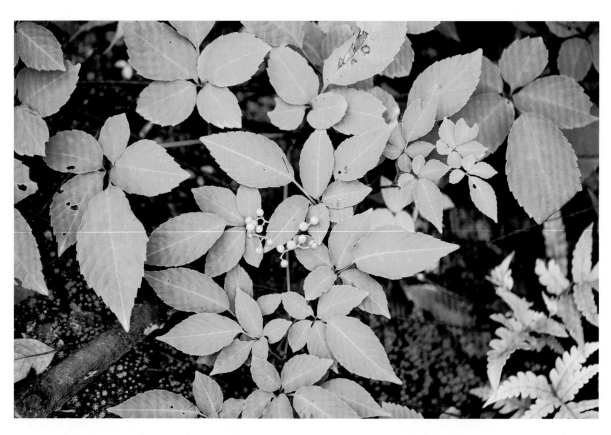

| **生境分布** | 生于海拔 300 m 以上的山谷林中或山坡灌丛。德兴各地均有分布。

| **资源情况** | 野生资源丰富。药材来源于野生。

| **采收加工** | 夏、秋季采收，除去杂质，洗净，切段，鲜用或晒干。

| **药材性状** | 本品茎呈圆柱形，扭曲，有纵棱，多分枝，带紫红色；卷须二歧分叉，与叶对生。叶皱缩，展平后为鸟足状复叶，小叶 5，椭圆形、椭圆状卵形至狭卵形，边缘具疏锯齿，两面中脉有毛茸或近无毛，中间小叶较大，有长柄，侧生小叶较小；叶柄长可超过 4 cm。浆果卵圆形，成熟时黑色。气微，味苦、涩。

| **功能主治** | 苦、酸，寒。归心、肝、胃经。清热利湿，解毒消肿。用于热毒痈肿，疔疮，丹毒，咽喉肿痛，蛇虫咬伤，烫火伤，风湿痹痛，黄疸，泻痢，白浊，尿血。

| **用法用量** | 内服煎汤，15 ~ 30 g；或浸酒；或捣汁饮。外用适量，捣敷。

| **附　方** | （1）治发背、臀痈、便毒：乌蔹莓全草煎煮 2 次过滤，合并 2 次煎汁，再隔水煎煮浓缩成膏，涂纱布上，贴敷患处，每日换 1 次。
（2）治臁疮：鲜乌蔹莓叶，捣敷患处，宽布条扎护，每日换 1 次；或晒干研末，每 30 g 药末同 90 g 生猪脂捣成膏，将膏摊纸上，贴敷患处。
（3）治毒蛇咬伤、眼前发黑、视物不清：鲜乌蔹莓全草，捣烂绞取汁 60 g，米酒冲服；并用鲜全草捣敷患处。［方（1）~（3）出自《江西民间草药》］

| **附　注** | 本种异名：*Vitis tenuifolia* Wight et Arn.、*Cissus tenuifolia* (Wight et Arn.) F. Heyne ex Planchon、*Cayratia tenuifolia* (Wight et Arn.) Gagnep.、*Vitis japonica* Thunb.、*Vitis leucocarpa* (Blume) Hayata。
药材乌蔹莓，为本种的干燥全草，《贵州省中药材、民族药材质量标准》（2003 年版）、《湖北省中药材质量标准》（2018 年版）中有收载；《上海市中药材标准》（1994 年版）也有记载，但其药用部位为干燥带叶藤茎。

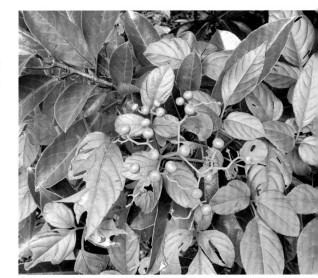

葡萄科 Vitaceae 地锦属 Parthenocissus

异叶地锦 Parthenocissus dalzielii Gagnep.

| **药 材 名** | 吊岩风（药用部位：根、茎、叶）。

| **形态特征** | 木质藤本。小枝无毛；卷须总状 5 ~ 8 分枝，嫩时先端膨大成圆球形，遇附着物时扩大为吸盘状。叶二型；侧出较小的长枝上常散生较小的单叶，叶卵圆形，长 3 ~ 7 cm；主枝或短枝上集生 3 小叶复叶，中央小叶长椭圆形，长 6 ~ 21 cm，侧生小叶卵状椭圆形，长 5.5 ~ 19 cm，有不明显小齿，两面无毛。多歧聚伞花序常生于短枝先端叶腋，较叶柄短；花萼碟形，边缘波状或近全缘；花瓣 4 ~ 5，倒卵状椭圆形。果实球形，直径 0.8 ~ 1 cm，成熟时紫黑色，有 1 ~ 4 种子。

| **生境分布** | 生于海拔 200 m 以上的山崖陡壁、山坡或山谷林中或灌丛岩石缝中。德兴各地均有分布。

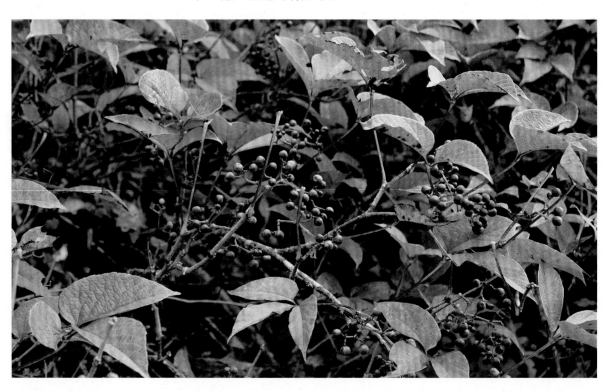

| **资源情况** | 野生资源丰富。药材来源于野生。 |

| **采收加工** | 秋、冬季挖取全株，洗净，摘取叶鲜用；根、茎分别切段或切片，鲜用或晒干。 |

| **功能主治** | 微辛、涩，温。祛风除湿，散瘀止痛，解毒消肿。用于风湿痹痛，胃痛，偏头痛，产后瘀滞腹痛，跌打损伤，痈疮肿毒。 |

| **用法用量** | 内服煎汤，15～30 g；孕妇禁服。外用适量，煎汤洗；或捣敷；或研末撒。 |

| **附　　注** | 本种异名：*Landukia landuk* Planch.、*Vitis landuk* Miq.、*Cissus landuk* Hassk.、*Parthenocissus landuk* (Hassk.) Gagnep.。 |

葡萄科 Vitaceae 地锦属 Parthenocissus

地锦

Parthenocissus tricuspidata (Sieb. et Zucc.) Planch.

| **药 材 名** | 地锦（药用部位：藤茎、根）。

| **形态特征** | 木质落叶大藤本。小枝无毛或嫩时被极稀疏柔毛，老枝无木栓翅；卷须 5 ~ 9 分枝，先端嫩时膨大成圆球形，遇附着物时扩大成吸盘状。单叶，倒卵状圆形，通常 3 裂，幼苗或下部枝上的叶较小，长 4.5 ~ 20 cm，有粗锯齿，两面无毛或下面脉上有短柔毛；叶柄长 4 ~ 20 cm，无毛或疏生短柔毛。花序生于短枝上，基部分枝，形成多歧聚伞花序，花序轴不明显，花序梗长 1 ~ 3.5 cm；花萼碟形，全缘或呈波状，无毛；花瓣长椭圆形。果实球形，成熟时蓝色，直径 1 ~ 1.5 cm；有 1 ~ 3 种子。

| **生境分布** | 生于海拔 150 ~ 1 200 m 的山坡崖石壁上或灌丛中。德兴各地均有分布，德兴各地均有栽培。

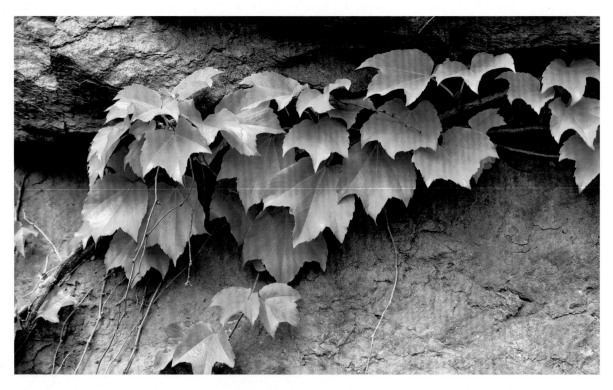

| **资源情况** | 野生资源丰富，栽培资源一般。药材主要来源于野生。

| **采收加工** | 秋季采收藤茎，除去叶片，切段；冬季采挖根，洗净，切片，鲜用或晒干。

| **药材性状** | 本品根呈类圆形，直径 3 ~ 8 cm，具须根。藤茎呈圆柱形，灰绿色，光滑，外表有细纵条纹，并有细圆点状凸起的皮孔，呈棕褐色；节略膨大，节上常有叉状分枝的卷须，叶互生，常脱落；断面中央有类白色的髓，木部黄白色，皮部呈纤维片状剥离。气微，味淡。

| **功能主治** | 辛、微涩，温。归肝、脾经。祛风止痛，活血通络。用于风湿痹痛，中风半身不遂，偏正头痛，产后血瘀，腹生结块，跌打损伤，痈肿疮毒，溃疡不敛。

| **用法用量** | 内服煎汤，10 ~ 30 g；或浸酒。外用适量，煎汤洗；或磨汁涂；或捣敷。

| **附　　注** | 本种异名：*Chamaesyce tashiroi* H. Hara、*Vitis inconstans* Miq.、*Vitis thunbergii* Siebold et Zucc.、*Vitis taquetii* H. Lévl.、*Quinaria tricuspidata* Koehne、*Psedera tricuspidata* (Siebold et Zucc.) Rehder。
药材大风藤，为本种的干燥藤茎及根，《江西省中药材标准》（1996 年版、2014 年版）中有收载。

葡萄科 Vitaceae 崖爬藤属 Tetrastigma

三叶崖爬藤

Tetrastigma hemsleyanum Diels et Gilg

| 药 材 名 | 蛇附子（药用部位：块根。别名：石猴子、金线吊葫芦）、三叶青（药用部位：全草）。

| 形态特征 | 草质藤本。小枝细，无毛或被疏柔毛；卷须不分叉。3 小叶复叶，小叶披针形、长椭圆状披针形或卵状披针形，长 3 ~ 10 cm，宽 1.5 ~ 3 cm，侧生小叶基部不对称，每边有 4 ~ 6 小锯齿，两面无毛；叶柄长 2 ~ 7.5 cm，中央小叶柄长 0.5 ~ 1.8 cm，侧生小叶柄长 0.3 ~ 0.5 cm。花序腋生，长 1 ~ 5 cm，或假顶生，二级分枝通常 4，集生成伞形；花二歧状着生在分枝末端；花序梗、花梗被短柔毛；花萼碟形，萼齿细小，卵状三角形；花瓣卵圆形，先端有小角；花盘明显，4 浅裂；子房陷在花盘中，呈短圆锥状，花柱短，柱头 4 裂。果实近球形，直径约 0.6 cm，有 1 种子。

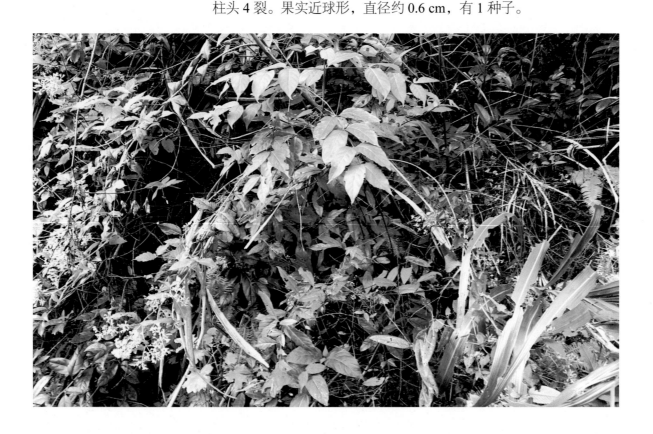

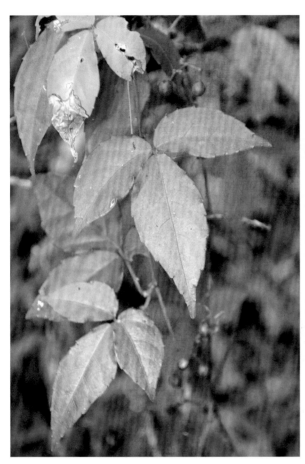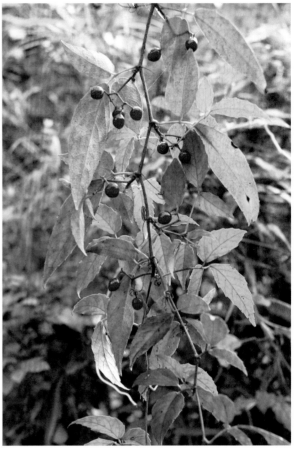

| **生境分布** | 生于海拔 300 ~ 1 300 m 的山坡灌丛、山谷、溪边林下岩石缝中。德兴各地均有分布，大茅山有栽培。 |

| **资源情况** | 野生资源丰富，栽培资源丰富。药材主要来源于栽培。 |

| **采收加工** | **蛇附子**：冬季采挖，除去泥土，洗净，切片，鲜用或晒干。
三叶青：全年均可采收，洗净泥沙，块根切片，茎叶切段，干燥。 |

| **药材性状** | **蛇附子**：本品呈纺锤形、卵圆形、葫芦形或椭圆形，一般长 1.5 ~ 6 cm，直径 0.7 ~ 2.5 cm。表面棕褐色，多数较光滑，或有皱纹和少数皮孔样小瘤状隆起，有时还有凹陷，凹陷内残留棕褐色细根。质硬而脆，断面平坦而粗糙，类白色，粉性，可见棕色形成层环。气无，味甘。本品鲜品表面灰褐色至黑褐色，较光滑；切面白色，皮部较窄，形成层环明显；质脆。
三叶青：本品的块根性状特征同"蛇附子"。茎纤细，具纵棱，卷须与叶对生，不分枝。叶互生，展开后呈三出掌状复叶，无毛，叶缘具刺状疏齿。偶见聚伞花序腋生。浆果球形。气微，味甘。 |

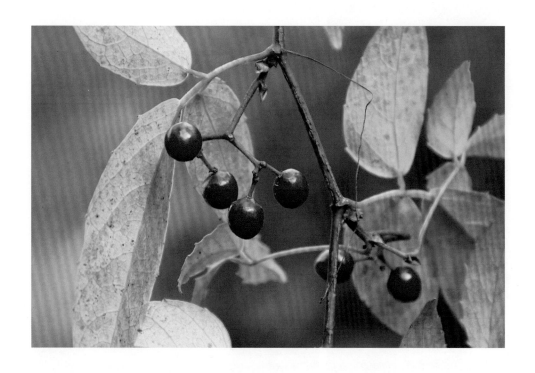

| 功能主治 | **蛇附子**：苦、辛，凉。归心、肝、肺、肾经。清热解毒，祛风活血。用于高热惊厥，肺炎，咳喘，肝炎，肾炎，风湿痹痛，跌打损伤，痈疔疮疖，湿疹，蛇咬伤。

三叶青：微苦、辛，凉。归心、肝、肺、肾经。清热解毒，活血祛风，消肿止痛，软坚散结，化石通淋。用于高热惊厥，流行性感冒，肝炎，泌尿系统结石，跌打损伤等。

| 用法用量 | **蛇附子**：内服煎汤，5 ~ 12 g；或捣汁；孕妇禁服。外用适量，磨汁涂；或捣敷；或研末撒。

三叶青：内服煎汤，9 ~ 15 g。外用，捣敷；或研末敷。

| 附　　方 | （1）治小儿高热惊厥：蛇附子 3 g，钩藤 6 g，七叶一枝花根 6 g，煎汤服。

（2）治肺炎：蛇附子、瓜子金、枸骨根各 9 g，煎汤服，每日 1 剂。

（3）治哮喘：蛇附子、贝母、桔梗各 3 g，煎汤服，每日 1 剂。

（4）治跌打损伤：蛇附子 30 g，研末，黄酒送服。

（5）治外伤出血：蛇附子适量，晒干，研末，撒敷包扎。

（6）治肝炎：蛇附子 15 g，虎刺根、茜草根各 30 g，煎汤服，每日 1 剂。［方（1）~（6）出自《江西草药》］

| 附 注 | 本种异名：*Vitis dentata* Hayata、*Vitis bioritsensis* Hayata、*Tetrastigma dentatum* (Hayata) H. L. Li、*Vitis labordei* H. Lévl. et Vaniot、*Vitis esquirolii* H. Lévl. et Vaniot、*Tetrastigma alatum* Li。

药材三叶青，为本种的干燥全草，《湖南省中药材标准》（1993 年版、2009 年版）中有收载。

药材三叶青，为本种的新鲜或干燥块根，《浙江省中药材标准·第一册》（2017 年版）中有收载；《广西壮族自治区瑶药材质量标准·第二卷》（2021 年版）以"金钱吊葫芦"之名收载之。

本种的叶在浙江西部、江西东部等地作茶叶用。

本种 IUCN 评估等级为 LC 级。本种为浙江省保护植物。

蕨薁

Vitis bryoniifolia Bunge

| 药 材 名 | 蕨薁（药用部位：果实）、蕨薁藤（药用部位：茎叶）、蕨薁根（药用部位：根）。

| 形态特征 | 木质藤本。幼枝有锈色或灰色绒毛；卷须有 1 分枝或不分枝。叶宽卵形，长 4 ~ 8 cm，宽 2.5 ~ 5 cm，3 深裂，中央裂片菱形，3 裂或不裂，有少数粗牙齿，侧生裂片不等 2 裂或不裂，上面疏生短毛，下面被锈色或灰色绒毛；叶柄长 1 ~ 3 cm。圆锥花序长 5 ~ 8 cm，花序轴和分枝有锈色短柔毛；花直径约 0.2 cm，无毛；花萼盘形，全缘；花瓣 5，早落；雄蕊 5。浆果紫色，直径 0.8 ~ 1 cm。

| 生境分布 | 生于海拔 150 m 以上的山谷林中、灌丛、沟边或田埂。德兴各地均有分布。

| 资源情况 | 野生资源丰富。药材来源于野生。

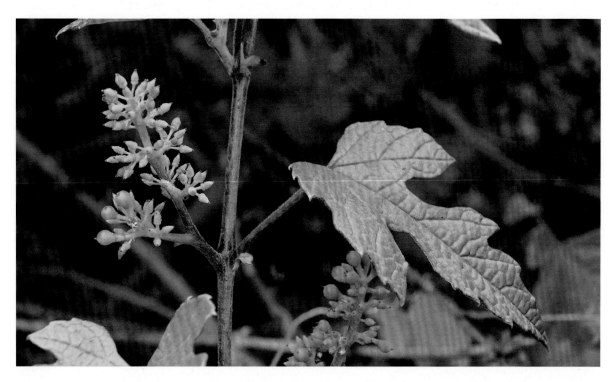

| 采收加工 | 蘡薁：夏、秋季果实成熟时采收，鲜用或晒干。
蘡薁藤：夏、秋季采收，洗净，茎切片或段，鲜用或晒干。
蘡薁根：秋、冬季采挖，洗净，切片或段，鲜用或晒干。

| 药材性状 | 蘡薁藤：本品为藤本，常缠绕成束。茎细长，扁圆柱形，幼枝密被深灰色或灰棕色茸毛；下部茎皮呈长裂片状剥落；质硬脆，断面较平坦，灰棕色；卷须与叶对生。单叶互生，多皱缩，完整叶片阔卵圆形，长 4 ~ 8 cm，宽 2.5 ~ 5 cm，通常 3 ~ 5 深裂；基部心形，边缘具浅而不整齐的粗锯齿；上表面灰棕色，疏生短茸毛；下表面色浅，密被灰棕色茸毛；叶柄通常被毛。气微，味酸、甘、涩。

| 功能主治 | 蘡薁：甘、酸，平。生津止渴。用于暑月伤津口干。
蘡薁藤：甘、淡，凉。归心、肾经。清热利湿，止血，解毒消肿。用于淋病，痢疾，崩漏，哕逆，风湿痹痛，跌打损伤，瘰疬，湿疹，痈疮肿毒。
蘡薁根：甘，平。归肝、膀胱经。清热利湿，解毒消肿。用于湿热，黄疸，热淋，痢疾，痈疮肿毒，瘰疬，跌打损伤。

| 用法用量 | 蘡薁：内服适量，嚼食。
蘡薁藤：内服煎汤，15 ~ 30 g；或捣汁。外用适量，捣敷；或取汁点眼、滴耳。
蘡薁根：内服煎汤，15 ~ 30 g，鲜品加倍。外用适量，捣敷；或研末调敷。

| 附　　方 | （1）治痢疾：蘡薁藤 30 g，煎汤。红痢加白糖 30 g，白痢加红糖 30 g，调服。
（2）治癫痫：鲜蘡薁藤（拣粗大者去皮）90 g，煎汤，分 2 次服，每日 1 剂，连续服用 3 ~ 5 剂。
（3）治风湿关节痛：蘡薁藤 45 g，酒水各半煎 2 次，分服。
（4）治瘰疬：蘡薁藤及根 30 g，煎煮 2 次，每日饭后各服 1 次。［方（1）~（4）出自《江西民间草药》］
（5）治耳痛：鲜蘡薁藤，洗净，截 1 段，一端对患者耳道，口从另一端吹之，使藤汁滴入耳内。
（6）治湿痰流注：蘡薁根 60 g，瘦猪肉 60 g，酒水各半同煮，去渣，取汤连服。［方（5）~（6）出自《江西民间草药验方》］

| 附　　注 | 本种异名：*Vitis bryoniaefolia* Bge.、*Vitis adstricta* Hance、*Vitis novisinensis* Vassilcz.、*Vitis thunbergii* Siebold et Zucc. var. *adstricta* (Hance) Gagnep.、*Vitis bryoniifolia* Bunge var. *multilobata* S. Y. Wang et Y. H. Hu。
药材山葡萄，为本种的干燥茎叶，《广东省中药材标准·第二册》（2011 年版）中有收载。

葡萄科 Vitaceae 葡萄属 Vitis

东南葡萄 *Vitis chunganensis* Hu

| 药 材 名 | 东南葡萄（药用部位：根、茎）。

| 形态特征 | 木质藤本。幼枝近圆柱形，无毛，带红紫色；卷须与叶对生。叶无毛，卵形，有时狭卵形，长 9 ~ 19 cm，宽 4 ~ 12.5 cm，基部深心形，边缘疏生小齿，下面密被白粉，侧脉 5 ~ 6 对，下面稍隆起，小脉不明显；叶柄长 2.5 ~ 6.5 cm。圆锥花序与叶对生，长约 10 cm，花序轴和分枝疏生微柔毛；花小，淡黄绿色，无毛；花萼盘形，近全缘；花瓣长约 0.15 cm；雄蕊长约 0.1 cm，花药卵形；花盘不明显。浆果球形，直径约 1 cm，暗紫色。

| 生境分布 | 生于海拔 500 ~ 1 400 m 的山坡灌丛、沟谷林中。分布于德兴三清山北麓等。

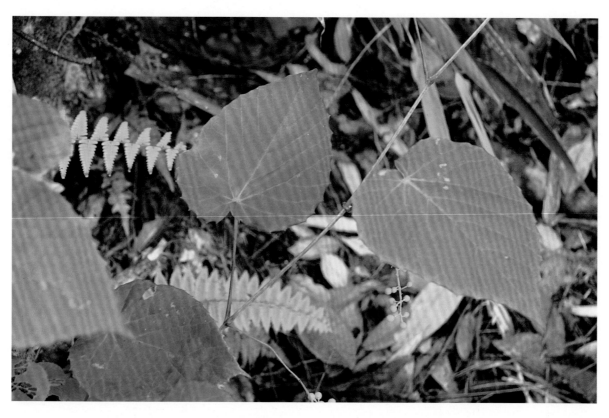

| **资源情况** | 野生资源丰富。药材来源于野生。

| **采收加工** | 全年均可采收，鲜用或晒干。

| **功能主治** | 祛风除湿。用于风湿痛。

| **用法用量** | 内服煎汤，30 ~ 60 g，鲜品加倍；或浸酒。

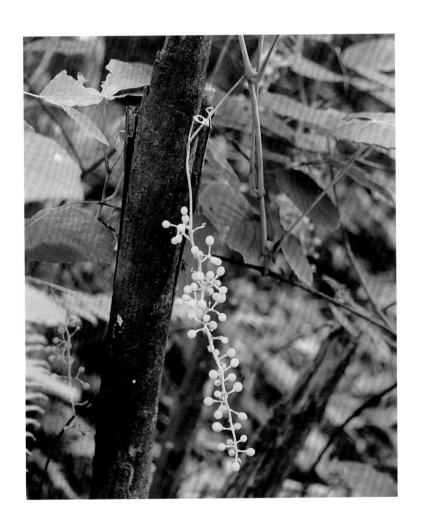

刺葡萄
Vitis davidii (Roman. du Caill.) Föex.

| 药 材 名 | 刺葡萄根（药用部位：根）。

| 形态特征 | 木质藤本。幼枝生皮刺；刺直立或先端稍弯曲，长 0.2 ~ 0.4 cm；卷须分枝。叶宽卵形至卵圆形，长 5 ~ 15 cm，宽 6.5 ~ 14 cm，先端有时不明显 3 浅裂，基部心形，边缘有深波状牙齿，除下面叶脉和脉腋有短柔毛外，其余无毛；叶柄长 6 ~ 13 cm，通常疏生小皮刺。圆锥花序与叶对生，长 5 ~ 15 cm；花小，直径约 0.2 cm；花萼不明显浅裂，无毛；花瓣 5，上部互相合生，早落；雄蕊 5。浆果球形，蓝紫色，直径 1 ~ 1.5 cm。

| 生境分布 | 生于海拔 600 ~ 1 800 m 的山坡、沟谷林中或灌丛。分布于德兴大茅山、三清山北麓等。

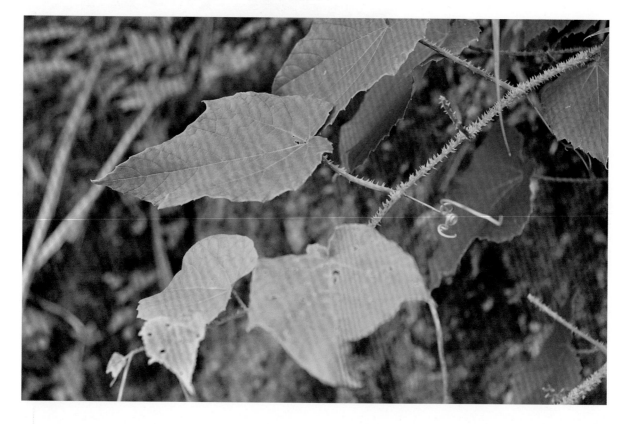

| 资源情况 | 野生资源丰富。药材来源于野生。

| 采收加工 | 秋、冬季采挖，洗净，切片，鲜用或晒干。

| 药材性状 | 本品呈不规则纺锤形或圆柱形，稍弯曲，长 32 ～ 100 cm，直径 0.5 ～ 5.5 cm。表面粗糙，黑褐色或棕褐色，外皮易剥离，具纵皱纹及支根痕。质硬，不易折断，切断面皮层较窄，易脱落，棕褐色，纤维状；木质部黄棕色或红棕色，具多数小孔（导管）组成同心环纹，呈放射状排列。髓部较小，红棕色。气微，味甘。

| 功能主治 | 甘、微苦，平。归肝、胃经。散瘀消积，舒筋止痛。用于吐血，腹胀癥积，关节肿痛，筋骨伤痛。

| 用法用量 | 内服煎汤，30 ～ 60 g，鲜品加倍；或浸酒。

| 附　　注 | 本种异名：*Ampelovitis davadii* (Rom. Caill.) Carrière、*Vitis prunisapida* H. Lévl. et Vaniot、*Vitis armata* Diels et Gilg、*Spinovitis davidii* Rom. Caill.、*Vitis davidii* (Roman. du Caill.) Föex. var. *hispida* X. D. Wang et S. C. Chen、*Ampelovitis davidii* (Romanet du Caillaud) Carrière。

药材独正杆，为本种的干燥根，《湖北省中药材质量标准》（2009 年版、2018 年版）中有收载。

葡萄科 Vitaceae 葡萄属 Vitis

葛藟葡萄
Vitis flexuosa Thunb.

| 药 材 名 | 葛藟汁（药用部位：藤汁）、葛藟果实（药用部位：果实）、葛藟叶（药用部位：叶）、葛藟根（药用部位：根或根皮）。

| 形态特征 | 木质藤本。枝条细长，幼枝有灰白色绒毛。叶宽卵形或三角状卵形，长 3.5 ~ 11 cm，宽 2.5 ~ 9.5 cm，先端渐尖，基部宽心形或近截形，边缘有不等的波状牙齿，上面无毛，下面多少有毛，主脉和脉腋有柔毛；叶柄长 3 ~ 7 cm，有灰白色蛛丝状绒毛。圆锥花序细长，长 6 ~ 12 cm，花序轴有白色丝状毛；花小，直径 0.2 cm，黄绿色。浆果球形，直径 0.6 ~ 0.8 cm，黑色。

| 生境分布 | 生于海拔 100 m 以上的山坡或沟谷田边、草地、灌丛或林中。德兴各地均有分布。

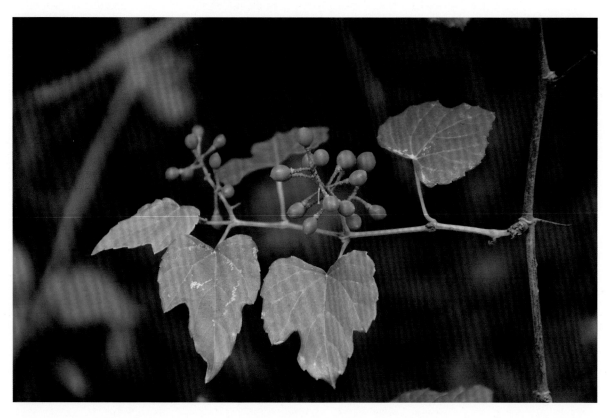

| **资源情况** | 野生资源一般。药材来源于野生。

| **采收加工** | 葛藟汁：夏、秋季砍断藤茎，取汁，鲜用。

葛藟果实：夏、秋季果实成熟时采收，鲜用或晒干。

葛藟叶：夏、秋季采摘，洗净，鲜用或晒干。

葛藟根：秋、冬季采挖根，洗净，切片，或剥取根皮，鲜用或晒干。

| **功能主治** | 葛藟汁：甘，平。归脾、胃经。益气生津，活血舒筋。用于乏力，口渴，哕逆，跌打损伤。

葛藟果实：甘，平。归肺、胃经。润肺止咳，凉血止血，消食。用于肺燥咳嗽，吐血，食积，泻痢。

葛藟叶：甘，平。消积，解毒，敛疮。用于食积，痢疾，湿疹，烫火伤。

葛藟根：甘，平。利湿退黄，活血通络，解毒消肿。用于黄疸性肝炎，风湿痹痛，跌打损伤，痈肿。

| **用法用量** | 葛藟汁：内服，5 ~ 10 g。外用适量，涂敷；或点眼。

葛藟果实：内服煎汤，10 ~ 15 g。

葛藟叶：内服煎汤，10 ~ 15 g。外用适量，煎汤洗；或捣汁涂。

葛藟根：内服煎汤，15 ~ 30 g。外用适量，捣敷。

| **附 注** | 本种异名：*Vitis purani* Ham. ex D. Don、*Vitis parvifolia* Roxb.、*Vitis wallichii* DC.、*Vitis flexuosa* Thunb. var. *chinensis* H. J. Veitch、*Vitis flexuosa* Thunb. f. *parvifolia* (Roxb.) Planch.。

毛葡萄 *Vitis heyneana* Roem. et Schult.

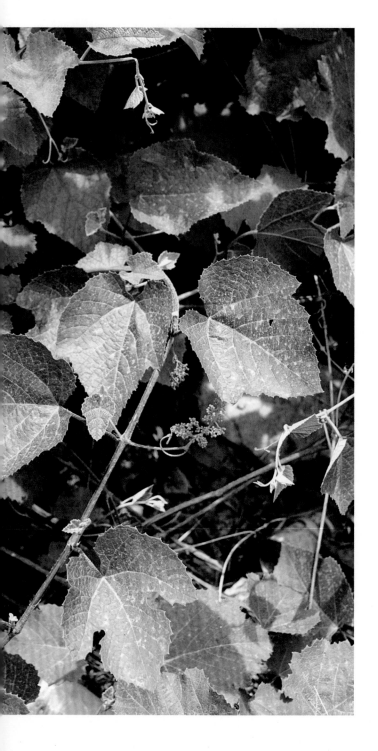

| 药 材 名 |

毛葡萄根皮（药用部位：根皮）、毛葡萄叶（药用部位：叶）。

| 形态特征 |

木质藤本，长达 8 m。幼枝、叶柄和花序轴密生白色或豆沙色蛛丝状柔毛。叶卵形或五角状卵形，长 10 ~ 15 cm，宽 6 ~ 8 cm，不分裂或有时不明显 3 裂，先端急尖，基部近截形或浅心形，边缘有波状小牙齿，上面几无毛，下面密生浅豆沙色绒毛；叶柄长 3 ~ 7 cm。圆锥花序长 8 ~ 11 cm，分枝近平展；花小，淡黄绿色，具细梗，无毛；花萼不明显；花瓣 5，长约 0.18 cm；雄蕊 5。浆果球形，黑紫色，直径 0.6 ~ 0.8 cm。

| 生境分布 |

生于海拔 100 m 以上的山坡、沟谷灌丛、林缘或林中。德兴各地均有分布。

| 资源情况 |

野生资源丰富。药材来源于野生。

| 采收加工 |

毛葡萄根皮： 秋、冬季采挖根，洗净，剥取根皮，切片，鲜用或晒干。

毛葡萄叶：夏、秋季采收，晒干。

| 功能主治 | **毛葡萄根皮**：酸、微苦，平。活血舒筋。用于月经不调，带下，风湿骨痛，跌打损伤。

毛葡萄叶：酸、微苦，平。止血。用于外伤出血。

| 用法用量 | **毛葡萄根皮**：内服煎汤，6 ~ 10 g。外用适量，捣敷。

毛葡萄叶：外用适量，研末调敷。

| 附　注 | 本种异名：*Vitis lanata* Roxb.、*Vitis coignetiae* Pulliae et Planch.、*Vitis kelungensis* Momiy.、*Vitis quinquangularis* Rehder、*Vitis pentagona* Diels et Gilg、*Vitis thunbergii* Siebold & Zucc.var. *yunnanensis* Planch.。

葡萄科 Vitaceae 葡萄属 Vitis

葡萄
Vitis vinifera L.

药材名	葡萄（药用部位：果实）、葡萄藤叶（药用部位：藤叶）、葡萄根（药用部位：根）。
形态特征	木质藤本。树皮呈片状剥落；幼枝有毛或无毛；卷须分枝。叶圆卵形，宽 7 ~ 15 cm，3 裂至近中部，基部心形，边缘有粗齿，两面无毛或下面有短柔毛；叶柄长 4 ~ 8 cm。圆锥花序与叶对生；花杂性异株，小，淡黄绿色；花萼盘形；花瓣 5，长约 0.2 cm，上部合生成帽状，早落；雄蕊 5；花盘由 5 腺体组成；子房 2 室，每室有 2 胚珠。浆果椭圆状球形或球形，有白粉。
生境分布	德兴各地均有栽培。
资源情况	栽培资源丰富。药材来源于栽培。

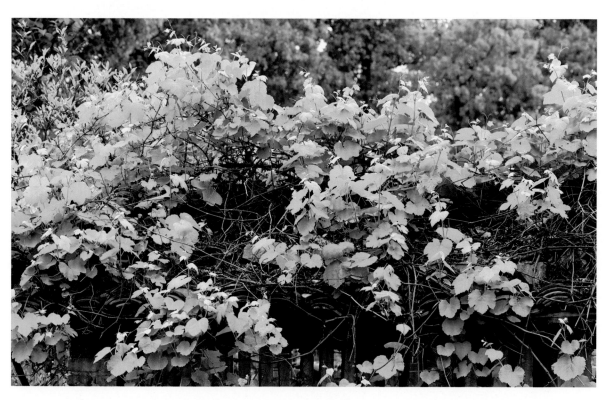

| **采收加工** | 葡萄：夏、秋季果实成熟时采收，鲜用或风干。
葡萄藤叶：夏、秋季采收，洗净，茎切片，叶切碎，晒干；或春、夏季采收嫩茎叶，鲜用。
葡萄根：秋、冬季采挖根，洗净，切片，鲜用或晒干。

| **药材性状** | 葡萄：本品鲜品呈圆形或椭圆形，干品均皱缩，长 0.3 ~ 0.7 cm，直径 0.2 ~ 0.6 cm。表面淡黄绿色至暗红色，先端有残存柱基，微具凸尖，基部有果柄痕，有的残存果柄。质稍柔软，易被撕裂，富糖质。气微，味甜、微酸。

| **功能主治** | 葡萄：甘、酸，平。归肺、脾、肾经。补气血，强筋骨，利小便。用于气血虚弱，肺虚咳嗽，心悸盗汗，烦渴，风湿痹痛，淋病，水肿，痘疹不透。
葡萄藤叶：甘、涩，平。祛风除湿，利水消肿，解毒。用于风湿痹痛，水肿，腹泻，风热目赤，痈肿疔疮。
葡萄根：甘，平。祛风通络，利湿消肿，解毒。用于风湿痹痛，肢体麻木，跌打损伤，水肿，小便不利，痈肿疔毒。

| **用法用量** | 葡萄：内服煎汤，15 ~ 30 g；或捣汁含咽；或熬膏；或浸酒；阴虚内热、胃肠实热或痰热内蕴者慎服。外用适量，浸酒涂擦；或研末撒。
葡萄藤叶：内服煎汤，10 ~ 15 g；或捣汁。外用适量，捣敷。
葡萄根：内服煎汤，15 ~ 30 g；或炖肉。外用适量，捣敷；或煎汤洗。

| **附　注** | 药材白葡萄，为本种的干燥成熟果实，《中华人民共和国卫生部药品标准·蒙药分册》（1998 年版）、《内蒙古蒙药材标准》（1986 年版）中有收载；《中华人民共和国药典·附录》（1977 年版至 2010 年版）、《山西省中药材标准·附录》（1987 年版）以"白葡萄干"之名收载之，《中华人民共和国卫生部药品标准·蒙药分册·附录》（1998 年版）、《中华人民共和国卫生部药品标准·维吾尔药分册》（1999 年版）、《维吾尔药材标准·上册》（1993 年版）以"琐琐葡萄"之名收载之，《中华人民共和国卫生部药品标准·维吾尔药分册》（1999 年版）、《维吾尔药材标准·上册》（1993 年版）以"马奶子葡萄干"之名收载之，《甘肃省中药材标准》（2008 年版、2009 年版）、《北京市中药材标准·附录》（1998 年版）以"葡萄干"之名收载之。
本种的果实为常见水果。

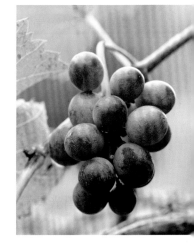

葡萄科 Vitaceae 葡萄属 *Vitis*

网脉葡萄
Vitis wilsoniae H. J. Veitch

| 药 材 名 | 野葡萄根（药用部位：根）。

| 形态特征 | 木质藤本。幼枝近圆柱形，有白色蛛丝状柔毛，后变无毛。叶心形或心状卵形，长 8 ~ 15 cm，宽 5 ~ 10 cm，通常不裂，有时不明显 3 浅裂，边缘有小牙齿，下面沿脉有锈色蛛丝状毛，叶脉在下面隆起，脉网明显，两面常有白粉；叶柄长 4 ~ 7 cm。圆锥花序长 8 ~ 15 cm；花小，淡绿色；花萼盘形，全缘；花瓣 5；雄蕊 5。浆果球形，直径 0.7 ~ 1.5 cm，蓝黑色，有白粉。

| 生境分布 | 生于海拔 400 m 以上的山坡灌丛、林下或溪边林中。分布于德兴大茅山等。

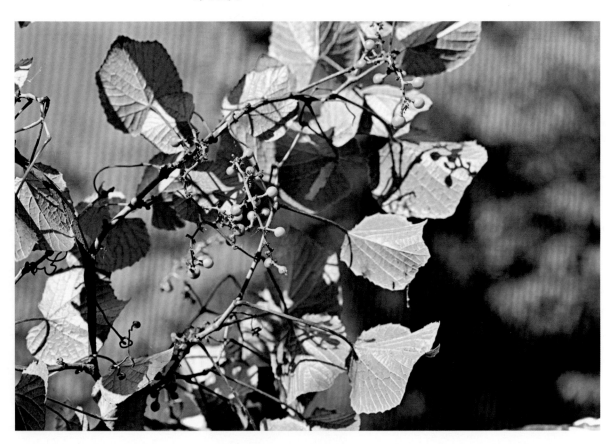

| **资源情况** | 野生资源一般。药材来源于野生。 |

| **采收加工** | 秋、冬季采挖，洗净，切片，鲜用或晒干。 |

| **功能主治** | 甘，平。归肝、肾经。清热解毒。用于痈疽疔疮，慢性骨髓炎。 |

| **用法用量** | 外用适量，捣敷。 |

| **附　　注** | 本种异名：*Vitis wilsonae* Veitch、*Vitis reticulata* Pamp.、*Vitis marchandii* H. Lévl.。 |

葡萄科 Vitaceae 俞藤属 Yua

俞藤 *Yua thomsonii* (Laws.) C. L. Li

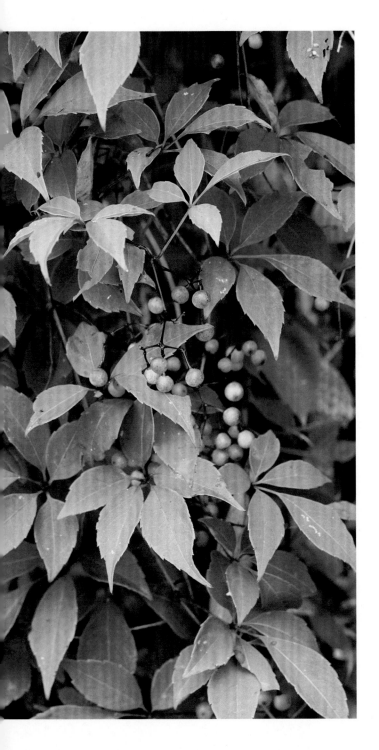

药材名

粉叶地锦（药用部位：藤茎、根）。

形态特征

木质藤本。卷须二叉分枝，相隔2节间断与叶对生。掌状5小叶，小叶披针形或卵状披针形，长2.5～7cm，宽1.5～3cm，边缘上半部每侧有4～7细锐锯齿，叶背常被白色粉霜，无毛或脉上被稀疏短柔毛；小叶柄长0.2～1cm，有时侧生小叶近无柄；叶柄长2.5～6cm。花序为复二歧聚伞花序，与叶对生；花萼碟形，无毛；花瓣5，稀4，高0.3～0.35cm，无毛；雄蕊5，稀4，长约0.25cm，花药长椭圆形；雌蕊长约0.3cm。果实近球形，直径1～1.3cm，紫黑色。

生境分布

生于海拔250～1300m的山坡林中。分布于德兴三清山北麓等。

资源情况

野生资源丰富。药材来源于野生。

| 采收加工 | 秋、冬季采收，洗净，切片或段，鲜用或晒干。

| 功能主治 | 辛、甘，平。归肺、肝经。祛风除湿，解毒消肿。用于风湿关节痛，带下，无名肿毒。

| 用法用量 | 内服煎汤，15 ~ 30 g；或浸酒。

| 附　　注 | 本种异名：*Yua thomsoni* (Laws.) C. L. Li、*Vitis thomsonii* Lawson、*Psedera thomsonii* (M. A. Lawson) Stuntz、*Parthenocissus thomsonii* (M. A. Lawson) Planch.、*Cissus thomsonii* (M. A. Lawson) Planch.。

杜英科 Elaeocarpaceae 杜英属 Elaeocarpus

中华杜英
Elaeocarpus chinensis (Gardn. et Chanp.) Hook. f. ex Benth.

| **药 材 名** | 高山望（药用部位：根）。

| **形态特征** | 常绿小乔木。幼枝有柔毛，老枝无毛。叶薄革质，卵状披针形，长 5 ~ 8 cm，下面有黑色腺点，边缘有波状浅齿；叶柄长 1.5 ~ 2 cm。总状花序生于无叶老枝上，长 3 ~ 4 cm；花梗长 0.3 cm；花两性或单性；萼片 5，披针形，长 0.3 cm；花瓣 5，长圆形，长 0.3 cm，先端不裂；雄蕊 8 ~ 10，长 0.2 cm，花丝极短；子房 2 室，胚珠 4；雄花有 8 ~ 10 雄蕊，无退化子房。核果椭圆形，长不及 1 cm。

| **生境分布** | 生于海拔 350 ~ 850 m 的常绿林中。分布于德兴大茅山等。

| **资源情况** | 野生资源丰富。药材来源于野生。

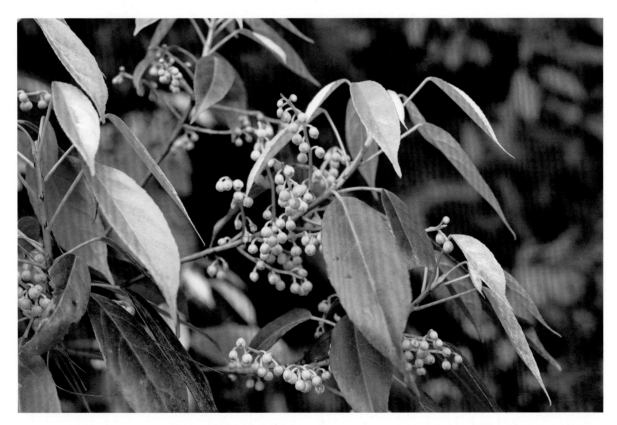

| 采收加工 | 冬季采挖，洗去泥土，切片，晒干。

| 功能主治 | 辛，温。散瘀，消肿。用于跌打瘀肿疼痛。

| 用法用量 | 内服煎汤，3～9g。外用适量，捣敷。

| 附　　注 | 本种异名：*Friesia chinensis* Gardn. et Champ.、*Elaeocarpus integripetalus* Gagnep.。
本种为江西省 II 级保护植物。

杜英科 Elaeocarpaceae 杜英属 Elaeocarpus

山杜英 *Elaeocarpus sylvestris* (Lour.) Poir.

| 药 材 名 | 山杜英（药用部位：根）。

| 形态特征 | 小乔木。幼枝无毛。叶纸质，倒卵形，长 4 ~ 8 cm，幼树叶长达 15 cm，宽 6 cm，无毛，边缘有波状钝齿；叶柄长 1 ~ 1.5 cm。总状花序生于枝顶叶腋，长 4 ~ 6 cm；花梗长 0.3 ~ 0.4 cm；萼片 5，披针形，长 0.4 cm；花瓣倒卵形，上部撕裂，裂片 10 ~ 12；雄蕊 13 ~ 15，长 0.3 cm，花药有微毛；花盘 5 裂，分离，被白毛；子房 2 ~ 3 室，被毛，花柱长 0.2 cm。核果椭圆形，长 1 ~ 1.2 cm，内果皮薄骨质，有 3 腹缝线。

| 生境分布 | 生于海拔 350 ~ 2 000 m 的常绿林中。分布于德兴大茅山等。

| 资源情况 | 野生资源丰富。药材来源于野生。

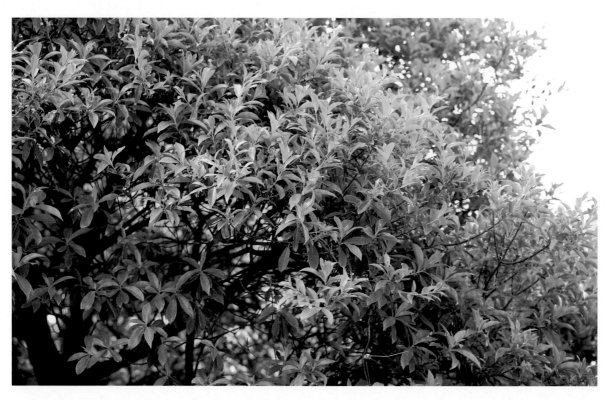

| 采收加工 | 冬季采挖，洗去泥土，切片，晒干。

| 功能主治 | 辛，温。散瘀消肿。用于跌打损伤，风湿痛。

| 用法用量 | 内服煎汤，3 ~ 9 g。外用适量，捣敷。

| 附　　注 | 本种异名：*Adenodus sylvestris* Lour.、*Elaeocarpus henryi* Hance、*Elaeocarpus decipiens* Hemsl.、*Elaeocarpus glabripetalus* Merr.、*Elaeocarpus omeiensis* Rehd. et Wils.、*Elaeocarpus kwangtungensis* Hu。

本种的成熟果实可作野果。

本种为江西省 II 级保护植物。

猴欢喜
Sloanea sinensis (Hance) Hemsl.

| **药 材 名** | 猴欢喜（药用部位：根）。

| **形态特征** | 常绿乔木。幼枝无毛。叶薄革质，长圆形或窄倒卵形，长 6 ~ 12 cm，宽 3 ~ 5 cm，两面无毛，全缘或上部有小锯齿；叶柄长 1 ~ 4 cm，无毛。花簇生于枝顶叶腋；花梗长 3 ~ 6 cm；萼片 4，宽卵形，长 0.6 ~ 0.8 cm，被柔毛；花瓣 4，长 0.7 ~ 0.9 cm，白色，先端撕裂，有缺齿；雄蕊与花瓣等长，花药长为花丝的 3 倍；子房被毛，长 0.4 ~ 0.5 cm，花柱合生，长 0.4 ~ 0.6 cm。蒴果直径 2 ~ 5 cm，3 ~ 7 片裂，果爿长 2 ~ 3.5 cm，厚 0.3 ~ 0.5 cm，针刺长 1 ~ 1.5 cm，内果皮紫红色；种子椭圆形。

| **生境分布** | 生于海拔 700 ~ 1 000 m 的常绿林中。分布于德兴大茅山、三清山

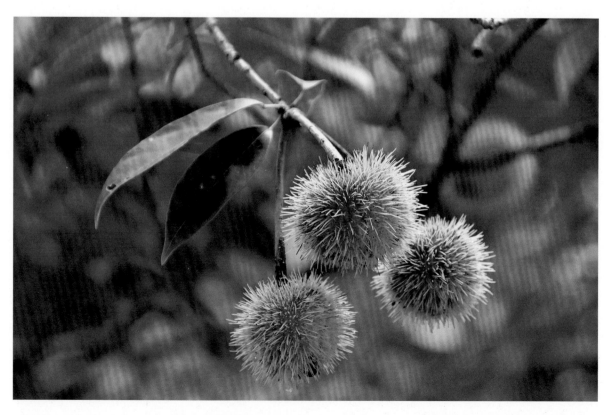

北麓等。

| **资源情况** | 野生资源一般。药材来源于野生。

| **采收加工** | 冬季采挖，洗去泥土，切片，晒干。

| **功能主治** | 健脾和胃，祛风，益肾。用于腹胀。

| **用法用量** | 内服煎汤，6 ~ 9 g。

| **附　　注** | 本种异名：*Castanopsis cavaleriei* H. Lévl. et Vaniot、*Sloanea oligophlebia* Chun et Ting、*Echinocarpus sinensis* Hance、*Sloanea hongkongensis* Hemsl.、*Sloanea chinensis* Hu、*Sloanea parvifolia* Chun et F. C. How。

本种 IUCN 评估等级为 LC 级。本种为江西省 Ⅲ 级保护植物。

椴树科 Tiliaceae 田麻属 Corchoropsis

田麻 *Corchoropsis tomentosa* (Thunb.) Makino

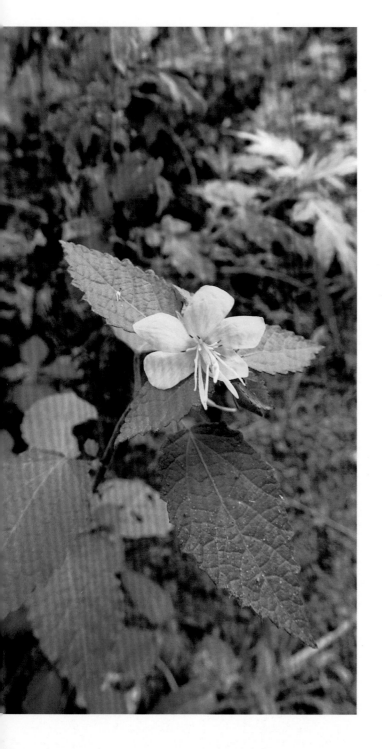

| 药 材 名 |

田麻（药用部位：全草）。

| 形态特征 |

一年生草本，高 40 ~ 60 cm。分枝有星状短柔毛。叶卵形或狭卵形，长 2.5 ~ 6 cm，宽 1 ~ 3 cm，边缘有钝牙齿，两面均多少密生星状短柔毛，基出脉 3；叶柄长 0.2 ~ 2.3 cm；托叶钻形，长 0.2 ~ 0.4 cm，脱落。花有细梗，单生于叶腋，直径 1.5 ~ 2 cm；萼片 5，狭披针形，长约 0.5 cm；花瓣 5，黄色，倒卵形；发育雄蕊 15，每 3 成 1 束，退化雄蕊 5，匙状条形，长约 1 cm。蒴果角状圆筒形，长 1.7 ~ 3 cm，有星状柔毛。

| 生境分布 |

生于丘陵或低山干山坡或多石处。德兴各地均有分布。

| 资源情况 |

野生资源丰富。药材来源于野生。

| 采收加工 |

夏、秋季采收，切段，鲜用或晒干。

| 功能主治 | 苦，凉。清热利湿，解毒止血。用于痈疖肿毒，咽喉肿痛，疥疮，疳积，带下，外伤出血。

| 用法用量 | 内服煎汤，9～15 g，大剂量可用至 30～60 g。外用适量，鲜品捣敷。

| 附　　注 | 本种异名：*Corchorus tomensosus* Thunb.、*Corchoropsis crenata* Sieb. et Zucc.。在 FOC 中，本种的拉丁学名被修订为 *Corchoropsis crenata* Sieb. et Zucc.。

椴树科 Tiliaceae 黄麻属 Corchorus

黄麻 *Corchorus capsularis* L.

| 药 材 名 | 黄麻叶（药用部位：叶）、黄麻根（药用部位：根）、黄麻子（药用部位：种子）、黄麻灰（药材来源：茎皮纤维烧存性的灰）。

| 形态特征 | 一年生草本，高 1 ~ 2 m，无毛。叶卵状披针形或披针形，长 5 ~ 12 cm，宽 2 ~ 5 cm，边缘具锯齿，最下面的 2 锯齿长而呈钻形，向下弯曲，两面无毛，基出脉 3；叶柄长 1 ~ 3.5 cm；托叶丝形，脱落。聚伞花序腋生，有数朵花；萼片 5，淡紫色，长约 0.4 cm；花瓣 5，黄色，狭倒卵形，与萼片近等长；雄蕊多数；子房球形，无毛。蒴果球形，直径约 1 cm，有纵棱和疣状突起，成熟时裂成 5 瓣。

| 生境分布 | 生于荒野或栽培。德兴绕二有分布，德兴大目源有栽培。

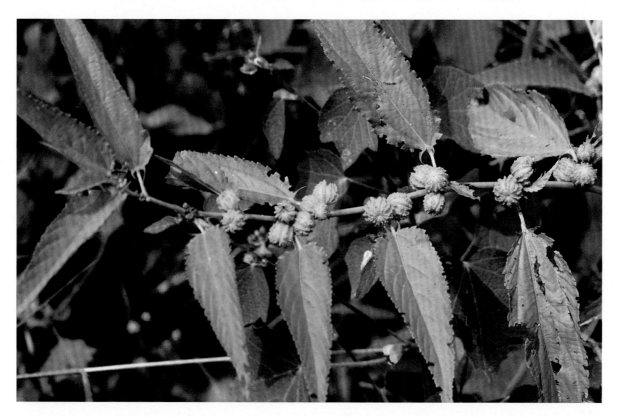

| 资源情况 | 野生资源稀少，栽培资源一般。药材主要来源于栽培。

| 采收加工 | **黄麻叶：**夏、秋季采收，鲜用或晒干。

黄麻根：秋季采挖，洗净泥沙，切段或切片，晒干。

黄麻子：10～11月采收成熟果实，除去果皮，取种子，晒干。

黄麻灰：取黄麻茎皮纤维烧成灰。

| 功能主治 | **黄麻叶：**苦，平。归心、肝经。理气止血，排脓解毒。用于咯血，吐血，血崩，便血，脘腹疼痛，泻痢，疔痈疮疹。

黄麻根：苦，平。归大肠、膀胱经。利湿通淋，止血止泻。用于石淋，带下，崩中，泄泻，痢疾，荨麻疹，毒蛇咬伤。

黄麻子：苦，温；有毒。归肺、肝、肾经。活血，调经，止咳。用于血枯经闭，月经不调，久咳。

黄麻灰：淡，平。归脾经。理伤，止血。用于跌打肿痛，外伤出血。

| 用法用量 | **黄麻叶：**内服煎汤，6～10 g；孕妇禁服。外用适量，捣敷。

黄麻根：内服煎汤，10～15 g；或研末。外用适量，捣敷。

黄麻子：内服煎汤，3～9 g。孕妇慎服。

黄麻灰：内服研末，每次0.5～1.5 g。外用适量，研末撒敷。

| 附　　注 | 本种原产亚洲热带地区。

椴树科 Tiliaceae 扁担杆属 Grewia

扁担杆 *Grewia biloba* G. Don

| 药 材 名 | 娃娃拳（药用部位：全株）。

| 形态特征 | 落叶灌木或小乔木。小枝有星状毛。叶狭菱状卵形或狭菱形，长 3 ~ 8.5 cm，宽 1 ~ 4 cm，边缘密生小牙齿，上面几无毛，下面疏生星状毛或几无毛，基出脉 3；叶柄长 0.2 ~ 0.6 cm。聚伞花序与叶对生，有多数花，长约 1.5 cm；花淡黄绿色；萼片 5，狭披针形，长约 0.5 cm，外面密生灰色短毛，内面无毛；花瓣 5，长约 0.12 cm；雄蕊多数；子房有毛。核果橙红色，直径 0.7 ~ 1.2 cm，无毛，2 裂，每裂有 2 小核。

| 生境分布 | 生于平原、低山灌丛或疏林中。德兴各地均有分布。

| 资源情况 | 野生资源丰富。药材来源于野生。

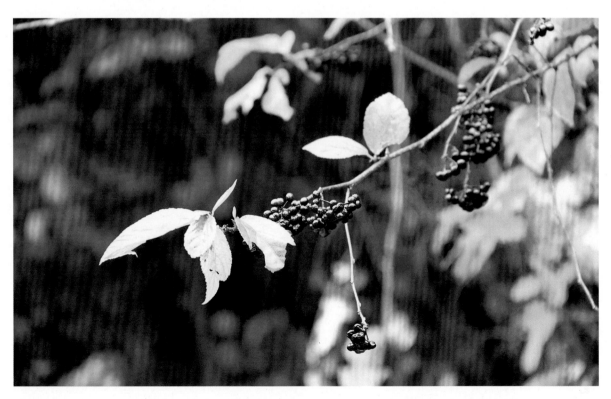

| 采收加工 | 夏、秋季采收，洗净，鲜用或晒干。

| 功能主治 | 甘、苦，温。归肝、脾、胃经。健脾益气，祛风除湿，固精止带。用于脾虚食少，久泻脱肛，疳积，蛔虫病，风湿痹痛，遗精，崩漏，带下，子宫脱垂。

| 用法用量 | 内服煎汤，9～30 g，大剂量可用至 60 g；或浸酒。外用适量，鲜品捣敷。

| 附 注 | 本 种 异 名：*Celastrus euonymoidea* H. Lévl.、*Grewia esquirolii* H. Lévl.、*Grewia grabrescens* Benth.、*Grewia tenuifolia* Kaneh. et Sasaki、*Grewia glabrescens* Benth.。

椴树科 Tiliaceae 扁担杆属 Grewia

小花扁担杆
Grewia biloba G. Don var. *parviflora* (Bunge) Hand.-Mazz.

| 药 材 名 | 吉利子树（药用部位：枝叶）。

| 形态特征 | 本变种和扁担杆的区别在于叶下面密被黄褐色软茸毛，花朵较短小。

| 生境分布 | 生于山坡、沟谷路旁灌丛中。德兴各地均有分布。

| 资源情况 | 野生资源一般。药材来源于野生。

| 采收加工 | 春、夏季采收，晒干。

| 功能主治 | 甘、苦，温。健脾益气，祛风除湿。用于疳积，脘腹胀满，脱肛，崩漏，带下，风湿痹痛。

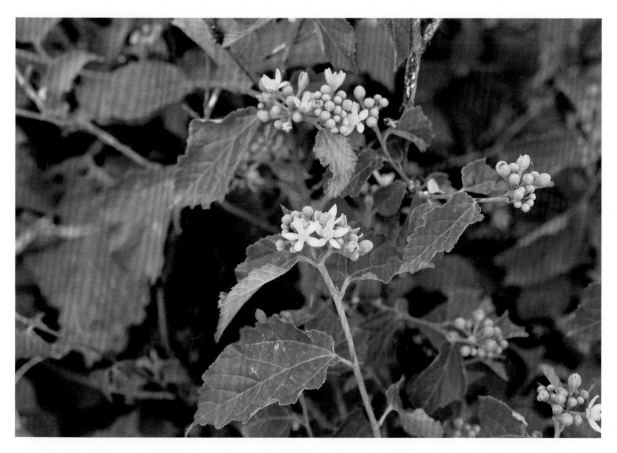

| 用法用量 | 内服煎汤，9 ~ 15 g；或浸酒。

| 附　　注 | 本种异名：*Grewia parviflora* Bunge、*Grewia chanetii* Lévl.。

椴树科 Tiliaceae 椴树属 Tilia

南京椴
Tilia miqueliana Maxim.

| 药 材 名 | 菩提树花（药用部位：花序。别名：椴树花）、菩提树皮（药用部位：树皮、根皮）。

| 形态特征 | 乔木。小枝密生星状毛。叶三角状卵形或卵形，长 4 ~ 11 cm，宽 3.5 ~ 9 cm，先端短渐尖，基部偏斜，心形或截形，边缘有短尖锯齿，上面无毛，下面密生星状毛；叶柄长 2.5 ~ 7 cm，有星状毛。聚伞花序长 7 ~ 9 cm，花序轴有星状毛；苞片长 5.5 ~ 13 cm，上面脉腋有星状毛，下面密生星状毛；萼片 5，长 0.4 cm，外面有星状毛，内面有长柔毛；花瓣无毛。果实近球形，直径 0.9 cm，外面有星状绒毛。

| 生境分布 | 生于山坡、山沟等阴湿处。分布于德兴大茅山、三清山北麓等。

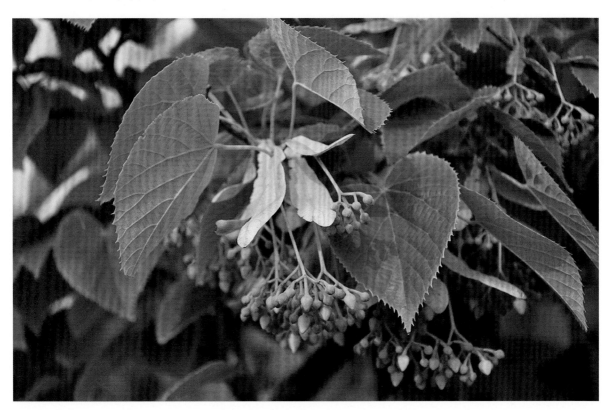

| 资源情况 | 野生资源一般。药材来源于野生。

| 采收加工 | 菩提树花：夏季采集，阴干。

菩提树皮：夏、秋季采集树皮或根皮，洗净，切片，晒干。

| 功能主治 | 菩提树花：辛，微温。归肺、肝经。发汗解表，止痛镇痉。用于风寒感冒，头身疼痛，惊痫。

菩提树皮：辛，温。归肺经。补虚止咳，活血散瘀。用于劳伤乏力，久咳，跌打损伤。

| 用法用量 | 菩提树花：内服煎汤，15 ~ 20 g；或研末；或温开水浸，1.5 ~ 3 g。

菩提树皮：内服煎汤，10 ~ 30 g。外用适量，浸酒搽。

| 附　　注 | 本种异名：*Tilia franchetiana* C. K. Schneid.、*Tilia kinashii* H. Lévl. et Vaniot、*Tilia kwangtungensis* Chun et H. D. Wong、*Tilia miqueliana* Maxim. var. *longipes* P. C. Chiu。

椴树科 Tiliaceae 椴树属 Tilia

粉椴
Tilia oliveri Szyszyl.

| **药 材 名** | 粉椴（药用部位：根）。 |

| **形态特征** | 乔木。小枝无毛。叶宽卵形或卵圆形，长 3 ～ 8 cm，宽 3 ～ 10 cm，先端突尖或渐尖，基部偏斜楔形或心形，边缘具短刺状锯齿，上面无毛，下面密生星状毛；叶柄近无毛。聚伞花序长 4 ～ 11 cm，花序轴稍有毛；苞片长 7 ～ 8 cm，下面密生星状绒毛，无柄；萼片 5，两面均有毛；花瓣黄色，无毛。果实椭圆状球形，直径 0.5 ～ 0.7 cm，外面有毛，有疣状突起。 |

| **生境分布** | 生于山坡、山沟等阴湿处。分布于德兴大茅山、三清山北麓等。 |

| **资源情况** | 野生资源一般。药材来源于野生。 |

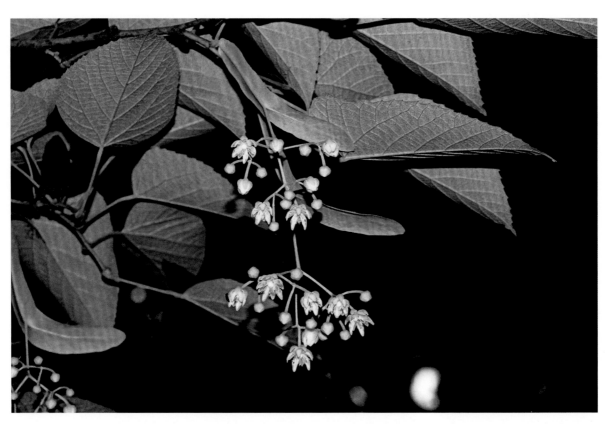

| **采收加工** | 秋季采挖，洗净泥土，切片，晒干。 |

| **功能主治** | 通经理气。用于久咳，跌打损伤。 |

| **用法用量** | 内服煎汤，15 ~ 30 g；或浸酒。外用适量，浸酒搽。 |

| **附　注** | 本种异名：*Tilia pendula* V. Engler ex C. K. Schneider。 |

椴树科 Tiliaceae 椴树属 Tilia

椴树
Tilia tuan Szyszyl.

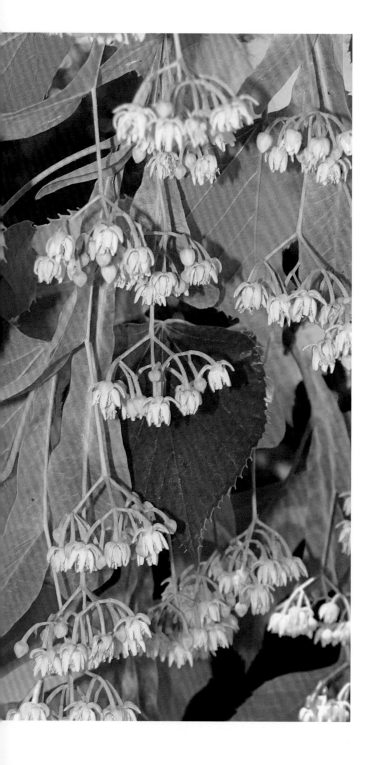

| 药 材 名 |

椴树（药用部位：根）。

| 形态特征 |

乔木。叶斜卵形，长 6 ~ 13 cm，宽 3 ~ 12 cm，先端渐尖，基部偏斜，截形或近心形，边缘疏生小刺状齿，常在中部以下全缘，下面有星状绒毛；叶柄长 2.5 ~ 5 cm。聚伞花序长 8 ~ 11 cm；苞片长 6 ~ 11 cm，仅脉腋有星状毛；萼片长 0.4 cm，外面有星状毛；花瓣无毛。果实球形，直径约 0.8 cm，外面有腺状突起及星状毛。

| 生境分布 |

生于山坡、山沟等阴湿处。分布于德兴大茅山、三清山北麓等。

| 资源情况 |

野生资源一般。药材来源于野生。

| 采收加工 |

全年均可采挖，洗净泥土，切片，晒干。

| 功能主治 |

苦，温。祛风除湿，活血止痛，止咳。用于

风湿痹痛，四肢麻木，跌打损伤，久咳。

| **用法用量** | 内服煎汤，15 ~ 30 g；或浸酒。外用适量，浸酒搽。

| **附　注** | 本种异名：*Tilia obscura* Hand.-Mazz.、*Tilia oblongifolia* Rehd.、*Tilia tristis* Chun ex H. T. Chang、*Tilia integerrima* H. T. Chang、*Tilia omeiensis* Fang、*Tilia hupehensis* Cheng ex H. T. Chang。

椴树科 Tiliaceae 刺蒴麻属 *Triumfetta*

单毛刺蒴麻 *Triumfetta annua* L.

| 药 材 名 | 单毛刺蒴麻（药用部位：根）。

| 形态特征 | 一年生草本或半灌木，高 30 ～ 100 cm。茎或分枝沿一侧生疏柔毛。叶卵形或狭卵形，长 4 ～ 13 cm，宽 2.5 ～ 8 cm，先端长渐尖或渐尖，基部圆形，边缘有锯齿，两面均疏生伏毛，基出脉 3 或 5；叶柄长 1.5 ～ 7.5 cm；托叶狭三角形，长 0.3 ～ 0.5 cm。聚伞花序腋生，具短梗；花黄色；萼片 5，狭矩圆形，长 0.4 ～ 0.5 cm，先端有角；花瓣 5，倒披针形，比萼片稍短；雄蕊约 10；子房有刺毛。蒴果扁球形，直径约 0.6 cm，裂为 3 ～ 4 瓣，无毛；刺长 0.3 ～ 0.5 cm，无毛，先端钩状。

| 生境分布 | 生于荒野及路旁。德兴各地均有分布。

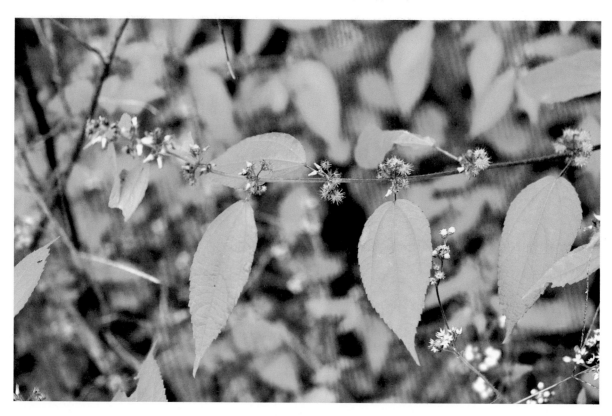

资源情况	野生资源一般。药材来源于野生。
采收加工	秋、冬季采挖，洗净，鲜用或晒干。
功能主治	祛风，活血，镇痛。用于风湿痹痛。
用法用量	外用适量，捣敷；或浸酒搽。
附　　注	本种异名：*Triumfetta suffruticosa* Merr.。

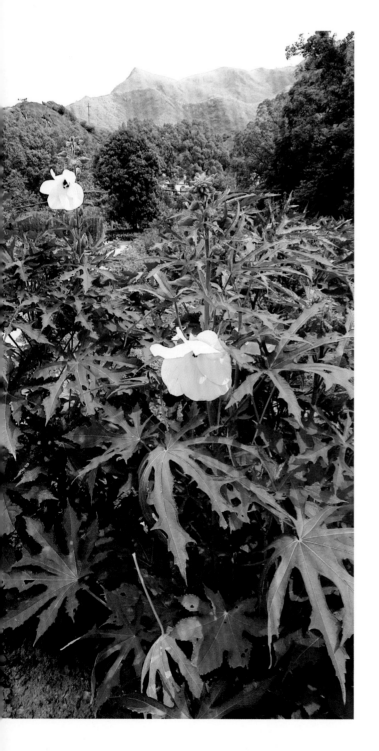

锦葵科 Malvaceae 秋葵属 Abelmoschus

黄蜀葵

Abelmoschus manihot (Linn.) Medicus

| 药 材 名 |

黄蜀葵花（药用部位：花冠）、黄蜀葵子（药用部位：种子）、黄蜀葵叶（药用部位：叶）、黄蜀葵茎（药用部位：茎或茎皮）、黄蜀葵根（药用部位：根）。

| 形态特征 |

一年生或多年生草本，高 1 ~ 2 m，疏被长硬毛。叶掌状 5 ~ 9 深裂，直径 15 ~ 30 cm，裂片长圆状披针形，长 8 ~ 18 cm，具粗钝锯齿，两面疏被长硬毛；叶柄长 6 ~ 18 cm，疏被长硬毛；托叶披针形，长 1 ~ 1.5 cm。花单生于枝端叶腋；小苞片 4 ~ 5，卵状披针形，长 1.5 ~ 2.5 cm，疏被长硬毛；花萼佛焰苞状，5 裂，近全缘，较小苞片长，被柔毛，果时脱落；花大，淡黄色，内面基部紫色，直径约 12 cm；雄蕊柱长 1.5 ~ 2 cm；柱头紫黑色，匙状盘形。蒴果卵状椭圆形，长 4 ~ 5 cm，被硬毛；种子多数，被多条由柔毛组成的条纹。

| 生境分布 |

生于山谷草丛、田边或沟旁灌丛间。分布于德兴香屯等，香屯有栽培。

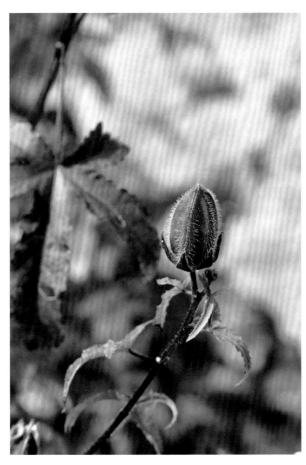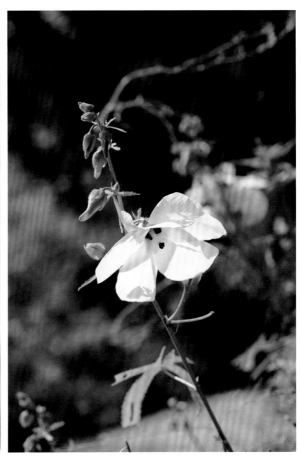

| 资源情况 | 野生资源稀少，栽培资源丰富。药材主要来源于栽培。

| 采收加工 | 黄蜀葵花：夏、秋季花开时分批采摘，及时干燥。

黄蜀葵子：夏、秋季果实成熟时采收，晒干，脱粒，簸去杂质，再晒至全干。

黄蜀葵叶：春、夏季采收，鲜用或晒干。

黄蜀葵茎：秋、冬季采集，晒干或炕干。

黄蜀葵根：秋季采挖，洗净，晒干。

| 药材性状 | 黄蜀葵花：本品多皱缩破碎，完整的花瓣呈三角状阔倒卵形，长 7 ~ 10 cm，宽 7 ~ 12 cm，表面有纵向脉纹，呈放射状，淡棕色，边缘浅波状；内面基部紫褐色。雄蕊多数，联合成管状，长 1.5 ~ 2.5 cm，花药近无柄。柱头紫黑色，匙状盘形，5 裂。气微香，味甘、淡。

黄蜀葵子：本品呈橘瓣形，略胖，长 3.5 ~ 7 mm，宽 2.5 ~ 4.5 mm，厚约 2.5 mm，灰褐色或灰黑色。一边中央凹陷，两端凸起。种皮表面可见连接两端的弧线形条纹。用放大镜观察，可见弧形条纹由橘黄色疣状突起相连而成。质

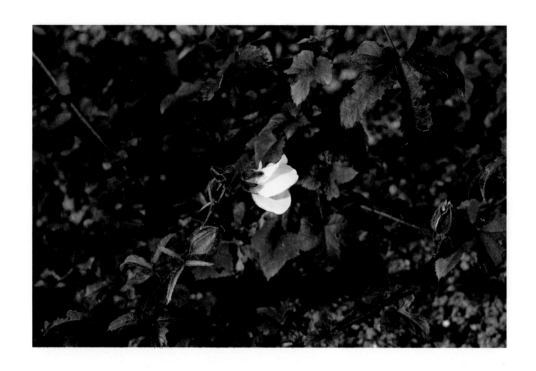

坚硬，不易破碎，剖开后可见 2 子叶，子叶呈黄白色，富油性。气微，味淡。

黄蜀葵叶：本品多皱缩，灰绿色至褐绿色，完整者展平后呈掌状 5 ~ 9 深裂或浅裂，裂片长披针形或细条形，两面疏被长硬毛，边缘具粗钝锯齿。气微，味微淡。

黄蜀葵茎：本品呈圆柱形，表面灰绿色至黄棕色，疏被长硬毛。质脆，易折断，断面常中空或有白色髓。气微，味淡。

黄蜀葵根：本品呈长圆柱形，多弯曲，直径 1 ~ 3 cm，有分枝。表面黄棕色，有细纵纹，断面皮部薄，木部黄白色。气微，味淡。

| **功能主治** | **黄蜀葵花：**甘，寒。归肾、膀胱经。清利湿热，消肿解毒。用于湿热壅遏，淋浊水肿；外用于痈疽肿毒，烫火伤。

黄蜀葵子：甘，寒。归心、肾、膀胱经。利水，通经，消肿解毒。用于淋证，水肿，便秘，乳汁不通，痈肿，跌打损伤。

黄蜀葵叶：甘，寒。清热解毒，接骨生肌。用于热毒疮痈，尿路感染，骨折，烫火伤，外伤出血。

黄蜀葵茎：甘，寒。清热解毒，通便利尿。用于高热不退，大便秘结，小便不利，疔疮肿毒，烫火伤。

黄蜀葵根：甘、苦，寒。利水，通经，解毒。用于淋证，水肿，便秘，跌打损伤，乳汁不通，痈肿，耵耳，腮腺炎。

| 用法用量 | 黄蜀葵花：内服煎汤，10 ~ 30 g；或研末，3 ~ 6 g；孕妇慎用。外用适量，研末调敷；或浸油涂。

黄蜀葵子：内服煎汤，10 ~ 15 g；或研末，2 ~ 5 g；孕妇禁服。外用适量，研末调敷。

黄蜀葵叶：内服煎汤，10 ~ 15 g，鲜品可用至 30 ~ 60 g。外用适量，鲜品捣敷。

黄蜀葵茎：内服煎汤，5 ~ 10 g。外用适量，浸油搽。

黄蜀葵根：内服煎汤，9 ~ 15 g；或研末，每次 1.5 ~ 3 g。外用适量，捣敷；或研末调敷；或煎汤洗。

| 附　注 | 本种异名：*Hibiscus palmatus* Cav.、*Hibiscus manihot* L.、*Hibiscus japonicus* Miq.、*Hibiscus manihot* L. var. *palmatus* DC.、*Hibiscus manihot* L. var. *typicus* Hochr.。

药材秋葵子，为本种的干燥（成熟）种子，《上海市中药材标准》（1994 年版）中有收载；《中华人民共和国卫生部药品标准·藏药·第一册·附录》（1995 年版）、《青海省藏药标准·附录》（1992 年版）以"黄葵子"之名收载之。

药材黄蜀葵花，为本种的干燥花冠，《中华人民共和国药典》（2010 年版至 2020 年版）、《江苏省中药材标准》（1989 年版增补本）、《山东省中药材标准》（2002 年版）中有收载。

药材黄蜀葵根，为本种的除去栓皮的干燥初生根，《中华药典》（1930 年版）中有收载。

《中华人民共和国药典》规定，黄蜀葵花按干燥品计算，含金丝桃苷（$C_{21}H_{20}O_{12}$）不得少于 0.50%。

本种的花干燥后可泡茶饮用。

锦葵科 Malvaceae 秋葵属 Abelmoschus

刚毛黄蜀葵

Abelmoschus manihot (Linn.) Medicus var. *pungens* (Roxb.) Hochr.

药 材 名	黄蜀葵花（药用部位：花）、黄蜀葵根（药用部位：根）。
形态特征	本变种与黄蜀葵的不同之处在于植株全体密被黄色长刚毛。
生境分布	生于山谷草丛、田边或沟旁灌丛间。德兴大茅山有栽培。
资源情况	栽培资源一般。药材来源于栽培。
采收加工	**黄蜀葵花**：夏、秋季花开时分批采摘，及时干燥。 **黄蜀葵根**：秋季采挖，洗净，晒干。
药材性状	**黄蜀葵花**：本品多皱缩破碎，完整的花瓣呈三角状阔倒卵形，长7 ~ 10 cm，宽 7 ~ 12 cm，表面有纵向脉纹，呈放射状，淡棕色，

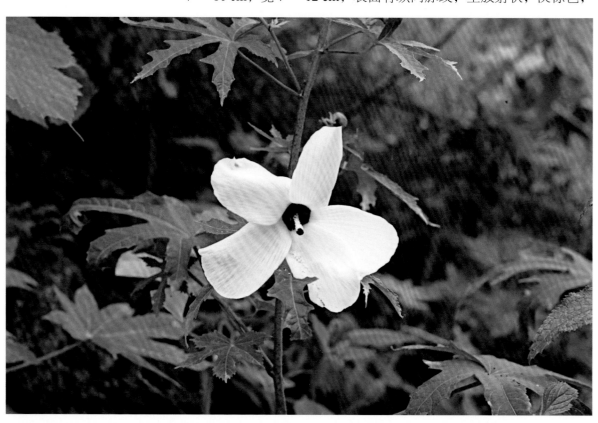

边缘浅波状；内面基部紫褐色。雄蕊多数，联合成管状，长 1.5 ~ 2.5 cm，花药近无柄。柱头紫黑色，匙状盘形，5 裂。气微香，味甘、淡。

黄蜀葵根：本品呈长圆柱形，多弯曲，直径 1 ~ 3 cm，有分枝。表面黄棕色，有细纵纹，断面皮部薄，木部黄白色。气微，味淡。

| 功能主治 |
黄蜀葵花：甘，寒。归肾、膀胱经。清利湿热，消肿解毒。用于湿热壅遏，淋浊水肿；外用于痈疽肿毒，烫火伤。

黄蜀葵根：甘、苦，寒。利水，通经，解毒。用于淋证，水肿，便秘，跌打损伤，乳汁不通，痈肿，耵耳，腮腺炎。

| 用法用量 |
黄蜀葵花：内服煎汤，10 ~ 30 g；或研末，3 ~ 6 g；孕妇慎用。外用适量，研末调敷；或浸油涂。

黄蜀葵根：内服煎汤，9 ~ 15 g；或研末，每次 1.5 ~ 3 g。外用适量，捣敷；或研末调敷；或煎汤洗。

| 附 注 |
本种异名：*Hibiscus forrestii* Diels、*Hibiscus pungens* Roxb.、*Hibiscus vestitus* Wall.、*Hibiscus manihot* L. var. *pungens* (Roxb.) Hochr.、*Abelmoschus manihot* (Linn.) Medicus subsp. *tetraphyllus* (Hornem.) Borss. Waalk.。

锦葵科 Malvaceae 蜀葵属 Althaea

蜀葵

Althaea rosea (Linn.) Cavan.

| 药 材 名 | 蜀葵花（药用部位：花）、蜀葵苗（药用部位：茎叶）、蜀葵子（药用部位：种子）、蜀葵根（药用部位：根）、冬葵（药用部位：花和果实）。

| 形态特征 | 二年生高大草本。茎直立，不分枝。叶互生，近圆心形，有时 5 ～ 7 浅裂，直径 6 ～ 15 cm，边缘有齿；叶柄长 6 ～ 15 cm；托叶卵形，先端具 3 尖。花大，单生于叶腋，直径 6 ～ 9 cm，有红色、紫色、白色、黄色及黑紫色等，单瓣或重瓣；小苞片 6 ～ 7，基部合生；花萼钟形，5 齿裂；花瓣倒卵状三角形，爪有长髯毛；雄蕊多数，花丝联合成筒状；子房多室，每室有 1 胚珠。果实盘状，成熟时每心皮自中轴分离。

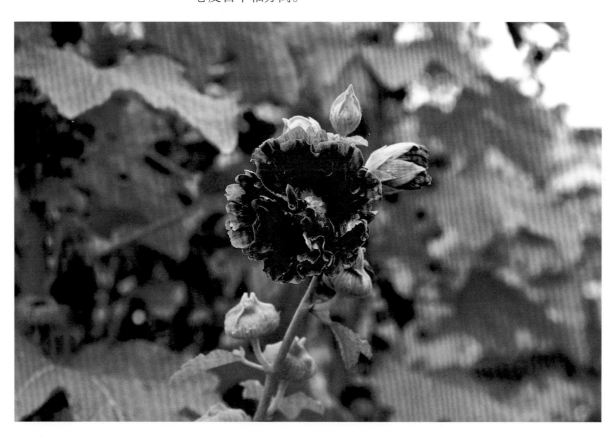

| **生境分布** | 德兴有栽培。

| **资源情况** | 栽培资源一般。药材来源于栽培。

| **采收加工** | **蜀葵花**：夏、秋季采收，晒干。

蜀葵苗：夏、秋季采收，鲜用或晒干。

蜀葵子：秋季果实成熟后摘取果实，晒干，打下种子，筛去杂质，再晒干。

蜀葵根：冬季采挖，刮去栓皮，洗净，切片，晒干。

冬葵：夏季采摘花，秋季果实成熟时采集果实，晒干。

| **药材性状** | **蜀葵花**：本品卷曲，呈不规则圆柱状，长 2 ~ 4.5 cm。有的带花萼和副萼，花萼杯状，5 裂，裂片三角形，长 1.5 ~ 2.5 cm，副萼 6 ~ 7 裂，长 0.5 ~ 1 cm，两者均呈黄褐色，并有较密的星状毛。花瓣皱缩卷折，展平后呈倒卵状三角形，爪有长毛状物。雄蕊多数，花丝联合成筒状。花柱上部分裂成丝状。质柔韧而稍脆。气微香，味淡。

蜀葵根：本品呈圆锥形，略弯曲，长 5 ~ 20 cm，直径 0.5 ~ 1 cm。表面土黄色，栓皮易脱落。质硬，不易折断，断面不整齐，呈纤维状，切面淡黄色或黄白色。气淡，味微甘。

冬葵：本品花的特征同"蜀葵花"。果实扁球形，直径约 3 cm。种子斜肾形，背部边缘竖起如鸡冠状，侧面有斜纹。气微，味涩。

| **功能主治** | **蜀葵花**：甘、咸，凉。归肝、大肠、小肠经。和血止血，解毒散结。用于吐血，衄血，月经过多，赤白带下，二便不利，小儿风疹，疟疾，痈疽疔肿，蜂蝎螫伤，烫火伤。

蜀葵苗：甘，凉。归大肠、膀胱经。清热利湿，解毒。用于热毒下痢，淋证，无名肿毒，烫火伤，金疮。

蜀葵子：甘，寒。归肾、膀胱、大肠经。利尿通淋，解毒排脓，润肠。用于水肿，淋证，带下，乳汁不通，疮疥，无名肿毒。

蜀葵根：甘、咸，微寒。归心、肺、大肠、膀胱经。清热利湿，凉血止血，解毒排脓。用于淋证，带下，痢疾，吐血，血崩，外伤出血，疮疡肿毒，烫火伤。

冬葵：甘、涩，凉。利尿通淋，清热消肿，强肾，止渴。花用于遗精；果实用于尿闭，淋病，水肿，口渴，肾热，膀胱热。

| **用法用量** | **蜀葵花**：内服煎汤，3 ~ 9 g；或研末，1 ~ 3 g；孕妇禁服。外用适量，研

末调敷；或鲜品捣敷。

蜀葵苗：内服煎汤，6 ~ 18 g；或煮食；或捣汁；不可久服。外用适量，捣敷；或烧存性，研末调敷。

蜀葵子：内服煎汤，3 ~ 9 g；或研末；脾胃虚寒者及孕妇慎服。外用适量，研末调敷。

蜀葵根：内服煎汤，9 ~ 15 g。外用适量，捣敷。

冬葵：内服煎汤，6 ~ 15 g。

| **附　注** | 本种异名：*Althaea sinensis* Cav.、*Althaea rosea* (L.) Cavan. var. *sinensis* (Cav.) S. Y. Hu。

药材蜀葵花，为本种的干燥花，《山东省中药材标准》（1995 年版、2002 年版）、《中华人民共和国卫生部药品标准·维吾尔药分册》（1999 年版）、《维吾尔药材标准·上册》（1993 年版）中有收载；《中华人民共和国卫生部药品标准·蒙药分册·附录》（1998 年版）以"大蜀季花"之名收载之，《内蒙古蒙药材标准》（1986 年版）以"蜀季花"之名收载之。

药材冬葵，为本种的干燥花和果实，《青海省藏药标准》（1992 年版）中有收载；《中华人民共和国卫生部药品标准·藏药·第一册》（1995 年版）以"江巴"之名收载之。

药材蜀葵子，为本种的干燥成熟种子，《内蒙古蒙药材标准》（1986 年版）、《中华人民共和国卫生部药品标准·维吾尔药分册·附录》（1999 年版）中有收载。

本种的嫩叶焯水后可凉拌或炒食；花可煮汤。

锦葵科　Malvaceae　棉属　Gossypium

草棉
Gossypium herbaceum Linn.

药 材 名	棉花（药用部位：绵毛）、棉花子（药用部位：种子）、棉花油（药材来源：种子所榨取的脂肪油）、棉花壳（药用部位：外果皮）、棉花根（药用部位：根或根皮）、棉花花（药用部位：花）。
形态特征	一年生高大草本。叶掌状 5 裂，直径 5 ~ 10 cm，通常宽大于长，两面有毛；叶柄长 2.5 ~ 8 cm，有长柔毛。花单生于叶腋，花梗长 1 ~ 2 cm；小苞片宽三角形，长 2 ~ 3 cm，先端有 6 ~ 8 齿；花萼杯状，5 浅裂；花瓣 5，黄色，内面基部紫色，直径 5 ~ 7 cm。蒴果卵圆形，常 3 ~ 4 室；种子大，分离，斜卵形，长 1 cm，具白色绵毛和短纤毛。
生境分布	德兴有栽培。

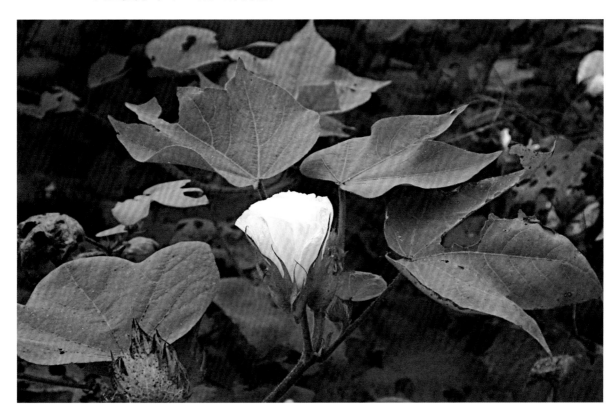

| **资源情况** | 栽培资源一般。药材来源于栽培。

| **采收加工** | 棉花：秋季采收，晒干。

棉花子：秋季采收棉花时，收集种子，晒干。

棉花油：取种子，按照压榨法等方式进行压榨，收集脂肪油。

棉花壳：轧棉花时收集。

棉花根：秋季采挖，洗净，切片，晒干；或剥取根皮，切段，晒干。

棉花花：夏、秋季花开未落地时采收，阴干。

| **药材性状** | 棉花子：本品呈卵状，长约 1 cm，直径约 0.5 cm。外被 2 层白色绵毛，1 层长绵毛及 1 层短茸毛，少数仅具 1 层长绵毛。质柔韧，研开后，种仁黄褐色，富油性。有油香气，味微辛。

棉花根：本品呈圆柱形，稍弯曲，长 10 ~ 20 cm，直径 0.4 ~ 2 cm。表面黄棕色，有不规则纵皱纹及横裂的皮孔，皮部薄，红棕色，易剥离。质硬，折断面纤维性，黄白色。无臭，味淡。

棉花花：本品呈筒状，多皱缩，长 2.5 ~ 4.5 cm。花瓣 5，黄色，内面茎部紫色，长几乎为苞片的 2 倍；小苞片 3，分离，基部心形；花萼杯状，5 齿裂；雄蕊多数，花丝长短不齐，合生成一束，并合成圆筒包围花柱。质脆。气微香，味微苦。

| **功能主治** | 棉花：甘，温。止血。用于吐血，便血，血崩，金疮出血。

棉花子：辛，热；有毒。归肝、肾、脾、胃经。温肾，通乳，活血止血。用于阳痿，腰膝冷痛，带下，遗尿，胃痛，乳汁不通，崩漏，痔血。

棉花油：辛，热。解毒杀虫。用于恶疮，疥癣。

棉花壳：辛，温。归胃经。温胃降逆，化痰止咳。用于噎膈，胃寒呃逆，咳嗽气喘。

棉花根：甘，温。归肺经。止咳平喘，通经止痛。用于咳嗽，气喘，月经不调，崩漏。

棉花花：益心补脑，安神养神，消肿祛炎。用于脑弱神疲，心悸心烦，机体炎肿，皮肤瘙痒，烧伤热痛。

| **用法用量** | 棉花：内服烧存性研末，5 ~ 9 g。外用适量，烧存性研末撒。

棉花子：内服煎汤，6 ~ 10 g；或入丸、散剂；阴虚火旺者禁服。外用适量，煎汤熏洗。棉花子有毒，内服需控制剂量，中毒初时头昏痛、胃中有灼热感、

恶心呕吐、腹胀腹痛，继而出现精神萎靡、下肢麻痹、腰酸背痛等症状，严重者会神志昏迷、抽搐、瞳孔散大、对光反射迟钝或消失、血压下降。个别患者可因呼吸、循环衰竭而死亡。

棉花油： 外用适量，涂擦。

棉花壳： 内服煎汤，9 ~ 15 g。

棉花根： 内服煎汤，15 ~ 30 g。孕妇慎服。

棉花花： 内服煎汤，15 g。

| 附　注 | 本种异名：*Gossypium zaitzevii* Prokhonov。

药材棉子，为本种的（干燥成熟）种子（仁），《中华人民共和国卫生部药品标准·维吾尔药分册·附录》（1999 年版）中有收载；《中华人民共和国卫生部药品标准·中药成方制剂·第三册·附录》（1991 年版）以"棉子仁"之名收载之，《北京市中药材标准·附录》（1998 年版）以"棉籽仁"之名收载之，《新疆维吾尔自治区药品标准·第二册》（1980 年版）中有收载。

药材棉子油，为本种种子中所得的脂肪油，《中华药典》（1930 年版）、《中华人民共和国药典》（1953 年版）中有收载。

药材棉花花，为本种的干燥花，《中华人民共和国卫生部药品标准·维吾尔药分册·附录》（1999 年版）、《维吾尔药材标准·上册》（1993 年版）中有收载。

本种的种子可作咖啡替代品，也可榨油食用。

锦葵科 Malvaceae 木槿属 Hibiscus

木芙蓉

Hibiscus mutabilis Linn.

| 药 材 名 | 芙蓉花（药用部位：花。别名：木芙蓉花）、芙蓉叶（药用部位：叶。别名：木芙蓉叶）、芙蓉根（药用部位：根或根皮）。

| 形态特征 | 落叶灌木或小乔木。茎具星状毛及短柔毛。叶卵圆状心形，直径10 ~ 15 cm，常5 ~ 7裂，裂片三角形，边缘具钝齿，两面均具星状毛，主脉7 ~ 11；叶柄长5 ~ 20 cm。花单生于枝端叶腋，花梗长5 ~ 8 cm，近端有节；小苞片8，条形，长1 ~ 1.6 cm；花萼钟形，长2.5 ~ 3 cm，5裂；花冠白色或淡红色，后变深红色，直径8 cm。蒴果扁球形，直径约2.5 cm，被黄色刚毛及绵毛，果瓣5；种子多数，肾形。

| 生境分布 | 德兴银城栽培作行道树或观赏植物。

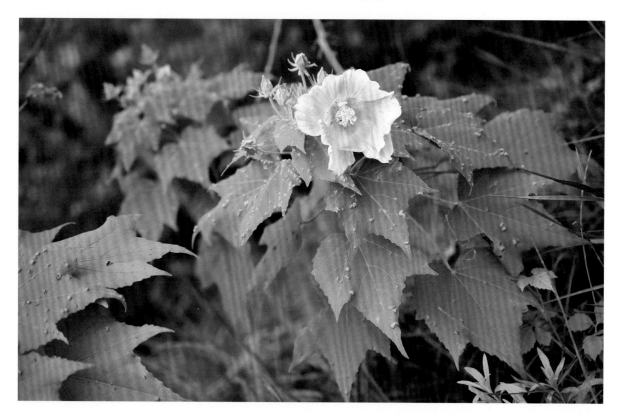

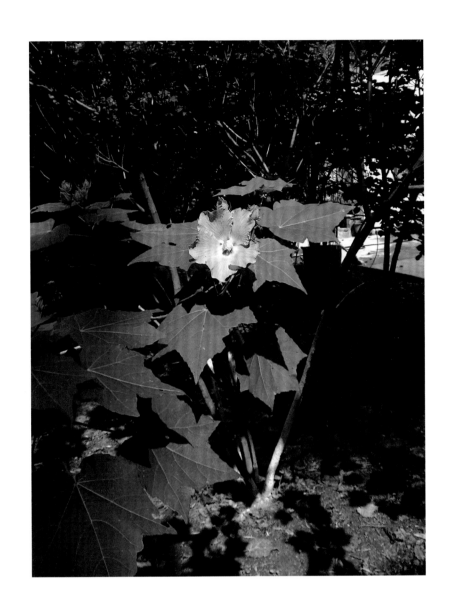

| **资源情况** | 栽培资源丰富。药材来源于栽培。

| **采收加工** | 芙蓉花：8 ~ 10 月采摘初开的花朵，晒干或烘干。

芙蓉叶：夏、秋季采收，干燥，研末。

芙蓉根：秋季采挖根或剥取根皮，洗净，切片，晒干。

| **药材性状** | 芙蓉花：本品呈不规则圆柱形，具副萼，10 裂，裂片条形；花冠直径约 8 cm；
花瓣 5 或为重瓣，为淡棕色至棕红色，倒卵状圆形，边缘微弯曲，基部与雄蕊
柱合生；花药多数，生于柱顶；雄蕊 1，柱头 5 裂。气微香，味微辛。

芙蓉叶：本品多卷缩破碎，全体被毛。完整叶片展平后呈卵圆状心形，宽
10 ~ 15 cm，掌状 5 ~ 7 浅裂，裂片三角形，边缘有钝齿。上表面暗黄绿色，
下表面灰绿色，叶脉 7 ~ 11，于两面凸起。叶柄长 5 ~ 20 cm。气微，味微辛。

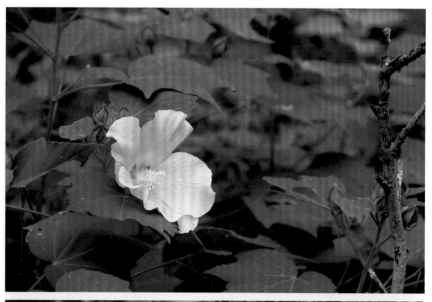

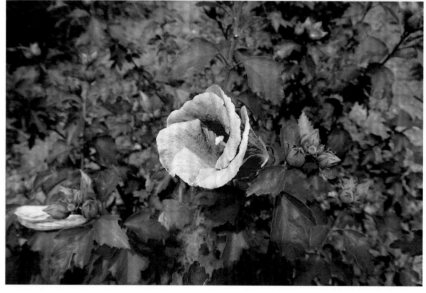

| 功能主治 | 芙蓉花：辛、微苦，凉。归肺、心、肝经。清热解毒，凉血止血，消肿排脓。用于肺热咳嗽，吐血，目赤肿痛，崩漏，带下，腹泻，腹痛，痈肿，疮疖，毒蛇咬伤，烫火伤，跌打损伤。

芙蓉叶：辛，平。归肺、肝经。凉血，解毒，消肿，止痛。用于痈疽焮肿，缠身蛇丹，烫伤，目赤肿痛，跌打损伤。

芙蓉根：辛、微苦，凉。归心、肺、肝经。清热解毒，凉血消肿。用于痈疽肿毒初起，臁疮，目赤肿痛，肺痈，咳喘，赤白痢疾，带下，肾盂肾炎。

| 用法用量 | 芙蓉花：内服煎汤，9 ~ 15 g，鲜品 30 ~ 60 g；孕妇禁服。外用适量，研末调敷；或捣敷。

芙蓉叶：内服煎汤，10 ～ 30 g；虚寒者及孕妇禁服。外用适量，研末调敷；或捣敷。

芙蓉根：内服煎汤，30 ～ 60 g；孕妇禁服。外用适量，捣敷；或研末调敷。

| 附　注 |

本种异名：*Hibiscus mutabilis* Linn. f. *plenus* (Andrews) S. Y. Hu、*Abelmoschus mutabilis* (L.) Wall. ex Hassk、*Ketmia mutabilis* (L.) Moench、*Hibiscus sinensis* Mill.。

药材芙蓉叶，为本种的干燥叶，《中华人民共和国药典》（2010 年版第一增补本、2015 年版、2020 年版）、《中华人民共和国药典》（1977 年版）、《广西壮族自治区壮药质量标准·第一卷》（2008 年版）、《新疆维吾尔自治区药品标准·第二册》（1980 年版）中有收载；《中华人民共和国卫生部药品标准·中药成方制剂·第十五册·附录》（1998 年版）、《中华人民共和国卫生部药品标准·中药材·第一册》（1992 年版）、《福建省中药材标准》（2006 年版）、《广东省中药材标准·第二册》（2011 年版）、《贵州省中药材、民族药材质量标准》（2003 年版）以“木芙蓉叶”之名收载之。

药材芙蓉花，为本种的干燥花，《贵州省中药材质量标准》（1988 年版）中有收载；《中华人民共和国卫生部药品标准·中药材·第一册》（1992 年版）以“木芙蓉花”之名收载之，《贵州省中药材、民族药材质量标准》（2003 年版）以“芙蓉花（木芙蓉花）”之名收载之。

药材芙蓉根，为本种的干燥根及茎，《中华人民共和国药典·附录》（1977 年版）中有收载。

本种的花可煮蛋汤等。

锦葵科 Malvaceae 木槿属 Hibiscus

重瓣木芙蓉

Hibiscus mutabilis Linn. f. *plenus* (Andrews) S. Y. Hu

| 植物别名 | 重瓣地芙蓉、重瓣木莲。

| 药 材 名 | 芙蓉花（药用部位：花）、芙蓉叶（药用部位：叶）、芙蓉根（药用部位：根或根皮）。

| 形态特征 | 本变型与木芙蓉的不同之处在于花为重瓣。

| 生境分布 | 栽培种。德兴各地均有栽培。

| 资源情况 | 栽培资源丰富。药材来源于栽培。

| 采收加工 | 同"木芙蓉"。

| 功能主治 | 同"木芙蓉"。

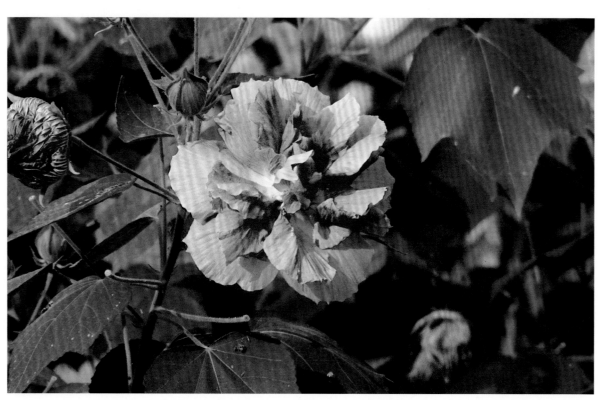

| 用法用量 | 同"木芙蓉"。

| 附　注 | 本种异名：*Hibiscus mutabilis* Linn. var. *flore-pleno* Andrews。

锦葵科 Malvaceae 木槿属 Hibiscus

朱槿

Hibiscus rosa-sinensis Linn.

| **药 材 名** | 扶桑花（药用部位：花）、扶桑叶（药用部位：叶）、扶桑根（药用部位：根）。 |

| **形态特征** | 灌木。叶宽卵形或狭卵形，长 4 ~ 9 cm，宽 2 ~ 5 cm，两面无毛；叶柄长 0.5 ~ 2 cm。花单生于上部叶腋间，下垂，近先端有节；小苞片 6 ~ 7，条形，长 0.8 ~ 1.5 cm，疏生星状毛，基部合生；花萼钟形，长 2 cm，有星状毛，裂片 5；花冠漏斗形，直径 6 ~ 10 cm，玫瑰红色、淡红色或淡黄色等。蒴果卵形，长 2.5 cm，有喙。 |

| **生境分布** | 德兴有栽培。 |

| **资源情况** | 栽培资源丰富。药材来源于栽培。 |

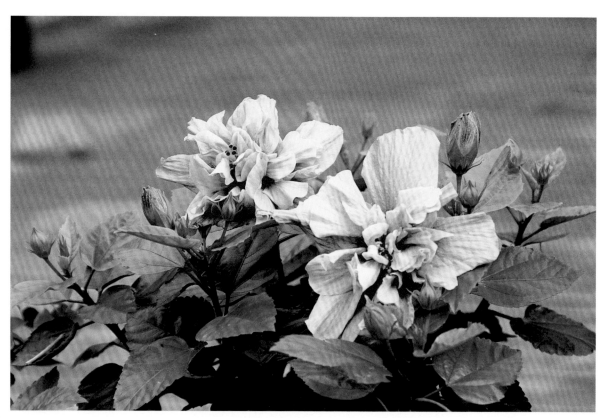

| 采收加工 | 扶桑花：花半开时采摘，晒干。
扶桑叶：随用随采。
扶桑根：秋末采挖，洗净，晒干。

| 药材性状 | 扶桑花：本品皱缩成长条状，长 5.5 ~ 7 cm。小苞片 6 ~ 7，线形，分离，比萼短。花萼黄棕色，长约 2 cm，有星状毛，5 裂，裂片披针形或尖三角形；花瓣 5，紫色或淡棕红色，有的为重瓣，花瓣先端圆或具粗圆齿，但不分裂。雄蕊管长，凸出于花冠之外，上部有多数具花药的花丝。子房五棱形，被毛，花柱 5。体轻。气清香，味淡。

| 功能主治 | 扶桑花：甘、淡，平。清肺，凉血，化湿，解毒。用于肺热咳嗽，咯血，鼻衄，崩漏，带下，痢疾，赤白浊，痈肿毒疮。
扶桑叶：甘、淡，平。清热利湿，解毒。用于带下，淋证，疔疮肿毒，腮腺炎，乳腺炎，淋巴结炎。
扶桑根：甘、涩，平。调经，利湿，解毒。用于月经不调，崩漏，带下，白浊，痈疮肿毒，尿路感染，急性结膜炎。

| 用法用量 | 扶桑花：内服煎汤，15 ~ 30 g。外用适量，捣敷。
扶桑叶：内服煎汤，15 ~ 30 g。外用适量，捣敷。
扶桑根：内服煎汤，15 ~ 30 g。

| 附 注 | 本种异名：*Hibiscus festivalis* Salisb.、*Hibiscus rosiflorus* Stokes、*Hibiscus fragilis* DC.、*Hibiscus rosa-sinensis* Linn. var. *genuinus* Hochr.、*Hibiscus rosiflorus* Stokes var. *simplex* Stokes。
药材扶桑花，为本种的干燥花，《广西中药材标准》（1990 年版）中有收载。

锦葵科 Malvaceae 木槿属 Hibiscus

木槿 Hibiscus syriacus Linn.

| 药 材 名 | 木槿花（药用部位：花）、木槿根（药用部位：根）、木槿皮（药用部位：树皮或茎皮、根皮）、木槿子（药用部位：果实）、木槿叶（药用部位：叶）。

| 形态特征 | 落叶灌木。叶菱状卵圆形，长 3 ~ 6 cm，宽 2 ~ 4 cm，常 3 裂，基部楔形，下面有毛或近无毛；叶柄长 0.5 ~ 2.5 cm；托叶条形，长约为花萼之半。花单生于叶腋，花梗长 0.4 ~ 1.4 cm，有星状短毛；小苞片 6 或 7，条形，长 0.6 ~ 1.5 cm，有星状毛；花萼钟形，裂片 5；花冠钟形，淡紫色、白色、红色等，直径 5 ~ 6 cm。蒴果卵圆形，直径约 1.2 cm，密生星状绒毛。

| 生境分布 | 德兴各地均有栽培。

| 资源情况 | 栽培资源丰富。药材来源于栽培。

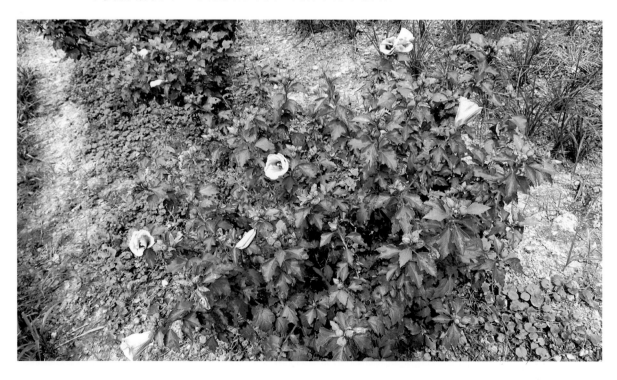

| 采收加工 | 木槿花：夏、秋季选晴天早晨，花半开时采摘，鲜用或晒干。

木槿根：全年均可采挖，洗净，切片，鲜用或晒干。

木槿皮：4～5月剥取茎皮、树皮，晒干；秋末采挖根，剥取根皮，晒干。

木槿子：9～10月果实呈黄绿色时采收，晒干。

木槿叶：全年均可采收，鲜用或晒干。

| 药材性状 | 木槿花：本品多皱缩成团或呈不规则形，长2～4 cm，宽1～2 cm，全体被毛。花萼钟形，黄绿色或黄色，先端5裂，裂片三角形，萼筒外方有6或7苞片，条形，萼筒下常带花梗，长0.3～0.7 cm，花萼、苞片、花梗表面均密被细毛及星状毛；花瓣5或为重瓣，黄白色至黄棕色，基部与雄蕊合生，并密生白色长柔毛；雄蕊多数，花丝下部联合成筒状，包围花柱，柱头5分歧，伸出花丝筒外。质轻脆。气微香，味淡。

木槿皮：本品多内卷成长槽状或单筒状，大小不一，厚0.1～0.2 cm。外表面青灰色或灰褐色，有细而略弯曲的纵皱纹，皮孔点状散在；内表面类白色至淡黄白色，平滑，具细致的纵纹理。质坚韧，折断面强纤维性，类白色。

木槿子：本品为卵圆形或长椭圆形，长1.5～3 cm，直径约1.2 cm。表面黄绿色或棕黄色，密被黄色短绒毛，有5纵向浅沟及5纵缝线；先端短尖，有的沿缝线开裂为5瓣；基部有宿存的钟状花萼，5裂，萼下有7～8狭条形苞片，排成1轮，或部分脱落；有残余的短果柄；果皮质脆。种子多数，扁肾形，长约0.3 cm，宽约0.4 cm；棕色至深棕色，无光泽，四周密布乳白色至黄色长绒毛。气微，味微苦；种子味淡。

木槿叶：本品多皱缩，完整叶多呈菱状卵圆形，长3～6 cm，宽2～4 cm，常深浅不等地3裂，基部楔形，叶两面均疏被星状毛，叶柄长0.5～2.5 cm，托叶条形。质脆。气微，味淡。

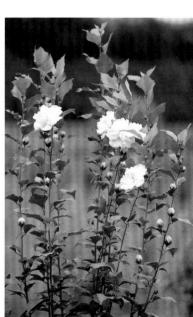

| 功能主治 | 木槿花：甘、苦，凉。归脾、肺、肝经。清热利湿，凉血解毒。用于肠风泻血，赤白下痢，痔疮出血，肺热咳嗽，咯血，带下，疮疖痈肿，烫伤。

木槿根：甘，凉。归肺、大肠经。清热解毒，消痈肿。用于肠风，痢疾，肺痈，肠痈，痔疮肿痛，赤白带下，疥癣，肺结核。

木槿皮：甘、苦，微寒。归大肠、肝、脾经。清热利湿，杀虫止痒。用于湿热泻痢，肠风泻血，脱肛，痔疮，赤白带下，阴道滴虫，皮肤疥癣，阴囊湿疹。

木槿子：甘，寒。归肺经。清肺化痰，止头痛，解毒。用于痰喘咳嗽，支气管炎，偏正头痛，黄水疮，湿疹。

木槿叶：苦，寒。归大肠、胃经。清热解毒。用于赤白痢疾，肠风，痈肿疮毒。

| **用法用量** | **木槿花**：内服煎汤，3～9 g，鲜品 30～60 g。外用适量，研末调敷；或鲜品捣敷。

木槿根：内服煎汤，15～25 g，鲜品 50～100 g。外用适量，煎汤熏洗。

木槿皮：内服煎汤，3～9 g；无湿热者慎服。外用适量，浸酒搽；或煎汤熏洗。

木槿子：内服煎汤，9～15 g。外用适量，煎汤熏洗。

木槿叶：内服煎汤，3～9 g，鲜品 30～60 g。外用适量，捣敷。

| **附　注** | 本种异名：*Ketmia srborea* Moench、*Ketmia syorum* Medik.、*Ketmia syriaca* (L.) Scop.、*Hibiscus acerifolius* Salisb.、*Hibiscus rhombifolius* Cav.、*Ketmia arborea* Moench、*Hibiscus floridus* Salisb.。

药材木槿皮，为本种的（干燥）茎皮、根皮，《四川省中药材标准》（1987 年版）中有收载；《新疆维吾尔自治区药品标准·第二册》（1980 年版）以"川槿皮"之名收载之。

药材木槿子（朝天子），为本种的干燥果实，《江苏省中药材标准》（1989 年版）、《江苏省中药材标准（试行稿）·第二批》（1986 年版）中有收载；《上海市中药材标准》（1994 年版）以"朝天子"之名收载之。

药材木槿皮，为本种的干燥树皮，《广西壮族自治区瑶药材质量标准·第二卷》（2021 年版）中有收载；《中华人民共和国卫生部药品标准·第一册》（1992 年版）、《江苏省中药材标准》（1989 年版）以"木槿皮（川槿皮）"之名收载之。

药材木槿花，为本种的干燥花，《中华人民共和国药典》（1963 年版、1977 年版）、《中华人民共和国卫生部药品标准·中药材·第一册》（1992 年版）、《广西壮族自治区壮药质量标准·第一卷》（2008 年版）、《广西壮族自治区瑶药材质量标准·第二卷》（2021 年版）、《贵州省中药材质量标准》（1988 年版）、《河南省中药材标准》（1991 年版）、《江苏省中药材标准》（1989 年版）、《内蒙古中药材标准》（1988 年版）、《贵州省中药材、民族药材质量标准》（2003 年版）中有收载。

锦葵科 Malvaceae 锦葵属 Malva

冬葵
Malva crispa Linn.

| 药 材 名 |

冬葵子（药用部位：果实）、冬葵叶（药用部位：嫩苗、叶）、冬葵根（药用部位：根）。

| 形态特征 |

一年生高大草本。茎不分枝，被柔毛。叶圆形，常 5 ~ 7 裂或角裂，直径 5 ~ 8 cm，基部心形，裂片三角状圆形，边缘具细锯齿，并极皱缩扭曲，两面无毛至疏被糙伏毛或星状毛，在脉上尤为明显；叶柄瘦弱，长 4 ~ 7 cm，疏被柔毛。花小，白色，直径约 0.6 cm，单生或几朵簇生于叶腋，近无花梗至具极短梗；小苞片 3，披针形，长 0.4 ~ 0.5 cm，疏被糙伏毛；花萼浅杯状，5 裂，长 0.8 ~ 1 cm，裂片三角形，疏被星状柔毛；花瓣 5，较萼片略长。果实扁球形，直径约 0.8 cm，分果爿 11。

| 生境分布 |

德兴花桥等有栽培。

| 资源情况 |

栽培资源一般。药材来源于栽培。

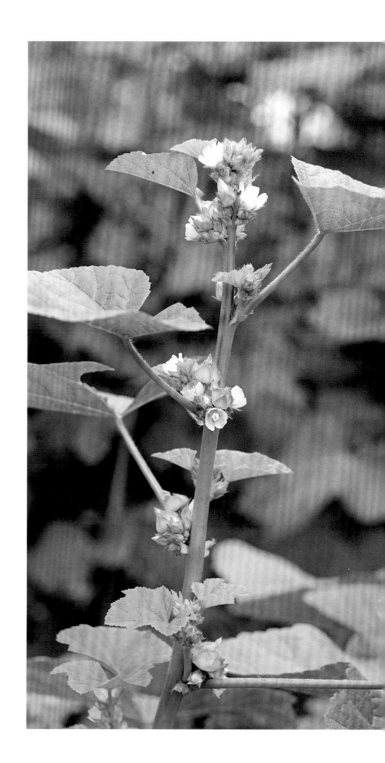

| 采收加工 | 冬葵子：果实成熟时采收，鲜用或晒干。

冬葵叶：夏、秋季采收，鲜用。

冬葵根：夏、秋季采挖，洗净，鲜用或晒干。

| 药材性状 | 冬葵子：本品由 7 ~ 9 小分果片组成，呈扁平圆盘状，底部有宿存花萼。分果片呈橘瓣状或肾形，直径 0.15 ~ 0.2 cm，较薄的一边中央凹下。果皮外表为棕黄色，背面较光滑，两侧面靠凹下处各有一微凹下的圆点，由圆点向外有放射状条纹。种子橘瓣状肾形，种皮黑色至棕褐色。质坚硬，破碎后子叶呈心形，2 片重叠折曲。气微，味涩。

| 功能主治 | 冬葵子：甘，寒。归大肠、小肠、膀胱经。利水通淋，滑肠通便，下乳。用于淋病，水肿，大便不通，乳汁不行。

冬葵叶：甘，寒。归肺、大肠、小肠、膀胱经。清热，利湿，滑肠，通乳。用于肺热咳嗽，咽喉肿痛，热毒下痢，湿热黄疸，二便不利，乳汁不下，疮疖痈肿，丹毒。

冬葵根：甘、辛，寒。归脾、膀胱经。清热，解毒，利窍，通淋。用于消渴，淋病，二便不利，乳汁少，带下，虫蜇伤。

| 用法用量 | 冬葵子：内服煎汤，6 ~ 15 g；或入散剂。脾虚肠滑者忌服，孕妇慎服。

冬葵叶：内服煎汤，10 ~ 30 g，鲜品可用至 60 g；或捣汁；脾虚肠滑者忌服，孕妇慎服。外用适量，捣敷；或研末调敷；或煎汤含漱。

冬葵根：内服煎汤，15 ~ 30 g；或捣汁；脾阳不振者忌用。外用适量，研末调敷。

| 附　　注 | 在 FOC 中，本种的拉丁学名被修订为 *Malva verticillata* Linn. var. *crispa* L.。

锦葵科 Malvaceae　锦葵属 Malva

野葵
Malva verticillata Linn.

| 药 材 名 | 冬葵果（药用部位：果实）、冬葵叶（药用部位：嫩苗、叶）、冬葵根（药用部位：根）、冬葵子（药用部位：成熟种子）、冬葵（药用部位：花和果实）。

| 形态特征 | 二年生草本。茎被星状长柔毛。叶肾形或圆形，直径 5 ～ 11 cm，通常掌状 5 ～ 7 裂，裂片三角形，具钝尖头，边缘具钝齿，两面被极疏糙伏毛或近无毛；叶柄长 2 ～ 8 cm；托叶卵状披针形，被星状柔毛。花 3 至多朵簇生于叶腋，具极短柄至近无柄；小苞片 3，线状披针形，长 0.5 ～ 0.6 cm，被纤毛；花萼杯状，直径 0.5 ～ 0.8 cm，裂片 5，广三角形，疏被星状长硬毛；花冠长稍超过萼片，淡白色至淡红色，花瓣 5，长 0.6 ～ 0.8 cm，先端凹入；雄蕊柱长约 0.4 cm；花柱分枝 10 ～ 11。果实扁球形，直径 0.5 ～ 0.7 cm，分果爿 10 ～ 11。

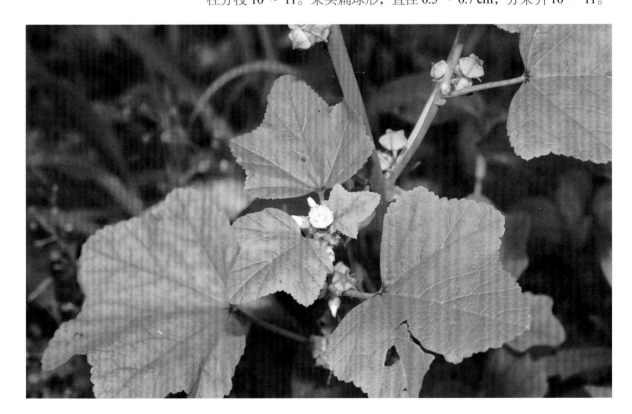

| 生境分布 | 生于平原旷野、村边或路旁。德兴各地均有分布。

| 资源情况 | 野生资源丰富。药材来源于野生。

| 采收加工 | 冬葵果：夏、秋季果实成熟时采收，除去杂质，阴干。

冬葵叶：夏、秋季采收，鲜用。

冬葵根：夏、秋季采挖，洗净，鲜用或晒干。

冬葵子：秋季果实成熟时割取果序，晒干，打下种子，除去杂质。

冬葵：夏季采摘花，秋季果实成熟时采集果实，晒干。

| 药材性状 | 冬葵果：本品呈扁球状盘形，直径 0.4 ~ 0.7 cm。外被膜质宿萼，宿萼钟状，黄绿色或黄棕色，有的微带紫色，先端 5 齿裂，裂片内卷，其外有 3 条状披针形小苞片。果柄细短。果实由 10 ~ 11 分果爿组成，在圆锥形中轴周围排成 1 轮，分果爿类扁圆形，直径 0.14 ~ 0.25 cm。表面黄白色或黄棕色，具隆起的环向细脉纹。种子肾形，棕黄色或黑褐色。气微，味涩。

冬葵根：本品呈长圆锥形，有多数支根及须根。表面灰黄色至黄棕色，具纵皱纹。体轻，质韧，断面富纤维性，皮部白色，木部淡黄色。气微，味淡。

冬葵子：本品呈类圆形扁平之橘瓣状，或微呈肾形，细小，直径 0.15 ~ 0.2 cm，较薄的一边有 1 凹陷窝，另一面圆滑；种子呈棕褐色，有时残留有棕黄色包壳（果皮），在放大镜下可见环形细网纹。质坚硬。破碎后微香，味淡。

冬葵：本品花皱缩成棒状，花梗极短；苞片 3，线状披针形，长 0.5 ~ 0.6 cm，被长硬毛；萼片广三角形，被毛；花瓣淡红色，倒卵形，长约为花萼的 2 倍，先端微凹；雄蕊管长 0.4 cm，被毛，子房 10 ~ 11 室，花柱分枝 10 ~ 11。气清香，味微苦。果实的特征同"冬葵果"。

| 功能主治 | 冬葵果：甘、涩，凉。清热利尿，消肿。用于尿闭，水肿，口渴，尿路感染。

冬葵叶：甘，寒。归肺、大肠、小肠、膀胱经。清热，利湿，滑肠，通乳。用于肺热咳嗽，咽喉肿痛，热毒下痢，湿热黄疸，二便不利，乳汁不下，疮疖痈肿，丹毒。

冬葵根：甘、辛，寒。归脾、膀胱经。清热，解毒，利窍，通淋。用于消渴，淋病，二便不利，乳汁少，带下，虫蜇伤。

冬葵子：润化，软化，利胆肝，利尿。用于感冒，咽喉胸痛，肠炎，小便不利，声哑。

冬葵：甘、涩，凉。利尿通淋，清热消肿，强肾，止渴。花用于遗精；果实用于尿闭，淋病，水肿，口渴，肾热，膀胱热。

| 用法用量 | 　冬葵果：内服煎汤，3 ~ 9 g；或入散剂。脾虚肠滑者忌服，孕妇慎服。

冬葵叶：内服煎汤，10 ~ 30 g，鲜品可用至 60 g；或捣汁；脾虚肠滑者忌服，孕妇慎服。外用适量，捣敷；或研末调敷；或煎汤含漱。

冬葵根：内服煎汤，15 ~ 30 g；或捣汁；脾阳不振者忌用。外用适量，研末调敷。

冬葵子：内服煎汤，3 ~ 9 g。

冬葵：内服煎汤，6 ~ 15 g。

| 附　　注 | 　本种异名：*Malva pulchella* Berth。

药材土黄芪，为本种的干燥根，《云南省中药材标准·第四册·彝族药（Ⅱ）》（2005 年版）中有收载。

药材冬葵，为本种的花和果实，《青海省藏药标准》（1992 年版）中有收载。

药材冬葵子，为本种的成熟种子，《维吾尔药材标准·上册》（1993 年版）中有收载。

药材冬葵果，为本种的干燥成熟果实，《中华人民共和国药典》（1977 年版至 2020 年版）、《内蒙古蒙药材标准》（1986 年版）、《藏药标准》（1979 年版）等中有收载。

《中华人民共和国药典》规定，冬葵果按干燥品计算，含总酚酸以咖啡酸（$C_9H_8O_4$）计，不得少于 0.15%。

锦葵科 Malvaceae 梵天花属 Urena

地桃花
Urena lobata Linn.

| **药 材 名** | 地桃花（药用部位：全草）。 |

| **形态特征** | 直立半灌木，高达1 m。叶互生，下部的近圆形，中部的卵形，上部的矩圆形至披针形，长4～7 cm，宽2～6 cm，浅裂，上面有柔毛，下面有星状绒毛。花单生于叶腋或稍丛生，淡红色，直径1.5 cm；花梗短，有毛；小苞片5，近基部合生；花萼杯状，5裂；花瓣5，倒卵形，外面有毛；雄蕊柱无毛；子房5室，花柱分枝10。果实扁球形，直径1 cm；分果爿具钩状刺毛，成熟时与中轴分离。 |

| **生境分布** | 生于干热旷地、草坡或疏林下。德兴各地均有分布。 |

| **资源情况** | 野生资源丰富。药材来源于野生。 |

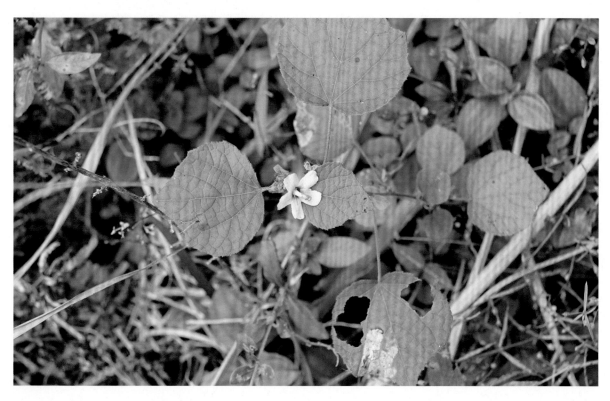

| 采收加工 | 全年均可采收全草，除去杂质，切碎，晒干；冬季挖取根部，洗去泥沙，切片，晒干。

| 药材性状 | 本品根呈圆柱形，略弯曲，支根少数，上生多数须根；表面淡黄色，具纵皱纹；质硬，断面呈破裂状。茎灰绿色至暗绿色，具粗浅的纵纹，密被星状毛和柔毛，上部嫩枝具数条纵棱；质硬，断面木部不平坦，皮部纤维性，难折断。叶多破碎，完整者多卷曲，上表面深绿色，下表面粉绿色，密被短柔毛和星状毛，掌状网脉在下面凸出，叶腋有宿存的托叶。气微，味淡。

| 功能主治 | 甘、辛，凉。归脾、肺经。祛风利湿，活血消肿，清热解毒。用于感冒，风湿痹痛，痢疾，泄泻，淋证，带下，月经不调，跌打肿痛，喉痹，乳痈，疮疖，毒蛇咬伤。

| 用法用量 | 内服煎汤，30 ~ 60 g；或捣汁。外用适量，捣敷。

| 附　注 | 本种异名：*Urena diversifolia* Schumach.、*Urena monopetala* Lour.、*Urena tomentosa* Blume、*Urena lobata* Linn. var. *tomentosa* (Blume) Walp.。
药材地桃花，为本种的干燥地上部分，《中华人民共和国药典·附录》（2010年版）、《广西中药材标准》（1990 年版）、《广西壮族自治区壮药质量标准·第一卷》（2008 年版）、《湖南省中药材标准》（2009 年版）中有收载。
药材地桃花，为本种的干燥全草，《中华人民共和国卫生部药品标准·中药成方制剂·第十二册·附录》（1997 年版）中有收载；《福建省中药材标准》（2006年版）以"肖梵天花"之名收载之。

梧桐

Firmiana platanifolia (L. f.) Marsili

| **药 材 名** | 梧桐子（药用部位：种子）、梧桐花（药用部位：花）、梧桐叶（药用部位：叶）、梧桐白皮（药用部位：除去栓皮的树皮）、梧桐根（药用部位：根）。

| **形态特征** | 落叶乔木。树皮绿色，平滑。叶宽达 30 cm，3 ~ 5 浅裂或深裂，上面近无毛，下面有星状短柔毛。圆锥花序长约 20 cm，被短绒毛；花单性，无花瓣；萼管长约 0.2 cm，裂片 5，条状披针形，长约 1 cm，外面密生淡黄色短绒毛；雄花的雄蕊柱与萼裂片近等长，花药约 15，生于雄蕊柱先端；雌花的雌蕊具柄，心皮的子房部分离生，子房基部有退化雄蕊。蓇葖果 5，在成熟前即裂开，纸质，长 7 ~ 9.5 cm；种子 4 ~ 5，球形。

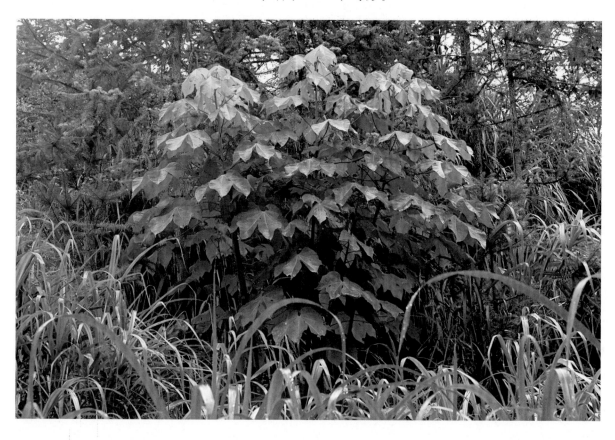

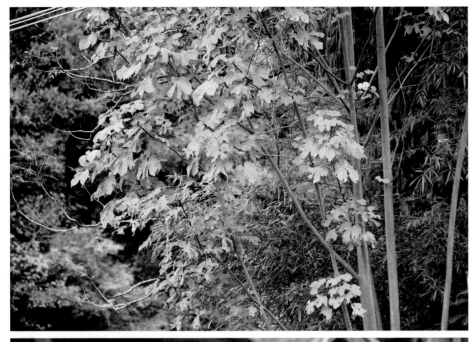

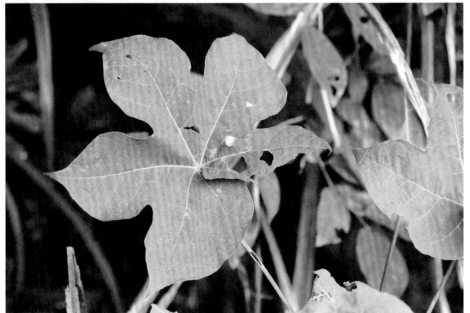

| 生境分布 | 德兴有栽培。

| 资源情况 | 栽培资源丰富。药材来源于栽培。

| 采收加工 | **梧桐子**：秋季种子成熟时将果枝采下，打落种子，除去杂质，晒干。

梧桐花：6 月采收，晒干。

梧桐叶：夏、秋季采集，随采随用或晒干。

梧桐白皮：全年均可采收，剥取韧皮部，晒干。

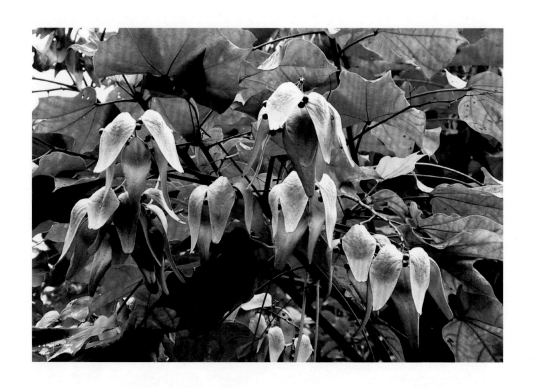

梧桐根：全年均可采挖，洗去泥沙，切片，鲜用或晒干。

| 药材性状 | 梧桐子：本品呈球形，状如豌豆，直径约 0.7 cm。表面黄棕色至棕色，微具光泽，有明显隆起的网状皱纹。质轻而硬，外层种皮较脆，易破裂，内层种皮坚韧。剥除种皮，可见淡红色的数层外胚乳，内为肥厚的淡黄色内胚乳，油质，子叶 2，薄而大，紧贴在内胚乳上，胚根在较小的一端。

梧桐花：本品呈淡黄绿色，基部有梗。无花瓣，花萼筒状，长约 0.1 cm，裂片 5，长条形，向外卷曲。被淡黄色短柔毛，雄蕊 10 ~ 15，合生，与萼近等长。气微，味淡。

梧桐叶：本品多皱缩破碎，完整者心形，掌状 3 ~ 5 裂，直径 15 ~ 30 cm，裂片三角形，先端渐尖，基部心形，表面棕色或棕绿色，两面均无毛或被短柔毛，基生脉 7；叶柄与叶片等长。气微，味淡。以叶大、完整、色棕绿者为佳。

| 功能主治 | 梧桐子：甘，平。归心、肺、肾经。顺气和胃，健脾消食，止血。用于胃脘疼痛，伤食腹泻，疝气，须发早白，小儿口疮，鼻衄。

梧桐花：甘，平。归肺、肝经。利湿消肿，清热解毒。用于水肿，小便不利，无名肿毒，创伤红肿，头癣，烫火伤。

梧桐叶：苦，寒。祛风除湿，解毒消肿，降血压。用于风湿痹痛，跌打损伤，痈疮肿毒，痔疮，疳积，泻痢，高血压。

梧桐白皮：甘、苦，凉。祛风除湿，活血通经。用于风湿痹痛，月经不调，痔疮脱肛，丹毒，恶疮，跌打损伤。

梧桐根：甘，平。归肺、肝、肾、大肠经。祛风除湿，调经止血，解毒疗疮。用于风湿关节疼痛，吐血，肠风下血，月经不调，跌打损伤。

| 用法用量 |　梧桐子：内服煎汤，3 ~ 9 g；或研末，2 ~ 3 g。外用适量，煅存性，研末敷。

梧桐花：内服煎汤，6 ~ 15 g。外用适量，研末调涂。

梧桐叶：内服煎汤，10 ~ 30 g。外用适量，鲜品敷贴；或煎汤洗；或研末调敷。

梧桐白皮：内服煎汤，10 ~ 30 g。外用适量，捣敷；或煎汤洗。

梧桐根：内服煎汤，9 ~ 15 g，鲜品 30 ~ 60 g；或捣汁。外用适量，捣敷。

| 附　　注 |　本种异名：*Firmiana simplex* (Linnaeus) W. Wight、*Sterculia simplex* (Linnaeus) Druce、*Sterculia firmiana* J. F. Gmel.、*Hibiscus simplex* L.、*Sterculia platanifolia* L. f.、*Sterculia pyriformis* Bunge。

药材梧桐子，为本种的干燥成熟种子，《贵州省中药材、民族药材质量标准》（2003 年版）、《中华人民共和国卫生部药品标准·中药材·第一册》（1992 年版）、《贵州省中药材质量标准》（1988 年版）、《贵州省中药材标准规格·上集》（1965 年版）、《江苏省中药材标准》（1989 年版）、《江苏省中药材标准（试行稿）·第二批》（1986 年版）中有收载。

药材梧桐叶，为本种的叶，《中华人民共和国卫生部药品标准·中药成方制剂·第五册·附录》（1992 年版）中有收载。

药材梧桐根，为本种的干燥根，《贵州省中药材、民族药材质量标准》（2003 年版）、《湖北省中药材质量标准》（2009 年版、2018 年版）中有收载。

梧桐科 Sterculiaceae 马松子属 Melochia

马松子 *Melochia corchorifolia* L.

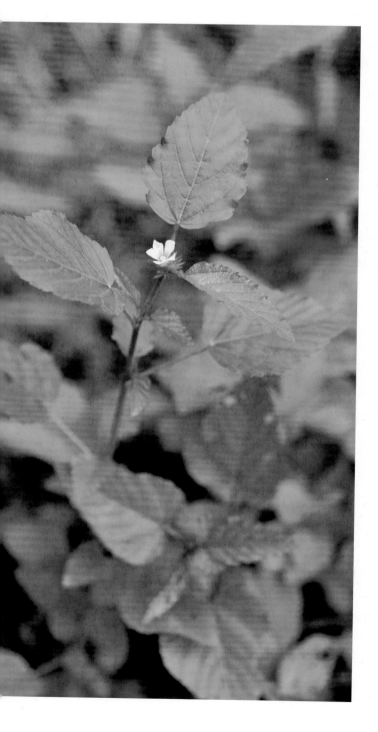

| 药 材 名 |

木达地黄（药用部位：茎、叶）。

| 形态特征 |

半灌木状草本，高 20 ~ 100 cm，散生星状柔毛。叶卵形、狭卵形或三角状披针形，长 1 ~ 7 cm，宽 0.7 ~ 3 cm，基部圆形、截形或浅心形，边缘生小牙齿，下面沿脉疏被短毛；叶柄长 0.5 ~ 2 cm。头状花序腋生或顶生，直径达 1 cm；花萼钟状，长约 0.25 cm，外面被毛，5 浅裂；花瓣 5，白色或淡紫色，长约 0.6 cm；雄蕊 5，花丝大部分合生成管；子房无柄，5 室，每室具 2 胚珠，花柱 5。蒴果圆球形，直径 0.4 ~ 0.6 cm，密被短毛。

| 生境分布 |

生于田野间或低丘陵地原野间。德兴各地均有分布。

| 资源情况 |

野生资源一般。药材来源于野生。

| 采收加工 |

夏、秋季采收，扎成把，晒干。

| **药材性状** | 本品茎为黄褐色，略被星状短柔毛。叶呈卵形或三角状披针形，基部圆形、截形或浅心形，边缘有小齿，下面沿叶脉疏被短毛，叶长 1 ~ 7 cm，宽 0.7 ~ 3 cm；叶柄长 0.5 ~ 2 cm。气微，味苦。 |

| **功能主治** | 淡，平。归心经。清热利湿，止痒。用于急性黄疸性肝炎，皮肤痒疹。 |

| **用法用量** | 内服煎汤，10 ~ 30 g。外用适量，煎汤洗。 |

| **附　　注** | 本种异名：*Melochia concatenate* Linn.。 |

梧桐科 Sterculiaceae　午时花属 Pentapetes

午时花 *Pentapetes phoenicea* L.

| 药 材 名 | 午时花（药用部位：全草）。

| 形态特征 | 一年生草本。茎高 50 ～ 100 cm，散生星状柔毛。叶条状披针形，长 5 ～ 11 cm，宽 0.5 ～ 1.5 cm，边缘密生浅牙齿，下面沿脉疏生短毛；叶柄长 0.5 ～ 2 cm。花序腋生或顶生，具 1 ～ 2 花，花直径 2.5 ～ 3 cm；萼片 5，卵形，长约 1.2 cm，外面被糙毛；花瓣 5，红色，倒三角形，长约 1.4 cm；雄蕊 20，下部合生，其中 15 发育，分为 5 组，退化雄蕊 5，匙状条形，与花瓣近等长；子房无柄，花柱不分裂。蒴果近球形，直径约 1.2 cm，密被星状毛。

| 生境分布 | 德兴栽培供观赏用。

| 资源情况 | 栽培资源一般。药材来源于栽培。

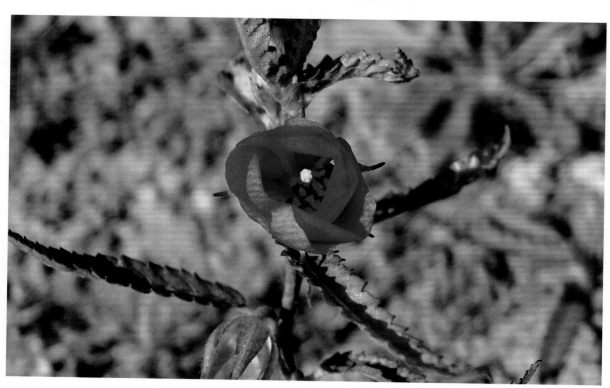

|　**采收加工**　|　夏季长势茂盛时采收，鲜用或晒干。

|　**功能主治**　|　清热解毒，消肿。外用于痈肿疮毒。

|　**用法用量**　|　外用适量，捣敷。

|　**附　　注**　|　本种原产印度，亚洲热带地区及日本也有分布。

瑞香科 Thymelaeaceae 瑞香属 Daphne

芫花

Daphne genkwa Sieb. et Zucc.

| 药 材 名 | 芫花（药用部位：花蕾）、芫花根（药用部位：根）、芫花条（药用部位：枝条）。

| 形态特征 | 落叶灌木，高 30 ~ 100 cm。幼枝密被淡黄色绢状毛，老枝无毛。叶对生，偶互生，纸质，椭圆状矩圆形至卵状披针形，长 3 ~ 4 cm，宽 1 ~ 1.5 cm，幼叶下面密被淡黄色绢状毛，老叶除下面中脉微被绢状毛外，其余部分无毛。花先叶开放，淡紫色或淡紫红色，3 ~ 6 成簇腋生；花被筒状，长约 1.5 cm，外被绢状毛，裂片 4，卵形，长 0.5 cm，先端圆形；雄蕊 8，2 轮，分别着生于花被筒中部及上部；花盘环状；子房卵状，长 0.2 cm，密被淡黄色柔毛。核果白色。

| 生境分布 | 生于海拔 300 ~ 1 000 m 的山区。德兴各地均有分布。

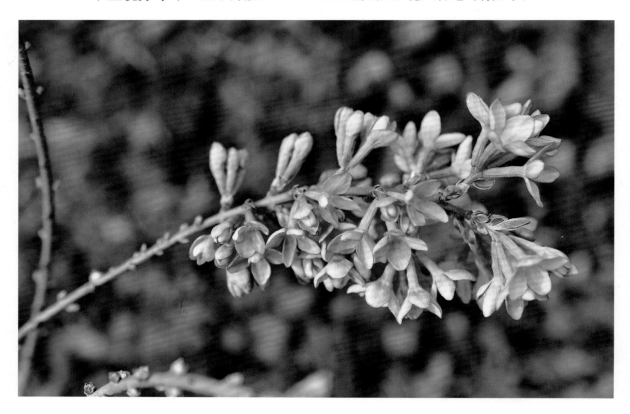

| 资源情况 | 野生资源丰富。药材来源于野生。

| 采收加工 | 芫花：春季花未开时采收，除去杂质，干燥。

芫花根：秋季采挖，除去泥沙，晒干。

芫花条：4 ~ 5 月割取枝条，晒干。

| 药材性状 | 芫花：本品常 3 ~ 7 簇生于短花轴上，基部有 1 ~ 2 苞片，多脱落为单花。单花呈棒槌状，多弯曲，长 1 ~ 1.7 cm，直径约 0.15 cm；花被筒表面淡紫色或灰绿色，密被短柔毛，先端 4 裂，裂片淡紫色或黄棕色。质软。气微，味甘、微辛。

芫花根：本品呈细长圆柱形，有分枝，长可达 70 cm，主根直径 0.6 ~ 1.5 cm。表面黄棕色至黄褐色，多纵褶皱，具节状细横纹。根皮富韧性，断面皮部灰白色，具绒毛状纤维组织，木部黄色。气微，味苦而持久。

芫花条：本品呈长圆柱形，长短不一，稍扭曲，具分枝，长 50 ~ 90 cm，直径 0.3 ~ 1 cm。表面红棕色至棕色，幼枝密被淡黄色绢状毛，老枝无毛。密生微凸起的叶痕、枝痕和芽痕。质柔韧，不易折断，断面皮部有细密银白色絮状纤维，木部淡黄色。气微，味微甘、苦。

| 功能主治 | 芫花：苦、辛，温；有毒。归肺、脾、肾经。泻水逐饮；外用杀虫疗疮。用于水肿胀满，胸腹积水，痰饮积聚，气逆咳喘，二便不利；外用于疥癣秃疮，痈肿，冻疮。

芫花根：辛、苦，温；有毒。归肺、脾、肝、肾经。逐水，解毒，散结。用于水肿，瘰疬，乳痈，痔瘘，疥疮，风湿痹痛。

芫花条：辛、苦，温；有毒。归肺、脾、肾经。逐水，祛痰，解毒杀虫，散风祛湿。用于水肿胀满，痰饮积聚，风湿疾病；外用于疥癣。

| 用法用量 | 芫花：内服煎汤，1.5 ~ 3 g；或醋炙，研末吞服，每次 0.5 ~ 0.9 g，每日 1 次；孕妇禁用，不宜与甘草同用。外用适量，研末调敷；或煎汤洗。

芫花根：内服煎汤，1.5 ~ 4.5 g；或捣汁；或入丸、散剂。外用适量，捣敷；或研末调敷；或熬膏涂。

芫花条：内服煎汤，1.5 ~ 3 g。体虚弱者及孕妇禁用；不宜与甘草同用。

| 附 注 | 本种异名：*Wikstroemia genkwa* (Siebold et Zucc.) Domke、*Daphne fortunei* Lindl.、*Daphne genkwa* Sieb. et Zucc. f. *taitoensis* Hamaya、*Daphne genkwa* Sieb. et Zucc. var. *fortunei* (Lindl.) Franch.。

药材芫花，为本种的干燥花蕾，《中华人民共和国药典》（1963 年版至 2020 年版）、《新疆维吾尔自治区药品标准·第二册》（1980 年版）等中有收载。

药材芫花条，为本种的干燥枝条，《中华人民共和国卫生部药品标准·中药成方制剂·第十二册·附录》（1997 年版）、《山东省中药材标准》（1995 年版、2002 年版）中有收载。

药材芫花根，为本种的干燥根，《中华人民共和国卫生部药品标准·中药成方制剂·第十七册·附录》（1998 年版）、《湖北省中药材质量标准》（2009 年版、2018 年版）、《浙江省中药材标准·第一册》（2017 年版）中有收载。

《中华人民共和国药典》规定，芫花按干燥品计算，含芫花素（$C_{16}H_{12}O_5$）不得少于 0.20%。

瑞香科 Thymelaeaceae 瑞香属 Daphne

毛瑞香
Daphne kiusiana Miq. var. *atrocaulis* (Rehd.) F. Maekawa

| 药 材 名 | 毛香瑞（药用部位：全株。别名：铁牛皮）。

| 形态特征 | 常绿灌木，高 0.5 ~ 1 m。幼枝与老枝均深紫色或紫褐色，无毛。叶厚纸质，椭圆形至倒披针形，长 5 ~ 10 cm，宽 1.5 ~ 3.5 cm。花白色，芳香，常 5 ~ 13 组成顶生头状花序，无总花梗，基部具数枚早落苞片；花被筒状，长约 1 cm，外侧被灰黄色绢状毛，裂片 4，卵形，长约 0.5 cm；雄蕊 8，2 轮，分别着生于花被筒上部及中部；花盘环状，边缘波状，外被淡黄色短柔毛；子房长椭圆状，无毛。核果卵状椭圆形，红色。

| 生境分布 | 生于海拔 300 ~ 1 400 m 的林边或疏林中较阴湿处。分布于德兴梧风洞等。

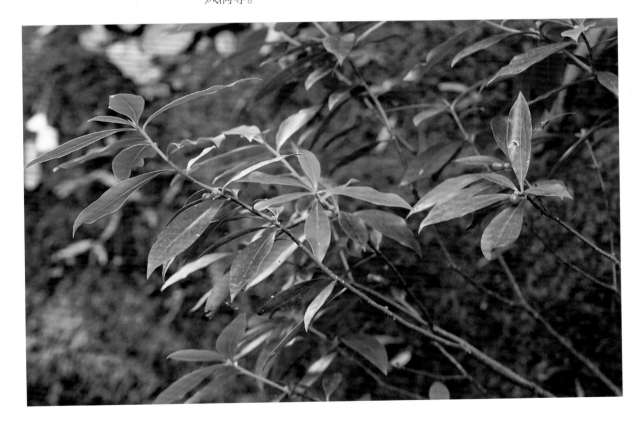

| 资源情况 | 野生资源一般。药材来源于野生。

| 采收加工 | 夏、秋季采挖，洗净，鲜用或切片晒干。

| 药材性状 | 本品主根呈类圆柱形或圆锥形，有分枝，直径 1 ~ 2 cm；表面灰黄色至棕黄色，有细纵纹和横长凸起的黄色皮孔；质坚韧，不易折断，断面不整齐，显白色，木部与皮部常分离，皮部纤维性强，似绵毛状。茎枝为圆柱形，表面棕褐色或棕红色，有纵皱纹、叶柄残基及横长皮孔，直径 0.3 ~ 2 cm；质坚韧，难折断，断面皮部易与木部分离，皮部纤维性强。茎皮呈长带状，长短、宽窄不一，常扎成小把，厚约 0.1 cm；外表面棕黑色至棕红色，摩擦后显光泽，有纵皱纹、叶柄残痕和横长皮孔；内表面黄白色，有细纵纹，显纤维性。质坚韧，难折断。叶薄革质，多皱缩破损，完整叶片展平后椭圆形或倒披针形，长 5 ~ 10 cm，宽 1.5 ~ 3.5 cm，先端钝尖，基部楔形，全缘，主脉背面凸起，表面光滑。气微，味辛、辣。

| 功能主治 | 苦、辛，温。归肝、胃经。祛风除湿，活血止痛，解毒。用于风湿痹痛，劳伤腰痛，跌打损伤，咽喉肿痛，牙痛，疮毒。

| 用法用量 | 内服煎汤，3 ~ 10 g；或研末，0.6 ~ 0.9 g；或浸酒；孕妇禁服。外用适量，捣敷。

| 附 注 | 本种异名：*Daphne taiwaniana* (Masam.) Masam.、*Daphne odora* Thunb. var. *taiwaniana* Masam.、*Daphne odora* Thunb. var. *atrocaulis* Rehder。

药材毛瑞香，为本种的干燥全株，《广西壮族自治区瑶药材质量标准·第一卷》（2014 年版）中有收载。

瑞香科 Thymelaeaceae 瑞香属 Daphne

白瑞香
Daphne papyracea Wall. ex Steud.

| 药 材 名 | 软皮树（药用部位：地上部分）。

| 形态特征 | 常绿灌木，高 1 ~ 2.5 m。枝灰色至灰褐色，稀淡紫褐色，无毛。叶互生，纸质，矩圆形或矩圆状披针形，稀长矩圆状倒披针形，长 9 ~ 14 cm，宽 1.2 ~ 4 cm，两面均无毛。花白色，芳香，数朵簇生于枝顶，近头状，苞片外侧有绢状毛；总花梗短，密被短柔毛；花被筒状，长 1.6 cm，被淡黄色短柔毛，裂片 4，卵形或短矩形，长 0.5 cm；雄蕊 8，2 轮，分别着生于花被筒上部及中部；花盘环状，边缘波状；子房矩圆形，长 0.3 ~ 0.4 cm，无毛。果实卵状球形。

| 生境分布 | 生于海拔 700 m 以上的密林或灌丛中及肥沃、湿润的山地。德兴梧风洞有栽培。

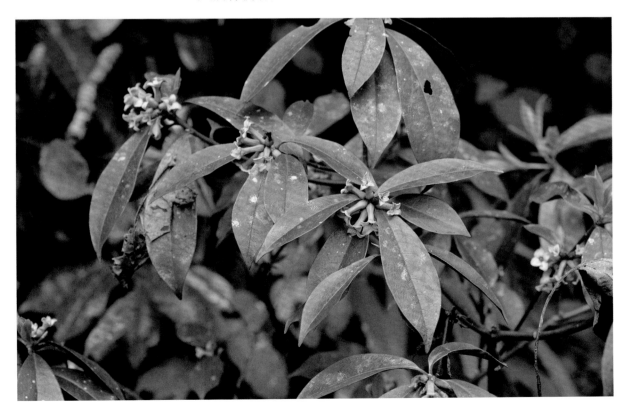

| **资源情况** | 栽培资源一般。药材来源于栽培。 |

| **采收加工** | 夏、秋采收地上部分，洗净，晒干。 |

| **药材性状** | 本品茎枝呈圆柱形，灰色至灰褐色，无毛。叶互生，密集于小枝先端，纸质，矩圆形或矩圆状披针形长 9 ~ 14 cm，宽 1.2 ~ 4 cm，两面均无毛，中脉在上面凹下，下面隆起，侧脉 6 ~ 15 对；叶柄长 0.4 ~ 1.5 cm，上面具沟，基部略膨大，几无毛。花外面墨绿色，内面浅黄色，多枯萎破碎，通常数花成顶生头状花序，具总苞；苞片边缘有睫毛，长卵形或卵状披针形；花被筒状，无毛，裂片 4，卵形或卵状披针形，先端钝，环状花盘边缘不规则浅裂。核果卵状，表皮显棕红色，表面皱缩，柄有毛，直径约 1.5 cm，长 0.1 ~ 0.2 cm；果实先端有棕色或棕黄色、未脱落的花萼，或有脱落痕；果皮不易破碎。气微，味辛。 |

| **功能主治** | 甘、辛，微温；有小毒。祛风止痛，活血调经。用于风湿痹痛，跌打损伤，月经不调，痛经，疔疮疖肿。 |

| **用法用量** | 内服煎汤，3 ~ 6 g；或浸酒。外用适量，捣敷。 |

| **附　注** | 本种异名：*Daphne papyrifera* Suchsan Hamilt. ex D. Don、*Daphne vavaleriei* H. Lévl.、*Daphne cannabina* Lour.、*Daphne mairei* H. Lévl.、*Daphne cavaleriei* H. Léveillé。 |

瑞香科 Thymelaeaceae 结香属 Edgeworthia

结香 *Edgeworthia chrysantha* Lindl.

| **药材名** | 梦花（药用部位：花蕾）、梦花根（药用部位：根皮、茎皮）。

| **形态特征** | 落叶灌木，高 1 ~ 2 m。小枝粗壮，棕红色，具皮孔，被淡黄色或灰色绢状长柔毛。叶互生而簇生于枝顶，椭圆状矩圆形至矩圆状倒披针形，长 6 ~ 20 cm，宽 2 ~ 5 cm，基部楔形下延，全缘，上面被疏柔毛，下面被长硬毛。头状花序；总苞片披针形，长可达 3 cm；总花梗粗，短；花黄色，芳香；花被筒状，长 1 ~ 1.2 cm，外面有绢状长柔毛，裂片 4，花瓣状，平展；雄蕊 8，2 轮；子房椭圆形，先端被毛；花柱细长。核果卵形。

| **生境分布** | 德兴梧风洞等有栽培。

| **资源情况** | 栽培资源一般。药材来源于栽培。

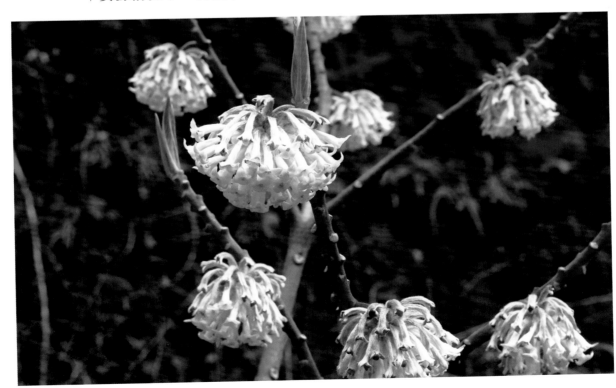

| 采收加工 | **梦花**：冬末或春初花未开时采摘，晒干。
梦花根：全年均可采挖，洗净，切片，晒干。

| 药材性状 | **梦花**：本品多数散生或为由多数小花结成的半圆球形头状花序，直径 1.5 ～ 2 cm，表面密被淡绿黄色、有光泽的绢丝状毛茸。总苞片 6 ～ 8，花梗粗糙，多弯曲成钩状。单个花蕾呈短棒状，长 0.6 ～ 1 cm，为单被花，筒状，先端 4 裂。质脆，易碎。气微，味淡。

| 功能主治 | **梦花**：甘，平。归肾、肝经。滋养肝肾，明目消翳。用于夜盲，翳障，目赤流泪，羞明畏光，小儿疳眼，头痛，失音，夜梦遗精。
梦花根：辛，平。归肾经。祛风活络，滋养肝肾。用于风湿痹痛，跌打损伤，梦遗，早泄，白浊，虚淋，血崩，带下。

| 用法用量 | **梦花**：内服煎汤，3 ～ 15 g；或研末。
梦花根：内服煎汤，6 ～ 15 g；或浸酒。外用适量，捣敷。

| 附　注 | 本种异名：*Edgeworthia tomentosa* (Thunb.) Nakai、*Edgeworthia papyrifera* Siebold et Zucc.。

瑞香科　Thymelaeaceae　荛花属　Wikstroemia

了哥王

Wikstroemia indica (Linn.) C. A. Mey

| 药 材 名 | 了哥王（药用部位：茎、叶）、了哥王根（药用部位：根或根皮）、了哥王子（药用部位：果实）。

| 形态特征 | 灌木，高 0.6 ~ 2 m。枝红褐色，无毛。叶对生，卵形或椭圆状矩圆形，长 1.5 ~ 5 cm，宽 0.8 ~ 1.8 cm，无毛。花黄绿色，数朵组成顶生的短总状花序，总花梗长达 1 cm，无毛；花被筒状，长 0.6 ~ 0.8 cm，几无毛，裂片 4，宽卵形至矩圆形，先端钝尖；雄蕊 8，2 轮；花盘通常深裂成 2 或 4 鳞片；子房倒卵形或长椭圆形，先端被淡黄色茸毛或无毛。果实椭圆形，无毛，成熟时鲜红色至暗紫黑色。

| 生境分布 | 生于海拔 1 500 m 以下的开旷林下或石山上。德兴各地均有分布。

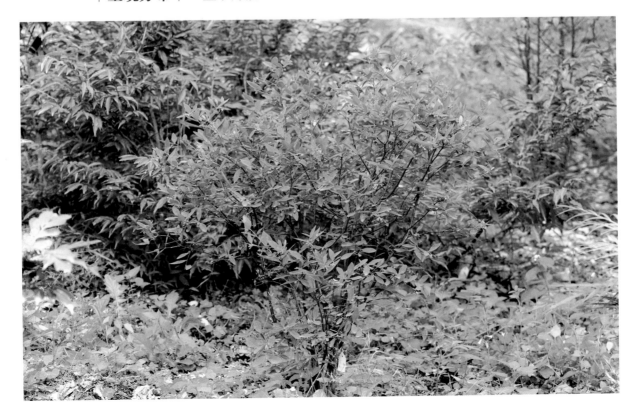

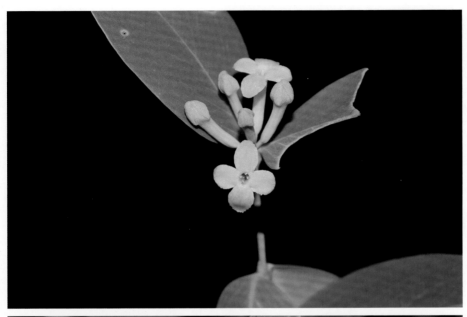

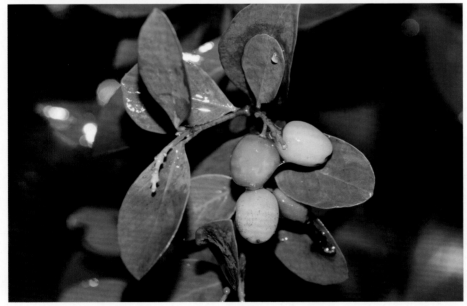

资源情况	野生资源一般。药材来源于野生。

采收加工	了哥王：全年均可采收，洗净，切段，鲜用或晒干。
	了哥王根：全年均可采挖根，洗净，干燥；或剥取根皮，干燥。
	了哥王子：秋季果实成熟时采摘，鲜用或晒干。

药材性状	了哥王：本品茎呈圆柱形，有分枝，长短不等，直径 0.8 ~ 2.5 cm；粗茎表面淡
	棕色至棕黑色，有不规则粗纵皱纹，皮孔凸起，往往 2 个横向相连，有的数个

连接成环；细茎表面暗棕红色，有细纵皱纹，并有对生的叶柄痕，有时可见凸起的小枝残基；质硬，折断面皮部有众多绵毛状纤维。叶不规则卷曲，展平后呈长椭圆形，全缘，淡黄绿色至淡绿色，叶脉在下面稍凸出；叶柄短，长约0.2 cm；质脆，易碎。气微，味微苦。

了哥王根：本品呈圆柱形或有分枝，长达 40 cm，直径 0.5 ~ 3 cm。表面黄棕色至灰棕色，具不规则纵皱纹和横向皮孔及稍凸起的支根痕。质坚韧，断面皮部厚 0.15 ~ 0.4 cm，类白色，易与木部分离，有众多绵毛状纤维；木部淡黄色，有放射状纹理。根皮呈扭曲的皮带状，厚 1.5 ~ 4 mm，强纤维性，纤维绒毛状。气微，味微苦，久嚼有持久的灼热不适感。

| **功能主治** | **了哥王**：苦、辛，寒；有毒。归肺、胃经。清热解毒，散结逐瘀，利水杀虫。用于支气管炎，肺炎，腮腺炎，淋巴结炎，风湿痛，晚期血吸虫病腹水，疮疖痈疽。

了哥王根：苦、辛，寒；有毒。归肺、肝经。清热解毒，散结逐瘀，利水杀虫。用于肺炎，支气管炎，腮腺炎，咽喉炎，淋巴结炎，乳腺炎，痈疽肿毒，风湿性关节炎，水肿臌胀，麻风，闭经，跌打损伤。

了哥王子：辛，微寒；有毒。归心经。解毒散结。用于痈疽，瘰疬，疣瘊。

| **用法用量** | **了哥王**：内服煎汤（宜煎 4 h 以上），根 15 ~ 30 g，根皮 10 ~ 21 g；孕妇及体质虚寒者忌服。

了哥王根：内服煎汤（宜煎 4 h 以上），10 ~ 15 g。外用适量，捣敷；或研末调敷。

了哥王子：外用适量，捣敷；或浸酒搽。

| **附　注** | 本种异名：*Wikstroemia viridiflora* Meissn.、*Wikstroemia valbrayi* H. Lévl.、*Daphne viridiflora* Wall.、*Daphne indica* L.、*Capura purpurata* L.、*Wikstroemia indica* (Linn.) C. A. Mey. var. *viridiflora* Hook. f.。

药材了哥王，为本种的干燥根或根皮，《中华人民共和国药典》（1977 年版、2010 年版）、《广西壮族自治区壮药质量标准·第一卷》（2008 年版）、《湖南省中药材标准》（2009 年版）、《贵州省中药材、民族药材质量标准》（2003 年版）、《贵州省中药材质量标准》（1988 年版）、《上海市中药材标准》（1994 年版）、《山东省中药材标准·附录》（1995 年版、2002 年版）、《广东省中药材标准·第一册》（2004 年版）、《江西省中药材标准》（2014 年版）中有收载。

瑞香科 Thymelaeaceae 荛花属 Wikstroemia

北江荛花 *Wikstroemia monnula Hance*

药 材 名	北江荛花（药用部位：根或根皮）。
形态特征	落叶灌木，高 0.7 ~ 3 m。幼枝被灰色柔毛，老枝紫红色，无毛。叶对生，稀互生，纸质，卵状椭圆形至长椭圆形，长 3 ~ 6 cm，宽 1 ~ 2.8 cm，上面绿色，无毛，下面暗绿色，有时呈紫红色，散生灰色细柔毛。总状花序顶生，伞形花序状，每花序具 3 ~ 8 花，总花梗长 0.3 ~ 1.5 cm，被灰色柔毛；花被筒白色，先端淡紫色，外被绢状毛，裂片 4，卵形；雄蕊 8，2 轮；花盘鳞片 1 ~ 2，条形至卵形；子房棒状，具长柄，先端被黄色茸毛。肉质核果，白色。
生境分布	生于海拔 650 ~ 1 100 m 的山坡、灌丛或路旁。分布于德兴三清山北麓等。

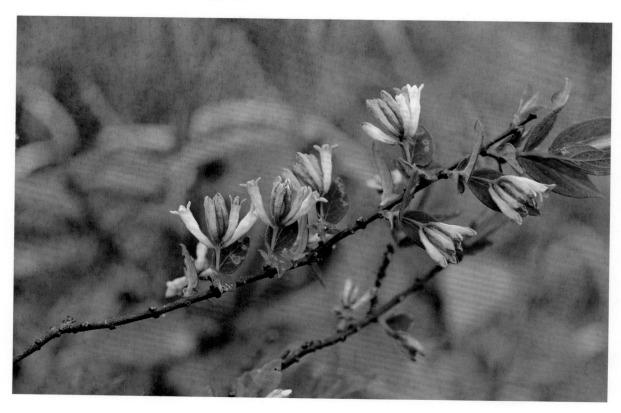

| 资源情况 | 野生资源稀少。药材来源于野生。

| 采收加工 | 全年均可采挖，洗净，干燥；或剥取根皮，干燥。

| 功能主治 | 甘、辛，微温；有小毒。散结散瘀，清热消肿，通经逐水。用于跌打损伤。

| 用法用量 | 外用适量，捣敷。

| 附　　注 | 本种异名：*Daphne monnula* (Hance) Halda、*Wikstroemia stenantha* Hemsl.、*Daphne stenantha* (Hemsley) Halda。

胡颓子科 Elaeagnaceae 胡颓子属 Elaeagnus

佘山羊奶子

Elaeagnus argyi Lévl.

| **药 材 名** | 佘山羊奶子（药用部位：根）。

| **形态特征** | 常绿或落叶小灌木，有棘刺。枝灰褐色，密被皮屑状鳞片。叶发于春、秋两季，大小不等，薄纸质或膜质，小型叶椭圆形，长 1 ～ 4 cm，先端圆形，大型叶倒卵形或宽椭圆形，长 6 ～ 10 cm，背面银灰色，侧脉 8 ～ 10 对，与中肋在表面凹下；叶柄长 0.5 ～ 0.7 cm。花黄色，下垂，5 ～ 7 生于新枝基部，成短总状花序；花被筒漏斗状，长 0.55 ～ 0.6 cm，上部 4 裂，裂片卵状三角形；雄蕊 4，生于花被筒喉部；花柱无毛。果实矩圆形，长 1.3 ～ 1.5 cm，直径约 0.6 cm，被银色鳞片，成熟时红色。

| **生境分布** | 生于海拔 100 ～ 300 m 的林下、路旁、屋旁。德兴各地均有分布。

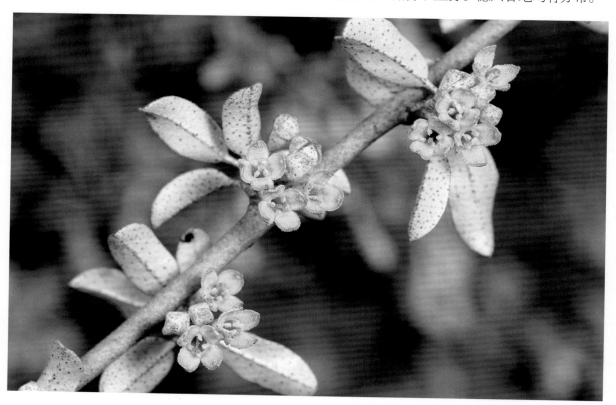

| 资源情况 | 野生资源一般。药材来源于野生。

| 采收加工 | 夏、秋季采挖根，切片，晒干。

| 功能主治 | 淡、微苦，平。归肺、肝、胃经。祛痰止咳，利湿退黄，解毒。用于咳喘，黄疸性肝炎，风湿痹痛，痈疖。

| 用法用量 | 内服煎汤，9 ~ 15 g。

| 附　注 | 本种异名：*Elaeagnus schnabeliana* Hand.-Mazz.、*Elaeagnus chekiangensis* Matsuda。本种的成熟果实可作野果。

胡颓子科 Elaeagnaceae 胡颓子属 Elaeagnus

蔓胡颓子

Elaeagnus glabra Thunb.

| 药 材 名 | 蔓胡颓子（药用部位：果实）、蔓胡颓子叶（药用部位：叶）、蔓胡颓子根（药用部位：根）。

| 形态特征 | 常绿蔓生或攀缘灌木，常无刺。小枝密被锈色鳞片。叶互生，革质或薄革质，卵状椭圆形，稀长椭圆形，长 4 ~ 12 cm，宽 2.5 ~ 4 cm，表面深绿色，背面黄褐色或青铜色，有褐色鳞片，侧脉 6 ~ 8 对；叶柄长 0.5 ~ 0.8 cm。花下垂，淡白色，密被锈色鳞片，3 ~ 7 生于叶腋，组成短总状花序；花梗长 0.2 ~ 0.4 cm；花被筒漏斗形，质厚，长 0.45 ~ 0.55 cm，上部 4 裂，裂片宽三角形，长 0.25 ~ 0.3 cm，内面被白色星状绒毛；雄蕊 4；花柱直立，无毛；花盘杯状。果实圆柱形，密被锈色鳞片，长 1.4 ~ 1.9 cm。

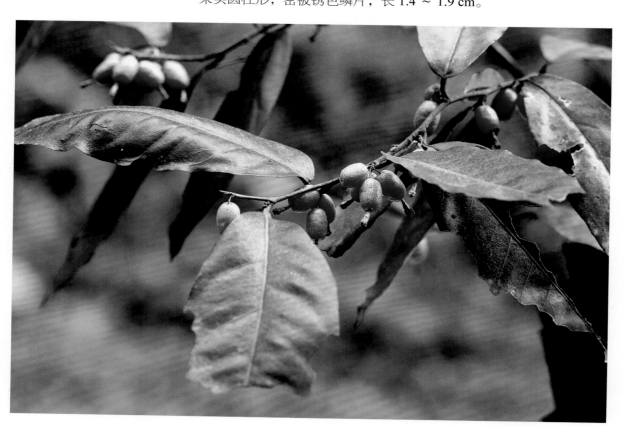

| 生境分布 | 生于海拔 1 000 m 以下的向阳林中或林缘。分布于德兴畈大、绕二等。 |

| 资源情况 | 野生资源一般。药材来源于野生。 |

采收加工	蔓胡颓子：春季果实成熟时采摘，鲜用或晒干。
	蔓胡颓子叶：全年均可采收，鲜用或晒干。
	蔓胡颓子根：全年均可采挖，洗净，切片，晒干。

| 药材性状 | 蔓胡颓子叶：本品完整叶片呈卵形或卵状阔圆形，稀长椭圆形，革质或薄革质，长 4 ~ 12 cm，宽 2.5 ~ 4 cm，先端渐尖或长渐尖，基部圆，宽楔形，上面深绿色，下面铜绿色或灰绿色，被褐色鳞片，侧脉 6 ~ 8 对，成 50° ~ 60° 角；叶柄长 0.5 ~ 0.8 cm。气微，味微苦。 |
| | 蔓胡颓子根：本品呈椭圆形或不规则的片状，直径 1 ~ 11 cm。表面灰褐色或棕褐色，有的可见黑褐色类圆形皮孔；切面皮部棕色或棕褐色，木部淡黄色至淡黄棕色，可见同心环纹及放射状纹理，部分中间有髓。质坚硬。气微，味淡、微涩。 |

功能主治	蔓胡颓子：酸，平。归大肠经。收敛止泻，止痢。用于肠炎，腹泻，痢疾。
	蔓胡颓子叶：辛、微涩，平。归肺经。止咳平喘。用于咳嗽气喘，鲠喉。
	蔓胡颓子根：辛、微涩，凉。归肝、胃经。清热利湿，通淋止血，散瘀止痛。用于痢疾，腹泻，黄疸性肝炎，热淋，石淋，胃痛，吐血，痔血，血崩，风湿痹痛，跌打肿痛。

用法用量	蔓胡颓子：内服煎汤，9 ~ 18 g。
	蔓胡颓子叶：内服煎汤，10 ~ 15 g；或研末，每次 1.5 ~ 5 g；或鲜品捣汁。
	蔓胡颓子根：内服煎汤，15 ~ 30 g。

附　注	本种异名：*Elaeagnus paucilepidota* Hayata、*Elaeagnus longidrupa* Hayata、*Elaeagnus tenuiflora* Benth.、*Elaeagnus buisanensis* Hayata、*Elaeagnus erosifolia* Hayata。
	药材羊奶叶（胡颓子叶），为本种的干燥叶，《贵州省中药材、民族药材质量标准》（2003 年版）中有收载；该标准还收载本种同属植物宜昌胡颓子 *Elaeagnus henryi* Warb.、胡颓子 *Elaeagnus pungens* Thunb. 作胡颓子叶的基原。
	本种的成熟果实可作野果。

胡颓子科 Elaeagnaceae 胡颓子属 Elaeagnus

宜昌胡颓子

Elaeagnus henryi Warb.

| **药 材 名** | 红鸡踢香（药用部位：茎、叶）、红鸡踢香根（药用部位：根）。

| **形态特征** | 常绿直立或蔓状灌木，具粗短硬刺。枝密被锈褐色鳞片。叶革质或厚革质，宽椭圆形或倒卵状椭圆形，长 6 ~ 15 cm，宽 3 ~ 6 cm，先端骤渐尖，基部圆钝，表面深绿色，背面银灰色，密被鳞片，侧脉 5 ~ 7 对；叶柄长 0.8 ~ 1.6 cm。花银白色，质厚；花梗长 0.2 ~ 0.3 cm；花被筒管状或微呈漏斗状，长 0.6 ~ 0.8 cm，上部 4 裂，裂片三角形，长 0.15 ~ 0.3 cm，内面有白色星状毛；雄蕊 4；花柱无毛。果实矩圆形，长 1.8 cm，被银色和褐色鳞片，成熟时红色。

| **生境分布** | 生于海拔 450 m 以上的疏林或灌丛中。分布于德兴李宅、大岗山等。

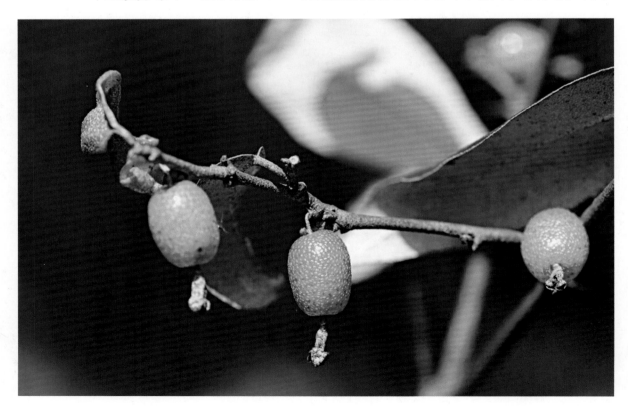

| 资源情况 | 野生资源丰富。药材来源于野生。

| 采收加工 | 红鸡踢香：全年均可采收，鲜用或晒干。
红鸡踢香根：全年均可采挖，洗净，切片，晒干。

| 药材性状 | 红鸡踢香：本品完整叶片呈倒卵状阔椭圆形或阔圆形，长 6 ~ 15 cm，宽 3 ~ 5 cm，先端渐尖，基部宽楔形或圆钝，边缘稍反卷，质稍硬脆。表面绿色并具光泽，背面银灰色，密被白色鳞片，并散生少数褐色鳞片。侧脉 5 ~ 7 对，与中脉呈 45° ~ 50° 角展开，网脉不明显，叶柄粗壮，长 0.8 ~ 1.6 cm。气微，味微苦。

| 功能主治 | 红鸡踢香：苦，温。散瘀消肿，接骨止痛，平喘止咳。用于跌打肿痛，骨折，风湿骨痛，哮喘。
红鸡踢香根：苦、酸，平。清热利湿，止咳，止血。用于风湿腰痛，咳喘，痢疾，吐血，血崩，痔血，恶疮。

| 用法用量 | 红鸡踢香：内服煎汤，9 ~ 15 g；或浸酒。外用适量，捣碎，酒炒敷。
红鸡踢香根：内服煎汤，15 ~ 30 g。外用适量，煎汤洗。

| 附　注 | 本种异名：*Elaeagnus fargesii* Lecomte。
药材羊奶奶叶（胡颓子叶），为本种的干燥叶，《贵州省中药材、民族药材质量标准》（2003 年版）中有收载；该标准还收载本种同属植物蔓胡颓子 *Elaeagnus glabra* Thunb.、胡颓子 *Elaeagnus pungens* Thunb. 作胡颓子叶的基原。
本种的成熟果实可作野果。

胡颓子科 Elaeagnaceae 胡颓子属 *Elaeagnus*

木半夏
Elaeagnus multiflora Thunb.

| **药 材 名** | 木半夏果实（药用部位：果实）、木半夏叶（药用部位：叶）、木半夏根（药用部位：根或根皮）。

| **形态特征** | 落叶灌木。枝密被锈褐色鳞片。叶膜质，椭圆形或卵形，长 3 ~ 7 cm，宽 2 ~ 4 cm，上面幼时被银色鳞片，后脱落，下面银灰色，被鳞片，侧脉 5 ~ 7 对；叶柄长 0.4 ~ 0.6 cm。花白色，单生于叶腋；花梗细长，长 0.4 ~ 0.8 cm；花被筒管状，长 0.5 ~ 0.65 cm，4 裂，裂片宽卵形，先端圆形，内侧疏生柔毛；雄蕊 4；花柱直立，无毛。果实椭圆形，长 1.2 ~ 1.4 cm，密被锈色鳞片，成熟时红色；果柄长 1.5 ~ 3 cm，细瘦，弯曲。

| **生境分布** | 生于低山坡灌丛中。分布于德兴梧风洞等。

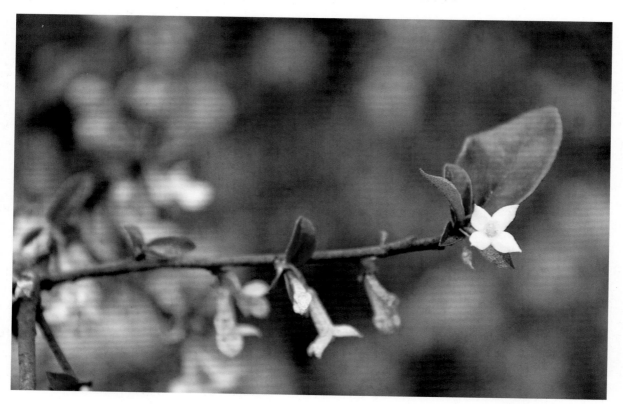

| **资源情况** | 野生资源一般。药材来源于野生。

| **采收加工** | 木半夏果实：6～7月采收，鲜用或晒干。
木半夏叶：夏、秋季采收，晒干。
木半夏根：夏、秋季采挖，洗净，切片，晒干。

| **功能主治** | 木半夏果实：淡、涩，温。平喘，止痢，活血消肿，止血。用于哮喘，痢疾，跌打损伤，风湿关节痛，痔疮下血，肿毒。
木半夏叶：涩、微甘，温。平喘，活血。用于哮喘，跌打损伤。
木半夏根：涩、微甘，平。归肝、脾经。行气活血，止泻，敛疮。用于跌打损伤，虚弱劳损，泻痢，肝炎，恶疮疥癞。

| **用法用量** | 木半夏果实：内服煎汤，15～30 g。
木半夏叶：内服煎汤，9～15 g。外用适量，煎汤洗。
木半夏根：内服煎汤，9～24 g；或浸酒。外用适量，煎汤洗。

| **附　注** | 本种异名：*Elaeagnus sativa* Hort. ex Dippel、*Elaeagnus longipes* A. Gray、*Elaeagnus edulis* Carr、*Elaeagnus odorataedulis* Hort. ex Lavallée、*Elaeagnus odoratiedulis* Lavallée。
本种的成熟果实可作野果。

胡颓子科 Elaeagnaceae 胡颓子属 Elaeagnus

胡颓子

Elaeagnus pungens Thunb.

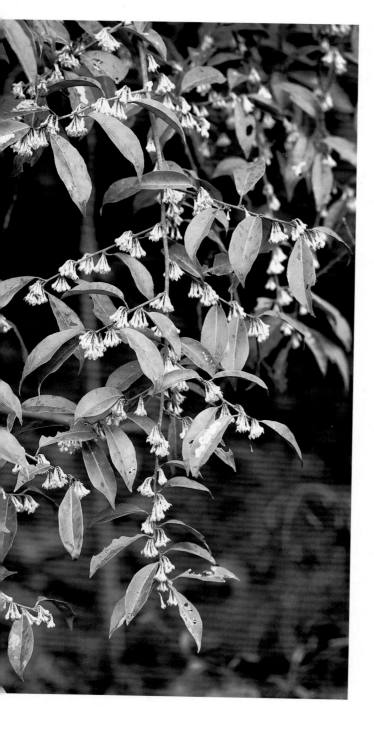

| 药 材 名 |

胡颓子（药用部位：果实）、胡颓子叶（药用部位：叶）、胡颓子根（药用部位：根）。

| 形态特征 |

常绿直立灌木，具棘刺。小枝深褐色，被鳞片。叶厚革质，椭圆形或矩圆形，长 5 ~ 10 cm，两端钝形或基部圆形，边缘微波状，表面绿色，有光泽，背面银白色，被褐色鳞片，侧脉 7 ~ 9 对，与网脉在上面显著；叶柄粗壮，锈褐色，长 0.5 ~ 0.8 cm。花银白色，下垂，被鳞片；花梗长 0.3 ~ 0.5 cm；花被筒圆筒形或漏斗形，长 0.55 ~ 0.7 cm，上部 4 裂，裂片矩圆状三角形，内面被短柔毛；雄蕊 4；子房上位，花柱直立，无毛。果实椭圆形，长 1.2 ~ 1.4 cm，被锈色鳞片，成熟时红色。

| 生境分布 |

生于海拔 1 000 m 以下的向阳山坡或路旁。德兴各地均有分布。

| 资源情况 |

野生资源丰富。药材来源于野生。

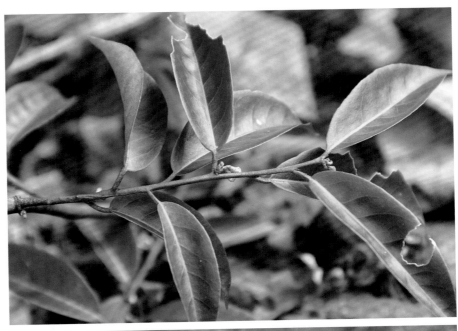

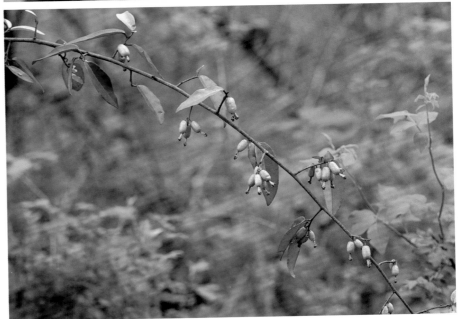

| 采收加工 | 胡颓子：4～6月果实成熟时采收，晒干。

　　　　　　胡颓子叶：秋季采收，鲜用或晒干。

　　　　　　胡颓子根：夏、秋季采挖，洗净，切片，晒干。

| 药材性状 | 胡颓子叶：本品呈椭圆形或长圆形，长5～10 cm，宽2～4 cm，先端钝尖，

　　　　　　基部圆形，边缘微波状，革质，表面浅绿色或黄绿色，具光泽，散生少数黑褐

色鳞片；背面被银白色星状毛，并散生多数黑褐色或浅棕色鳞片，主脉在背面凸出，密生黑褐色鳞片，叶片常向背面反卷，有时成筒状，叶柄粗短，长 0.5 ~ 1 cm，灰黑色。质稍硬脆。气微，味微涩。

胡颓子根：本品呈圆柱形，弯曲，直径 1 ~ 3 cm，表面灰褐色或棕褐色，粗糙不平，可见栓皮呈鳞片状。根皮易剥落，剥落后内表面浅黄色或浅棕黄色，具网状纹理。质坚实，难折断。横断面纤维性强，皮部内侧呈层状，易纵向撕扯成薄片，可见致密网眼状，浅黄色；木部占根的大部分，浅黄色，中心色较深，隐约可见同心环层。气微，味涩。

| 功能主治 | **胡颓子**：酸、涩，平。收敛止泻，健脾消食，止咳平喘，止血。用于泄泻，痢疾，食欲不振，消化不良，咳嗽气喘，崩漏，痔疮下血。

胡颓子叶：酸，平。归肺经。止咳平喘，止血解毒。用于咳嗽，气喘，咯血，吐血，外伤出血，痈疽，痔疮肿痛。

胡颓子根：苦、酸，平。归肝、肺、胃经。活血止血，祛风利湿，止咳平喘，解毒敛疮。用于吐血，咯血，便血，月经过多，风湿关节痛，黄疸，水肿，泻痢，疳积，咳喘，咽喉肿痛，疮疥，跌扑损伤。

| 用法用量 | **胡颓子**：内服煎汤，9 ~ 15 g。外用适量，煎汤洗。

胡颓子叶：内服煎汤，9 ~ 15 g；或捣汁；或研末，每次 2 ~ 3 g。外用适量，捣敷；或研末调敷；或煎汤熏洗。

胡颓子根：内服煎汤，15 ~ 30 g；或浸酒。外用适量，煎汤洗；或捣敷。

| 附　方 | （1）治咳嗽哮喘：胡颓子适量，炒枯研末，加炒米粉等量拌匀，每日服 2 次，每次 9 g，酌加白糖或蜂糖，用开水冲服。

（2）治乳痈：鲜胡颓子根 30 g，鲜琴叶榕根 30 g，鲜雪见草 30 g，水酒煎服。[方（1）~（2）出自《草药手册》（江西）]

（3）治咽喉肿痛：胡颓子根 30 g，王瓜根 15 g，煎汤，频频含咽，每日 1 剂。（《江西草药》）

| 附　注 | 药材胡颓子叶，为本种的干燥叶，《中华人民共和国卫生部药品标准·中药成方制剂·第五册·附录》（1992 年版）、《中华人民共和国药典》（1977 年版）、《广东省中药材标准·第二册》（2011 年版）、《湖北省中药材质量标准》（2009 年版、2018 年版）、《上海市中药材标准》（1994 年版）、《湖南省中药材标准》（2009 年版）中有收载；《贵州省中药材、民族药材质量标准》（2003 年版）

以"羊奶奶叶（胡颓子叶）"之名收载之。

药材胡颓子根，为本种的干燥根，《上海市中药材标准》（1994 年版）、《湖北省中药材质量标准》（2018 年版）中有收载。

本种的成熟果实可作野果。

胡颓子科 Elaeagnaceae 胡颓子属 Elaeagnus

牛奶子

Elaeagnus umbellata Thunb.

| 药 材 名 | 牛奶子（药用部位：根、叶、果实）。

| 形态特征 | 落叶灌木，具长 1 ～ 4 cm 的刺。小枝幼时密被银白色及黄褐色鳞片。叶纸质或膜质，椭圆形或倒卵状披针形，长 3 ～ 8 cm，宽 1 ～ 3.2 cm，上面幼时具白色星状毛或鳞片，下面密被银白色鳞片和少量褐色鳞片；叶柄银白色，长 0.5 ～ 0.7 cm。花先叶开放，芳香，黄白色，密被银白色盾形鳞片，常 1 ～ 7 花簇生于新枝基部；花梗长 0.3 ～ 0.6 cm，白色；萼筒漏斗形，长 0.5 ～ 0.7 cm，在裂片下扩展，向基部渐窄，在子房之上略缢缩，裂片卵状三角形，长 0.2 ～ 0.4 cm；花丝极短；花柱疏生白色星状毛和鳞片，柱头侧生。果实近球形或卵圆形，长 0.5 ～ 0.7 cm，被银白色或褐色鳞片，成熟时红色；果柄粗，长 0.4 ～ 1 cm。

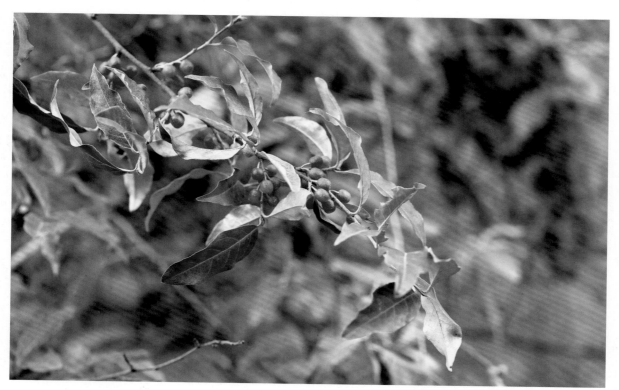

| 生境分布 | 生于向阳的林缘、灌丛、荒坡上和沟边。分布于德兴黄柏等。

| 资源情况 | 野生资源一般。药材来源于野生。

| 采收加工 | 夏、秋季采收，根洗净，切片，晒干；叶、果实晒干。

| 功能主治 | 苦、酸，凉。清热止咳，利湿解毒。用于肺热咳嗽，泄泻，痢疾，淋证，带下，崩漏，乳痈。

| 用法用量 | 内服煎汤，根、叶 15 ~ 30 g，果实 3 ~ 9 g。

| 附　注 | 本种异名：*Elaeagnus obovata* Li、*Elaeagnus higoensis* Nakai、*Elaeagnus fragrans* Nakai、*Elaeagnus crocea* Nakai、*Elaeagnus salicifolia* (D. Don) A. Nelson、*Elaeagnus parvifolia* Wall. ex Royle。

本种的成熟果实可作野果。

大风子科 Flacourtiaceae 山桐子属 *Idesia*

山桐子
Idesia polycarpa Maxim.

| **药 材 名** | 山桐子（药用部位：叶）。

| **形态特征** | 乔木。树皮平滑，灰白色。叶宽卵形至卵状心形，先端锐尖至短渐尖，基部常为心形，长 8 ~ 20 cm，宽 6 ~ 20 cm，叶缘生疏锯齿；掌状基出脉 5 ~ 7，脉腋内生密柔毛；叶柄与叶等长，先端有 2 凸起的腺体。圆锥花序长 12 ~ 20 cm，下垂；花黄绿色；萼片通常 5；无花瓣；雄花有多数雄蕊；雌花有多数退化雄蕊，子房球形，1 室，有 3 ~ 6 侧膜胎座，胚珠多数。浆果球形，红色，直径约 0.9 cm，有多数种子。

| **生境分布** | 生于海拔 400 m 以上的山坡、山洼等的落叶阔叶林和针阔叶混交林中。分布于德兴梧风洞等。

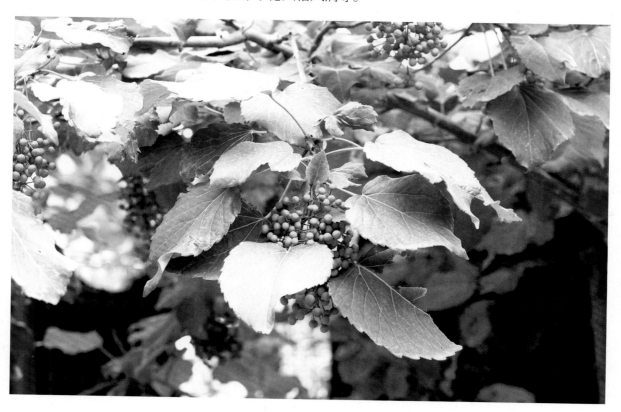

| 资源情况 | 野生资源一般。药材来源于野生。

| 采收加工 | 全年均可采收，晒干。

| 功能主治 | 辛、甘，寒。清热凉血，散瘀消肿。用于骨折，烫火伤，外伤出血，吐血。

| 用法用量 | 外用适量，捣敷。

| 附　注 | 本种异名：*Polycarpa maximowiczii* Linden ex Carrière、*Cathayeia polycarpa* (Maxim.) Ohwi、*Idesia polycarpa* Maxim. var. *latifolia* Diels、*Idesia polycarpa* Maxim. var. *intermedia* Pamp.。

本种的种子可榨油食用。

大风子科 Flacourtiaceae 柞木属 Xylosma

柞木

Xylosma racemosum (Sieb. et Zucc.) Miq.

| **药 材 名** | 柞木皮（药用部位：树皮）、柞木叶（药用部位：枝叶）、柞木枝（药用部位：树枝）、柞木根（药用部位：根）。

| **形态特征** | 常绿灌木或小乔木。幼枝无刺或有腋生的刺。叶宽卵形、卵形至椭圆状卵形，长4～8 cm，宽2.5～4 cm，先端渐尖，基部圆形或圆楔形，革质；侧脉通常4～6对。花雌雄异株；总状花序腋生，长1～2 cm；花梗极短；萼片4～6；无花瓣；雄花有多数雄蕊，花盘由多数腺体组成，位于雄蕊外围；雌花花盘圆盘状，边缘稍呈浅波状，子房1室，具2侧膜胎座，花柱短，柱头2浅裂。浆果球形，先端有宿存花柱，有2（～3）种子，成熟时黑色。

| **生境分布** | 生于海拔800 m以下的林边、丘陵、平原或村边附近灌丛中。德兴各地均有分布。

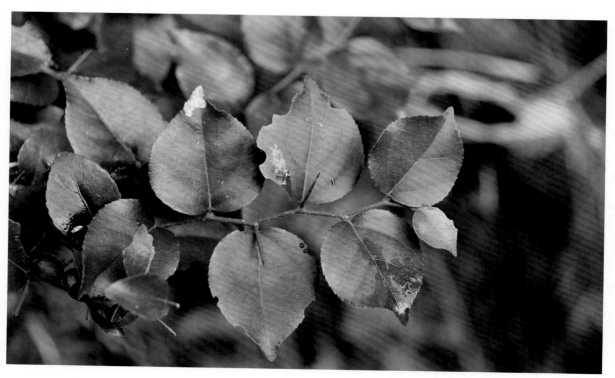

| 资源情况 | 野生资源丰富。药材来源于野生。

| 采收加工 | 柞木皮：夏、秋季剥取，晒干。

柞木叶：全年均可采收，晒干。

柞木枝：全年均可采收，切段，晒干。

柞木根：秋季采挖，洗净，切片，鲜用或晒干。

| 功能主治 | 柞木皮：苦、酸，微寒。归肝、脾经。清热利湿，催产。用于湿热黄疸，痢疾，瘰疬，梅疮溃烂，鼠瘘，难产，死胎不下。

柞木叶：苦、涩，寒。归心经。清热燥湿，解毒，散瘀消肿。用于婴幼儿泄泻，痢疾，痈疖肿毒，跌打骨折，扭伤脱臼，死胎不下。

柞木枝：苦，平。归肝经。催产。用于难产，胎死腹中。

柞木根：苦，平。归肝、脾经。解毒，利湿，散瘀，催产。用于黄疸，痢疾，水肿，肺结核咯血，瘰疬，跌打肿痛，难产，死胎不下。

| 用法用量 | 柞木皮：内服煎汤，6 ~ 9 g；或研末。

柞木叶：外用适量，捣敷；或研末，酒、醋调敷。

柞木枝：内服煎汤，15 ~ 30 g。

柞木根：内服煎汤，12 ~ 18 g，鲜品 60 ~ 120 g；或烧存性，研末酒调敷。

| 附　注 | 本种异名：*Hisingera racemosa* Sieb. et Zucc.、*Hisingera japonica* Sieb. et Zucc.、*Xylosma japonicum* A. Gray、*Flacourtia chinensis* Clos。

在 FOC 中，本种的拉丁学名被修订为 *Xylosma congestum* (Lour.) Merr.。

堇菜科 Violaceae 堇菜属 Viola

鸡腿堇菜

Viola acuminata Ledeb.

| **药 材 名** | 红铧头草（药用部位：全草或叶）。

| **形态特征** | 多年生、具地上茎草本。茎直立，有白柔毛，常分枝。茎生叶心形，边缘有钝锯齿，先端渐尖，长 3 ~ 6 cm，两面密生锈色腺点，上面和下面脉上有疏短柔毛；托叶草质，卵形，边缘有撕裂状长齿，先端尾尖，有白柔毛和锈色腺点。花两侧对称，具长梗；萼片 5，条形或条状披针形，基部附属物截形，不显著；花瓣 5，白色或淡紫色，距长约 0.1 cm，囊状。果实椭圆形，长约 1 cm，无毛。

| **生境分布** | 生于杂木林林下、林缘、灌丛、山坡草地或溪谷湿地等。分布于德兴三清山北麓等。

| **资源情况** | 野生资源一般。药材来源于野生。

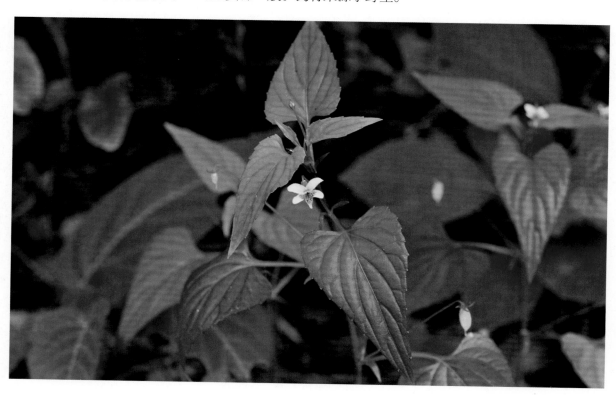

| 采收加工 | 夏、秋季采收，鲜用或晒干。

| 药材性状 | 本品多皱缩成团。根数条，棕褐色。茎数枝丛生。托叶羽状深裂，多卷缩成条状；叶片心形。有时可见椭圆形蒴果。气微，味微苦。

| 功能主治 | 淡，寒。清热解毒，消肿止痛。用于肺热咳嗽，急性病毒性肝炎，疮疖肿毒，跌打损伤。

| 用法用量 | 内服煎汤，9 ~ 15 g，鲜品 30 ~ 60 g；或捣汁。外用适量，捣敷。

| 附　　注 | 本种异名：*Viola micrantha* Turcz.、*Viola turczaninowii* Juz.、*Viola laciniosa* A. Gray、*Viola acuminata* Ledeb. var. *intermedia* Nakai、*Viola acuminata* Ledeb. subsp. *austro-ussuriensiis* W. Becker。

董菜科 Violaceae 董菜属 Viola

戟叶董菜 *Viola betonicifolia* J. E. Smith

| 药 材 名 | 铧头草（药用部位：全草）。

| 形态特征 | 多年生草本，地下茎很短，无匍匐枝。叶基生，具长柄，条状披针形或条形，长 2 ~ 9 cm，基部稍下延至叶柄，截形或略带心形，有时稍呈戟形，先端钝或稍圆，边缘有疏而浅的波状齿，近基部的齿较深，两面近无毛或无毛，花后叶增大，基部常有显著的垂片；托叶分离部分有疏齿。花具长梗，两侧对称；萼片 5，披针形，基部附属物长约 0.1 cm，先端圆；花瓣 5，淡紫色，稀白色，距管状，先端等粗，长 0.3 ~ 0.4 cm。果实椭圆形，长约 1 cm，无毛。

| 生境分布 | 生于田野、路边、山坡草地、灌丛、林缘等。分布于德兴三清山北麓等。

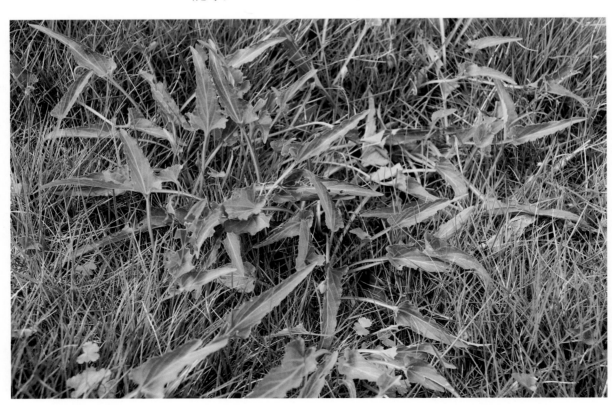

| 资源情况 | 野生资源一般。药材来源于野生。 |

| 采收加工 | 夏、秋季采收，洗净，除去杂质，鲜用或晒干。 |

| 药材性状 | 本品多皱缩成团。主根较粗短。叶丛生，灰绿色或枯绿色，具长柄；叶片湿润展平后呈箭头状披针形或线状披针形，基部稍下延至叶柄，边缘有浅波状齿。花梗较叶长，花黄白色，可见紫色条纹。蒴果椭圆形。气微，味微苦而带黏性。 |

| 功能主治 | 微苦、辛，寒。归肝、胃经。清热解毒，散瘀消肿。用于疮疡肿毒，喉痛，乳痈，肠痈，黄疸，目赤肿痛，跌打损伤，刀伤出血。 |

| 用法用量 | 内服煎汤，9 ~ 15 g，鲜品 30 ~ 60 g；孕妇慎服。外用适量，捣敷。 |

| 附　注 | 本种异名：*Viola caespitosa* D. Don、*Viola patrinii* DC. ex Ging. var. *caespitosa* Ridl.、*Viola inconspicua* Blume subsp. *dielsiana* W. Becker、*Viola betonicifolia* J. E. Smith subsp. *nepalensis* (Ging.) W. Becker、*Viola patrinii* DC. ex Ging. var. *napaulensis* Ging.、*Viola oblongosagittata* Nakai var. *violascens* Nakai。
药材紫花地丁，为本种的干燥（新鲜）全草，《四川省中药材标准》（1987 年版）中有收载；《浙江省中药材标准·第一册》（2017 年版）以"浙紫花地丁"之名收载之，《贵州省中药材、民族药材质量标准》（2003 年版）以"犁头草"之名收载之。 |

董菜科 Violaceae 董菜属 Viola

心叶董菜

Viola concordifolia C. J. Wang

| **药 材 名** | 犁头草（药用部位：全草）。

| **形态特征** | 多年生草本。根茎的节间极短。叶近基生，无毛或疏被短毛，三角状卵形、宽卵形，有时矩圆状卵形或卵状心形，长 3 ~ 8 cm，宽 3 ~ 6 cm，基部深心形或心形，先端钝或短尖，边缘具明显粗齿，花期叶与叶柄近等长，果期叶柄较叶长；托叶下部与叶柄合生，长约 1 cm，分离部分展开。花梗近中部具 2 小苞片；小苞片狭条状披针形；萼片宽披针形，先端渐尖，基部附属物长约 0.2 cm，先端尖或稍钝；上方花瓣与侧方花瓣倒卵形，下方花瓣长倒心形，先端凹陷，距长约 0.2 cm；子房圆锥形，花柱近基部稍膝曲，花柱短鸟嘴状。

| **生境分布** | 生于林缘、林下开阔草地间、山地草丛、溪谷旁。德兴各地均有分布。

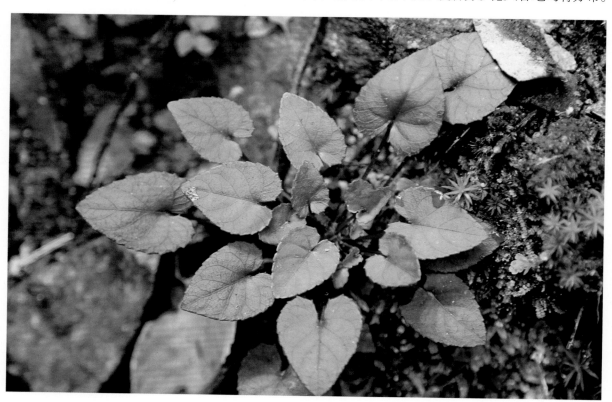

| 资源情况 | 野生资源丰富。药材来源于野生。

| 采收加工 | 4～5月果实成熟时采收，除去泥土，鲜用或晒干。

| 药材性状 | 本品多皱缩成团。主根较粗短，根茎的节间极短。叶丛生，灰绿色，具长柄，完整叶片展平后呈长圆状卵形或三角状卵形，长3～8 cm，宽3～6 cm，基部深心形，边缘有较密的粗齿。花淡紫色，蒴果长圆形。气微，味微苦。

| 功能主治 | 苦、微辛，寒。清热解毒，化瘀排脓，凉血清肝。用于痈疽肿毒，乳痈，肠痈下血，化脓性骨髓炎，黄疸，目赤肿痛，瘰疬，外伤出血，蛇咬伤。

| 用法用量 | 内服煎汤，9～15 g，鲜品30～60 g；或捣汁。外用适量，捣敷。

| 附　　注 | 本种异名：*Viola yunnanfuensis* W. Becker、*Viola cordifolia* W. Becker、*Viola bhutanica* H. Hara。
药材犁头草，为本种的干燥全草，《贵州省中药材、民族药材质量标准》（2003年版）中有收载。

七星莲

Viola diffusa Ging.

药 材 名	地白草（药用部位：全草）。

形态特征 一年生草本，全株被长柔毛，或近无毛。地下茎短或稍长。基生叶和匍匐枝通常多数。基生叶卵形或矩圆状卵形，长 1.5 ~ 6.5 cm，较小，基部通常截形或楔形，稀浅心形，明显下延至叶柄上部，先端圆、钝或稍尖，边缘有较细钝齿，匍匐枝上的叶常聚生于枝端；托叶近全缘或有睫毛状齿。花小，两侧对称；萼片 5，披针形，基部附属物短，截形；花瓣 5，白色或浅紫色，距短，长约 0.2 cm。果实椭圆形，长约 0.7 cm，无毛。

生境分布 生于山地林下、林缘、草坡、溪谷旁、岩石缝隙中。德兴各地均有分布。

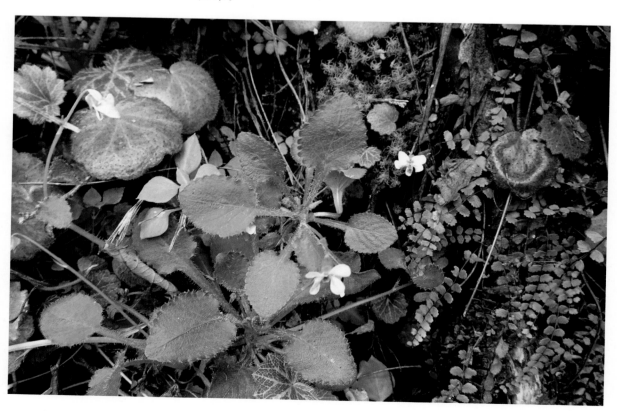

| 资源情况 | 野生资源丰富。药材来源于野生。

| 采收加工 | 夏、秋季挖取，洗净，除去杂质，鲜用或晒干。

| 药材性状 | 本品多皱缩成团，全体被毛。主根呈圆柱形，淡黄棕色。茎纤细，节处有不定根。叶基生，黄绿色或灰绿色，皱缩卷曲，易破碎，完整叶展平后呈卵形或倒卵状椭圆形，叶基下延至叶柄，有长柄和托叶。有的可见紫色小花。蒴果通常三角状开裂；种子圆形，黄色。气微，味微苦。

| 功能主治 | 苦、辛，寒。归肺、肝经。清热解毒，散瘀消肿，止咳。用于疮疡肿毒，结膜炎，肺热咳嗽，百日咳，黄疸性肝炎，带状疱疹，烫火伤，跌打损伤，骨折，毒蛇咬伤。

| 用法用量 | 内服煎汤，9 ~ 15 g，鲜品 30 ~ 60 g；或捣汁。外用适量，捣敷。

| 附　注 | 本种异名：*Viola diffusoides* C. J. Wang、*Viola diffusa* Ging. var. *brevibarbata* C. J. Wang、*Viola kiusiana* Makino、*Viola wilsonii* W. Becker、*Viola tenuis* Benth.、*Viola diffusa* Ging. var. *tomentosa* W. Becker。
药材匍伏堇，为本种的干燥全草，《中华人民共和国药典》（1977 年版）中有收载；《福建省中药材标准》（2006 年版）以"茶匙癀"之名收载之，《福建省中药材标准（试行稿）·第一批》（1990 年版）以"茶匙癀（地白草）"之名收载之。

董菜科 Violaceae 董菜属 Viola

短须毛七星莲

Viola diffusa Ging. var. *brevibarbata* C. J. Wang

| 药 材 名 | 地白草（药用部位：全草）。

| 形态特征 | 本变种与七星莲的区别在于侧方花瓣里面基部有明显的短须毛。

| 生境分布 | 生于山地林下、林缘、草坡、溪谷旁、岩石缝隙中。分布于德兴三清山北麓等。

| 资源情况 | 野生资源丰富。药材来源于野生。

| 采收加工 | 夏、秋季挖取，洗净，除去杂质，鲜用或晒干。

| 药材性状 | 本品多皱缩成团，并有数条短的匍匐茎。根圆锥形。叶基生，卵形，叶端稍尖，边缘有细锯齿，基部下延至叶柄，表面有毛茸。花茎较叶柄长，具毛茸，花淡棕紫色或黄白色。气微，味微苦。

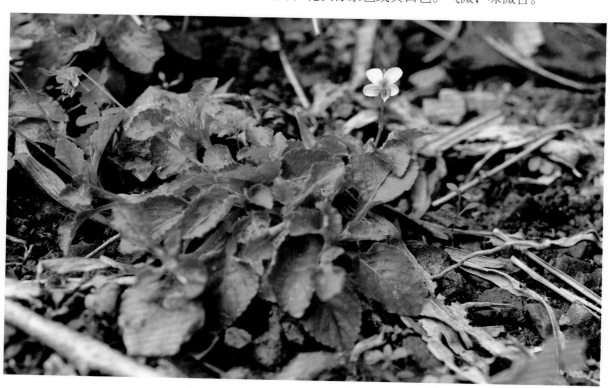

| **功能主治** | 苦、辛，寒。归肺、肝经。清热解毒，散瘀消肿，止咳。用于疮疡肿毒，结膜炎，肺热咳嗽，百日咳，黄疸性肝炎，带状疱疹，烫火伤，跌打损伤，骨折，毒蛇咬伤。

| **用法用量** | 内服煎汤，9 ~ 15 g，鲜品 30 ~ 60 g；或捣汁。外用适量，捣敷。

菫菜科 Violaceae 菫菜属 Viola

紫花菫菜 *Viola grypoceras* A. Gray

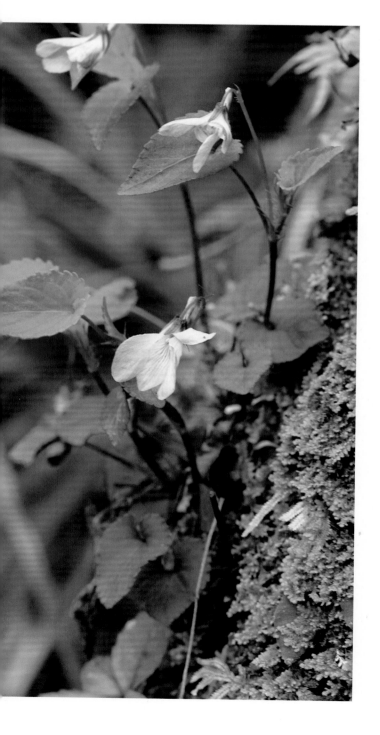

| 药 材 名 |

地黄瓜（药用部位：全草）。

| 形态特征 |

多年生草本。主根长；地下茎很短；地上茎1或数条，高达20 cm。叶三角状心形或近圆心形，长1～6 cm，先端钝尖或圆，基部弯缺浅或宽三角形，边缘有钝齿，两面有褐色腺点；托叶披针形，边缘有栉状长齿。花由茎基部或茎生叶的腋部抽出，长可达1 cm；萼片5，披针形，基部附属物半圆形；花瓣淡紫色，有褐色腺点，距管状，长约0.7 cm，直或略弯。果实椭圆形，长1 cm或略短，密生褐色腺点。

| 生境分布 |

生于水边草丛或林下湿地。德兴各地均有分布。

| 资源情况 |

野生资源一般。药材来源于野生。

| 采收加工 |

夏、秋季采收，洗净，鲜用或晒干。

| 药材性状 | 本品多皱缩成团。湿润展开后具细长的根。基生叶较小，茎生叶较大，三角状心形，叶柄基部有披针形托叶。花由茎生叶的叶腋或茎基部抽出，淡棕紫色。气微，味微苦。

| 功能主治 | 微苦，凉。清热解毒，散瘀消肿，凉血止血。用于疮痈肿毒，咽喉肿痛，乳痈，急性结膜炎，跌打伤痛，便血，刀伤出血，蛇咬伤。

| 用法用量 | 内服煎汤，9 ~ 15 g。外用适量，捣敷。

| 附 注 | 本种异名：*Viola longepedunculata* Franch. et Sav.、*Viola krugiana* W. Becker、*Viola coreana* Boissieu、*Viola leveillei* H. Boissieu、*Viola grypoceras* A. Gray var. *pubescens* Nakai。

董菜科 Violaceae 董菜属 *Viola*

光叶董菜

Viola hossei W. Beck.

| 药 材 名 | 光叶董菜（药用部位：全草）。

| 形态特征 | 多年生草本，无地上茎。茎短或稍长而平卧；匍匐枝纤细，长可达 40 cm，节间长约 10 cm。基生叶密集，叶片卵状披针形，长 3 ~ 6 cm，基部心形，具垂片，边缘有点状细齿，叶柄与叶片等长或比叶片长 1 倍；匍匐枝上的叶很小，疏离；托叶披针形，具长睫毛。花两侧对称，淡紫色，单生于茎基部叶腋内；花梗长 4 ~ 8 cm；萼片 5，披针形，基部有长约 0.1 cm 的附属物；花瓣 5，矩圆形，距短，近囊状。果实球形，3 瓣裂。

| 生境分布 | 生于背阴林下、林缘、溪畔、沟边、岩石缝隙中。分布于德兴三清山北麓等。

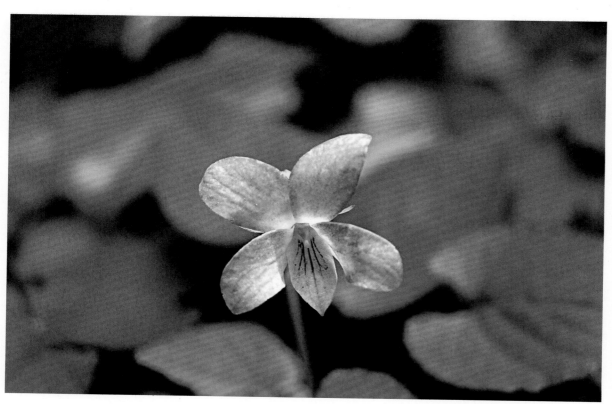

| 资源情况 | 野生资源稀少。药材来源于野生。

| 采收加工 | 5 ~ 6 月间果实成熟时采收，洗净，晒干。

| 功能主治 | 清热解毒，凉血消肿。用于疔疮肿毒，痈疽发背，丹毒，毒蛇咬伤。

| 用法用量 | 内服煎汤，15 ~ 30 g，鲜品 30 ~ 60 g。外用适量，捣敷。

| 附　　注 | 本种异名：*Viola sumatrana* Miquel。

董菜科 Violaceae 董菜属 *Viola*

长萼董菜
Viola inconspicua Blume

| 药 材 名 | 铧尖草（药用部位：全草）。

| 形态特征 | 多年生草本，无匍匐枝。叶基生，通常三角状卵形或舌状三角形，基部宽心形，稍下延至叶柄，具2垂片，两面通常无毛，稀有短柔毛，上面有乳头状白点，长2.5～5 cm，花后增大，有时变为头盔状；托叶草质，通常全缘。花两侧对称；萼片5，披针形，基部附属物狭长，下面2萼片先端有小齿；花瓣5，淡紫色，距管状，长0.25～0.3 cm。果实椭圆形，长约0.5 cm，无毛；夏开闭合花的果实较大。

| 生境分布 | 生于林缘、山坡草地、田边及溪旁等。德兴各地均有分布。

| 资源情况 | 野生资源一般。药材来源于野生。

| 采收加工 | 夏、秋季采集，洗净，除去杂质，鲜用或晒干。

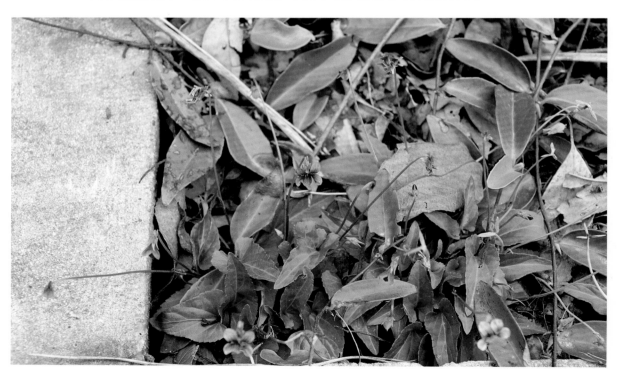

| 药材性状 | 本品多皱缩成团。根茎长 0.5 ~ 20 cm，直径 0.1 ~ 0.6 cm，节密生，常被残留的褐色托叶所包被。主根长圆锥形，直径 0.1 ~ 0.2 cm；单生或成束，浅黄棕色，有细皱纹。叶基生，灰绿色，展平后叶片呈三角形、三角状卵形或戟形，长 2.5 ~ 5 cm，宽 1 ~ 4 cm，最宽处在叶的基部；先端渐尖或尖，基部宽心形，弯缺呈宽半圆形，两侧垂片发达，稍下延于叶柄成狭翅，边缘具圆锯齿，两面常无毛，下面叶脉偶有短毛；叶柄长 1.5 ~ 8 cm；托叶 3/4 与叶柄合生。花茎纤细，常与叶片近等长；萼片 5；花瓣 5，长圆状倒卵形，紫色；花距长 0.25 ~ 0.3 cm。蒴果椭圆形或 3 裂，内有多数棕褐色或棕红色种子。气微，味微苦而涩，嚼之显黏性。

| 功能主治 | 苦、辛，寒。归心、肝、胃经。清热解毒，凉血消肿，利湿化瘀。用于疔疮痈肿，咽喉肿痛，乳痈，湿热黄疸，目赤，目翳，肠痈下血，跌打损伤，外伤出血，妇女产后瘀血腹痛，蛇虫咬伤。

| 用法用量 | 内服煎汤，9 ~ 15 g，鲜品 30 ~ 60 g；或捣汁。外用适量，捣敷。

| 附　方 | （1）治乳痈、疔疮：鲜铧尖草 120 g，鲜半边莲 60 g，甜酒糟 60 g，捣敷。
（2）治角膜溃疡、虹膜睫状体炎：铧尖草、连钱草（均鲜）各适量，捣敷眼皮上，每日换药 1 ~ 2 次。
（3）治支气管炎：鲜铧尖草、枇杷叶（去毛）各 30 g，煎汤服。寒咳加生姜 3 片，热咳加白茅根 30 g，陈皮 30 g，发热加马尾松叶 9 g、车前 15 g。
（4）治跌打损伤、外伤出血：鲜铧尖草适量，甜酒、白糖少许，捣敷。
（5）治遗精：铧尖草 15 g，棕榈根 15 g，车前 3 g，煎汤服。
（6）治毒蛇咬伤：铧尖草、半边莲、连钱草（均鲜）各适量，捣敷。［方（1）~（6）出自《江西草药》］

| 附　注 | 本种异名：*Viola hunanensis* Hand.-Mazz.、*Viola chinensis* G. Don、*Viola guilinensis* Y. S. Wang、*Viola primulifolia* Roxb.、*Viola confusa* Champion ex Bentham、*Viola incongpicua* Blume subsp. *dielsiana* W. Becker。
药材地丁草，为本种的干燥全草，《江苏省中药材标准》（1989 年版）、《四川省中药材标准》（2010 年版）、《广西壮族自治区瑶药材质量标准·第二卷》（2021 年版）、《重庆市中药材质量标准·第一批》（2022 年版）中有收载；《贵州省中药材、民族药材质量标准》（2003 年版）以"犁头草"之名收载之，《四川省中药材标准》（1987 年版）、《四川省中草药标准（试行稿）·第四批》（1984 年版）以"紫花地丁"之名收载之。

董菜科 Violaceae 董菜属 Viola

白花地丁

Viola patrinii DC. ex Ging.

| 药 材 名 | 白花地丁（药用部位：全草）。

| 形态特征 | 多年生草本，无地上茎，高达 20 cm。根茎粗短而垂直，与根均为深褐色或带黑色。叶 3 ~ 5 或更多；叶较薄，椭圆形、窄卵形或长圆状披针形，长 1.5 ~ 6 cm，先端圆钝，基部平截、稍心形或宽楔形，疏生波状齿或近全缘，无毛或沿叶脉有毛；叶柄较叶片长 2 ~ 3 倍，上部具翅，托叶 2/3 与叶柄合生，离生部分线状披针形。花白色，带淡紫色脉纹；萼片卵状披针形或披针形，基部附属物短而钝；上方花瓣倒卵形，长约 1.2 cm，侧方花瓣长圆状倒卵形，内面基部有细须毛，下方花瓣连距长约 1.3 cm，距浅囊状；柱头顶部三角形，两侧具较窄的边缘，前方具斜生短喙。蒴果长约 1 cm，无毛。

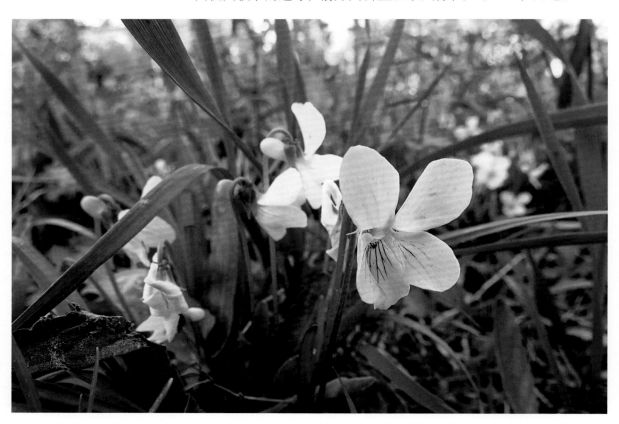

| 生境分布 | 生于草甸、河岸湿地、灌丛及林缘较阴湿地带。分布于德兴三清山北麓及香屯等。

| 资源情况 | 野生资源一般。药材来源于野生。

| 采收加工 | 夏季采收，除去泥土，晒干。

| 功能主治 | 辛、微苦，寒。清热解毒，消瘀消肿。用于疮毒红肿，淋浊，狂犬咬伤，目赤，咽喉肿毒。

| 用法用量 | 内服煎汤，10 ~ 15 g。外用适量，捣敷。

| 附　注 | 本种异名：*Viola patrinii* DC. ex Ging. var. *brevicalcarata* Skvortsov、*Viola primulifolia* Roxb. var. *glabra* Nakai。

堇菜科 Violaceae 堇菜属 *Viola*

紫花地丁
Viola philippica Cav.

| **药 材 名** | 紫花地丁（药用部位：全草。别名：瓜子金、金锁匙、辰砂草）。

| **形态特征** | 多年生草本，有毛或近无毛。地下茎短，无匍匐枝。叶基生，矩圆状披针形或卵状披针形，基部近截形或浅心形而稍下延至叶柄上部，先端钝，长 1.5 ~ 4 cm，宽 0.5 ~ 1 cm，或下部叶三角状卵形，基部浅心形；托叶草质，离生部分全缘。花两侧对称，具长梗；萼片 5，卵状披针形，基部附属物短，矩形；花瓣 5，淡紫色，距管状，常向顶部渐细，长 0.4 ~ 0.5 cm，直或稍下弯。蒴果长圆形，长 0.5 ~ 1.5 cm，无毛；种子卵球形，长约 0.18 cm。

| **生境分布** | 生于田间、荒地、山坡草丛、林缘或灌丛中。德兴各地均有分布。

| **资源情况** | 野生资源丰富。药材来源于野生。

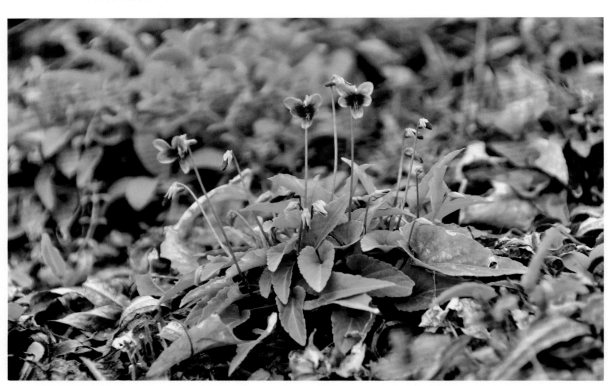

| **采收加工** | 5～6月间果实成熟时采收，洗净，晒干。

| **药材性状** | 本品多皱缩成团。主根长圆锥形，直径0.1～0.3 cm；淡黄棕色，有细纵皱纹。叶基生，灰绿色，展平后叶片呈披针形或卵状披针形，长1.5～4 cm，宽0.5～1 cm，先端钝，基部截形或稍心形，边缘具钝锯齿，两面有毛；叶柄细，长2～6 cm，上部具明显狭翅。花茎纤细；花瓣5，紫堇色或淡棕色，距细管状。蒴果椭圆形或3裂。种子多数，淡棕色。气微，味微苦而稍黏。

| **功能主治** | 苦、辛，寒。归心、肝经。清热解毒，凉血消肿。用于疗疮肿毒，痈疽发背，丹毒，毒蛇咬伤。

| **用法用量** | 内服煎汤，15～30 g，鲜品30～60 g；阴疽漫肿无头及脾肾虚寒者慎服。外用适量，捣敷。

| **附　　注** | 本种异名：*Viola alisoviana* Kiss、*Viola yedoensis* Makino、*Viola chinensis* G. Don f. *glabra* Skvortsov、*Viola chinensis* G. Don f. *dissecta* Skvortsov、*Viola chinensis* G. Don f. *communis* Skvortsov。

药材紫花地丁，为本种的干燥全草，《中华人民共和国药典》（1977年版至2020年版）、《内蒙古蒙药材标准》（1986年版）等中有收载；《新疆维吾尔自治区药品标准·第二册》（1980年版）以"地丁"之名收载之。上述标准收载的本种的拉丁学名为 *Viola yedoensis* Makino。

《中华人民共和国药典》规定，紫花地丁药材按干燥品计算，含秦皮乙素（$C_9H_6O_4$）不得少于0.20%。

菫菜科 Violaceae 菫菜属 Viola

柔毛菫菜
Viola principis H. de Boiss.

| 药 材 名 | 柔毛菫菜（药用部位：全草）。

| 形态特征 | 多年生草本，全体被白色长柔毛，通常具匍匐枝。地下茎短或长达 4 cm。叶宽卵形、卵圆形或近圆形，长 2.5 ~ 6 cm，稀较短，基部心形，弯缺狭或宽三角形，边缘有密钝齿，先端圆或尖；叶柄无翅；托叶分离，褐色或带绿色，具撕裂状疏长齿。花两侧对称；萼片 5，披针形或狭披针形，有白色长柔毛，基部附属物先端圆，不显著；花瓣 5，白色，距短，长约 0.15 cm。果实椭圆形，长约 0.7 cm，无毛。

| 生境分布 | 生于山地林下、林缘、草地、溪谷、沟边、路旁等。德兴各地均有分布。

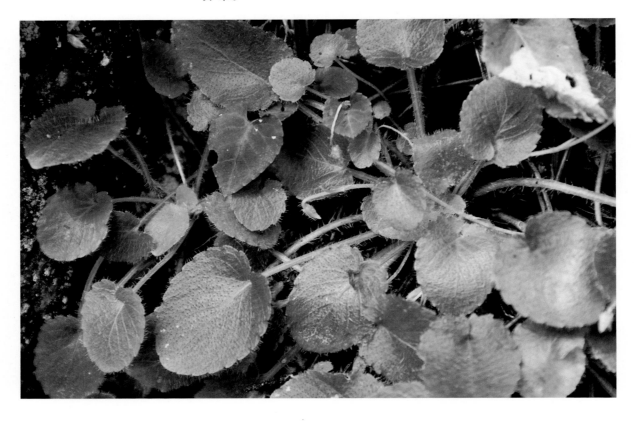

| 资源情况 | 野生资源一般。药材来源于野生。 |

| 采收加工 | 夏季采收，除去泥土，晒干。 |

| 功能主治 | 辛、苦，寒。清热解毒，祛瘀生新。用于骨折，跌打伤痛，无名肿毒。 |

| 用法用量 | 外用适量，捣敷。 |

| 附　注 | 本种异名：*Viola fargesii* H. Boissieu、*Viola tsugitakaensis* Masamune、*Viola adenothrix* Hayata、*Viola principis* H. de Boiss. var. *acutifolia* C. J. Wang、*Viola brachycentra* Hayata。 |

堇菜科 Violaceae 堇菜属 Viola

辽宁堇菜 *Viola rossii* Hemsl. ex Forbes et Hemsl.

药 材 名	寸节七（药用部位：全草）。
形态特征	多年生草本。地下茎粗而长，黑褐色；无匍匐枝。叶基生，具长柄，嫩时卵形，成熟时宽心形，长达 5 cm，基部弯缺呈三角形，先端渐尖，边缘有多数锯齿，两面有柔毛；托叶离生，全缘，卵形。花大，长约 2 cm，两侧对称，具有毛的长梗；萼片 5，矩圆形，先端钝，基部附属物截形而宽，常有数个小齿；花瓣 5，淡紫色，距粗而短，长约 0.4 cm。果实矩圆形，无毛。
生境分布	生于山地腐殖质较厚的针阔叶混交林或阔叶林林下或林缘、灌丛、山坡草地。分布于德兴三清山北麓等。
资源情况	野生资源一般。药材来源于野生。

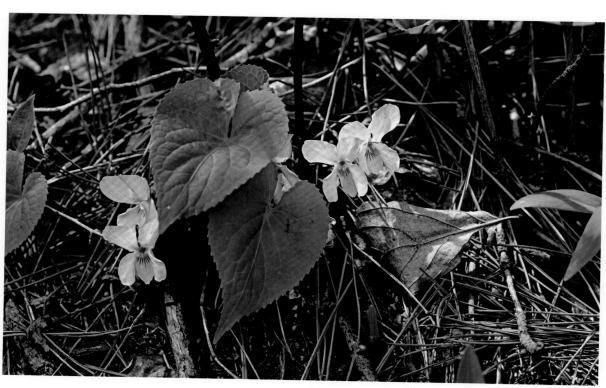

| 采收加工 | 夏季采收，除去泥土，晒干。

| 功能主治 | 苦、辛，凉。清热解毒，止血。用于疮疖肿毒，针眼，毒蛇咬伤，外伤出血，肺痨。

| 用法用量 | 外用适量，捣敷。

| 附　　注 | 本种异名：*Viola franchetii* H. Boissieu。

· 董菜科 Violaceae · 董菜属 Viola

深山董菜

Viola selkirkii Pursh ex Gold

| 药 材 名 | 深山董菜（药用部位：全草）。

| 形态特征 | 多年生草本，地下茎很短，无匍匐枝。叶具长柄，心形或卵状心形，长 2.5 ~ 6 cm，先端圆或稍急尖，边缘有钝齿，两面和叶柄有白色短毛；托叶草质，分离部分条状披针形，有疏齿。花两侧对称，具长梗；萼片 5，卵形或卵状披针形，先端圆或尖，基部附属物矩形，先端截形；花瓣 5，淡紫色，距长管状，长 0.5 ~ 0.6 cm，稍弯。果实椭圆形，长约 0.5 cm，无毛。

| 生境分布 | 生于海拔 1 700 m 以下的针阔叶混交林、落叶阔叶林及灌丛下腐殖层较厚的土壤中、溪谷、沟旁阴湿处。分布于德兴三清山北麓、大茅山等。

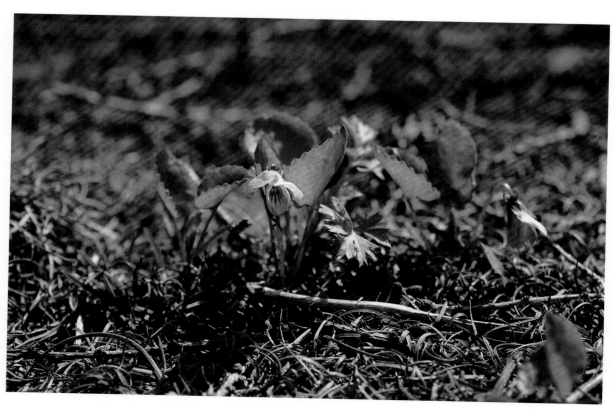

| 资源情况 | 野生资源一般。药材来源于野生。

| 采收加工 | 夏季采收，除去泥土，晒干。

| 功能主治 | 清热解毒，消暑，消肿。用于无名肿毒，暑热。

| 用法用量 | 外用适量，捣敷。

| 附　　注 | 本种异名：*Viola borealis* Weinm.、*Viola kamtschatica* Ging.、*Viola imberbis* Ledeb.、*Viola umbrosa* Fries、*Viola selkirkii* Pursh ex Gold var. *variegata* Nakai、*Viola selkirkii* Pursh ex Gold var. *subbarbata* W. Becker。

董菜科 Violaceae 董菜属 Viola

庐山董菜

Viola stewardiana W. Beck.

| **药 材 名** | 庐山董菜（药用部位：全草）。

| **形态特征** | 多年生草本。根茎粗。地上茎高达 25 cm，数条丛生。基生叶莲座状，叶片三角状卵形，长 1.5 ~ 3 cm，先端具短尖，基部宽楔形或平截，下延，具圆齿，齿端有腺体，两面有褐色腺点；茎生叶长卵形或菱形，长达 4.5 cm；叶柄具窄翅；托叶褐色，披针形或线状披针形，具长流苏。花淡紫色；花梗长 1.5 ~ 3 cm；萼片窄卵形或长圆状披针形，长 0.3 ~ 0.35 cm，基部附属物短，全缘，无毛；花瓣先端微缺，上瓣匙形，长约 0.8 cm，侧瓣长圆形，内面无须毛，下瓣倒卵形，连距长约 1.4 cm，距长约 0.6 cm；子房无毛，花柱顶部具钩状短喙，柱头孔较大。蒴果近球形，散生褐色腺体。

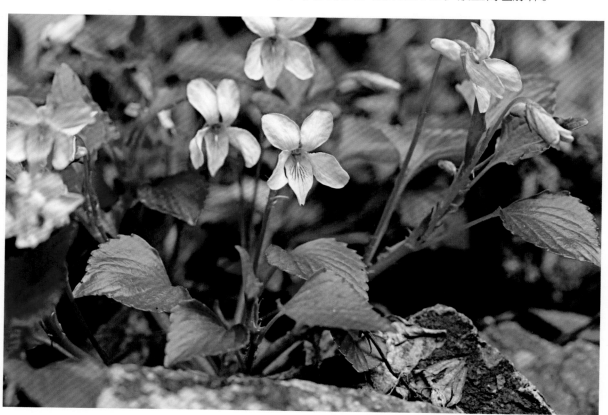

| **生境分布** | 生于海拔 600 ~ 1 500 m 的山坡草地、路边、杂木林下、山沟溪边或石缝中。分布于德兴大茅山等。

| **资源情况** | 野生资源丰富。药材来源于野生。

| **采收加工** | 夏季采收，除去泥土，晒干。

| **功能主治** | 苦、辛，寒。清热解毒，凉血消肿，散瘀。用于目赤，咽喉痛，黄疸，痄腮，蛇咬伤，烫火伤，疔疮痈肿。

| **用法用量** | 内服煎汤，15 ~ 30 g。外用适量，捣敷。

菫菜科 Violaceae 菫菜属 Viola

三角叶菫菜
Viola triangulifolia W. Beck.

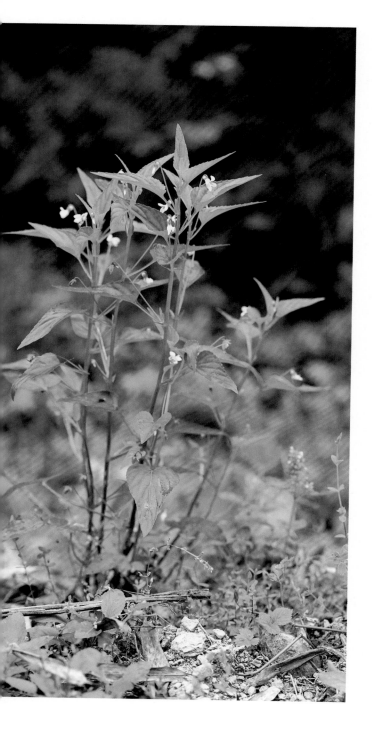

药 材 名

三角叶菫菜（药用部位：全草。别名：蔓地草、扣子兰）。

形态特征

多年生无毛草本。地下茎短，略粗；地上茎通常直立，有时紫红色，高可达 35 cm。基生叶通常早枯，卵形或三角状卵形，长 1 ~ 2.5 cm，基部浅心形；茎生叶卵状三角形或狭三角形，基部心形或近截形，长 3 ~ 7 cm，边缘有浅锯齿，具长柄；托叶草质，狭披针形，全缘或稍有浅齿，长通常不及 1 cm。花小，两侧对称；萼片 5，条状披针形或披针形，基部有截形的短附属物；花瓣 5，白色，具紫色条纹，距囊状，长约 0.15 cm。果实椭圆形，长约 0.5 cm，无毛。

生境分布

生于山谷溪旁、林缘或路旁。德兴各地均有分布。

资源情况

野生资源丰富。药材来源于野生。

| **采收加工** | 夏季采收，除去泥土，晒干。

| **功能主治** | 清热解毒，散瘀，止咳，利尿。用于咳嗽，小儿瘰疬，无名肿毒。

| **用法用量** | 内服煎汤，9 ~ 15 g。外用适量，捣敷。

| 董菜科 | Violaceae | 董菜属 | Viola |

三色董

Viola tricolor L.

| **药 材 名** | 三色堇（药用部位：全草）。 |

| **形态特征** | 一年生无毛草本。主根短细，灰白色。地上茎高达 30 cm，多分枝。基生叶有长柄，叶片近圆心形；茎生叶矩圆状卵形或宽披针形，边缘具圆钝锯齿；托叶大，基部羽状深裂成条形或狭条形裂片。花大，两侧对称，直径 3 ~ 6 cm，侧向，通常每花有 3 色，蓝色、黄色、近白色；花梗长，从叶腋生出，每梗具 1 花；萼片 5，绿色，矩圆状披针形，先端尖，全缘，底部的萼片大；花瓣 5，近圆形，假面状，覆瓦状排列，距短而钝、直。果实椭圆形，3 瓣裂。 |

| **生境分布** | 德兴有栽培。 |

| **资源情况** | 栽培资源一般。药材来源于栽培。 |

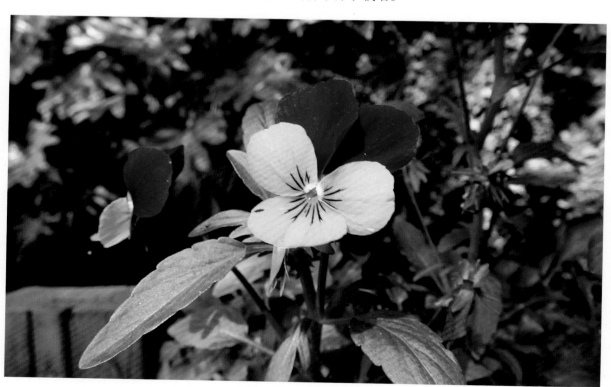

| 采收加工 | 5～7月果实成熟时采收，除去泥土，晒干。

| 药材性状 | 本品叶多皱缩，着生于茎上；托叶较大，羽状分裂；叶片宽披针形，基生叶有长柄。花较大，多色。气微香，味微苦。

| 功能主治 | 苦，寒。清热解毒，止咳。用于疮疡肿毒，小儿湿疹，小儿瘰疬，咳嗽。

| 用法用量 | 内服煎汤，9～15 g。外用适量，捣敷。

| 附　　注 | 本种异名：*Viola tricolor* L. var. *hortensis* DC.。

| 堇菜科 | Violaceae | 堇菜属 | Viola |

堇菜
Viola verecunda A. Gray

| 药 材 名 | 消毒药（药用部位：全草）。

| 形态特征 | 多年生草本，地下茎很短。基生叶多，具长柄，宽心形或近新月形，长可达 2.5 cm（包括垂片），边缘有浅波状圆齿，两面近无毛；有时抽出几条纤弱茎；茎生叶少，疏列；托叶披针形或条状披针形，具疏锯齿。花较小，基生或腋生，两侧对称，具长梗；萼片5，披针形，基部附属物半圆形，不显著；花瓣5，白色或淡紫色，距短，呈囊状，长约 0.3 cm。果实椭圆形，长约 0.8 cm，无毛。

| 生境分布 | 生于湿草地、山坡草丛、灌丛、杂木林林缘、田野、宅旁等。德兴各地均有分布。

| 资源情况 | 野生资源丰富。药材来源于野生。

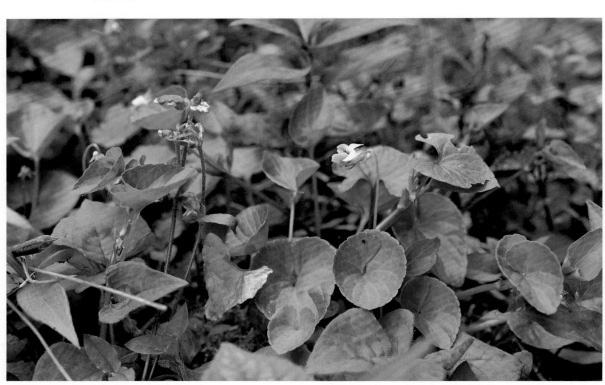

| 采收加工 | 7～8月采收，洗净，鲜用或晒干。

| 药材性状 | 本品多皱缩成团。湿润展开后基生叶具长柄，宽心形。茎纤细，单叶互生，心形，先端钝尖，基部深心形，边缘具圆齿，基部有2小形披针形托叶。花顶生，淡棕紫色。气微，味微涩。

| 功能主治 | 微苦，凉。归肺、心、肝、胃经。清热解毒，止咳，止血。用于肺热咳嗽，乳蛾，结膜炎，疔疮肿毒，蝮蛇咬伤，刀伤出血。

| 用法用量 | 内服煎汤，15～30 g，鲜品30～60 g；或捣汁；忌鸡、鱼、蛋、面、豆腐和酸辣食物。外用适量，捣敷。

| 附　注 | 本种异名：*Viola arcuata* Blume、*Viola hamiltoniana* D. Don、*Viola amurica* W. Beck.、*Viola alata* Burgersd.、*Viola hupeiana* W. Becker、*Viola excisa* Hance、*Viola distans* Wall.。

中国旌节花 Stachyurus chinensis Franch.

| 药 材 名 | 小通草（药用部位：茎髓）、小通草叶（药用部位：嫩茎叶）、小通草根（药用部位：根）。

| 形态特征 | 灌木。树皮暗褐色。叶互生，纸质，卵形至卵状矩圆形，稀矩圆状披针形，长 6 ~ 15 cm，宽 3.5 ~ 7 cm，先端尾状渐尖，基部圆形或近心形，边缘有疏锯齿，无毛或背面沿中脉被疏毛。穗状花序腋生，下垂，长 4 ~ 10 cm；萼片 4，三角形；花瓣 4，倒卵形，长约 0.7 cm，黄色；雄蕊与花瓣几等长。浆果球形，有短柄，直径约 0.6 cm。

| 生境分布 | 生于海拔 400 m 以上的山坡谷地林中或林缘。分布于德兴大茅山等。

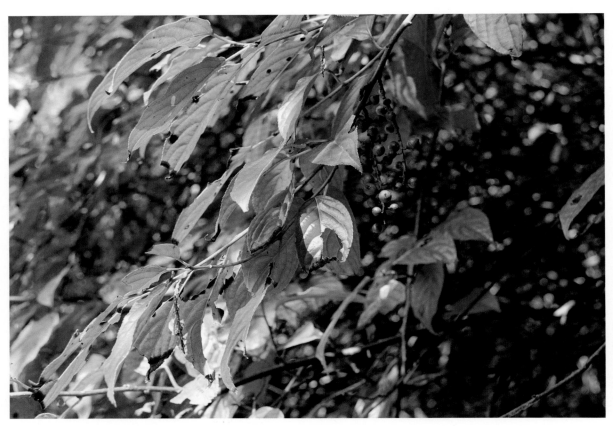

| **资源情况** | 野生资源一般。药材来源于野生。

| **采收加工** | 小通草：秋季割取茎，截成段，趁鲜取髓，理直，晒干。

小通草叶：夏季采收，鲜用。

小通草根：夏、秋季采挖，洗净，切片，晒干。

| **药材性状** | 小通草：本品呈细圆柱形，长短不一，直径 0.4 ~ 1 cm，银白色或微黄色，表面平坦无纹理。体轻，质松软，可弯曲，以指捏之能使其变形，断面银白色，有光泽，无空心。水浸后外表及断面均有黏滑感。无气味。

| **功能主治** | 小通草：甘、淡，寒。归肝、胃经。清热，利尿，下乳。用于尿路感染，小便黄赤，尿闭，尿少，热病口渴，乳汁不通。

小通草叶：解毒，接骨。用于毒蛇咬伤，骨折。

小通草根：辛，温。祛风通络，利湿退黄，活血通乳。用于风湿痹痛，黄疸性肝炎，跌打损伤，乳少。

| **用法用量** | 小通草：内服煎汤，3 ~ 6 g。气虚无湿热者及孕妇慎服。

小通草叶：外用适量，捣敷。

小通草根：内服煎汤，15 ~ 30 g；或浸酒。

| **附　　注** | 本种异名：*Stachyurus chinensis* Franch. var. *cuspidatus* H. L. Li、*Stachyurus chinensis* Franch. var. *latus* H. L. Li、*Stachyurus praecox* Siebold et Zucc.、*Stachyurus sigeyosii* Masam.、*Stachyurus caudatilimbus* C. Y. Wu et S. K. Chen、*Stachyurus duclouxii* Pit.。药材小通草，为本种的干燥茎髓，《中华人民共和国药典》（1977 年版、1995 年版至 2020 年版）、《贵州省中药材质量标准》（1988 年版）、《河南省中药材标准》（1991 年版）、《四川省中药材标准》（1987 年版）中有收载。《中华人民共和国药典》收载的小通草药材的基原还包括山茱萸科植物青荚叶 *Helwingia japonica* (Thunb.) Dietr.、旌节花科植物喜马山旌节花 *Stachyurus himalaicus* Hook. f. et Thoms.。小通草商品药材的基原较为混乱，《湖南省中药材标准》（1993 年版、2009 年版）收载的小通草基原为五加科植物穗序鹅掌柴 *Schefflera dalavayi* (Franchet) Harms；《四川省中药材标准》（1987 年版）收载的小通草基原为虎耳草科植物云南绣球 *Hydrangea yunnanensis* Rehd.；《贵州省中药材质量标准》（1988 年版）收载的小通草基原为蔷薇科植物棣棠花 *Kerria japonica* DC.。

西番莲科 Passifloraceae 西番莲属 Passiflora

西番莲
Passiflora caerulea L.

| 药 材 名 | 西番莲（药用部位：全草）。

| 形态特征 | 草质藤本。茎无毛。叶纸质，长 5 ~ 7 cm，宽 6 ~ 8 cm，基部近心形，掌状 3 ~ 7 深裂，裂片先端尖或钝，全缘，两面无毛；叶柄长 2 ~ 3 cm，中部散生 2 ~ 6 腺体；托叶肾形，长达 1.2 cm，抱茎，边缘波状。聚伞花序具 1 花；花淡绿色，直径 6 ~ 10 cm；花梗长 3 ~ 4 cm；苞片宽卵形，长 1.5 ~ 3 cm，全缘；萼片长圆状披针形，长 3 ~ 4.5 cm；花瓣长圆形，与萼片近等长；副花冠裂片丝状，3 轮排列，外轮和中轮长 1 ~ 1.5 cm，内轮长 0.1 ~ 0.2 cm，内花冠裂片流苏状，紫红色；雌雄蕊柄长 0.8 ~ 1 cm；花丝长约 1 cm，花药长约 1.3 cm；柱头肾形，花柱 3，长约 1.5 cm。果实橙色或黄色，卵球形或近球形，长 5 ~ 7 cm。

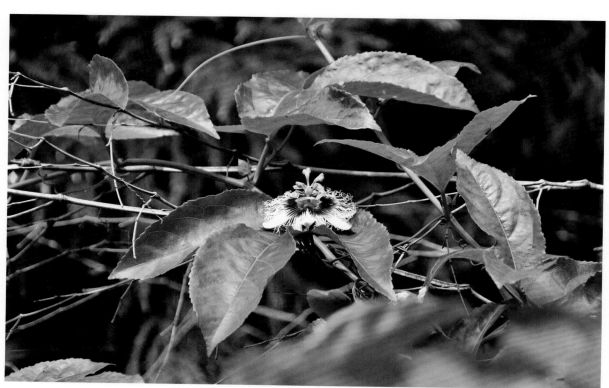

| 生境分布 | 德兴有栽培。

| 资源情况 | 栽培资源一般。药材来源于栽培。

| 采收加工 | 夏、秋季地上部分生长茂盛时采收全草，晒干。

| 功能主治 | 苦，温。祛风，除湿，活血，止痛。用于感冒头痛，鼻塞流涕，风湿关节痛，疝痛，痛经，神经痛，失眠，下痢，骨折。

| 用法用量 | 内服煎汤，15 ~ 20 g。外用适量，鲜品捣敷。

| 附　注 | 本种异名：*Passiflora coerulea* Linn.、*Passiflora loureiroi* G. Don。

秋海棠科 Begoniaceae 秋海棠属 Begonia

槭叶秋海棠 *Begonia digyna* Irmsch.

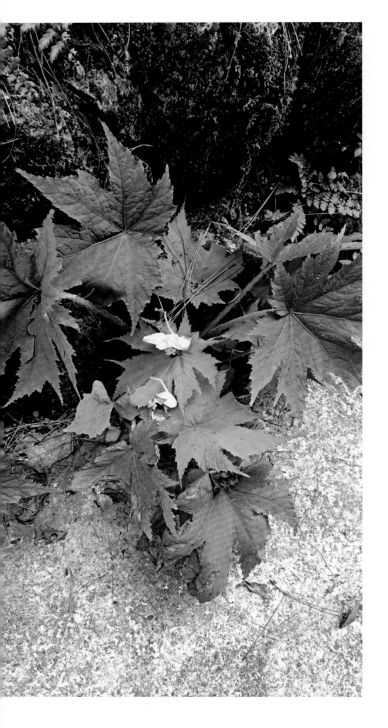

| 药 材 名 |

槭叶秋海棠（药用部位：全草）。

| 形态特征 |

多年生草本，高约 35 cm。根茎长而横走，直径约 1 cm。茎肉质，具 1 ~ 2（~ 3）叶。叶片近圆形，长、宽均为 12 ~ 15 cm，基部心形，两侧不对称，浅裂至 1/3，裂片 6 ~ 7，渐尖，边缘有不整齐尖锯齿，上面略有短柔毛，下面在叶脉上有微柔毛；基生叶叶柄长达 25 cm，上部茎生叶叶柄长约 13 cm，先端叶叶柄更短，幼时有疏毛，后变无毛。聚伞花序腋生，总花梗长 10 ~ 15 cm；花 2 ~ 4，粉红色，直径 3 cm，雄花被片 4，雌花被片 5。蒴果有 3 翅，1 翅特大，长 1.5 cm，矩圆形，其余 2 翅条形。

| 生境分布 |

生于海拔 550 ~ 700 m 的水沟边林下阴湿处或山谷石壁上。分布于德兴大茅山、三清山北麓等。

| 资源情况 |

野生资源稀少。药材来源于野生。

| **采收加工** | 春、夏季采收，洗净，切碎，鲜用或晒干。

| **功能主治** | 酸，平。清热解毒，祛风活血。用于跌打损伤。

| **用法用量** | 外用适量，捣敷。

秋海棠科 Begoniaceae 秋海棠属 Begonia

秋海棠
Begonia grandis Dry.

| 药 材 名 | 秋海棠茎叶（药用部位：茎、叶）、秋海棠根（药用部位：根）、秋海棠花（药用部位：花）、秋海棠果（药用部位：果实）。

| 形态特征 | 多年生草本。茎高达 60 cm，近无毛。茎生叶宽卵形或卵形，长 10 ~ 18 cm，基部心形，具不等大的三角形浅齿，齿尖带短芒，上面常有红晕，幼时散生硬毛，老时近无毛，下面带红晕或紫红色，沿脉散生硬毛或近无毛，叶柄长 4 ~ 13.5 cm。花葶高达 9 cm，无毛；花粉红色，较多，二至四回二歧聚伞状；苞片长圆形，早落。雄花花梗长约 0.8 cm；花被片 4，外面 2 宽卵形或近圆形，长 1.1 ~ 1.3 cm，内面 2 较小。雌花花梗长约 2.5 cm，无毛；花被片 3，外面 2 近圆形或扁圆形，长、宽均约 1.2 cm，内面 1 较小；花柱 3。蒴果下垂，长圆形，长 1 ~ 1.2 cm，无毛，具不等 3 翅。

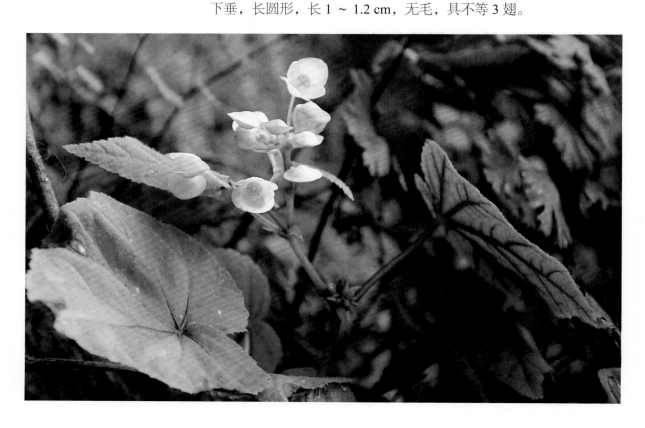

| **生境分布** | 生于海拔 100 ~ 1 100 m 的山谷潮湿石壁上、山谷溪旁密林石上、山沟边岩石上和山谷灌丛中。德兴各地均有分布。

| **资源情况** | 野生资源丰富。药材来源于野生。

| **采收加工** | 秋海棠茎叶：春、夏季采收，洗净，分别切碎，鲜用或晒干。
秋海棠根：全年均可采挖，洗净，鲜用或切片晒干。
秋海棠花：夏、秋季采收，鲜用或晒干。
秋海棠果：9 ~ 10 月采收，多为鲜用。

| **功能主治** | 秋海棠茎叶：酸、辛，微寒。归心经。解毒消肿，散瘀止痛，杀虫。用于咽喉肿痛，疮痈溃疡，毒蛇咬伤，跌打瘀痛，皮癣。
秋海棠根：酸、涩，凉。化瘀，止血，清热利湿。用于跌打损伤，吐血，咯血，衄血，刀伤出血，崩漏，血瘀经闭，月经不调，带下，淋浊，泻痢，胃痛，咽喉肿痛。
秋海棠花：苦、酸，寒。杀虫解毒。用于皮癣。
秋海棠果：酸、涩、微辛，凉。解毒，消肿。用于毒蛇咬伤。

| **用法用量** | 秋海棠茎叶：外用适量，鲜品捣敷；或绞汁含漱。
秋海棠根：内服煎汤，9 ~ 15 g；或研末，每次 3 ~ 6 g。外用适量，捣敷；或研末调敷；或捣汁含漱。
秋海棠花：外用适量，捣汁调蜜搽。
秋海棠果：外用适量，鲜品捣敷；或捣汁搽。

| **附　　注** | 本种异名：*Begonia erubescens* H. Lévl.、*Begonia discolor* R. Br.、*Begonia evansiana* Andrews、*Begonia erubescens* H. Lévl. subsp. *evansiana* (Andrews) Irmsch.、*Begonia grandis* Dry. subsp. *evansiana* (Andrews) Irmsch.。
本种的叶柄、叶片可煮汤或与鱼一同烹饪。

秋海棠科 Begoniaceae 秋海棠属 Begonia

中华秋海棠
Begonia grandis Dry. subsp. *sinensis* (A. DC.) Irmsch.

| **药 材 名** | 红白二丸（药用部位：块茎）、红白二丸果（药用部位：果实）。 |

| **形态特征** | 本变种与秋海棠的区别在于植株较细弱；叶片较小，椭圆状卵形或三角状卵形；雄蕊柱长不及 0.2 cm；叶两面无毛或近无毛。 |

| **生境分布** | 生于海拔 300 m 以上的山谷阴湿岩石上、滴水的石灰岩边、疏林阴处、荒坡阴湿处以及山坡林下。德兴各地均有分布。 |

| **资源情况** | 野生资源一般。药材来源于野生。 |

| **采收加工** | **红白二丸**：夏季花开前采挖根茎，除去须根，洗净，鲜用或晒干。
红白二丸果：夏季采收，鲜用。 |

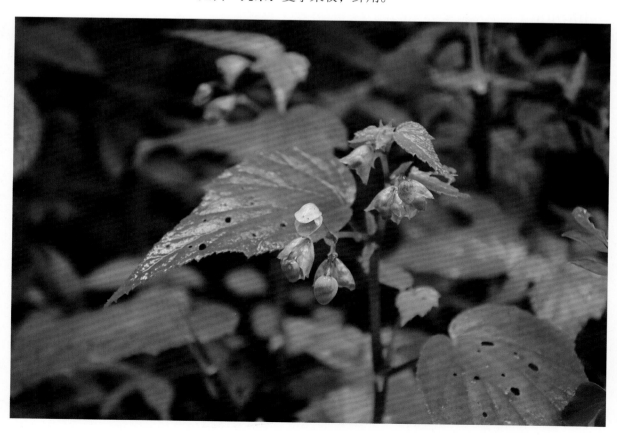

| 药材性状 | **红白二丸：** 本品呈扁圆球或不规则块状，直径 0.5 ~ 3 cm。表面棕红色至黑褐色，有不规则的皱纹。上端凹窝状，偶有叶柄残基，下端常残留须根。质坚实，不易折断，断面类白色或淡红棕色，粉性。气微，味微苦。

| 功能主治 | **红白二丸：** 苦、酸，微寒。活血调经，止血止痢，镇痛。用于崩漏，月经不调，赤白带下，外伤出血，痢疾，胃痛，腹痛，腰痛，疝气痛，痛经，跌打瘀痛。
红白二丸果： 苦，微寒。解毒。用于蛇咬伤。

| 用法用量 | **红白二丸：** 内服煎汤，6 ~ 15 g；或研末；或浸酒。外用适量，捣敷。
红白二丸果： 外用适量，捣汁搽。

| 附　注 | 本种异名：*Begonia bulbosa* H. Lévl.、*Begonia martinii* H. Lévl.、*Begonia sinensis* A. DC.、*Begonia martini* H. Léveillé。
药材红白二丸，为本种的干燥块茎，《湖北省中药材质量标准》（2018 年版）中有收载。

| 葫芦科 | Cucurbitaceae | 盒子草属 | *Actinostemma*

盒子草
Actinostemma tenerum Griff.

| **药 材 名** | 盒子草（药用部位：地上部分或种子）。

| **形态特征** | 纤细攀缘草本。叶心状戟形、心状窄卵形、宽卵形或披针状三角形，长 3 ~ 12 cm，不裂、3 ~ 5 裂或基部分裂，边缘微波状或疏生锯齿，两面疏生疣状突起；叶柄细，长 2 ~ 6 cm，被柔毛，卷须细，二叉。花单性，雌雄同株。雄花序总状或圆锥状；花萼辐状，筒部杯状，裂片线状披针形；花冠辐状，裂片披针形，尾尖；雄蕊 5（~ 6）。雌花单生、双生或雌雄同序；花梗具关节，长 4 ~ 8 cm；花萼和花冠同雄花；子房有疣状突起。果实卵形、宽卵形或长圆状椭圆形，长 1.6 ~ 2.5 cm，疏生暗绿色鳞片状突起，近中部盖裂，种子 2 ~ 4；种子稍扁，卵形，有不规则雕纹。

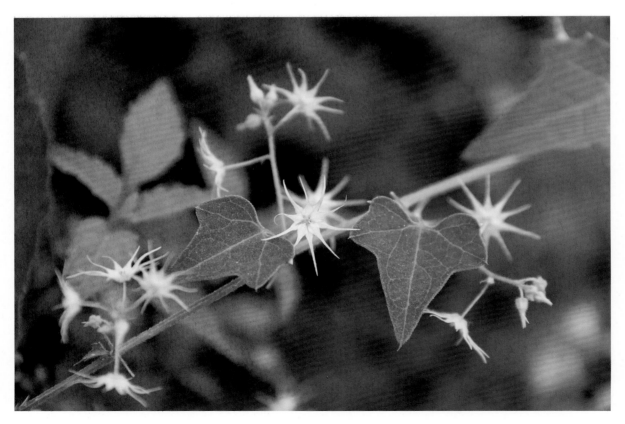

| **生境分布** | 生于水边草丛中。德兴各地均有分布。

| **资源情况** | 野生资源丰富。药材来源于野生。

| **采收加工** | 夏、秋季采收地上部分，晒干；秋季采收成熟果实，收集种子，晒干。

| **药材性状** | 本品常弯曲成团。茎圆柱形，扭曲；嫩茎表面具 5 粗棱线，黄绿色；老茎有多数细纵棱，灰黄色；直径 0.1 ~ 0.4 cm；质脆，易折断，断面不平坦，黄绿色，纤维性强，木部占大部分，中心有髓。叶片多卷缩、破碎，上表面棕绿色，下表面灰绿色；完整叶展开后多呈心状戟形或心状狭卵形，先端渐尖或长尖，膜质，边缘波状或具疏齿，叶脉明显，上、下表面被短柔毛。卷须细，单歧或二歧，与叶对生。偶有果实，果实卵圆形或椭圆状卵形，长 0.8 ~ 1.5 cm，直径 0.6 ~ 1 cm；表面黄棕色或黄绿色，疏生鳞片状刺突，常自中部盖裂，果盖锥形，稍皱缩，果皮薄而脆，易破碎。种子常 2 ~ 4，呈龟体状，长 1 ~ 1.2 cm，宽 0.5 ~ 0.9 cm，厚 0.3 ~ 0.4 cm，外表面灰褐色，具不规则雕纹；种皮硬而脆，断面类白色，内表面灰白色，较光滑，种仁白色，瓜子状，外被白色膜，子叶 2，富油性，轻划有油痕，碎后具香气，味苦。

| **功能主治** | 苦，寒。归肾、膀胱经。利水消肿，清热解毒。用于水肿，臌胀，疳积，湿疹，疮疡，毒蛇咬伤。

| **用法用量** | 内服煎汤，15 ~ 30 g。外用适量，捣敷；或煎汤熏洗。

| **附　　注** | 本种异名：*Pomasterion japonicum* Miq.、*Mitrosicyos racemosus* Maxim.、*Mitrosicyos lobatus* Maxim.、*Actinostemma lobatum* (Maxim.) Maxim. ex Franch. et Sav.、*Actinostemma japonicum* Miq.。
药材盒子草，为本种的干燥地上部分，《上海市中药材标准》（1994 年版）中有收载。

葫芦科 Cucurbitaceae 冬瓜属 Benincasa

冬瓜 Benincasa hispida (Thunb.) Cogn.

| 药 材 名 | 冬瓜（药用部位：果实）、冬瓜子（药用部位：种子）、冬瓜瓤（药用部位：果瓤。别名：冬瓜练）、冬瓜皮（药用部位：外层果皮）、冬瓜叶（药用部位：叶）、冬瓜藤（药用部位：藤茎）。

| 形态特征 | 一年生蔓生草本。茎密被黄褐色毛。卷须常分二至三叉。叶柄粗壮；叶片肾状近圆形，宽 10 ~ 30 cm，基部弯缺深，5 ~ 7 浅裂或有时中裂，边缘有小锯齿，两面有硬毛。雌雄同株；花单生，花梗被硬毛；花萼裂片有锯齿，反折；花冠黄色，辐状，裂片宽倒卵形，长 3 ~ 6 cm；雄蕊 3，分生，药室多回折曲；子房卵形或圆筒形，密生黄褐色硬毛，柱头 3，2 裂。果实长圆柱状或近球状，大型，有毛和白粉；种子卵形，白色或淡黄色，压扁状。

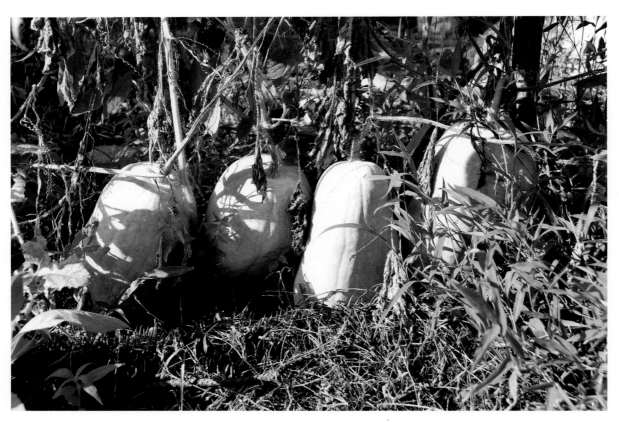

| **生境分布** | 栽培种。德兴各地均有栽培。

| **资源情况** | 栽培资源丰富。药材来源于栽培。

| **采收加工** | **冬瓜**：夏末秋初果实成熟时采摘。

冬瓜子：食用冬瓜时，收集成熟种子，洗净，晒干。

冬瓜瓤：食用冬瓜时，收集瓜瓤，鲜用。

冬瓜皮：食用冬瓜时，收集削下的外果皮，晒干。

冬瓜叶：夏季采收，鲜用或阴干。

冬瓜藤：夏、秋季采收，鲜用或晒干。

| **药材性状** | **冬瓜**：本品为不规则块片，常向内卷曲。外表面黄白色至灰黄色，被白霜。果肉皱缩，黄白色，可见筋脉样维管束。种子扁卵形，白色或黄白色。气微，味甘。

冬瓜子：本品呈长椭圆形或卵圆形，扁平，长 1 ～ 1.5 cm，宽 0.5 ～ 1 cm，厚约 0.2 cm。表面黄白色，略粗糙，边缘光滑（单边冬瓜子）或两面外缘各有 1 环纹（双边冬瓜子）。一端稍尖，有 2 小突起，较大的突起上有珠孔，较小的突起为种脐，另一端圆钝。种皮稍硬而脆，剥去种皮，可见 2 子叶，白色，肥厚，胚根短小。体轻，富油性。气无，味微甜。

冬瓜皮：本品为不规则碎片，常向内卷曲，大小不一。外表面灰绿色或黄白色，被白霜，有的较光滑，不被白霜；内表面较粗糙，有的可见筋脉状维管束。体轻，质脆。气微，味淡。

| **功能主治** | **冬瓜**：甘、淡，微寒。归肺、大肠、小肠、膀胱经。利尿，清热，化痰，生津，解毒。用于水肿胀满，淋证，脚气，痰喘，暑热烦闷，消渴，痈肿，痔漏，丹石毒，鱼毒，酒毒。

冬瓜子：甘，微寒。归肺、大肠经。清肺化痰，消痈排脓，利湿。用于痰热咳嗽，肺痈，肠痈，白浊，带下，脚气，水肿，淋证。

冬瓜瓤：甘，平。归肺、膀胱经。清热止渴，利水消肿。用于热病烦渴，消渴，淋证，水肿，痈肿。

冬瓜皮：甘，凉。归肺、脾、小肠经。利尿消肿。用于水肿胀满，小便不利，暑热口渴，小便短赤。

冬瓜叶：苦，凉。归肺、大肠经。清热，利湿，解毒。用于消渴，暑湿泻痢，疟疾，疮毒，蜂螫。

冬瓜藤：苦，寒。归肺、肝经。清肺化痰，通经活络。用于肺热咳痰，关节不利，脱肛，疮疥。

| **用法用量** | 冬瓜：内服煎汤，60 ～ 120 g；或煨熟；或捣汁；脾胃虚寒者不宜过食。外用适量，捣敷；或煎汤洗。

冬瓜子：内服煎汤，10 ～ 30 g；或研末；久服寒中。外用适量，煎汤洗；或研膏涂敷。

冬瓜瓤：内服煎汤，30 ～ 60 g；或绞汁。外用适量，煎汤洗。

冬瓜皮：内服煎汤，9 ～ 30 g。外用适量，煎汤洗。

冬瓜叶：内服煎汤，9 ～ 15 g。外用适量，研末敷。

冬瓜藤：内服煎汤，9 ～ 15 g，鲜品加倍；或捣汁。外用适量，煎汤或烧灰洗。

| **附　注** | 本种异名：*Lagenaria siceraria* (Molina) Standl. var. *hispida* (Thunb.) Hara、*Benincasa hispida* (Thunb.) Cogn. var. *chieh-qua* How、*Cucurbita hispida* Thunb.、*Benincasa cerifera* Savi、*Lagenaria vulgaris* Ser. var. *hispida* (Thunb.) Nakai。

药材冬瓜皮，为本种的干燥外层果皮，《中华人民共和国药典》（1963 年版至 2020 年版）、《新疆维吾尔自治区药品标准·第二册》（1980 年版）中有收载。

药材冬瓜子，为本种的干燥成熟种子，《中华人民共和国药典》（1963 年版、1977 年版、2010 年版）、《北京市中药材标准》（1998 年版）、《甘肃省中药材标准》（2009 年版）、《贵州省中药材、民族药材质量标准》（2003 年版）、《贵州省中药材质量标准》（1988 年版）、《贵州省中药材标准规格·上集》（1965 年版）、《河南省中药材标准》（1991 年版）、《湖北省中药材质量标准》（2009 年版）、《辽宁省中药材标准》（2009 年版）、《山东省中药材标准》（1995 年版、2002 年版）、《山西省中药材标准》（1987 年版）、《上海市中药材标准》（1994 年版）、《四川省中药材标准》（1987 年版）、《新疆维吾尔自治区药品标准·第二册》（1980 年版）、《湖南省中药材标准》（2009 年版）等中有收载。

药材苦冬瓜，为本种的干燥果实，《中华人民共和国药典·附录》（1977 年版至 2010 年版）、《云南省中药材标准·第三册·傣族药》（2005 年版）中有收载。

本种的果实为常见蔬菜，可炒食、炖汤等。

葫芦科 Cucurbitaceae 西瓜属 *Citrullus*

西瓜 *Citrullus lanatus* (Thunb.) Matsum. et Nakai

| 药 材 名 | 西瓜霜（药材来源：成熟新鲜果实与皮硝的加工品）、西瓜（药用部位：果瓤）、西瓜皮（药用部位：外层果皮）、西瓜子（药用部位：种子）、西瓜子仁（药用部位：种仁）、西瓜子壳（药用部位：种皮）、西瓜根叶（药用部位：根、叶、藤茎）。

| 形态特征 | 一年生蔓生草本。茎被长柔毛。卷须分二叉。叶柄有长柔毛；叶片带白绿色，长 8 ~ 20 cm，宽 5 ~ 15 cm，3 深裂，裂片又羽状或 2 回羽状浅裂或深裂，两面有短柔毛。花雌雄同株，均单生；花托宽钟状；花萼裂片狭披针形；花冠淡黄色，辐状，裂片卵状矩圆形；雄蕊 3，近分生，药室呈 "S" 形曲折；子房卵状，密被长柔毛，柱头 3，肾形。果实大型，球状或椭圆状，果皮表面光滑，颜色因品种而异；种子卵形，两面平滑，颜色因品种而异。

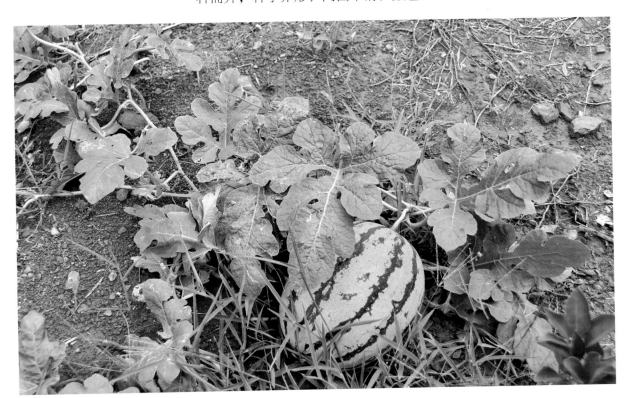

| 生境分布 | 德兴各地均有栽培。

| 资源情况 | 栽培资源丰富。药材来源于栽培。

| 采收加工 | **西瓜霜**：选取西瓜，切开瓜蒂，挖出部分瓜瓤，装满皮硝，盖上切下的瓜蒂，用竹扦钉牢，悬挂于阴凉通风处，待瓜皮外面析出白霜时，刮下此霜即为西瓜霜。或将西瓜皮切碎与皮硝按 10∶15 的比例拌匀，装入黄沙缸内，封好，置于通风处，待缸外面生霜时，刮下即得西瓜霜。

西瓜：夏季采收成熟果实，一般鲜用。

西瓜皮：夏季收集果皮，削去内层柔软部分，洗净，晒干。

西瓜子：夏、秋季食用西瓜时收集种子，洗净，晒干。

西瓜子仁：夏季食用西瓜时收集种子，洗净，晒干，去壳取仁。

西瓜子壳：剥取种仁时收集，晒干。

西瓜根叶：夏季采收，鲜用或晒干。

| 药材性状 | **西瓜霜**：本品为白色粉粒状结晶，形似盐，遇热熔化。气微，味微咸。

西瓜皮：本品常卷成管状、纺锤状或为不规则的片块，大小不一，厚 0.5 ～ 1 cm。外表面深绿色、黄绿色或淡黄白色，光滑或具深浅不等的皱纹，内表面色稍淡，黄白色至黄棕色，有网状筋脉（维管束），常带有果柄。质脆，易碎。无臭，味淡。

西瓜子：本品呈广卵形或卵形，扁平，长 0.7 ～ 1.5 cm，宽 0.5 ～ 1 cm，厚 0.2 ～ 0.3 cm。表面光滑，上端略尖，下端钝圆，黑色、棕红色等。质较坚实，易在上端用牙齿咬开，有 2 扁形子叶，子叶白色。气微，味微甜而香。

| 功能主治 | **西瓜霜**：咸，寒。归肺、胃、大肠经。清热泻火，消肿止痛。用于咽喉肿痛，喉痹，口疮。

西瓜：甘，寒。归心、胃、膀胱经。清热除烦，解暑生津，利尿。用于暑热烦渴，热盛伤津，小便不利，喉痹，口疮。

西瓜皮：甘，凉。归心、胃、膀胱经。清热解暑，除烦止渴，利水消肿。用于暑热烦渴，小便短少，水肿，口舌生疮。

西瓜子：甘、淡，凉。归肝、胆、肾经。清热利胆，利尿排石。用于暑热烦渴，尿少色黄，中暑，发热，热性吐血，尿路结石。

西瓜子仁：甘，平。归肺、大肠经。清肺化痰，和中润肠。用于久嗽，咯血，便秘。

西瓜子壳：淡，平。归胃、大肠经。止血。用于吐血，便血。

西瓜根叶：淡、微苦，凉。归大肠经。清热利湿。用于水泻，痢疾，烫火伤，萎缩性鼻炎。

| 用法用量 | 西瓜霜：内服，0.5～1.5 g，沸水或汤药冲。外用适量，研末吹敷。

西瓜：内服取汁，适量；或作水果食。脾胃虚寒者忌用。

西瓜皮：内服煎汤，9～30 g；或焙干研末。外用适量，烧存性，研末撒。

西瓜子：内服煎汤，15～30 g。

西瓜子仁：内服煎汤，9～15 g；或生食；或炒熟。

西瓜子壳：内服煎汤，60～90 g。

西瓜根叶：内服煎汤，10～30 g。外用适量，鲜品捣汁搽。

| 附 注 | 本种异名：*Citrullus lanata* (Thunb.) Mansf.、*Citrullus vulgaris* Schrad. ex Kckl. et Zeyh.、*Momordica lanata* Thunb.、*Colocynthis citrullus* (L.) Kuntze、*Cucurbita citrullus* L.、*Citrullus edulis* Spach。

药材西瓜，为本种的成熟果实，《中华人民共和国卫生部药品标准·中药成方制剂·第二册·附录》（1990年版）中有收载。

药材西瓜子，为本种的干燥成熟种子，《中华人民共和国卫生部药品标准·维吾尔药分册》（1999年版）、《维吾尔药材标准·上册》（1993年版）中有收载。

药材西瓜皮，为本种的干燥外层果皮，《中华人民共和国药典》（1977年版）、《广东省中药材标准·第一册》（2004年版）、《湖南省中药材标准》（1993年版、2009年版）、《贵州省中药材、民族药材质量标准》（2003年版）、《贵州省中药材质量标准》（1988年版）、《山东省中药材标准》（1995年版、2002年版）、《山西省中药材标准》（1987年版）、《甘肃省中药材标准》（2009年版）中有收载；《河南省中药材标准》（1993年版）以"西瓜翠"之名收载之，《上海市中药材标准》（1994年版）以"西瓜翠（西瓜皮）"之名收载之。

药材西瓜霜，为本种的成熟新鲜果实与皮硝经加工制成品，《中华人民共和国药典》（1985年版至2020年版）、《北京市中药材标准》（1998年版）、《河南省中药材标准》（1993年版）、《山东省中药材标准》（1995年版、2002年版）中有收载。

《中华人民共和国药典》规定，西瓜霜按干燥品计算，含硫酸钠（Na_2SO_4）不得少于90.0%。

本种的果实可生食；果皮柔软部分可凉拌或炒食。

甜瓜 *Cucumis melo* L.

药 材 名	甜瓜子（药用部位：成熟种子）、甜瓜蒂（药用部位：果柄）、甜瓜（药用部位：果实）、甜瓜皮（药用部位：果皮）、甜瓜花（药用部位：花）、甜瓜叶（药用部位：叶）、甜瓜茎（药用部位：藤茎）、甜瓜根（药用部位：根）。
形态特征	一年生蔓生草本。茎被短刚毛。卷须不分叉。叶柄有短刚毛；叶片近圆形或肾形，长、宽均为 8 ~ 15 cm，3 ~ 7 浅裂，两面有柔毛，下面脉上有短刚毛，边缘有锯齿。雌雄同株；雄花常数朵簇生，雌花单生；花萼裂片钻形；花冠黄色，裂片卵状矩圆形，急尖，长约 2 cm；雄蕊 3，药室呈 "S" 形曲折，药隔先端引长；子房长椭圆形，花柱极短，柱头 3，靠合。果实的形状、颜色因品种而异，有香味，果皮平滑；种子污白色。

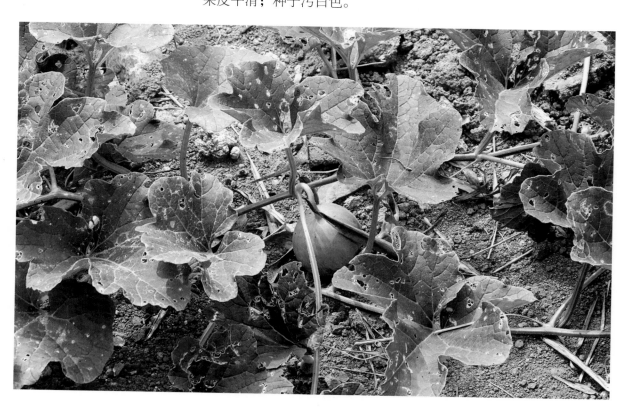

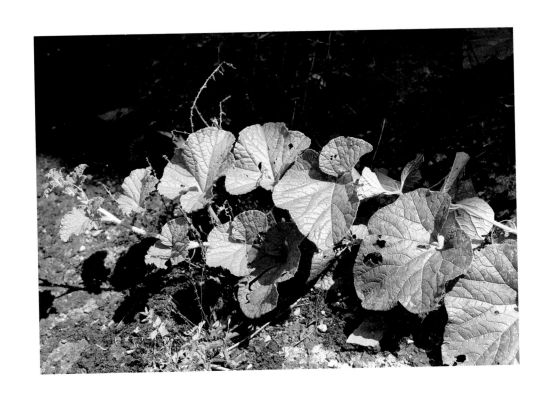

| 生境分布 | 德兴各地均有栽培。

| 资源情况 | 栽培资源丰富。药材来源于栽培。

| 采收加工 | **甜瓜子**：夏、秋季果实成熟时收集，洗净，晒干。

甜瓜蒂：夏季采收成熟果实，收集食用时切下的果柄，阴干或晒干。

甜瓜：7 ~ 8 月果实成熟时采收，鲜用。

甜瓜皮：采摘成熟的果实，刨取果皮，鲜用或晒干。

甜瓜花：夏季花开时采收，鲜用或晒干。

甜瓜叶：夏季采收，鲜用或晒干。

甜瓜茎：夏季采收，鲜用或晒干。

甜瓜根：夏季采挖，洗净，晒干。

| 药材性状 | **甜瓜子**：本品呈扁平长卵形，长 0.5 ~ 0.9 cm，宽 0.2 ~ 0.4 cm。表面黄白色、浅棕红色或棕黄色，平滑，微有光泽。一端稍尖，另一端钝圆。种皮较硬而脆，内有膜质胚乳和 2 子叶。气微，味淡。

甜瓜蒂：本品呈细圆柱形，常扭曲，长 3 ~ 6 cm，直径 0.2 ~ 0.4 cm，连接瓜的一端略膨大，直径约 0.8 cm，有纵沟纹；外表面灰黄色，有稀疏短毛茸。带果皮的果柄较短，长 0.3 ~ 2.6 cm，略弯曲或扭曲，有纵沟纹，果皮部分近圆

盘形，直径约 2 cm，外表面暗黄色至棕黄色，皱缩，边缘薄而内卷，内表面黄白色至棕色。果柄质轻而韧，不易折断，断面纤维性，中空。气微，味苦。

| 功能主治 |　甜瓜子：甘，寒。归肺、胃、大肠经。清肺，润肠，化瘀，排脓，疗伤止痛。用于肺热咳嗽，便秘，肺痈，肠痈，跌打损伤，筋骨折伤。

甜瓜蒂：苦，寒；有毒。归脾、胃、肝经。涌吐痰食，祛湿退黄。用于痰涎宿食，壅塞上脘，胸中痞硬，风痰癫痫，湿热黄疸，四肢浮肿，鼻塞，喉痹。

甜瓜：甘，寒。归心、胃经。清暑热，解烦渴，利小便。用于暑热烦渴，小便不利，暑热下痢腹痛。

甜瓜皮：甘、微苦，寒。清暑热，解烦渴。用于暑热烦渴，牙痛。

甜瓜花：甘、苦，寒。理气，降逆，解毒。用于心痛，咳逆上气，疮毒。

甜瓜叶：甘，寒。祛瘀，消积，生发。用于跌打损伤，疳积，湿疮疥癞，秃发。

甜瓜茎：苦、甘，寒。归肺、肝经。宣鼻窍，通经。用于鼻中息肉，鼻塞不通，闭经。

甜瓜根：甘、苦，寒。祛风止痒。用于风热湿疮。

| 用法用量 |　甜瓜子：内服煎汤，9 ~ 30 g；或研末，3 ~ 6 g。

甜瓜蒂：内服煎汤，3 ~ 6 g；或入丸、散剂，0.3 ~ 1.5 g；体弱及有心脏病者忌用。外用适量，研末吹鼻。

甜瓜：内服适量，生食；或煎汤；或研末。

甜瓜皮：内服煎汤，3 ~ 9 g。外用适量，泡水漱口。

甜瓜花：内服煎汤，3 ~ 9 g。外用适量，捣敷。

甜瓜叶：内服煎汤，9 ~ 15 g。外用适量，捣敷；或捣汁涂。

甜瓜茎：内服煎汤，9 ~ 15 g。外用适量，研末搐鼻；或熬膏涂搽。

甜瓜根：外用适量，煎汤洗。

| 附　注 |　本种异名：*Cucumis bisexualis* A. M. Lu et G. C. Wang ex Lu et Z. Y. Zhang、*Cucumis dudaim* L.。

药材甜瓜蒂，为本种的干燥果柄，《中华人民共和国药典》（1977 年版）、《甘肃省中药材标准》（2008 年版、2009 年版）、《河南省中药材标准》（1993 年版）、《山东省中药材标准》（1995 年版、2002 年版）、《新疆维吾尔自治区药品标准·第二册》（1980 年版）中有收载；《北京市中药材标准》（1998 年版）、《内蒙古中药材标准》（1988 年版）、《宁夏中药材标准》（1993 年版）以"苦丁香"之名收载之，《上海市中药材标准》（1994 年版）、《山

西省中药材标准》（1987 年版）以"甜瓜蒂（苦丁香）"之名收载之。

药材甜瓜子，为本种的干燥成熟种子，《中华人民共和国药典》（1963 年版、1977 年版、1985 年版至 2005 年版附录、2010 年版至 2020 年版）、《北京市中药材标准》（1998 年版）、《湖北省中药材质量标准》（2009 年版）、《江苏省中药材标准》（1989 年版）、《辽宁省中药材标准》（2009 年版）、《山东省中药材标准》（1995 年版、2002 年版）、《山西省中药材标准》（1987 年版）、《上海市中药材标准》（1994 年版）、《维吾尔药材标准·上册》（1993 年版）、《新疆维吾尔自治区药品标准·第二册》（1980 年版）中有收载；《中华人民共和国卫生部药品标准·维吾尔药分册》（1999 年版）以"新疆甜瓜子"之名收载之。

本种的果实可作水果。

葫芦科 Cucurbitaceae 黄瓜属 Cucumis

菜瓜

Cucumis melo L. var. *conomon* (Thunb.) Makino

| 药 材 名 | 越瓜（药用部位：果实）、酱瓜（药材来源：果实的腌制品）。

| 形态特征 | 本变种与甜瓜的区别在于果实长圆状圆柱形或近棒状，长 20 ～ 30
（～ 50）cm，直径 6 ～ 10（～ 15）cm，上部比下部略粗，两端
圆或稍呈截形，平滑无毛，淡绿色，有纵线条，果肉白色或淡绿色，
无香甜味。

| 生境分布 | 德兴各地均有栽培。

| 资源情况 | 栽培资源丰富。药材来源于栽培。

| 采收加工 | **越瓜**：夏、秋季果实成熟时采收。
酱瓜：夏季采收未成熟果实，洗净，用盐腌制而成。

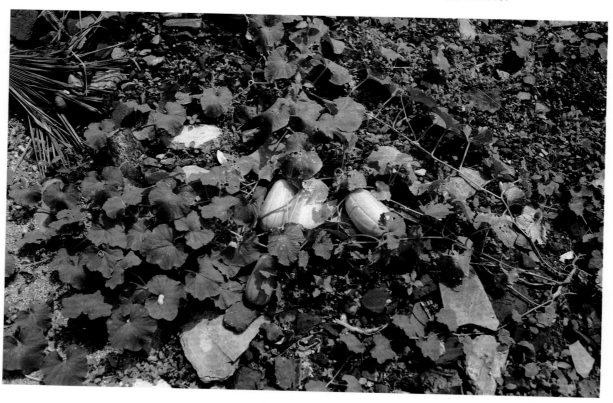

| 功能主治 | **越瓜**：甘，寒。归胃、小肠经。除烦热，生津液，利小便。用于烦热口渴，小便不利，口疮。

酱瓜：甘，微寒。归脾、胃经。健胃和中，生津止渴。用于食欲不振，消渴。

| 用法用量 | **越瓜**：内服适量，生食；或煮熟；生食过量会损伤脾胃，脾胃虚寒者禁服。外用适量，烧存性，研末调敷。

酱瓜：内服适量，作食品。

| 附　注 | 本种异名：*Cucumis melo* L. var. *agrestis* Naud.、*Cucumis acidus* Jacquem.、*Cucumis callosus* Cogn. et Harms、*Bryonia callosa* Rottler。

本种的果实可作水果。

葫芦科 Cucurbitaceae 黄瓜属 Cucumis

黄瓜
Cucumis sativus L.

| 药 材 名 | 黄瓜（药用部位：果实）、黄瓜叶（药用部位：叶）、黄瓜霜（药材来源：果皮和朱砂、芒硝混合制成的白色结晶性粉末）、黄瓜皮（药用部位：果皮）、黄瓜子（药用部位：种子。别名：哈力苏）、黄瓜藤（药用部位：带叶藤茎）、黄瓜根（药用部位：根）。

| 形态特征 | 一年生蔓生或攀缘草本。茎被短刚毛。卷须不分叉。叶柄长 8 ～ 20 cm，生短刚毛；叶片宽心状卵形，长、宽均为 7 ～ 20 cm，3 ～ 5 浅裂，两面有柔毛状短刚毛，边缘有小锯齿。雌雄同株；雄花常数朵簇生，花托狭钟状，花萼裂片钻形；花冠黄色，裂片矩圆形，急尖；雄蕊 3，药室呈 "S" 形曲折，药隔先端引长部分长约 0.1 cm；雌花单生或簇生，子房有刺状突起。果实常有具刺尖的瘤状突起，矩圆状或圆柱状；种子白色，矩圆形，两端近急尖。

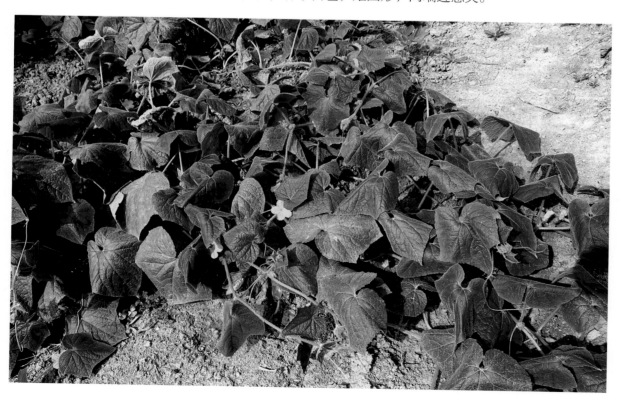

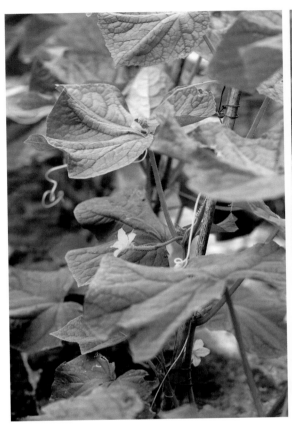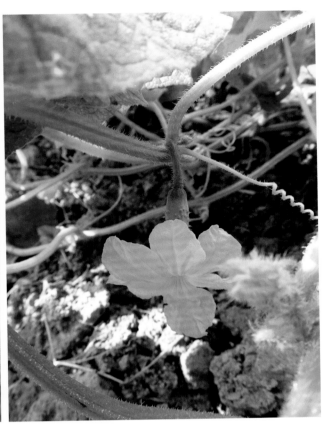

| **生境分布** | 德兴各地均有栽培。

| **资源情况** | 栽培资源丰富。药材来源于栽培。

| **采收加工** | **黄瓜：**夏季采收，鲜用。

黄瓜叶：夏、秋季采收，鲜用或晒干。

黄瓜霜：将成熟的果实挖去瓜瓤，将朱砂、芒硝各 9 g，两药和匀，灌入瓜内，倒吊阴干，待瓜外出霜，刮下晒干。

黄瓜皮：夏、秋季采收，刨下果皮，鲜用或晒干。

黄瓜子：夏、秋季采收成熟果实，剖开，取出种子，洗净，晒干。

黄瓜藤：夏、秋季采收，鲜用或晒干。

黄瓜根：夏、秋季采挖，洗净，切段，鲜用或晒干。

| **药材性状** | **黄瓜：**本品呈圆柱形，先端有的残有花冠，基部有果柄痕。长 5 ~ 25 cm，直径 2 ~ 5 cm，幼嫩时青绿色，有的具白霜，老时黄绿色，表面疏生短刺或突起，有的表面具深浅不同黄绿色纵纹且光滑。质脆，折断面外皮薄，绿色，中果皮、内果皮、胎座占大部分，肉质，可见 3 心皮愈合的纹理。种子多数，椭圆形，

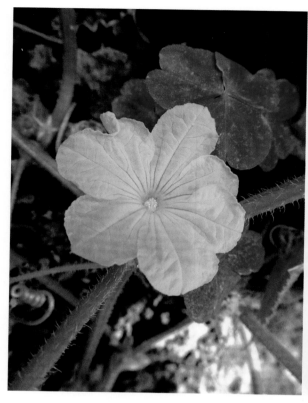
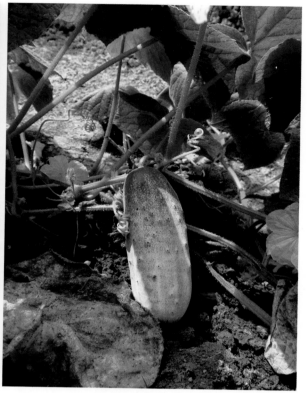

扁平白色。气特异，味微甘、涩。

黄瓜皮：本品呈不规则卷筒状，厚 0.1 ～ 0.2 cm。外表面黄褐色，上有深褐色疣状突起及黄白色或黄色网状花纹；内表面黄白色，有皱纹。质轻而柔韧。气清香，味淡。

黄瓜子：本品呈扁梭形或狭长卵形，长 0.6 ～ 1.2 cm，宽 0.3 ～ 0.6 cm；先端较狭平截，中央有尖凸，下端尖，有淡色种脐；表面黄白色，平滑，略具光泽；种皮较薄，从上端破开后可见膜状胚乳，内包 2 白色子叶，富油性。气微，味淡、微甘。

黄瓜藤：本品常卷扎成束。茎呈长棱柱形，直径 0.5 ～ 0.8 cm；表面灰黄色或灰绿黄色，有纵棱纹，被短刚毛；切面黄白色，中空。叶互生，多皱缩或破碎，完整叶展平后呈宽卵状心形，长、宽均为 7 ～ 20 cm，掌状 3 ～ 5 浅裂，裂片三角形，先端尖锐，基部心形，边缘具锯齿，两面均被短刚毛。卷须通常脱落。体轻。气清香，味微苦。

| **功能主治** | **黄瓜**：甘，凉。归肺、脾、胃经。清热，利水，解毒。用于热病口渴，小便短赤，水肿尿少，烫火伤，汗斑，痱疮。

黄瓜叶：苦，寒。清湿热，消毒肿。用于湿热泻痢，无名肿毒，湿脚气。

黄瓜霜：甘、咸，凉。清热明目，消肿止痛。用于火眼赤痛，咽喉肿痛，口舌生疮，牙龈肿痛，跌打焮肿。

黄瓜皮：甘、淡，凉。清热，利水，通淋。用于水肿尿少，热结膀胱，小便淋痛。

黄瓜子：甘，平。归肝、肺经。清肺润肠，舒筋活络，接骨止痛。用于劳伤咳嗽，骨折，跌打损伤。

黄瓜藤：苦，凉。归心、肺经。清热，化痰，利湿，解毒。用于痰热咳嗽，癫痫，湿热泻痢，湿痰流注，疮痈肿毒，高血压。

黄瓜根：苦、微甘，凉。归胃、大肠经。清热，利湿，解毒。用于胃热消渴，湿热泻痢，黄疸，疮疡肿毒，聤耳流脓。

| 用法用量 | 黄瓜：内服适量，煮熟；或生啖；或绞汁；中寒吐泻及病后体弱者禁服。外用适量，生擦；或捣汁涂。

黄瓜叶：内服煎汤，10～15 g，鲜品加倍；或绞汁。外用适量，捣敷；或绞汁涂。

黄瓜霜：外用适量，点眼；或吹喉；或撒布。

黄瓜皮：内服煎汤，10～15 g，鲜品加倍。

黄瓜子：内服研末，3～10 g；或入丸、散剂。外用适量，研末调敷。

黄瓜藤：内服煎汤，15～30 g，鲜品加倍。外用适量，煎汤洗；或研末撒。

黄瓜根：内服煎汤，10～15 g，鲜品加倍；或入丸剂。外用适量，捣敷。

| 附 注 | 药材黄瓜子，为本种的种子，《中华人民共和国卫生部药品标准·中药成方制剂·第五册·附录》（1992 年版）、《中华人民共和国卫生部药品标准·维吾尔药分册》（1999 年版）、《黑龙江省中药材标准》（2001 年版）、《辽宁省中药材标准》（2009 年版）、《维吾尔药材标准·上册》（1993 年版）、《中华人民共和国药典·附录》（2010 年版）、《中华人民共和国卫生部药品标准·中药成方制剂·第二册·附录》（1990 年版）、《湖南省中药材标准》（2009 年版）中有收载。

药材黄瓜皮，为本种的干燥成熟果皮，《吉林省药品标准》（1977 年版）、《吉林省中药材标准·第二册》（2019 年版）中有收载。

药材黄瓜藤，为本种的干燥带叶藤茎，《上海市中药材标准》（1994 年版）中有收载。

本种的果实可生食，也可凉拌、炒食、煮汤等。

南瓜 *Cucurbita moschata* (Duch. ex Lam.) Duch. ex Poiret

| 药 材 名 | 南瓜子（药用部位：种子）、南瓜（药用部位：成熟果实）、南瓜瓤（药用部位：果瓤）、南瓜蒂（药用部位：瓜蒂）、盘肠草（药用部位：成熟果实内种子所萌发的幼苗）、南瓜花（药用部位：花）、南瓜根（药用部位：根）、南瓜叶（药用部位：叶）、南瓜须（药用部位：卷须）、南瓜藤（药用部位：带叶藤茎）。

| 形态特征 | 一年生蔓生草本。茎常节部生根，被短刚毛。卷须分 3 ~ 4 叉。叶稍柔软，宽卵形或卵圆形，5 浅裂或有 5 角，两面密被茸毛，沿边缘及叶面上常有白斑，边缘有细齿。花雌雄同株，单生。雄花花托短；花萼裂片条形，上部扩大成叶状；花冠钟状，5 中裂，裂片外展，具皱纹；雄蕊 3，花药靠合。雌花花萼裂片显著叶状；子房 1 室，花柱短，柱头 3，膨大，2 裂。果柄有棱和槽，瓜蒂扩大成喇叭状；

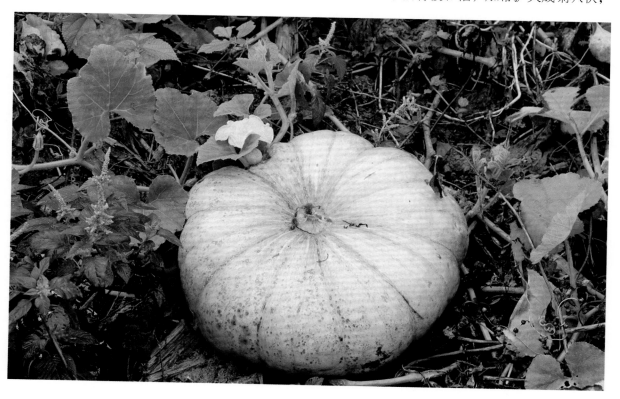

瓠果常有数条纵沟，形状多样，因品种而不同；种子灰白色，边缘薄。

| **生境分布** | 德兴各地均有栽培。

| **资源情况** | 栽培资源丰富。药材来源于栽培。

| **采收加工** | **南瓜子**：夏、秋季食用南瓜时，收集成熟种子，除去瓤膜，洗净，晒干。

南瓜：夏、秋季采收，除去种子，切片，鲜用或干燥。

南瓜瓤：秋季将成熟的南瓜剖开，取出瓜瓤，除去种子，鲜用。

南瓜蒂：秋季采收成熟果实，切取瓜蒂，晒干。

盘肠草：秋后收集，鲜用或晒干。

南瓜花：6～7月花开时采收，鲜用或晒干。

南瓜根：夏、秋季采挖，洗净，鲜用或晒干。

南瓜叶：夏、秋季采收，鲜用或晒干。

南瓜须：夏、秋季采收，鲜用。

南瓜藤：夏、秋季采收，鲜用或晒干。

| **药材性状** | **南瓜子**：本品呈扁长卵形或椭圆形，长 1.2～2 cm，宽 0.6～1.2 cm。表面黄白色，先端较尖，有点状种脐，基部较圆，边缘稍有棱，并有黄色环边。种皮较厚；内种皮膜质，灰绿色。子叶 2，黄白色，富油性。气微，味微甘。

南瓜：本品果皮棕褐色或灰棕色，果肉棕黄色或淡黄色，切面平滑。体轻，质脆，易碎。气微香，味微酸、甜。

南瓜蒂：本品果柄一端呈圆柱形，稍弯曲，有 5～7 隆起的棱脊，长 1～5 cm，直径 1.5～2 cm；表面淡黄色至淡棕黄色，略具光泽，具稀疏毛及凸起的小圆点。另一端膨大成盘状，五角形或七角形，直径 2.5～5.5 cm，切面黄白色。质坚实。气微，味淡。

南瓜藤：本品常卷缩成团，全体被白色刚毛和茸毛。茎呈棱柱形，直径 3～6 cm；表面灰绿色或黄绿色，有纵棱纹，节略膨大，切面中空。叶通常皱缩破碎，展平后呈宽卵形或卵圆形，5 浅裂，长 12～25 cm，宽 20～30 cm，边缘有较密的细齿。体轻。气清香，味微甜。

| **功能主治** | **南瓜子**：甘，平。归大肠经。杀虫，下乳，利水消肿。用于绦虫、蛔虫、血吸虫、钩虫、蛲虫病，产后缺乳，产后手足浮肿，百日咳，痔疮。

南瓜：甘，平。归肺、脾、胃经。补中益气，生津止咳，消肿止痛。用于肺痈，

消渴，烫火伤，黄蜂或蜜蜂刺伤。

南瓜瓤：甘，凉。解毒，敛疮。用于痈肿疮毒，烫火伤，创伤。

南瓜蒂：苦、微甘，平。归肺、肝经。解毒，利水，安胎。用于痈疽肿毒，疔疮，烫火伤，疮溃不敛，水肿腹水，胎动不安。

盘肠草：甘、淡，温。归肝、胃经。祛风，止痛。用于小儿盘肠气痛，惊风，感冒，风湿热。

南瓜花：甘，凉。清湿热，消肿毒。用于黄疸，痢疾，咳嗽，痈疽肿毒。

南瓜根：甘、淡，平。归肝、膀胱经。利湿热，通乳汁。用于湿热淋证，黄疸，痢疾，乳汁不通。

南瓜叶：甘、微苦，凉。清热，解暑，止血。用于暑热口渴，热痢，外伤出血。

南瓜须：归肝经。用于妇人乳缩（即乳头缩入体内）疼痛。

南瓜藤：甘、苦，凉。归肝、胃、肺经。清肺，平肝，和胃，通络。用于肺痨低热，肝胃气痛，月经不调，火眼赤痛，烫火伤。

| **用法用量** | **南瓜子：**内服煎汤，30～60g；或研末；或制成乳剂。外用适量，煎汤熏洗。

南瓜：内服煎汤，75～150g；或蒸煮；或鲜品捣汁；气滞湿阻者禁服。外用适量，捣敷。

南瓜瓤：内服适量，捣汁。外用适量，捣敷。

南瓜蒂：内服煎汤，15～30g；或研末。外用适量，研末调敷。

盘肠草：内服煎汤，3～10g。外用适量，捣敷；或炒热熨。

南瓜花：内服煎汤，9～15g。外用适量，捣敷；或研末调敷。

南瓜根：内服煎汤，15～30g，鲜品加倍。外用适量，磨汁涂；或研末调敷。

南瓜叶：内服煎汤，10～15g，鲜品加倍；或入散剂。外用适量，研末调敷。

南瓜须：内服煎汤，10～15g。

南瓜藤：内服煎汤，15～30g；或切断取汁。外用适量，捣汁涂；或研末调敷。

| **附　注** | 本种异名：*Cucurbita pepo* L. var. *moschata* Duchesne ex Lam.。

药材南瓜，为本种的（干燥）成熟（果肉）果实，《贵州省中药材、民族药材质量标准》（2003年版）、《浙江省中药材标准·第一册》（2017年版）、《湖南省中药材标准》（2009年版）中有收载；《广西中药材标准·第二册》（1996年版）以"南瓜干"之名收载之。

药材南瓜子，为本种的成熟种子，《中华人民共和国卫生部药品标准·维吾尔药分册》（1999年版）、《维吾尔药材标准·上册》（1993年版）、《北京

市中药材标准》（1998 年版）、《贵州省中药材、民族药材质量标准》（2003
年版）、《上海市中药材标准》（1994 年版）、《河南省中药材标准》（1993
年版）、《山东省中药材标准》（1995 年版、2002 年版）、《山西省中药材
标准》（1987 年版）、《甘肃省中药材标准》（2009 年版）、《中华药典》（1930
年版）中有收载。

药材南瓜蒂，为本种的干燥瓜蒂，《贵州省中药材、民族药材质量标准》（2003
年版）、《上海市中药材标准》（1994 年版）、《贵州省中药材质量标准》（1988
年版）中有收载。

药材南瓜藤，为本种的干燥带叶藤茎，《上海市中药材标准》（1994 年版）
中有收载。

本种的果实为常见蔬菜，可炒食、煮汤等；嫩茎叶焯水后可凉拌或炒食；花可
炒食。

本种原产墨西哥到中美洲一带。

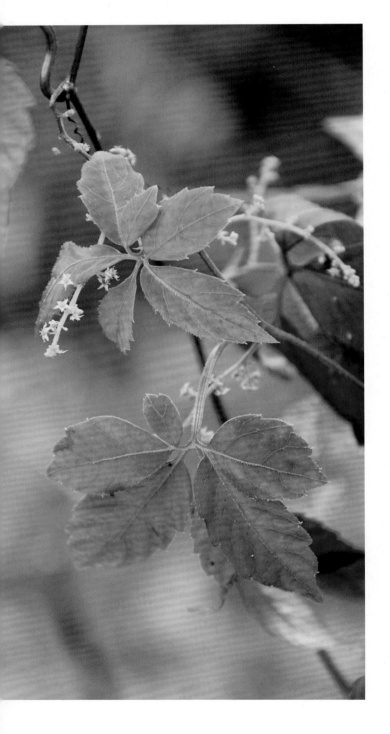

葫芦科 Cucurbitaceae 绞股蓝属 Gynostemma

绞股蓝 *Gynostemma pentaphyllum* (Thunb.) Makino

| 药 材 名 |

绞股蓝（药用部位：全草或地上部分）。

| 形态特征 |

多年生草质藤本。茎有短柔毛或无毛。卷须二叉，稀不分叉。叶鸟足状，具 5 ~ 9 小叶，叶柄长 2 ~ 4 cm，有柔毛；小叶片卵状矩圆形或矩圆状披针形，中间者较长，长 4 ~ 14 cm，有柔毛和疏短刚毛或近无毛，边缘有锯齿。雌雄异株；雌雄花序均呈圆锥状，总花梗细，长 10 ~ 30 cm；花小，花梗短；苞片钻形；花萼裂片三角形；花冠裂片披针形，长 0.25 cm；雄蕊 5，花丝极短，花药卵形；花柱 3，柱头 2 裂。果实球形，直径 0.5 ~ 0.8 cm，成熟时变黑色，有 1 ~ 3 种子；种子宽卵形，两面有小疣状突起。

| 生境分布 |

生于海拔 300 m 以上的山谷密林、山坡疏林、灌丛中或路旁草丛中。分布于德兴大茅山、三清山北麓等，德兴大目源有栽培。

| 资源情况 |

野生资源丰富，栽培资源一般。药材主要来源于野生。

| **采收加工** | 秋季采收，除去杂质，干燥。

| **药材性状** | 本品茎纤细，灰棕色或暗棕色，表面具纵沟纹，被稀疏毛茸。润湿展开后叶为复叶，小叶膜质，通常 5 ~ 7，少数 9，叶柄长 2 ~ 4 cm，被糙毛；侧生小叶卵状长圆形或长圆状披针形，中央 1 小叶较大，长 4 ~ 12 cm，宽 1 ~ 3.5 cm；先端渐尖，基部楔形，两面被粗毛，边缘有锯齿，齿尖具芒。常可见到果实，圆球形，直径约 0.5 cm，果柄长 0.3 ~ 0.5 cm。味苦，具草腥气。

| **功能主治** | 苦、微甘，寒。归肺、脾、肾经。益气，补脾消痰，清热化浊。用于脾虚积湿，少气乏力，神疲困乏，肺经痰热壅盛，咳嗽气急。

| **用法用量** | 内服煎汤，15 ~ 30 g；或研末，3 ~ 6 g；或泡茶饮。外用适量，捣烂涂擦。

| **附　　注** | 本种异名：*Gynostemma pubescens* (Gagnep.) C. Y. Wu ex C. Y. Wu et S. K. Chen、*Vitis martini* H. Lévl. et Vaniot、*Vitis quelpaertensis* H. Lévl.、*Gynostemma pedata* Blume、*Zanonia pedata* (Blume) Miq.。
药材绞股蓝，为本种的干燥全草或地上部分，《中华人民共和国药典·附录》（2010 年版）、《广西中药材标准·第二册》（1996 年版）、《广西壮族自治区瑶药材质量标准·第一卷》（2014 年版）、《湖北省中药材质量标准》（2009 年版）、《江西省中药材标准》（1996 年版、2014 年版）、《福建省中药材标准》（2006 年版）、《贵州省中药材、民族药材质量标准》（2003 年版）、《湖南省中药材标准》（1993 年版、2009 年版）、《山东省中药材标准》（1995 年版、2002 年版、2012 年版）、《四川省中药材标准》（2010 年版）、《山西省中药材标准》（2014 年版）、《宁夏中药材标准》（2018 年版）中有收载。
本种的茎叶晒干可作茶饮。

葫芦科 Cucurbitaceae　葫芦属 Lagenaria

葫芦

Lagenaria siceraria (Molina) Standl.

| 药 材 名 | 壶卢（药用部位：果实）、壶卢子（药用部位：种子）、陈壶卢瓢（药用部位：老熟果实或果壳）、葫芦壳（药用部位：成熟果皮。别名：葫芦瓢）、壶卢秧（药用部位：茎、叶、花、须）。

| 形态特征 | 一年生攀缘草本。茎生软黏毛。卷须二叉。叶柄先端有2腺体；叶片心状卵形或肾状卵形，长、宽均为10～35 cm，不分裂或稍浅裂，边缘有小齿。雌雄同株；花白色，单生，花梗长。雄花花托漏斗状，长约2 cm；花萼裂片披针形，长0.3 cm；花冠裂片皱波状，被柔毛或黏毛，长3～4 cm，宽2～3 cm；雄蕊3。雌花花萼和花冠似雄花；子房中间缢细，密生软黏毛，花柱粗短，柱头3，膨大，2裂。瓠果大，中间缢细，下部和上部膨大，下部大于上部，长数十厘米，

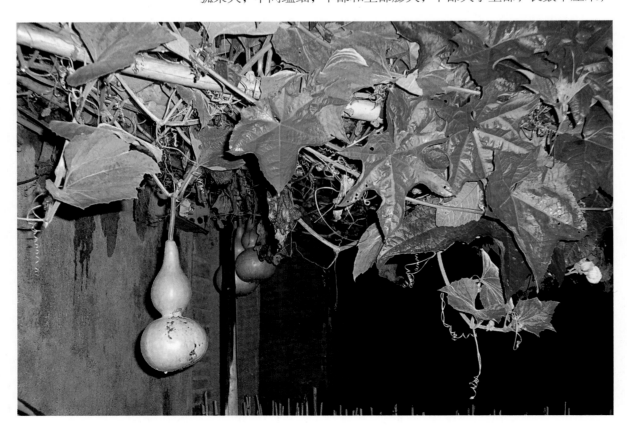

成熟后果皮变木质；种子白色。

| **生境分布** | 德兴各地均有栽培。

| **资源情况** | 栽培资源丰富。药材来源于栽培。

| **采收加工** | 壶卢：秋季采摘已成熟但外皮尚未木质化的果实，除去果皮。

壶卢子：秋季采摘成熟果实，切开，取出种子，洗净，晒干。

陈壶卢瓢：秋末冬初采摘老熟果实，切开，除去瓢心种子，打碎，晒干。

葫芦壳：秋季采收成熟果实，干燥，敲碎，除去种子。

壶卢秧：夏、秋季采收，晒干。

| **药材性状** | 壶卢子：本品扁长方形或卵圆形，长 1.2～1.8 cm，宽约 0.6 cm。表面浅棕色或淡白色，较光滑，并有两面对称的 4 深色花纹，花纹上密被淡黄色绒毛，一端平截或心形凹入，一端渐尖或钝尖。种皮质硬而脆，子叶 2，乳白色，富油性。气微，味微甜。

陈壶卢瓢：本品呈哑铃状，中部缢细，上部和下部膨大。下部小，卵形，连于果柄；上部大，类球形，先端有花柱基。表面黄棕色，较光滑。质坚硬。气微，味淡。

葫芦壳：本品商品中常为不规则的碎块，大小不一，厚 0.5～1.8 cm。外表面黄棕色或灰黄色，较光滑；内表面黄白色或灰黄色，较粗糙，松软。体轻，质坚脆，易折断，断面黄白色或淡黄色，海绵状。气微，味淡。

| **功能主治** | 壶卢：甘、淡，平。归肺、脾、肾经。利水，消肿，通淋，散结。用于水肿，腹水，黄疸，消渴，淋证，痈肿。

壶卢子：甘，平。清热解毒，消肿止痛。用于肺炎，肠痈，牙痛。

陈壶卢瓢：甘、苦，平。利水，消肿。用于水肿，臌胀。

葫芦壳：甘，平。归肺、小肠经。利水，消肿，散结。用于水肿，四肢面目水肿，腹水肿胀，小便小利。

壶卢秧：甘，平。解毒，散结。用于食物、药物中毒，龋齿痛，鼠瘘，痢疾。

| **用法用量** | 壶卢：内服煎汤，9～30 g；或煅存性，研末。脾胃虚寒者禁服。

壶卢子：内服煎汤，9～15 g。

陈壶卢瓢：内服煎汤，10～30 g；或烧存性，研末。外用适量，烧存性，研末调敷。

葫芦壳：内服煎汤，15 ～ 30 g。

壶卢秧：内服煎汤，6 ～ 30 g；或煅存性，研末。

| **附　注** | 本 种 异 名：*Lagenaria siceraria* (Molina) Standl. var. *microcarpa* (Naud.) Hara、*Lagenaria siceraria* (Molina) Standl. var. *depressa* (Ser.) Hara、*Lagenaria vulgaris* Ser.、*Lagenaria microcarpa* Naudin、*Lagenaria leucantha* Rusby、*Cucurbita siceraria* Molina、*Cucurbita leucantha* Duchesne ex Lam.。

药材葫芦壳，为本种的干燥成熟果皮，《浙江省中药材标准·第一册》（2017 年版）中有收载；《湖北省中药材质量标准》（2018 年版）、《江苏省中药材标准》（2016 年版）、《湖南省中药材标准》（2009 年版）以"葫芦瓢"之名收载之。

药材葫芦，为本种的干燥种子，《中华人民共和国卫生部药品标准·藏药·第一册》（1995 年版）中有收载。

本种的幼果可炒食、煮汤等。

葫芦科 Cucurbitaceae　丝瓜属 Luffa

丝瓜 *Luffa cylindrica* (L.) Roem.

药材名

丝瓜络（药用部位：成熟果实的维管束）、丝瓜（药用部位：鲜嫩果实或霜后干枯的老熟果实）、丝瓜子（药用部位：种子）、丝瓜皮（药用部位：果皮）、丝瓜花（药用部位：花）、丝瓜叶（药用部位：叶）、丝瓜根（药用部位：根及近根 1 m 的藤茎）、丝瓜蒂（药用部位：瓜蒂）、丝瓜藤（药用部位：茎或带叶藤茎）、天罗水（药用部位：茎中的液汁）。

形态特征

一年生攀缘状草本。卷须稍被毛，分 2 ~ 4 叉。叶柄强壮而粗糙；叶片三角形或近圆形，通常掌状 5 裂，边缘有小锯齿。雌雄同株；雄花序总状，花生于总花梗先端，雌花单生；花萼裂片卵状披针形，长约 1 cm；花冠黄色，辐状，直径 5 ~ 9 cm，裂片矩圆形；雄蕊 5，花初开时花药稍靠合，后完全分离；子房长圆柱状，柱头 3，膨大。果实圆柱状，长 15 ~ 50 cm，有纵向浅槽或条纹，未成熟时肉质，成熟后干燥，里面有网状纤维，老成熟后由先端盖裂；种子黑色，扁，边缘狭翼状。

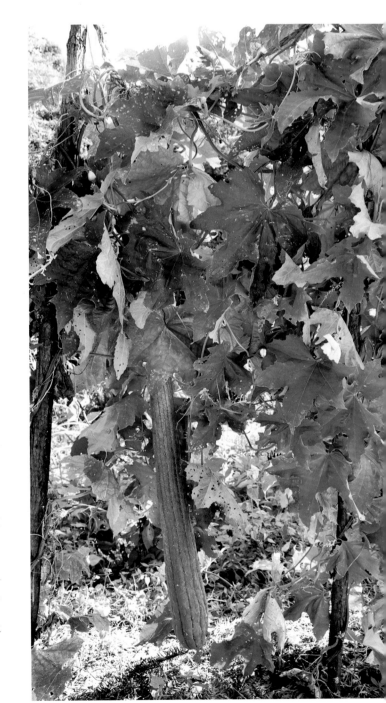

| **生境分布** | 德兴各地均有栽培。

| **资源情况** | 栽培资源丰富。药材来源于栽培。

| **采收加工** | **丝瓜络**：夏、秋季果实成熟、果皮变黄、内部干枯时采摘，除去外皮和果肉；或用水浸泡至果皮和果肉腐烂，取出洗净，除去种子，晒干。

丝瓜：夏、秋季间采摘嫩果实，鲜用；秋后采收老熟果实，晒干。

丝瓜子：秋季果实老熟后，在采制丝瓜络时，收集种子，晒干。

丝瓜皮：夏、秋季间食用丝瓜时，收集刨下的果皮，鲜用或晒干。

丝瓜花：夏季开花时采收，鲜用或晒干。

丝瓜叶：夏、秋季采收，鲜用或晒干。

丝瓜根：夏、秋季采挖，洗净，鲜用或晒干。

丝瓜蒂：夏、秋季间食用丝瓜时，收集瓜蒂，鲜用或晒干。

丝瓜藤：夏、秋季采收，洗净，鲜用或晒干。

天罗水：夏、秋季割取地上茎，切断，将切口插入瓶中，放置一昼夜，即得。

| **药材性状** | **丝瓜络**：本品由丝状维管束交织而成，多呈长菱形或长圆筒形，略弯曲，长15～50 cm，直径5～8 cm。表面黄白色。体轻，质韧，有弹性，不能折断，横切面可见子房3室，呈空洞状。气微，味淡。

丝瓜：本品呈圆柱状，直或稍弯，长15～50 cm，直径5～8 cm，表面平滑，通常有深色纵条纹，未成熟时肉质，成熟后干燥，里面呈网状纤维。果皮灰黄色或浅棕黄色，果皮内由黄白色丝状维管束交织而成。体轻，质韧，有弹性，不易折断；断面可见子房3室，呈空洞状，有时可见残留黑色种子。气微，味淡或苦。

丝瓜子：本品呈长卵形，扁压，长0.8～2 cm，直径0.5～1.1 cm，厚约0.2 cm，种皮黑色，边缘有狭翅，翅的一端有种脊，上方有叉状突起。种皮硬，剥开后可见膜状、灰绿色的肉种皮包于子叶之外。子叶2，黄白色。气微，味微香。

丝瓜叶：本品常皱缩卷曲，展平后叶柄粗糙，长10～12 cm，近无毛；叶片三角形或近圆形，长、宽均为10～20 cm，通常掌状5～7裂，裂片三角形，中间的较长，长8～12 cm，先端急尖或渐尖，边缘有锯齿，基部深心形，上面深绿色，粗糙，有疣点，下面浅绿色，有短柔毛，脉掌状，具白色的短柔毛。质脆，易碎。气微，味苦。

丝瓜根：本品根茎粗短，有不规则瘤状突起，下具根数条，上具近1 m长的藤茎。根长圆柱形，长 10 ~ 60 cm，直径 0.1 ~ 0.6 cm，有的分枝具须状细根；表面灰黄色或棕黄色，有略扭曲而细微的纵皱纹及细根痕；质稍硬，断面淡棕黄色，木部宽广，具多数不规则排列的小孔。藤茎长圆形，常弯曲，长 1 m，直径 0.3 ~ 1.2 cm，节明显或稍膨大，有的具分枝或卷须；表面暗灰色或灰绿色，具多条扭曲纵棱，被稀疏柔毛；体轻，质硬而脆，易折断，断面黄绿色，不平坦，皮菲薄，木部极宽，具多数不规则排列的小孔及数条裂隙状放射纹，维管束常具 10，髓部较小。气微，味微苦。

丝瓜藤：本品常缠绕成丸。茎呈棱柱形，直径 0.8 ~ 1.5 cm；表面浅灰黄色或黄褐色，粗糙，枝上被粗毛，节部略膨大，切面淡黄色或黄褐色。叶片多皱缩或破碎，完整叶片展平后呈掌状，长、宽均为 10 ~ 20 cm，通常掌状 5 ~ 8 裂，裂片先端急尖或渐尖，边缘有锯齿，基部深心形，两面较粗糙。卷须通常脱落，完整者分 2 ~ 4 叉。体轻。气清香，味微苦。

| 功能主治 | **丝瓜络：**甘，平。归肺、胃、肝经。祛风，通络，活血，下乳。用于痹痛拘挛，胸胁胀痛，乳汁不通，乳痈肿痛。

丝瓜：甘，凉。归肺、肝、胃、大肠经。清热化痰，凉血解毒。用于热病身热烦渴，咳嗽痰喘，肠风下血，痔疮出血，血淋，崩漏，痈疽疮疡，乳汁不通，无名肿毒，水肿。

丝瓜子：苦，寒。清热，利水，通便，驱虫。用于水肿，石淋，肺热咳嗽，肠风下血，痔漏，便秘，蛔虫病。

丝瓜皮：甘，凉。清热解毒。用于金疮，痈肿，疔疮，坐板疮。

丝瓜花：甘、微苦，寒。清热解毒，化痰止咳。用于肺热咳嗽，咽痛，鼻窦炎，疔疮肿毒，痔疮。

丝瓜叶：苦，微寒。清热解毒，止血，祛暑。用于痈疽，疔肿，疮癣，蛇咬伤，烫火伤，咽喉肿痛，创伤出血，暑热烦渴。

丝瓜根：甘，平。归肝、脾经。舒筋，活血，消肿。用于萎缩性鼻炎，慢性副鼻窦炎，慢性支气管炎。

丝瓜蒂：苦，微寒。清热解毒，化痰定惊。用于痘疮不起，咽喉肿痛，癫狂，痫证。

丝瓜藤：苦，微寒。归心、脾、肾经。舒筋活血，止咳化痰，解毒杀虫。用于腰膝酸痛，肢体麻木，月经不调，咳嗽痰多，鼻渊，牙宣，龋齿。

天罗水：甘、微苦，微寒。清热解毒，止咳化痰。用于肺痈，肺痿，咳喘，肺痨，夏令皮肤疮疹，痤疮，烫火伤。

| 用法用量 | 丝瓜络：内服煎汤，5 ~ 12 g；或烧存性，研末，每次 1.5 ~ 3 g。外用适量，煅存性，研末调敷。

丝瓜：内服煎汤，9 ~ 15 g，鲜品 60 ~ 120 g；或烧存性为散剂，每次 3 ~ 9 g；脾胃虚寒或肾阳虚弱者不宜多服。外用适量，捣汁涂；或捣敷；或研末调敷。

丝瓜子：内服煎汤，6 ~ 9 g；或炒焦研末；脾虚者及孕妇慎服。外用适量，研末调敷。

丝瓜皮：内服煎汤，9 ~ 15 g；或入散剂。外用适量，研末调敷；或捣敷。

丝瓜花：内服煎汤，6 ~ 9 g。外用适量，捣敷。

丝瓜叶：内服煎汤，6 ~ 15 ，鲜品 15 ~ 60 g；或捣汁；或研末。外用适量，煎汤洗；或捣敷；或研末调敷。

丝瓜根：内服煎汤，3 ~ 9 g，鲜品 30 ~ 60 g；或烧存性，研末。外用适量，煎汤洗；或捣汁涂。

丝瓜蒂：内服煎汤，1 ~ 3 g；或入散剂。外用适量，研为细粉吹喉或搐鼻。

丝瓜藤：内服煎汤，30 ~ 60 g；或烧存性，研末，每次 3 ~ 6 g。外用适量，煅存性，研末调敷。

天罗水：内服，50 ~ 100 ml。外用适量，涂搽；或洗。

| 附　注 | 本种异名：*Luffa aegyptiaca* Miller、*Momordica cylindrica* L.、*Momordica luffa* Linnaeus。

药材丝瓜络，为本种的干燥成熟果实的维管束，《中华人民共和国药典》（1963 年版至 2020 年版）、《新疆维吾尔自治区药品标准·第二册》（1980 年版）、《贵州省中药材标准规格·上集》（1965 年版）中有收载。

药材丝瓜子，为本种的干燥（成熟）种子，《山西省中药材标准》（1987 年版）、《上海市中药材标准》（1994 年版）中有收载；《青海省藏药标准》（1992 年版）以"丝瓜籽"之名收载之。

药材丝瓜根，为本种的干燥根及近根 1 m 的藤茎，《江西省中药材标准》（1996 年版、2014 年版）中有收载。

药材丝瓜藤，为本种的干燥茎或带叶藤茎，《上海市中药材标准》（1994 年版）中有收载。

本种的幼果为常见蔬菜，可炒食、煮汤等。

葫芦科 Cucurbitaceae 苦瓜属 Momordica

苦瓜 *Momordica charantia* L.

| **药 材 名** | 苦瓜（药用部位：近成熟果实。别名：苦瓜干）、苦瓜叶（药用部位：叶）、苦瓜子（药用部位：种子）、苦瓜花（药用部位：花）、苦瓜藤（药用部位：茎）、苦瓜根（药用部位：根）。

| **形态特征** | 一年生攀缘状草本。茎被柔毛。卷须不分叉。叶柄被柔毛或近无毛；叶片肾形或近圆形，5 ~ 7 深裂，长、宽均为 3 ~ 12 cm，裂片具齿或再分裂，两面微被毛，尤其脉上毛较密。雌雄同株，花单生；花梗长 5 ~ 15 cm，中部或下部生 1 苞片；苞片肾形或圆形，全缘，长、宽均为 0.5 ~ 1.5 cm；花萼裂片卵状披针形；花冠黄色，裂片倒卵形，长 1.5 ~ 2 cm；雄蕊 3，离生；柱头 3，膨大，2 裂。果实纺锤状，有瘤状突起，长 10 ~ 20 cm，成熟后由先端 3 瓣裂；种子矩圆形，两端各具 3 小齿，两面有雕纹。

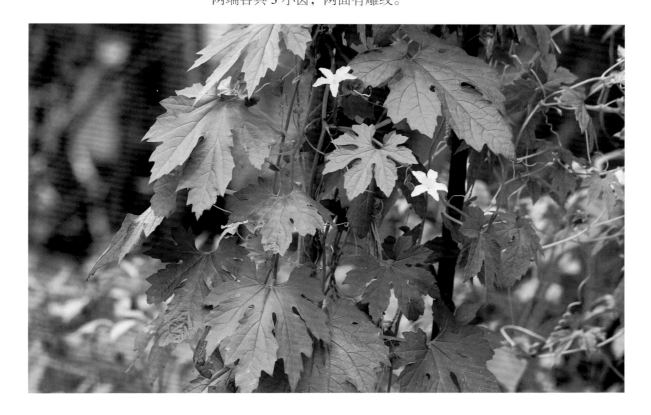

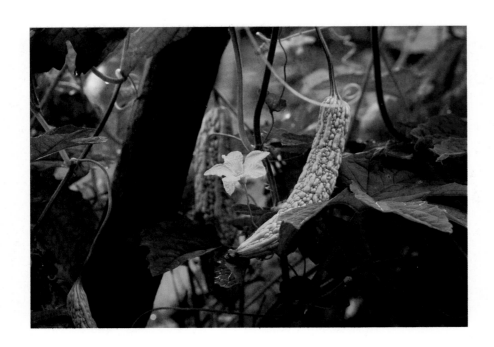

| 生境分布 | 德兴各地均有栽培。

| 资源情况 | 栽培资源丰富。药材来源于栽培。

| 采收加工 | 苦瓜：秋季采收，切片，鲜用或晒干。

苦瓜叶：夏、秋季采收，洗净，鲜用或晒干。

苦瓜子：秋后采收成熟果实，剖开，收取种子，洗净，晒干。

苦瓜花：夏季开花时采收，鲜用或烘干。

苦瓜藤：夏、秋季采收，洗净，切段，鲜用或晒干。

苦瓜根：夏、秋季采挖，洗净，切段，鲜用或晒干。

| 药材性状 | 苦瓜：本品新鲜者呈长纺锤形，表面绿色或浅绿色，具钝圆形不整齐的刺瘤状突起，或凸起的断续不整齐纵向钝棱。内含种子，包裹于黄白色至红色肉质的假种皮内。气清香，味苦。干品常切成薄片，呈类椭圆形或类圆形，厚0.1 ~ 0.6 cm，直径1.2 ~ 4.2 cm。表面皱缩不平，灰绿色至淡黄棕色，粗糙，果瓤部黄白色或浅灰棕色，有时夹有种子或种子脱落后留下的孔洞。质脆，易折断。气微，味苦。

苦瓜叶：本品皱缩成团或条状。叶柄细，初时被白色柔毛，后变近无毛，长4 ~ 6 cm；叶片卵状肾形或近圆形，膜质，长、宽均为3 ~ 12 cm，上面绿色，背面淡绿色，脉上密被明显的微柔毛，其余毛较稀疏，5 ~ 7深裂，裂片卵状长圆形，边缘具粗齿或有不规则小裂片，先端多半钝圆形稀急尖，基部弯缺半

圆形，叶脉掌状。气特异，味苦。

| 功能主治 | **苦瓜**：苦，寒。归心、脾、肺经。祛暑涤热，明目，解毒。用于暑热烦渴，消渴，赤眼疼痛，痢疾，疮痈肿毒。

苦瓜叶：苦，凉。归胃、大肠经。清热解毒。用于疮痈肿毒，梅毒，痢疾。

苦瓜子：苦、甘，温。归胃、脾经。温补肾阳。用于肾阳不足，小便频数，遗尿，遗精，阳痿。

苦瓜花：苦，寒。归胃、大肠经。清热解毒，和胃。用于痢疾，胃气痛。

苦瓜藤：苦，寒。归脾、胃经。清热解毒。用于痢疾，疮痈肿毒，胎毒，牙痛。

苦瓜根：苦，寒。归脾、胃经。清湿热，解毒。用于湿热泻痢，便血，疔疮肿毒，风火牙痛。

| 用法用量 | **苦瓜**：内服煎汤，6～15 g，鲜品30～60 g；或煅存性，研末；脾胃虚寒者慎服。外用适量，鲜品捣敷；或取汁涂。

苦瓜叶：内服煎汤，10～15 g，鲜品30～60 g；或研末。外用适量，煎汤洗；或捣敷；或捣汁涂。

苦瓜子：内服煎汤，9～15 g。

苦瓜花：内服煎汤，6～9 g；或焙焦，研末入散剂。脾胃虚寒、大便溏泻者慎服。

苦瓜藤：内服煎汤，3～12 g。外用适量，煎汤洗；或捣敷。

苦瓜根：内服煎汤，10～15 g，鲜品30～60 g。外用适量，煎汤洗；或捣敷。

| 附　注 | 本种异名：*Momordica sinensis* Spreng.、*Momordica chinensis* Spreng.、*Sicyos fauriei* H. Lévl.、*Momordica indica* L.、*Cucumis argyi* H. Lévl.。

药材苦瓜，为本种的干燥（新鲜）（近成熟）果实（肉），《甘肃省中药材标准》（2008年版、2009年版）、《广东省中药材标准·第一册》（2004年版）、《湖南省中药材标准》（2009年版）、《湖北省中药材质量标准》（2018年版）中有收载；《广西壮族自治区壮药质量标准·第二卷》（2011年版）、《中华人民共和国卫生部药品标准·中药成方制剂·第十四册·附录》（1997年版）、《中华人民共和国卫生部药品标准·中药成方制剂·第八册·附录》（1993年版）、《上海市中药材标准·附录》（1994年版）、《贵州省中药材、民族药材质量标准》（2003年版）、《贵州省中药材质量标准》（1988年版）、《广西中药材标准》（1990年版）以"苦瓜干"之名收载之。

本种的果实为常见蔬菜，可炒食、煮汤等，也可腌制泡菜。

葫芦科 Cucurbitaceae 赤瓟属 Thladiantha

皱果赤瓟
Thladiantha henryi Hemsl.

| 药 材 名 | 米来瓜（药用部位：根）。

| 形态特征 | 多年生攀缘草质藤本。根块状。茎较粗壮，草质，稍有短柔毛或无毛。卷须分 2 叉。叶柄长 4 ~ 12 cm；叶片膜质，宽卵状心形，长 8 ~ 16 cm，宽 7 ~ 14 cm，上面粗糙，下面有稀疏柔毛或无毛，边缘有具胼胝的小齿。雌雄异株。雄花多花，生于聚伞状圆锥花序上，总花梗粗壮，多分枝，长 8 ~ 20 cm，花梗长 1 ~ 3 cm；花托宽钟状；花萼裂片披针形，具 1 脉；花冠黄色，裂片矩圆形，长约 2 cm，有 5 ~ 7 脉；雄蕊 5。雌花单生、双生或 3 ~ 5 生于短的总花梗上，花梗长 2 ~ 6 cm。果实椭圆状，长 5 ~ 10 cm，果皮多横褶，基部深内凹。

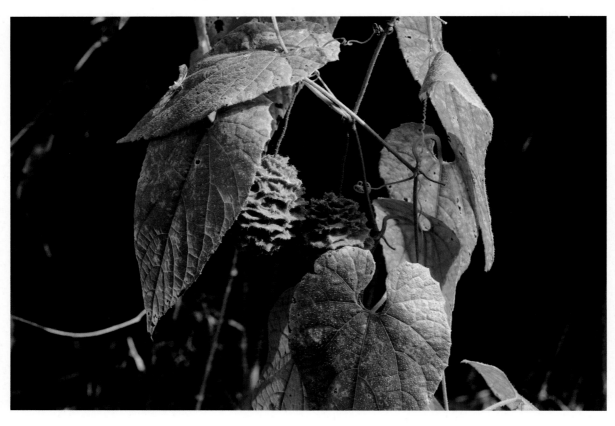

| 生境分布 | 生于海拔 1 150 m 以上的山坡林下、路旁或灌丛中。分布于德兴三清山北麓等。 |

| 资源情况 | 野生资源稀少。药材来源于野生。 |

| 采收加工 | 全年均可采挖，洗净，鲜用或晒干。 |

| 功能主治 | 败火，调气，止痛，清热解毒。用于头痛发热。 |

| 用法用量 | 内服煎汤，9 ~ 15 g。 |

| 附　注 | 本种异名：*Thladiantha henryi* Hemsl. var. *verrucosa* (Cogn.) A. M. Lu et Z. Y. Zhang、*Thladiantha verrucosa* Cogniaux、*Thladiantha dictyocarpa* Handel-Mazzetti。 |

葫芦科 Cucurbitaceae 赤瓟属 Thladiantha

南赤瓟 *Thladiantha nudiflora* Hemsl. ex Forbes et Hemsl.

| 药 材 名 | 南赤瓟（药用部位：根、叶）、赤瓟（药用部位：果实）。

| 形态特征 | 多年生草质藤本。全体密生柔毛状硬毛。茎草质，攀缘状。卷须分2叉。叶柄长3～10 cm；叶片质稍硬，宽卵状心形或近圆心形，上面粗糙且有毛，下面密生短柔毛状硬毛，边缘有具小尖头的锯齿，长5～12 cm，宽4～11 cm。雌雄异株。雄花生于总状花序上；花托短钟状，密生短柔毛；花萼裂片卵状披针形；花冠黄色，裂片卵状矩圆形，长约1.2 cm，宽约0.7 cm；雄蕊5。雌花单生，花梗长1～3 cm；子房卵形，密生柔毛。果实红色，卵圆形；种子倒卵形。

| 生境分布 | 生于海拔900 m以上的山沟边、林缘或山坡灌丛中。分布于德兴大茅山、三清山北麓等。

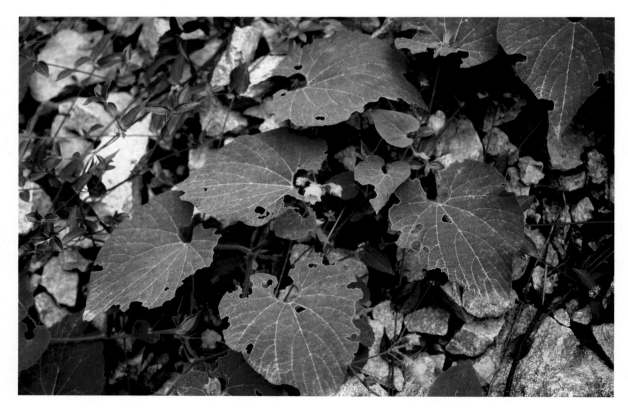

| 资源情况 | 野生资源一般。药材来源于野生。

| 采收加工 | 南赤瓟：秋后采挖根，鲜用或切片晒干；春、夏季采摘叶，鲜用或晒干。
赤瓟：果实成熟后采摘，干燥。

| 药材性状 | 南赤瓟：本品根呈块状或块片状，灰棕色，去皮者灰黄色，有细纵纹，断面纤维性。味淡、微苦。
赤瓟：本品呈长圆形，常压扁，长 4 ~ 5 cm，直径 3 ~ 3.5 cm。表面红色或红褐色，内表面粘连多数小颗粒（系不发育的种子），中心有多数卵形或宽卵形的成熟种子，长 0.5 cm，宽 0.35 ~ 0.4 cm，厚 0.1 ~ 0.15 cm，先端尖，基部圆，表面有明显的网纹，两面稍拱起。气特异，味甜。

| 功能主治 | 南赤瓟：苦，凉。归胃、大肠经。清热解毒，消食化滞。用于痢疾，肠炎，消化不良，脘腹胀闷，毒蛇咬伤。
赤瓟：酸、苦，平。理气活血，祛痰利湿。用于跌打损伤，嗳气吐酸，黄疸，泄泻，痢疾，肺痨咯血。

| 用法用量 | 南赤瓟：内服煎汤，9 ~ 18 g。外用适量，鲜品捣敷。
赤瓟：内服煎汤，5 ~ 10 g。

| 附　注 | 本种异名：*Cucumis courtoisii* H. Léveillé、*Thladiantha harmsii* Cogniaux、*Thladiantha formosana* Hayata、*Thladiantha nudiflora* Hemsl. ex Forbes et Hemsl. var. *membranacea* Z. Zhang、*Thladiantha nudiflora* Hemsl. ex Forbes et Hemsl. var. *macrocarpa* Z. Zhang。

葫芦科 Cucurbitaceae 栝楼属 Trichosanthes

王瓜
Trichosanthes cucumeroides (Ser.) Maxim.

| 药 材 名 | 王瓜（药用部位：果实）、王瓜子（药用部位：种子）、王瓜根（药用部位：根）。

| 形态特征 | 多年生攀缘藤本。块根肥大，纺锤形。茎较细，疏生短柔毛。卷须不分叉或分 2 叉。叶柄长 3 ~ 6 cm；叶片宽卵状心形或卵状心形，长 6 ~ 11 cm，常 3 ~ 5 浅裂，有时 5 深裂，边缘有不规则锯齿。雌雄异株。雄花 3 ~ 15 生于长 2 ~ 8 cm 的总花梗上，呈总状，稀单生；苞片近钻形，长约 0.25 cm；花托细筒状，长约 6 cm；花萼裂片条形，长 0.3 ~ 0.4 cm，全缘；花冠白色，裂片矩圆形，边缘流苏状；雄蕊 3。雌花单生；子房球形或矩圆形。果实球状至矩圆状，长 5 ~ 8 cm；种子褐色，中部有增厚的环带。

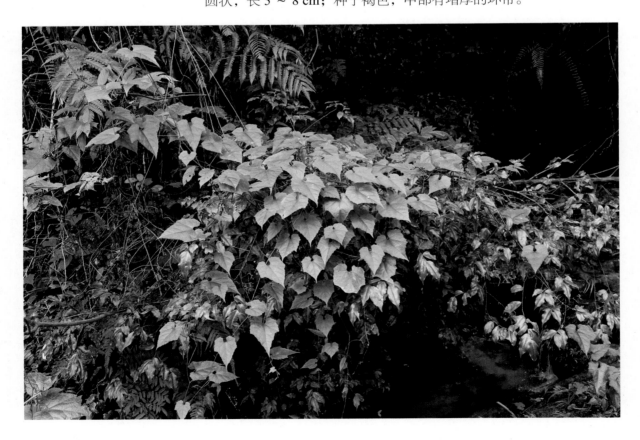

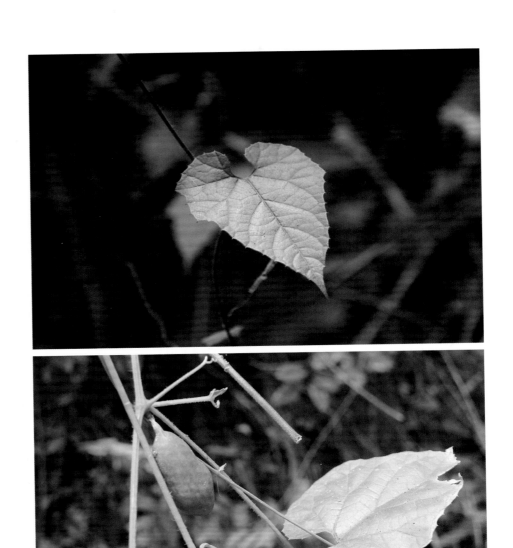

| **生境分布** | 生于海拔 600 ～ 1 700 m 的山谷密林中或山坡疏林中或灌丛中。分布于德兴大茅山、三清山北麓等。 |

| **资源情况** | 野生资源一般。药材来源于野生。 |

| **采收加工** | 王瓜：秋季果实成熟后采收，鲜用或连柄摘下，用线将果柄穿起，挂于日光下或通风处干燥。
王瓜子：秋季采摘成熟果实，对剖，取出种子，洗净后晒干。
王瓜根：夏、秋季间采挖，鲜用或切片晒干。 |

| **药材性状** | **王瓜**：本品呈卵状椭圆形或椭圆形，长约 6 cm，栽培品长可达 9 cm，宽 3 ～ 6 cm，先端窄，残留长 0.3 ～ 0.7 cm 的柱基，基部钝圆，青时有 10 ～ 12 苍白色条纹，成熟后橙红色。果皮薄，光滑，稍有光泽。果柄长 0.5 ～ 2 cm。种子略呈"十"字形，似螳螂头，长约 1.2 cm，宽 1.4 cm，中央室成宽约 0.5 cm 的环带，两侧有较小的扁圆形空室，黄棕色，表面有凹凸不平的细皱纹。具香甜气，味甘、微酸。

王瓜子：本品呈长方"十"字形，分 3 室，两端每室外边各有 1 圆形凹陷或成小孔状，室内中空，中间 1 室外围有 1 宽环，长 1 ～ 1.2 cm，宽 0.6 ～ 0.8 cm。表面灰棕色或黑褐色，有时两端略呈亮灰色；全体粗糙，有众多小突起。体轻，种皮坚硬，破开后中间室内可见 2 长方形子叶，油性大。气微，味淡。

王瓜根：本品呈纺锤形，常 2 ～ 9 呈簇生状，直径约 3 cm，断面洁白色或黄白色，粉性。味稍苦、涩。

| **功能主治** | **王瓜**：苦，寒。归心、肾经。清热，生津，化瘀，通乳。用于消渴，黄疸，噎膈反胃，闭经，乳汁不通，痈肿，慢性咽喉炎。

王瓜子：酸、苦，平。归肺、大肠经。清热利湿，凉血止血。用于肺痿吐血，黄疸，痢疾，肠风下血。

王瓜根：苦，寒；有小毒。归大肠、胃经。泻热通结，散瘀消肿。用于热病烦渴，黄疸，热结便秘，小便不利，闭经，乳汁不下，癥瘕，痈肿。

| **用法用量** | **王瓜**：内服煎汤，9 ～ 15 g；或入丸、散剂；孕妇、虚证者禁服。外用适量，捣敷。

王瓜子：内服煎汤，3 ～ 10 g；或入丸、散剂。

王瓜根：内服煎汤，5 ～ 15 g，鲜品 60 ～ 90 g；或捣汁；脾胃虚寒者及孕妇慎服。外用适量，捣敷；或磨汁涂。

| **附　　方** | （1）治毒蛇咬伤：①王瓜根适量，研细末，加井水或泉水调成饼状敷患处；另取王瓜根用烧酒磨成乳状，频频涂于伤口周围肿胀处。②王瓜根 18 ～ 30 g，内服煎汤，每日 1 次；或研末，开水送服。

（2）治指疔：王瓜根研末，加烧酒调成糊状，用鸭毛蘸涂，或加入蟾酥 5 分、鸡蛋清 1 个调匀，频频涂患处，疗效更速。已溃者用王瓜根研末，加蜜糖调成饼状，敷患处，每日换药 1 次。

（3）治烫火伤：鲜王瓜根适量，加井水或泉水擂成糊状，每日涂 3 ～ 4 次。

（4）治鱼口便毒：王瓜根适量研末，加蜜糖调成饼状，敷，每日换药 1 次。

（5）治口腔破烂、咽喉肿痛：王瓜根 6 ~ 9 g，切片，放入口内含，令其唾液流掉，每日含 1 ~ 3 次。

（6）治单蛾、双蛾、乳蛾：王瓜根 3 ~ 6 g，煎汤，每日 2 次分服。

（7）治胃脘痛、腹痛：王瓜根适量，焙干，研末，每次 9 ~ 15 g，烧酒或冬酒送服。

（8）治小儿湿疹：王瓜藤煎汤洗。［方（1）~（8）出自《草药手册》（江西）］

| 附　注 | 本种异名：*Trichosanthes cavalerei* H. Lévl.、*Trichosanthes chinensis* Ser.、*Trichosanthes formosana* Hayata、*Bryonia cucumeroides* Ser.、*Trichosanthes cucumeroides* (Ser.) Maxim. var. *formosana* (Hayata) Kitam.、*Trichosanthes cavaleriei* H. Léveillé。

药材王瓜子，为本种的干燥成熟种子，《贵州省中药材民族药材质量标准·第一册》（2019 年版）、《贵州省中药材、民族药材质量标准》（2003 年版）、《贵州省中药材质量标准》（1988 年版）中有收载。

葫芦科 Cucurbitaceae 栝楼属 Trichosanthes

栝楼
Trichosanthes kirilowii Maxim.

| 药 材 名 | 天花粉（药用部位：根）、瓜蒌（药用部位：成熟果实。别名：栝楼）、瓜蒌子（药用部位：成熟种子。别名：栝楼子）、瓜蒌皮（药用部位：成熟果实的果皮。别名：栝楼皮）。

| 形态特征 | 多年生攀缘藤本。块根圆柱状，灰黄色。茎攀缘。卷须分 2 ～ 5 叉。叶柄长 3 ～ 10 cm；叶片近圆形，长、宽均为 7 ～ 20 cm，常 3 ～ 7 浅裂或中裂，稀深裂或不分裂而仅有不等大的粗齿。雌雄异株。雄花几朵生于长 10 ～ 20 cm 的总花梗上部，成总状花序，稀单生；苞片倒卵形或宽卵形，长 1.5 ～ 2 cm，边缘有齿；花托筒状，长约 3.5 cm；花萼裂片披针形，全缘，长约 1.5 cm；花冠白色，裂片倒卵形，先端流苏状；雄蕊 3，花丝短，有毛，花药靠合。雌花单生，花柱 3 裂。果实近球形，黄褐色，光滑，具多数种子；种子压扁状。

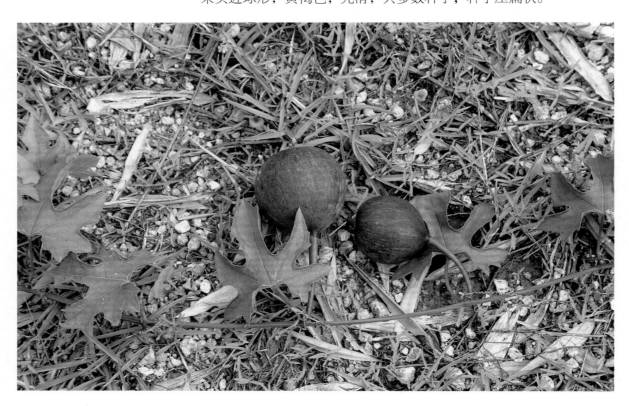

| 生境分布 | 生于海拔 200 ~ 1 800 m 的山坡林下、灌丛中、草地和村旁田地。德兴各地均有分布，德兴黄柏、新岗山等地有栽培。

| 资源情况 | 野生资源丰富，栽培资源丰富。药材主要来源于栽培。

| 采收加工 | 天花粉：秋、冬季采挖，洗净，除去外皮，切段或纵剖成瓣，干燥。

瓜蒌（栝楼）：秋季果实成熟时，按成熟情况采摘，用剪刀在距果实 15 cm 处连果柄剪下，置通风处阴干。

瓜蒌子（栝楼子）：秋季分批采摘成熟果实，剖开，取出种子，洗净，晒干。

瓜蒌皮（栝楼皮）：秋季采摘成熟果实，剖开，除去果瓤及种子，阴干。

| 药材性状 | 天花粉：本品呈不规则圆柱形、纺锤形或瓣块状，长 8 ~ 40 cm，直径 2 ~ 5 cm。外皮黄棕色，有纵皱纹及横长皮孔；外皮刮去者较光滑，黄白色，有横皱纹及残留的栓皮斑块，纵剖面可见黄色纵条纹。质坚实，断面淡黄白色，粉性，导管孔明显，略呈放射状排列。气微，味微苦。

瓜蒌（栝楼）：本品呈类球形或宽椭圆形，长 7 ~ 10 cm，直径 6 ~ 8 cm。表面橙红色或橙黄色，皱缩或较光滑，先端有圆形花柱残基，基部略尖，具残存果柄。质脆，易破开，内表面黄白色，有红黄色丝络，果瓤橙黄色，黏稠，与多数种子黏结成团。具焦糖气，味微酸、甜。

瓜蒌子（栝楼子）：本品呈卵状椭圆形，扁平，长 1.1 ~ 1.8 cm，宽 0.6 ~ 1.2 cm，厚约 0.35 cm。表面光滑，淡棕色或棕褐色。沿边缘有 1 圈不甚明显的棱线，先端稍尖，有 1 色浅的短条状种脐，基部钝圆或稍偏斜。种皮坚硬，剖开后内表面淡绿色，子叶 2，富油性。气微，味淡，有油腻感。

瓜蒌皮（栝楼皮）：本品呈舟状，边缘内卷曲，长 7 ~ 10 cm。外表面橙红色或橙黄色，皱缩，有的有残存柱基或果柄残迹，内表面黄白色。质较脆，易折断。具香甜气，味甘、微酸。

| 功能主治 | 天花粉：甘、微苦，微寒。归肺、胃经。清热泻火，生津止渴，消肿排脓。用于热病烦渴，肺热燥咳，内热消渴，疮疡肿毒。

瓜蒌（栝楼）：甘、微苦，寒。归肺、胃、大肠经。清热涤痰，宽胸散结，润燥滑肠。用于肺热咳嗽，痰浊黄稠，胸痹心痛，结胸痞满，乳痈，肺痈，肠痈，大便秘结。

瓜蒌子（栝楼子）：甘，寒。归肺、胃、大肠经。润肺化痰，滑肠通便。用于燥咳痰黏，肠燥便秘。

瓜蒌皮（栝楼皮）：甘，寒。归肺、胃经。清热化痰，利气宽胸。用于痰热咳嗽，胸闷胁痛。

| **用法用量** | 天花粉：内服煎汤，9 ~ 15 g；或入丸、散剂；孕妇慎用；不宜与川乌、制川乌、草乌、制草乌、附子同用。外用适量，研末撒布或调敷。

瓜蒌（栝楼）：内服煎汤，9 ~ 15 g；或捣汁；或入丸、散剂；不宜与川乌、制川乌、草乌、制草乌、附子同用。外用适量，捣敷。

瓜蒌子（栝楼子）：内服煎汤，9 ~ 15 g；或入丸、散剂；不宜与川乌、制川乌、草乌、制草乌、附子同用。外用适量，研末调敷。

瓜蒌皮（栝楼皮）：内服煎汤，6 ~ 12 g；或入散剂；不宜与川乌、制川乌、草乌、制草乌、附子同用。外用适量，烧存性，研末调敷。

| **附　　注** | 本种异名：*Trichosanthes obtusiloba* C. Y. Wu ex C. Y. Cheng et C. H. Yueh。

药材天花粉，为本种的干燥根，《中华人民共和国药典》（1963 年版至 2020 年版）、《内蒙古蒙药材标准》（1986 年版）、《新疆维吾尔自治区药品标准·第二册》（1980 年版）、《贵州省中药材标准规格·上集》（1965 年版）中有收载。

药材栝楼（瓜蒌），为本种的干燥成熟果实，《中华人民共和国药典》（1963 年版）中有收载；《中华人民共和国药典》（1977 年版至 2020 年版）、《新疆维吾尔自治区药品标准·第二册》（1980 年版）以"瓜蒌"之名收载之。

药材栝楼子（瓜蒌子），为本种的干燥成熟种子，《中华人民共和国药典》（1963 年版）中有收载；《中华人民共和国药典》（1977 年版至 2020 年版）、《新疆维吾尔自治区药品标准·第二册》（1980 年版）以"瓜蒌子"之名收载之，《贵州省中药材标准规格·上集》（1965 年版）以"栝楼子（瓜蒌子）"之名收载之。

药材瓜蒌皮，为本种的干燥成熟果实的果皮，《中华人民共和国药典》（1977 年版至 2020 年版）、《新疆维吾尔自治区药品标准·第二册》（1980 年版）中有收载；《贵州省中药材标准规格·上集》（1965 年版）以"栝楼皮（瓜蒌壳）"之名收载之。

《中华人民共和国药典》规定，按干燥品计算，瓜蒌子含 3,29- 二苯甲酰基栝楼仁三醇（$C_{44}H_{58}O_5$）不得少于 0.080%；炒瓜蒌子含 3,29- 二苯甲酰基栝楼仁三醇（$C_{44}H_{58}O_5$）不得少于 0.060%。

本种的种子可作瓜子。

葫芦科 Cucurbitaceae 栝楼属 Trichosanthes

中华栝楼 *Trichosanthes rosthornii* Harms

| 药 材 名 | 天花粉（药用部位：根）、瓜蒌（药用部位：成熟果实。别名：栝楼）、瓜蒌子（药用部位：成熟种子。别名：栝楼子）、瓜蒌皮（药用部位：成熟果实的果皮。别名：栝楼皮）。

| 形态特征 | 多年生攀缘藤本。块根肥大。茎草质，攀缘状，无毛。卷须常分 2 叉。叶柄长 1.5 ~ 5 cm；叶片膜质或近革质，常 5 ~ 7 深裂，裂片披针形或宽披针形，近全缘或疏生小齿，稀具小裂片，中间者长 5 ~ 13 cm，宽 1 ~ 2 cm。雌雄异株。雄花几朵生于长 5 ~ 20 cm 的总花梗上部，呈总状或有时单生；苞片倒卵形，边缘锐裂，长 1 ~ 1.5 cm；花托筒状，先端直径约 0.7 cm，长 2 ~ 3 cm；花萼裂片条形，长 0.6 ~ 0.8 cm；花冠白色，裂片近卵形，长 1 cm，边缘流苏

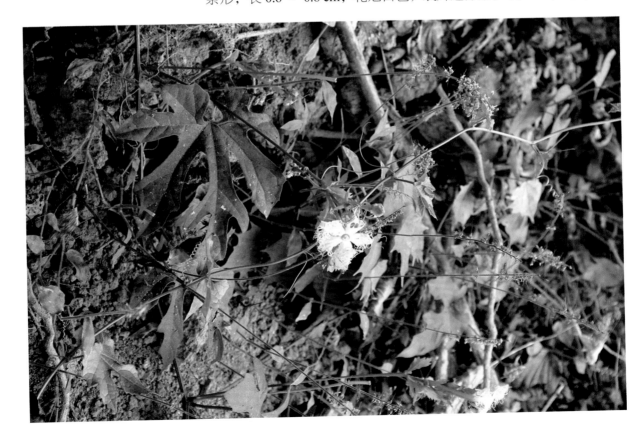

状；雄蕊 3，花丝分离，花药合生。雌花单生。果实球状，直径约 7 cm；种子卵形，压扁状。

| 生境分布 | 生于海拔 400 ~ 1 850 m 的山谷密林、山坡灌丛及草丛中。分布于德兴大茅山等，德兴万村有栽培。

| 资源情况 | 野生资源丰富，栽培资源丰富。药材主要来源于栽培。

| 采收加工 | 天花粉：秋、冬季采挖，洗净，除去外皮，切段或纵剖成瓣，干燥。

瓜蒌（栝楼）：秋季果实成熟时，按成熟情况，成熟一批采摘一批。采时用剪刀在距果实 15 cm 处连果柄剪下，置通风处阴干。

瓜蒌子（栝楼子）：秋季分批采摘成熟果实，剖开，取出种子，洗净，晒干。

瓜蒌皮（栝楼皮）：秋季采摘成熟果实，剖开，除去果瓤及种子，阴干。

| 药材性状 | 天花粉：本品去皮者浅灰黄色至棕黄色，断面淡灰黄色，粉性稍差；具皮者显灰棕色，有网状皱纹。

瓜蒌（栝楼）：本品呈类球形或宽椭圆形，长 7 ~ 10 cm，直径 6 ~ 8 cm。表面橙红色或橙黄色，皱缩或较光滑，先端有圆形的花柱残基，基部略尖，具残存果柄。质脆，易破开，内表面黄白色，有红黄色丝络，果瓤橙黄色，黏稠，与多数种子黏结成团。具焦糖气，味微酸、甜。以个整齐、皮厚且柔韧、皱缩、色杏黄或红黄、糖性足、不破者为佳。

瓜蒌子(栝楼子)：本品较大，极扁，长方椭圆形，长 1.2 ~ 2 cm，宽 0.7 ~ 1 cm，厚约 0.25 cm。表面深棕色或棕褐色，圈沟明显，环边较宽，先端较宽而平截。以个均匀、饱满、油足、味甘者为佳。

瓜蒌皮（栝楼皮）：本品果瓣长 9 ~ 12 cm，外表面浅橙黄色，平滑不皱。以外表面色橙红、内表面色黄白、皮厚者为佳。

| 功能主治 | 同"栝楼"。

| 用法用量 | 同"栝楼"。

| 附 注 | 本种异名：*Trichosanthes japonica* (Miq.) Kitamura、*Trichosanthes stylopodifera* C. Y. Cheng et C. H. Yueh、*Trichosanthes crenulata* C. Y. Cheng et C. H. Yueh、*Trichosanthes uniflora* Hao、*Trichosanthes guizhouensis* C. Y. Cheng et C. H. Yueh。

药材天花粉，为本种的干燥根，《中华人民共和国药典》（1995 年版至 2020

年版）、《贵州省中药材质量标准》（1988 年版）中有收载。

药材瓜蒌，为本种的干燥成熟果实，《中华人民共和国药典》（1977 年版至 2020 年版）、《新疆维吾尔自治区药品标准·第二册》（1980 年版）中有收载。

药材瓜蒌子，为本种的干燥成熟种子，《中华人民共和国药典》（1977 年版至 2020 年版）、《新疆维吾尔自治区药品标准·第二册》（1980 年版）中有收载。

药材瓜蒌皮，为本种的干燥成熟果实的果皮，《中华人民共和国药典》（1977 年版至 2020 年版）、《新疆维吾尔自治区药品标准·第二册》（1980 年版）中有收载。

本种的种子可作瓜子。

葫芦科 Cucurbitaceae 马㼎儿属 Zehneria

马㼎儿

Zehneria indica (Lour.) Keraudren

| 药 材 名 | 马㼎儿（药用部位：地上部分。别名：老鼠拉冬瓜、野苦瓜、扣子草）。

| 形态特征 | 攀缘或平卧草本。茎、枝纤细，无毛。叶柄长 2.5 ～ 3.5 cm；叶膜质，三角状卵形、卵状心形或戟形，不裂或 3 ～ 5 浅裂，长 3 ～ 5 cm。雌雄同株。雄花单生，稀 2 ～ 3 成短总状花序；花萼宽钟形，长 0.15 cm；花冠淡黄色，有柔毛，裂片长圆形或卵状长圆形，长 0.2 ～ 0.25 cm；雄蕊 3，花药长 0.1 cm。雌花与雄花在同一叶腋内单生，稀双生；花冠宽钟形，直径 0.25 cm，裂片披针形，长 0.25 ～ 0.3 cm；子房有疣状突起。果柄纤细，长 2 ～ 3 cm；果实长圆形或窄卵形，长 1 ～ 1.5 cm，成熟后橘红色或红色；种子灰白色，卵形，长 0.3 ～ 0.5 cm。

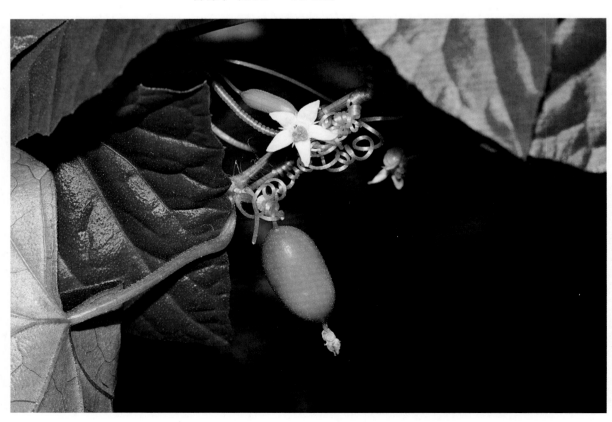

| **生境分布** | 生于海拔 500 ～ 1 600 m 的林中阴湿处、路旁、田边及灌丛中。德兴各地山区均有分布。

| **资源情况** | 野生资源丰富。药材来源于野生。

| **采收加工** | 夏、秋季采收，根除去泥及细根，洗净，切厚片；茎、叶切碎，鲜用或晒干。

| **药材性状** | 本品茎纤细扭曲，暗绿色或灰白色，有细纵棱。卷须细丝状。单叶互生，皱缩，卷曲，多破碎，完整叶三角状卵形或心形，上表面绿色，密布灰白色小凸点，下表面灰绿色，叶脉明显。气微，味微涩。

| **功能主治** | 甘、苦，凉。归肺、肝、脾经。清热解毒，消肿散结，化痰利尿。用于痈疮疔肿，痰核瘰疬，咽喉肿痛，疟腮，石淋，小便不利，皮肤湿疹，目赤黄疸，痔漏，脱肛，外伤出血，毒蛇咬伤。

| **用法用量** | 内服煎汤，15 ～ 30 g。外用适量，捣敷；或煎汤洗。

| **附 注** | 本种异名：*Zehneria omeiensis* Z. Y. Zhu、*Melothria formosana* Hayata、*Melothria indica* Loureiro、*Melothria japonica* (Thunberg) Maximowicz ex Cogniaux、*Melothria argyi* H. Léveillé。
药材马㼎儿，为本种的干燥地上部分，《上海市中药材标准》（1994 年版）中有收载。
本种的果实可生食。

千屈菜科 Lythraceae 水苋菜属 Ammannia

水苋菜 *Ammannia baccifera* L.

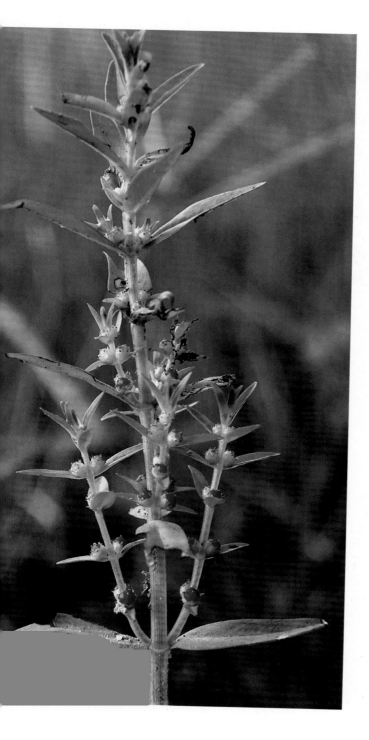

| 药 材 名 |

水苋菜（药用部位：全草）。

| 形态特征 |

一年生草本，高 7 ~ 30 cm，无毛。茎有 4 棱，常多分枝。叶对生，披针形、倒披针形或狭倒卵形，长 1.5 ~ 5 cm，宽 0.15 ~ 1.3 cm，基部渐狭成短柄或无柄。聚伞花序腋生，具短梗，有密集的花；苞片小，条状钻形；花萼钟形，长约 0.1 cm，萼齿 4，正三角形；花瓣不存在；雄蕊 4，比花萼稍短；子房球形，花柱长约为子房之半，约 0.04 cm。蒴果球形，紫红色，直径 0.1 ~ 0.15 cm，在中部以上不规则盖裂；种子极小，近三角形。

| 生境分布 |

生于潮湿的地方或水田中。德兴各地均有分布。

| 资源情况 |

野生资源丰富。药材来源于野生。

| 采收加工 |

夏季采收，洗净，切碎，鲜用或晒干。

| 功能主治 | 苦、涩，微寒。散瘀止血，除湿解毒。用于跌打损伤，内、外伤出血，骨折，风湿痹痛，蛇咬伤，痈疮肿毒，疥癣。 |

| 用法用量 | 内服煎汤，3～9g；或浸酒；或研末。外用适量，捣敷；或研末撒。 |

| 附　注 | 本种异名：*Ammannia viridis* Willd. et Hornem.、*Ammannia vescicatoria* Roxb.、*Ammannia discolor* Nakai、*Ammannia indica* Lam.、*Ammannia baccifera* L. subsp. *contracta* Koehne。 |

千屈菜科 Lythraceae 紫薇属 Lagerstroemia

紫薇
Lagerstroemia indica L.

|药 材 名| 紫薇花（药用部位：花）、紫薇叶（药用部位：叶）、紫薇根（药用部位：根）、紫薇皮（药用部位：树皮）。

|形态特征| 落叶小乔木或灌木。树皮褐色，平滑。小枝略呈四棱形，通常有狭翅。叶对生或近对生，上部的互生，椭圆形至倒卵形，长 3 ~ 7 cm，宽 2.5 ~ 4 cm，近无毛或沿背面中脉有毛，具短柄。圆锥花序顶生，无毛；花淡红色、紫色或白色，直径 2.5 ~ 3 cm；花萼半球形，长 0.8 ~ 1 cm，绿色，平滑，无毛，先端 6 浅裂；花瓣 6，近圆形，呈皱缩状，边缘有不规则的缺刻，基部具长爪；雄蕊多数，生于萼筒基部，通常外轮 6 雄蕊较长。蒴果近球形，6 瓣裂，直径约 1.2 cm，基部具宿存花萼；种子有翅。

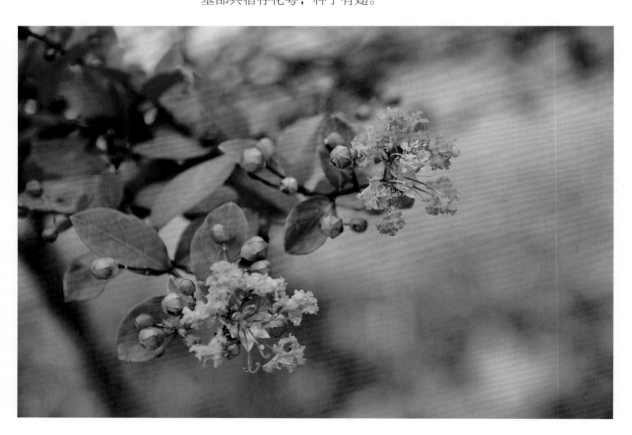

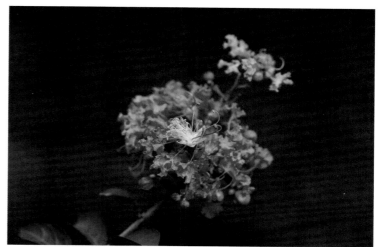

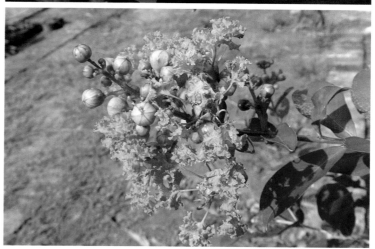

| **生境分布** | 生于肥沃湿润的土壤中。德兴大茅山及海口等有分布，德兴各地常栽培作绿化或观赏植物。 |

| **资源情况** | 野生资源一般，栽培资源丰富。药材主要来源于栽培。 |

采收加工	紫薇花：5～8月采花，晒干。
	紫薇叶：春、夏季采收，洗净，鲜用或晒干。
	紫薇根：全年均可采挖，洗净，切片，鲜用或晒干。
	紫薇皮：夏、秋季老树干皮脱落时收集，干燥。

| **药材性状** | 紫薇花：本品淡红紫色，直径约1 cm。花萼绿色，长约1 cm，先端6浅裂，宿存；花瓣6，下部有细长的爪，瓣面近圆球形而呈皱波状，边缘有不规则的缺刻；雄蕊多数，生于萼筒基部，外轮6，花丝较长。气微，味淡。 |
| | 紫薇叶：本品纸质，完整叶片展平后呈椭圆形、倒卵形或长椭圆形，长2.5～ |

7 cm，宽 1.5 ~ 4 cm，先端短尖或呈钝形，有时微凹，基部阔楔形或近圆形，无毛或下表面沿中脉有微柔毛；侧脉 3 ~ 7 对。气微，味淡。

紫薇根：本品呈圆柱形，有分枝，长短、大小不一。表面灰棕色，有细纵皱纹，栓皮薄，易剥落。质硬，不易折断，断面不整齐，淡黄白色。无臭，味淡、微涩。

紫薇皮：本品茎皮呈不规则的卷筒状或半卷筒状，长 4 ~ 20 cm，宽 0.5 ~ 2 cm，厚约 0.1 cm。外表面为灰棕色，具有细微的纵皱纹，可见因外皮脱落而留下的压痕；内表面灰棕色，较平坦。体轻，质松脆，易破碎。无臭，味淡、微涩。

| **功能主治** | **紫薇花**：苦、微酸，寒。归肝经。清热解毒，活血止血。用于疮疖痈疽，小儿胎毒，疥癣，血崩，带下，肺痨咯血，小儿惊风。

紫薇叶：微苦、涩，寒。归肺、脾、大肠经。清热解毒，利湿止血。用于痈疮肿毒，乳痈，痢疾，湿疹，外伤出血。

紫薇根：微苦，微寒。归肝、大肠经。清热利湿，活血止血，止痛。用于痢疾，水肿，烫火伤，湿疹，痈肿疮毒，跌打损伤，血崩，偏头痛，牙痛，痛经，产后腹痛。

紫薇皮：苦，寒。清热解毒，利湿祛风，散瘀止血。用于无名肿毒，丹毒，乳痈，咽喉肿痛，肝炎，疥癣，鹤膝风，跌打损伤，内、外伤出血，崩漏带下。

| **用法用量** | **紫薇花**：内服煎汤，10 ~ 15 g；或研末。外用适量，研末调敷；或煎汤洗。

紫薇叶：内服煎汤，10 ~ 15 g；或研末。外用适量，捣敷；或研末调敷；或煎汤洗。

紫薇根：内服煎汤，10 ~ 15 g。外用适量，研末调敷；或煎汤洗。

紫薇皮：内服煎汤，10 ~ 15 g；或浸酒；或研末。外用适量，研末调敷；或煎汤洗。

| **附　注** | 本种异名：*Murtughas indica* (L.) Kuntze、*Lagerstroemia chinensis* Lam.。

药材紫薇皮，为本种的干燥树皮，《四川省中药材标准》（2010 年版）、《贵州省中药材、民族药材质量标准》（2003 年版）、《贵州省中药材民族药材质量标准》（2019 年版）中有收载；《贵州省中药材质量标准》（1988 年版）、《四川省中药材标准》（1987 年版）以"紫荆皮"之名收载之。

药材紫薇叶，为本种的新鲜或干燥叶，《贵州省中药材、民族药材质量标准》（2003 年版）中有收载。

药材紫薇花，为本种的干燥花，《贵州省中药材、民族药材质量标准》（2003 年版）、《贵州省中药材民族药材质量标准》（2019 年版）中有收载。

本种为江西省 II 级保护植物，陕西省濒危级保护植物。

千屈菜科 Lythraceae 紫薇属 *Lagerstroemia*

南紫薇
Lagerstroemia subcostata Koehne

| 药 材 名 | 拘那花（药用部位：花、根）。

| 形态特征 | 落叶灌木或小乔木。树皮白色。小枝近圆柱形或有约 4 棱线，棱被微柔毛或无毛。叶对生或近对生，上部的互生，矩圆形或矩圆状披针形，长 4 ~ 8 cm，宽 2 ~ 4 cm，无毛或上面散生柔毛。圆锥花序顶生，花序轴被微柔毛；花白色，直径约 1 cm；花萼半球形，长 0.3 ~ 0.4 cm，外面具 10 ~ 12 稍微凸起的纵肋，无毛，先端 5 ~ 6 浅裂；花瓣 5 ~ 6，近圆形，呈皱缩状，宽约 0.35 cm，边缘有不规则缺刻，基部具长爪；雄蕊多数，生于萼筒基部，通常外轮 5 雄蕊较长。蒴果近椭圆形或卵状椭圆形，4 ~ 5 瓣裂，直径约 0.7 cm。

| 生境分布 | 生于林缘、溪边。德兴各地均有分布，德兴银城、花桥等地有栽培。

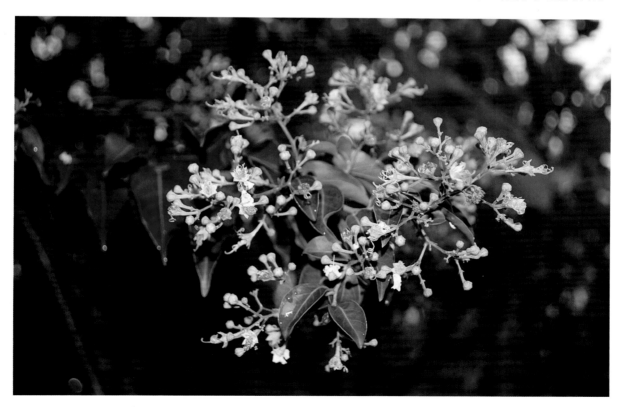

| 资源情况 | 野生资源一般，栽培资源一般。药材主要来源于栽培。 |

| 采收加工 | 夏季开花时采花，分期、分批摘取，烘干。秋、冬季采挖根，洗净，切片，鲜用或晒干。 |

| 功能主治 | 淡、微苦，寒。归心经。解毒，散瘀，截疟。用于痈疮肿毒，蛇咬伤，疟疾。 |

| 用法用量 | 内服煎汤，9 ~ 15 g。外用适量，鲜品捣敷。 |

| 附　注 | 本种异名：*Lagerstroemia unguiculosa* Koehne、*Lagerstroemia subcosatata* Koehne var. *hirtella* Koehne、*Lagerstroemia subcostata* Koehne var. *hirtella* Koehne。本种为江西省 II 级保护植物。 |

千屈菜科 Lythraceae 节节菜属 *Rotala*

节节菜

Rotala indica (Willd.) Koehne

| 药 材 名 |

水马齿苋（药用部位：全草）。

| 形态特征 |

一年生草本，披散或近直立，高 10 ~ 15 cm。茎常略呈四棱形，无毛，具分枝。叶对生，倒卵形或椭圆形，长 0.6 ~ 1 cm，宽 0.3 ~ 0.5 cm，有 1 圈软骨质狭边，无毛，近无柄。花小，两性，长 0.15 ~ 0.2 cm，通常排列成长 0.6 ~ 1.2 cm 的腋生穗状花序，较少单生；苞片矩圆状倒卵形，长 0.4 ~ 0.5 cm，叶状，小苞片 2，狭披针形，长 0.1 ~ 0.2 cm；花萼钟形，膜质，透明，先端具 4 齿；花瓣 4，淡红色，极小，短于萼齿；雄蕊通常 4，与萼筒等长；子房长约 0.1 cm。蒴果椭圆形，长约 0.15 cm，表面具横线条；种子无翅。

| 生境分布 |

生于稻田中或湿地上。德兴各地均有分布。

| 资源情况 |

野生资源丰富。药材来源于野生。

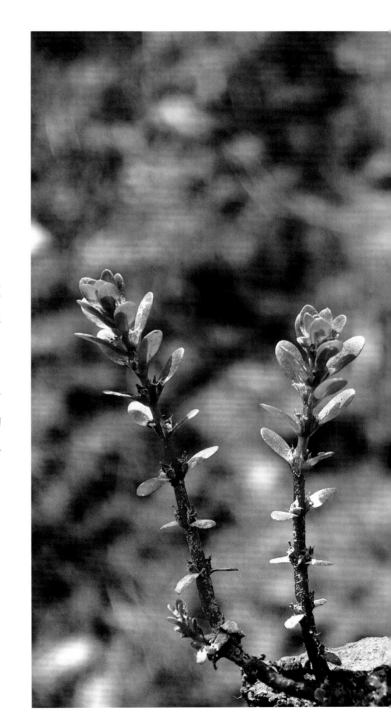

| **采收加工** | 夏、秋季采收，洗净，鲜用或晒干。

| **功能主治** | 酸、苦，凉。归脾、胃经。清热解毒，止泻。用于疮疖肿毒，小儿泄泻。

| **用法用量** | 外用适量，鲜品捣敷。

| **附　　注** | 本种异名：*Rotala elatinomorpha* Makino、*Ameletia uliginosa* Miq.、*Ameletia indica* DC.、*Rotala uliginosa* (Miq.) Nakai、*Rotala koreana* (Nakai) Mori、*Peplis indica* Willd.、*Ammannia peploides* Spreng.。

千屈菜科 Lythraceae　节节菜属 *Rotala*

轮叶节节菜
Rotala mexicana Cham. et Schlechtend.

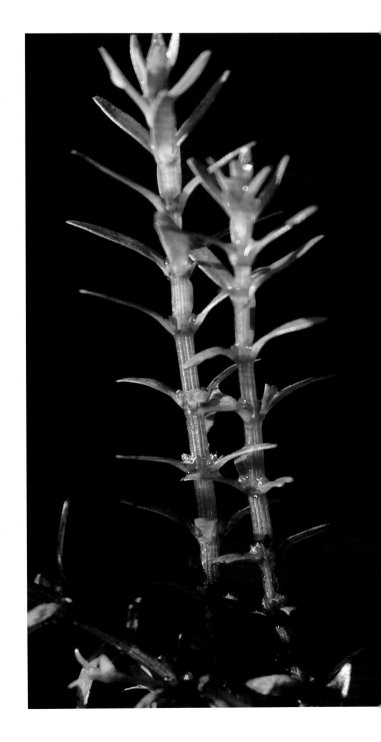

| **药材名** |

轮叶节节菜（药用部位：全草）。

| **形态特征** |

一年生小草本，高 3 ~ 10 cm，无毛。茎下部生于水中，无叶，节上生根；茎上部露出水面，生叶。叶 3 ~ 4 轮生，条形或条状披针形，长 0.3 ~ 0.7 cm，宽 0.05 ~ 0.1 cm，无毛，无柄。花小，腋生；苞片 2，钻形，与花萼近等长；花萼钟形，长 0.06 ~ 0.1 cm，上部有 4 或 5 齿；花瓣不存在；雄蕊 2 或 3；子房球形，花柱极短。蒴果小，球形，2 或 3 瓣裂。

| **生境分布** |

生于浅水湿地中。分布于德兴三清山北麓等。

| **资源情况** |

野生资源稀少。药材来源于野生。

| **采收加工** |

夏、秋季采收，洗净，鲜用或晒干。

| **功能主治** |

清热解毒，止血活瘀。用于跌打损伤。

| **用法用量** | 外用适量，捣敷。

| **附　　注** | 本种异名：*Rotala pusilla* Tulasne、*Hypobrichia spruceana* Bentham、*Rotala verticillaris* L.、*Ammannia mexicana* (Cham. et Schltdl.) Baill.、*Rotala mexicana* Cham. et Schlechtend. var. *spruceana* (Bentham) Koehne。

千屈菜科 Lythraceae 节节菜属 *Rotala*

圆叶节节菜
Rotala rotundifolia (Buch.-Ham. ex Roxb.) Koehne

| 药 材 名 |

圆叶节节菜（药用部位：全草）。

| 形态特征 |

一年生草本，常丛生，高 10 ~ 30 cm。茎无毛，通常紫色。叶对生，通常圆形，较少倒卵状椭圆形，边缘不为软骨质，长、宽均为 0.4 ~ 1 cm，无毛，无柄或具短柄。花很小，两性，长 0.15 ~ 0.25 cm，组成 1 ~ 5 (~ 7) 顶生的穗状花序；苞片卵形或宽卵形，与花近等长，小苞片 2，钻形，长约为苞片的一半；花萼宽钟形，膜质，半透明，长 0.1 ~ 0.15 cm，先端具 4 齿；花瓣 4，倒卵形，淡紫色，长 0.15 ~ 0.2 cm，明显长于萼齿；雄蕊 4。蒴果椭圆形，长约 0.2 cm，表面具横线条；种子无翅。

| 生境分布 |

生于水田或潮湿处。德兴各地均有分布。

| 资源情况 |

野生资源丰富。药材来源于野生。

| 采收加工 |

夏、秋季采收，洗净，鲜用或晒干或烘干。

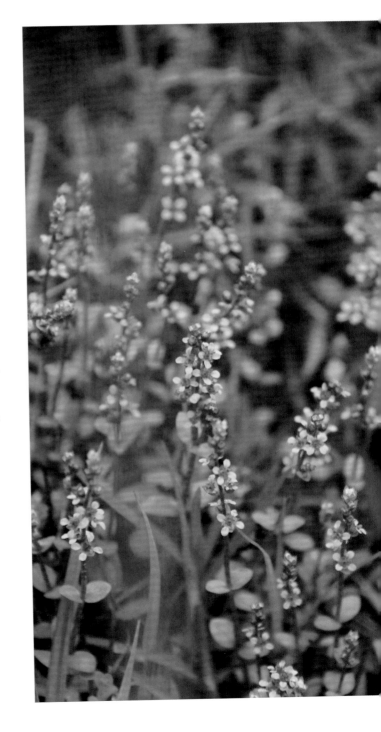

| 功能主治 | 甘、淡，凉。清热利湿，消肿解毒。用于痢疾，淋病，水臌，急性肝炎，痈肿疮毒，牙龈肿痛，痔肿，乳痈，急性脑膜炎，急性咽喉炎，月经不调，痛经，烫火伤。

| 用法用量 | 内服煎汤，15 ～ 30 g；或鲜品绞汁。外用适量，鲜品捣敷；或研末撒；或煎汤洗。

| 附 注 | 本种异名：*Ammannia subspicata* Bentham、*Ammannia rotundifolia* Buch.-Ham. ex Roxb.。

菱科 Trapaceae　菱属 Trapa

野菱

Trapa incisa Sieb. et Zucc. var. *quadricaudata* Gluck.

| 药 材 名 |

野菱（药用部位：坚果。别名：刺菱、菱角）、野菱根（药用部位：根）。

| 形态特征 |

一年生水生草本。浮水叶互生，聚生于茎顶形成莲座状菱盘，叶片斜方形或三角状菱形，长 2 ~ 5 cm，宽 2 ~ 7 cm，表面深绿色，光滑，背面淡绿色带紫色，被少量短毛，脉间有棕色斑块，边缘中上部具不整齐的缺刻状锯齿，叶缘中下部宽楔形或近圆形，全缘；叶柄中上部膨大或不膨大，长 3.5 ~ 10 cm，被短毛。沉水叶小，早落。花单生于叶腋，花小，两性；萼筒 4 裂；花瓣 4，白色；雄蕊 4；花柱钻状，柱头头状；花盘鸡冠状。果实三角形，高、宽均为 2 cm，具 4 刺角，2 肩角斜上伸，2 腰角圆锥状，斜下伸，刺角长约 1 cm；果柄细而短，长1 ~ 1.5 cm。

| 生境分布 |

生于湖泊、池塘中。德兴各地均有分布，德兴各地均有栽培。

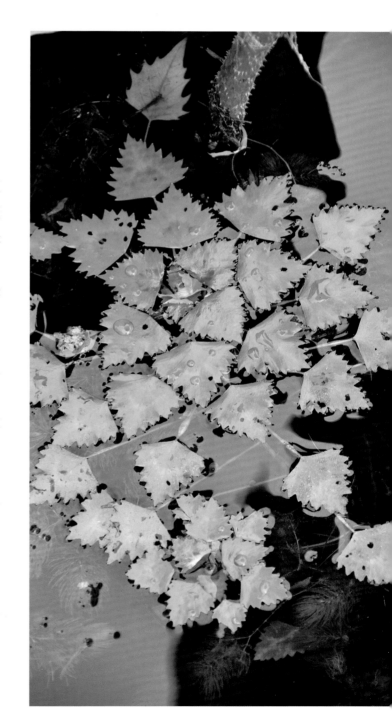

| 资源情况 | 野生资源丰富，栽培资源丰富。药材主要来源于栽培。

| 采收加工 | **野菱**：8 ~ 9 月采收，鲜用或晒干。
野菱根：采收果实时取其根，切段，晒干。

| 药材性状 | **野菱**：本品呈扁三角状，有 4 角，两侧 2 角斜向上开展，宽 2 ~ 3 cm，前后 2 角向下伸长，角较尖锐。表面黄绿色或微带紫色，果壳木化而坚硬。果肉类白色，富粉性。气微，味甜、微涩。

| 功能主治 | **野菱**：甘，平。归脾、胃经。补脾健胃，生津止渴，解毒消肿。用于脾胃虚弱，泄泻，痢疾，暑热烦渴，饮酒过度，疮肿。
野菱根：微苦，凉。归心、胃经。利水通淋。用于小便淋痛。

| 用法用量 | **野菱**：内服煎汤，30 ~ 60 g。
野菱根：内服煎汤，6 ~ 15 g。

| 附　　注 | 本种异名：*Trapa incisa* Sieb. et Zucc.、*Trapa maximowiczii* Korsh.、*Trapa natans* L. var. *incisa* Makino、*Trapa bispinosa* Roxb. var. *incisa* Franch. et Sav.、*Trapa maximowiczii* Korsh. var. *tonkinensis* Gagnepain。
本种的果实可煮食或制取淀粉。

桃金娘科 Myrtaceae 桉属 Eucalyptus

赤桉 *Eucalyptus camaldulensis* Dehnh.

| **药 材 名** | 洋草果（药用部位：果实）。

| **形态特征** | 大乔木。树皮暗灰色，或平滑而脱落，或近基部稍宿存而成厚鳞片或具槽纹。小枝淡红色。叶互生，狭披针形，长 8 ~ 20 cm，宽 1 ~ 2 cm，稍镰状，生于下部的叶有时卵形或卵状披针形，较宽，均具柄。伞形花序侧生，有 4 ~ 9 花；总花梗圆柱状，长 0.5 ~ 1 cm；花直径 1 ~ 1.5 cm；萼筒半球形，长 0.3 ~ 0.4 cm，萼帽状体基部近半球形，先端骤狭成喙，连喙长 0.4 ~ 0.6 cm，有时无喙。蒴果近球形，直径约 0.5 cm，果缘宽而隆起，果瓣 4，凸出。

| **生境分布** | 德兴有引种栽培。

| **资源情况** | 栽培资源一般。药材来源于栽培。

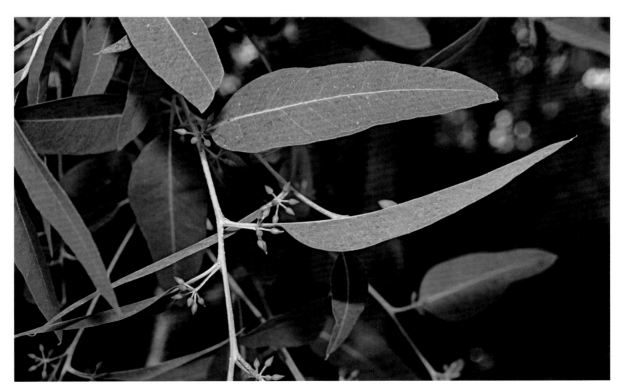

| **采收加工** | 果实成熟时采收，晒干。

| **药材性状** | 本品蒴果近球形，直径 0.5 ～ 0.6 cm，果缘凸出 0.2 ～ 0.3 cm，果瓣 4（有时为 3 或 5）。干后呈棕绿色。气香，味微苦而辛。

| **功能主治** | 辛、苦，温。归脾、胃经。消积。用于疳积。

| **用法用量** | 内服煎汤，3 ～ 6 g。

| **附　注** | 本种原产澳大利亚。

桉
Eucalyptus robusta Smith

| **药 材 名** | 大叶桉叶（药用部位：叶。别名：桉叶）、大叶桉果（药用部位：果实）、大叶桉油（药材来源：叶经水蒸气蒸馏提取的挥发油）。 |

| **形态特征** | 乔木。树皮不剥落，暗褐色，有槽纹。小枝淡红色。叶互生，革质，狭卵形或宽披针形，长 8 ~ 18 cm，宽 3 ~ 7.5 cm，侧脉多而细，与中脉近成直角；有叶柄。伞形花序腋生或侧生，有 5 ~ 10 花；总花梗粗而扁，常有棱角；花直径 1.5 ~ 2 cm；萼筒狭陀螺形或稍壶形，长 0.7 ~ 0.9 cm，宽 0.7 ~ 0.8 cm，下部渐狭成柄，萼帽状体厚，先端呈圆锥状凸起，与萼筒等长或较萼筒稍长。蒴果倒卵形至壶形，长 1 ~ 1.5 cm，果缘薄，果瓣 3 ~ 4，与果缘等高或稍凸出。 |

| **生境分布** | 德兴有引种栽培。 |

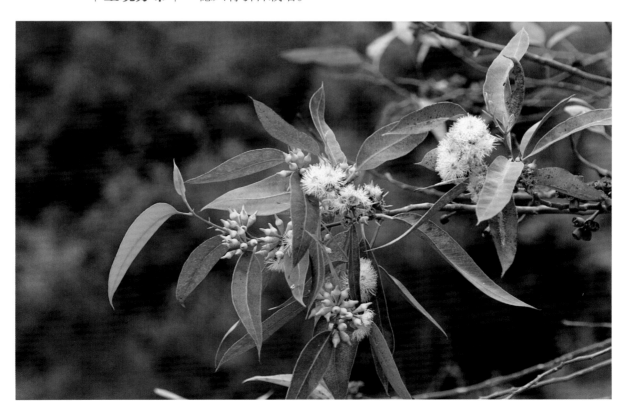

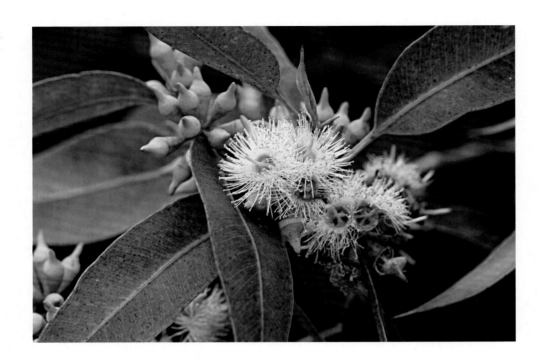

| **资源情况** | 栽培资源一般。药材来源于栽培。

| **采收加工** | **大叶桉叶**：秋季采收，鲜用或阴干。

大叶桉果：春、秋季采收，晒干。

大叶桉油：取大叶桉叶，经水蒸气蒸馏提取挥发油。

| **药材性状** | **大叶桉叶**：本品幼嫩叶呈卵形，厚革质，长 11 cm，宽达 7 cm，有柄；成熟叶呈卵状披针形，厚革质，不等侧，长 8 ～ 17 cm，宽 3 ～ 7 cm，侧脉多而明显，以 80° 开角缓斜走向边缘。两面均有腺点。叶柄长 1.5 ～ 2.5 cm。叶片干后呈枯绿色。揉碎后有强烈香气，味微苦而辛。

大叶桉果：本品呈卵状壶形，长 1 ～ 1.5 cm，上半部略收缩，蒴果稍扩大，果瓣 3 ～ 4，深藏于萼管内。干后呈棕绿色。气香，味微苦而辛。

大叶桉油：本品为无色或微黄色至棕红色的澄清液体；有特异的芳香气，微似樟脑，味辛、凉；贮存日久，色稍变深。

| **功能主治** | **大叶桉叶**：辛、苦，凉。归肺经。疏风发表，祛痰止咳，清热解毒，杀虫止痒。用于感冒，高热头痛，肺热喘咳，泻痢腹痛，疟疾，风湿痹痛，丝虫病，钩端螺旋体病，咽喉肿痛，目赤，翳障，耳痛，丹毒，痈疽，乳痈，麻疹，风疹，湿疹，疥癣，烫火伤。

大叶桉果：苦，温；有小毒。截疟。用于疟疾。

大叶桉油：苦，寒。归肺、肝经。祛风止痛，清热解毒。用于皮肤瘙痒，丹毒，痈肿，神经痛，烫火伤，创伤感染，下肢溃疡，化脓性角膜炎，萎缩性鼻炎。

| 用法用量 | 　大叶桉叶：内服煎汤，6 ~ 9 g，鲜品 15 ~ 30 g。外用适量，煎汤洗；或提取蒸馏液涂；或研末，制成软膏敷；或制成气雾剂吸入。

大叶桉果：内服煎汤，1 ~ 3 g；或烧炭存性，研末。

大叶桉油：外用适量，涂敷。

| 附　　方 | 　（1）治哮喘：大叶桉叶 12 g，白英 3 g，黄荆 3 g，煎汤服。

（2）治急性乳腺炎：鲜大叶桉叶 30 g，白英 30 g，煎汤内服。

（3）治手脚癣：大叶桉叶适量，研末撒患处。［方（1）~（3）出自《草药手册》（江西）］

| 附　　注 | 　本种异名：*Eucalyptus multiflora* Poir.。

药材大叶桉叶，为本种的干燥叶，《广西中药材标准・第二册》（1996 年版）中有收载；《广东省中药材标准・第一册》（2004 年版）、《广西壮族自治区壮药质量标准・第二卷》（2011 年版）以"大叶桉"之名收载之，《广西中药材标准・附录》（1990 年版）、《北京市中药材标准・附录》（1998 年版）、《上海市中药材标准》（1994 年版）、《贵州省中药材、民族药材质量标准》（2003 年版）、《重庆市中药材质量标准・第一批》（2022 年版）以"桉叶"之名收载之。

药材大叶桉油，为本种叶经水蒸气蒸馏提取的挥发油，《广西壮族自治区壮药质量标准・第一卷》（2008 年版）中有收载。

本种原产澳大利亚。

细叶桉 *Eucalyptus tereticornis* Smith

| **药 材 名** | 细叶桉叶（药用部位：叶）、细叶桉果（药用部位：果实。别名：桉果）。

| **形态特征** | 大乔木。树皮平滑，淡白色或淡红色，呈薄片状剥落。异常叶圆形至宽披针形，宽达 10 cm；正常叶披针形，稍呈镰状，长超过 15 cm，均具柄。伞形花序侧生，具 4 ~ 8 花；总花梗圆柱状；花直径 1.5 ~ 2 cm；萼筒近陀螺形，直径 0.4 ~ 0.6 cm，萼帽状体长圆锥形，长 0.6 ~ 1.2 cm，先端钝或短尖；雄蕊多数，长 0.6 ~ 1.2 cm。蒴果倒卵形或近球形，直径 0.6 ~ 0.8 cm，果缘宽而隆起，果瓣 4，凸出。

| **生境分布** | 德兴有引种栽培。

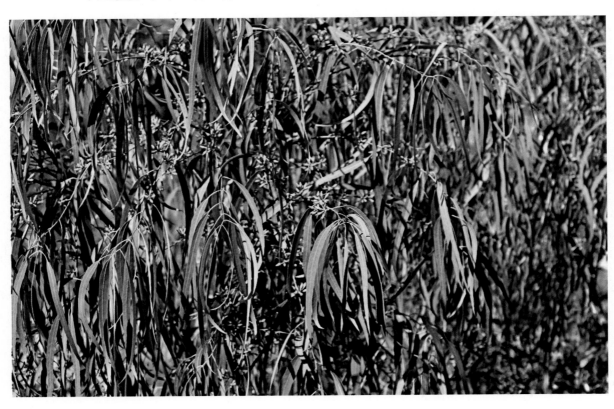

| 资源情况 | 栽培资源一般。药材来源于栽培。

| 采收加工 | **细叶桉叶**：全年均可采收，鲜用或阴干。
细叶桉果：春、冬季采收，晒干。

| 功能主治 | **细叶桉叶**：辛、微苦，平。归肺、胃、大肠经。宣肺发表，理气活血，解毒杀虫。用于感冒发热，咳喘痰嗽，脘腹胀痛，泻痢，钩端螺旋体病，跌打损伤，疮疡，丹毒，乳痈，疥疮，癣痒。
细叶桉果：苦、辛，微温。祛痰截疟。用于疟疾。

| 用法用量 | **细叶桉叶**：内服煎汤，6 ~ 15 g。外用适量，捣敷；或煎汤洗。
细叶桉果：内服煎汤，3 ~ 6 g。

| 附　注 | 本种异名：*Eucalyptus umbellata* (Gaertner) Domin、*Leptospermum umbellatum* Gaertner。
本种原产澳大利亚东部沿海地区。

桃金娘科 Myrtaceae 蒲桃属 Syzygium

赤楠
Syzygium buxifolium Hook. et Arn.

| 药 材 名 | 赤楠根（药用部位：根或根皮）、赤楠蒲桃叶（药用部位：叶）。 |

| 形态特征 | 灌木或小乔木。分枝多，小枝四棱形。叶对生，革质，形状变异很大，椭圆形、倒卵形或狭倒卵形，通常长 1 ~ 3 cm，宽 1 ~ 2 cm，无毛，侧脉不明显，在近叶缘处汇合成 1 边脉。聚伞花序顶生或腋生，长 2 ~ 4 cm，无毛；花白色，直径约 0.4 cm；花萼倒圆锥形，长约 0.3 cm，裂片短；花瓣 4，小，逐片脱落；雄蕊多数，长 0.3 ~ 0.4 cm。浆果卵球形，直径 0.6 ~ 1 cm，紫黑色。 |

| 生境分布 | 生于低山疏林或灌丛。分布于德兴大茅山、三清山北麓等。 |

| 资源情况 | 野生资源丰富。药材来源于野生。 |

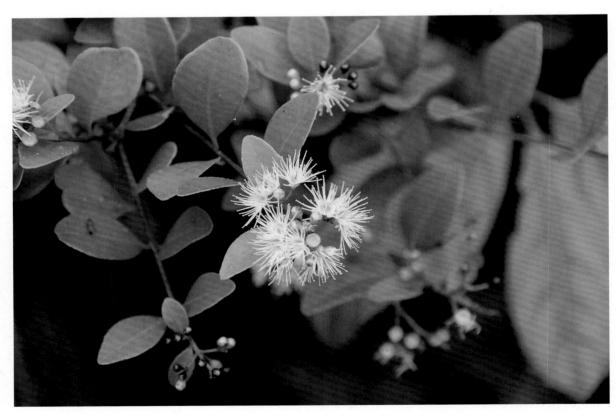

| 采收加工 | 赤楠根：夏、秋季采挖根，洗净，切片，晒干；或及时剥割根皮，切碎，晒干。
赤楠蒲桃叶：全年均可采收，鲜用或晒干。

| 功能主治 | 赤楠根：甘、微苦、辛，平。归肾、脾、肝经。益肾定喘，健脾利湿，祛风活血，解毒消肿。用于喘咳，浮肿，淋浊，尿路结石，痢疾，肝炎，子宫脱垂，风湿痛，疝气，睾丸炎，痔疮，痈肿，烫火伤，跌打肿痛。
赤楠蒲桃叶：苦，寒。清热解毒。用于痈疽疔疮，漆疮，烫火伤。

| 用法用量 | 赤楠根：内服煎汤，15 ~ 30 g。外用适量，捣敷；或研末撒。
赤楠蒲桃叶：外用适量，捣敷；或煎汤洗；或研末调涂。

| 附　　注 | 本种异名：*Engenia somai* Hayata、*Syllisium buxifolium* C. A. Mey. et Schauer、*Syzygium microphyllum* Gamble、*Syzygium somai* (Hayata) Mori、*Eugenia microphylla* Abel、*Eugenia sinensis* Hemsl.。
本种的成熟果实可作野果。

桃金娘科 Myrtaceae 蒲桃属 Syzygium

轮叶蒲桃

Syzygium grijsii (Hance) Merr. et Perry

| 药 材 名 | 山乌珠根（药用部位：根。别名：三叶赤楠根）、山乌珠叶（药用部位：叶、枝）。

| 形态特征 | 灌木。嫩枝纤细，有 4 棱。叶片革质，细小，常 3 叶轮生，狭窄长圆形或狭披针形，长 1.5 ~ 2 cm，宽 0.5 ~ 0.7 cm，叶下面色稍浅，多腺点，侧脉密，边脉极接近边缘；叶柄长 0.1 ~ 0.2 cm。聚伞花序顶生，长 1 ~ 1.5 cm，少花；花梗长 0.3 ~ 0.4 cm，花白色；萼管长 0.2 cm，萼齿极短；花瓣 4，分离，近圆形，长约 0.2 cm；雄蕊长约 0.5 cm；花柱与雄蕊等长。果实球形，直径 0.4 ~ 0.5 cm。

| 生境分布 | 生于低山疏灌丛中。分布于德兴三清山北麓、大茅山等。

| 资源情况 | 野生资源一般。药材来源于野生。

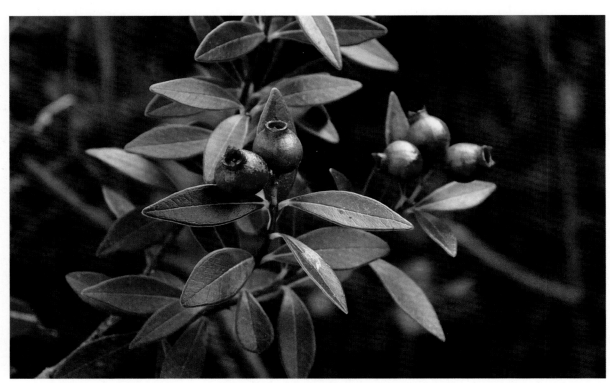

| 采收加工 | 山乌珠根：全年均可采挖，洗净，切片，鲜用或晒干。
山乌珠叶：全年均可采收，鲜用。

| 功能主治 | 山乌珠根：辛、微苦，温。祛风散寒，活血破瘀，止痛。用于跌打损伤，风寒感冒，风湿头痛。
山乌珠叶：苦、微涩，平。解毒敛疮，止汗。用于烫伤，盗汗。

| 用法用量 | 山乌珠根：内服煎汤，15 ～ 30 g。外用适量，捣敷。
山乌珠叶：内服煎汤，6 ～ 15 g。外用适量，煎汤洗；或捣敷。

| 附　注 | 本种异名：*Eugenia grijsii* Hance、*Eugenia pyxiphylla* Hance。
本种 IUCN 评估等级为 LC 级。本种为江西省 Ⅲ 级保护植物。
本种的成熟果实可作野果。

石榴科 Punicaceae 石榴属 *Punica*

石榴
Punica granatum L.

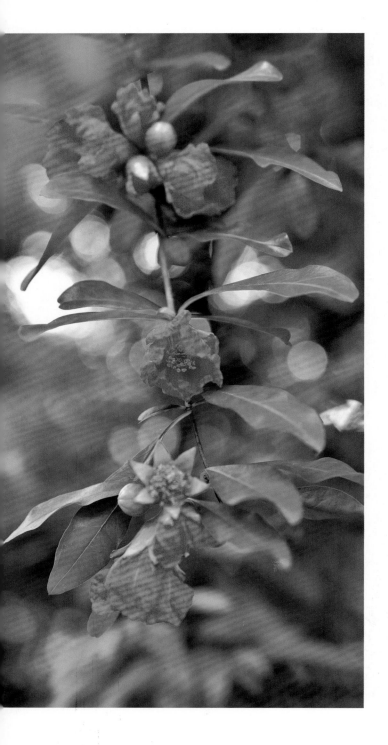

| 药 材 名 |

石榴皮（药用部位：果皮）、酸石榴（药用部位：味酸的果实）、甜石榴（药用部位：味甜的果实）、石榴花（药用部位：花）、石榴叶（药用部位：叶）、石榴根（药用部位：根或根皮）、石榴子（药用部位：种子）。

| 形态特征 |

落叶灌木或小乔木。幼枝常呈四棱形，先端多呈刺状。叶对生或近簇生，矩圆形或倒卵形，长 2 ~ 8 cm，宽 1 ~ 2 cm，中脉在下面凸起；叶柄长 0.5 ~ 0.7 cm。花 1 至数朵生于枝顶或腋生，两性，有短梗；花萼钟形，红色，质厚，长 2 ~ 3 cm，先端 5 ~ 7 裂，裂片外面有乳头状突起；花瓣与萼片同数，生于萼筒内，倒卵形，稍高出花萼裂片，通常红色，少有白色；雄蕊多数，花丝细弱；子房下位。浆果近球形，果皮厚，先端有宿存花萼，直径约 6 cm；种子多数，有肉质外种皮。

| 生境分布 |

德兴各地均有栽培。

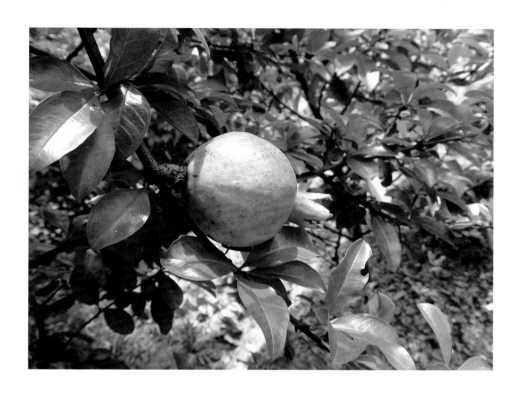

| **资源情况** | 栽培资源一般。药材来源于栽培。

| **采收加工** | **石榴皮：** 秋季果实成熟后收集果皮，晒干或微火烘干。

酸石榴： 9 ~ 10 月果实成熟时采收，鲜用。

甜石榴： 9 ~ 10 月果实成熟时采收，鲜用。

石榴花： 5 月开花时采收，鲜用或烘干。

石榴叶： 夏、秋季采收，洗净，鲜用或晒干。

石榴根： 秋、冬季采挖根，洗净，切片；或剥取根皮，切片，鲜用或晒干。

石榴子： 秋季果实成熟后除去果皮，晒干。

| **药材性状** | **石榴皮：** 本品呈不规则片状或瓢状，大小不一，厚 0.15 ~ 0.3 cm。外表面红棕色、棕黄色或暗棕色，略有光泽，粗糙，有多数疣状突起，有的有凸起的筒状宿萼及粗短果柄或果柄痕；内表面黄色或红棕色，有隆起成网状的果蒂残痕。质硬而脆，断面黄色，略显颗粒状。气微，味苦、涩。

酸石榴： 本品鲜者呈类球形或梨状，直径 5 ~ 8 cm，先端具宿存花萼，基部微尖，表面具微波状突起，黄色带红色。果皮厚，革质，厚 0.2 ~ 0.4 cm；种子有棱角，晶莹多汁；外种皮鲜红色，富含糖质，颗粒紧靠，中间有白色薄膜，长 0.5 ~ 1 cm，宽 0.3 ~ 0.5 cm；内种皮淡黄色或淡红色，质坚硬；种仁乳白色。气微，味酸。

甜石榴：本品鲜者呈类球形或梨状，直径 5 ~ 8 cm，先端具宿存花萼，基部微尖，表面具微波状突起，黄色带红色。果皮厚，革质，厚 0.2 ~ 0.4 cm；种子有棱角，晶莹多汁；外种皮鲜红色，富含糖质，颗粒紧靠，中间有白色薄膜，长 0.5 ~ 1 cm，宽 0.3 ~ 0.5 cm；内种皮淡黄色或淡红色，质坚硬；种仁乳白色。气微，味甜或酸甜。

石榴花：本品多破碎，压扁，用水湿润后展开，全体呈狭钟状，长 3 ~ 5 cm，直径 3 ~ 4 cm；花萼筒钟状，革质，红色，先端 6 裂，裂片呈三角状卵形；花瓣 6，与萼片互生，倒卵形，鲜红色，质柔软；雄蕊多数，花药黄色。气微，味微酸而涩。

石榴叶：本品多卷缩，叶柄短。完整叶片展平后呈全缘长圆状披针形，长 2 ~ 8 cm，宽 1 ~ 2 cm。先端尖或微凹，基部渐狭，叶两面灰绿色或黑绿色，侧脉细密。纸质，质脆。气微，味涩。

石榴根：本品根呈圆柱形，根皮呈不规则卷曲状或扁平块状。外表面土黄色，粗糙，具深棕色鳞片状木栓，脱落后留有斑窝；内表面暗棕色。折断面栓内层不明显。气微，味涩。

石榴子：本品为具棱角的小颗粒，一端较大，有时由多数种子粘连成块状。外种皮干缩于种子表面，黄红色至暗褐色，具黏性，味甜。内种皮亚骨质，淡红棕色，质较硬。种仁乳白色，子叶重叠卷曲。气微，味酸、甜。

| 功能主治 | 石榴皮：酸、涩，温；有小毒。归大肠经。涩肠止泻，止血，驱虫。用于久泻，久痢，便血，脱肛，崩漏，带下，虫积腹痛。

酸石榴：酸，温。归胃、大肠经。止渴，涩肠，止血。用于津伤燥渴，滑泻，久痢，崩漏，带下。

甜石榴：甘、酸、涩，温。归肺、肝、胃、大肠、肾经。生津止渴，杀虫。用于咽燥口渴，虫积，久痢。

石榴花：酸、涩，平。凉血，止血。用于衄血，吐血，外伤出血，月经不调，红崩带下，中耳炎。

石榴叶：收敛止泻，解毒杀虫。用于泄泻，痘风疮，癞疮，跌打损伤。

石榴根：酸、涩，温。归脾、胃、大肠经。驱虫，涩肠，止带。用于蛔虫、绦虫病，久泻，久痢，赤白带下。

石榴子：酸、甘，温，润。用于培根寒症，胃寒症等一切胃病。

| 用法用量 | 石榴皮：内服煎汤，3 ~ 9 g；或入丸、散剂。外用适量，煎汤熏洗；或研末撒

或调敷。

酸石榴：内服煎汤，6 ~ 9 g；或捣汁；或烧存性研末；不宜过量服用。外用适量，烧灰存性撒。

甜石榴：内服煎汤，3 ~ 9 g；或捣汁。不宜过量服用。

石榴花：内服煎汤，3 ~ 6 g；或入散剂。外用适量，研末撒或调敷。

石榴叶：内服煎汤，15 ~ 30 g。外用适量，煎汤洗；或捣敷。

石榴根：内服煎汤，6 ~ 12 g。

石榴子：内服煎汤，5 ~ 12 g。

| **附 注** | 药材石榴子，为本种的干燥种子，《中华人民共和国药典》（1977 年版）、《中华人民共和国卫生部药品标准·藏药·第一册》（1995 年版）、《中华人民共和国药典·附录》（1985 年版至 2010 年版）、《藏药标准》（1979 年版）中有收载。

药材石榴，为本种的干燥成熟果实或种子，《中华人民共和国药典·附录》（1977 年版）、《青海省藏药标准》（1992 年版）、《中华人民共和国卫生部药品标准·维吾尔药分册》（1999 年版）、《内蒙古蒙药材标准》（1986 年版）中有收载。

药材石榴叶，为本种的干燥叶，《山东省中药材标准》（2002 年版、2012 年版）中有收载。

药材石榴皮，为本种的干燥果皮，《中华人民共和国药典》（1963 年版至 2020 年版）、《山东省中药材标准》（1995 年版）、《新疆维吾尔自治区药品标准》（1987 年版）、《新疆维吾尔自治区药品标准·第二册》（1980 年版）等中有收载。

药材石榴花，为本种的干燥花瓣，《中华人民共和国卫生部药品标准·维吾尔药分册》（1999 年版）中有收载。

《中华人民共和国药典》规定，石榴皮按干燥品计算，含鞣质不得少于 10.0%，含鞣花酸（$C_{14}H_6O_8$）不得少于 0.30%。

本种的果实为常见水果；花焯水后可炒肉、炒田螺、炒鸡杂等，或凉拌、煮汤。

本种原产巴尔干半岛至伊朗一带及其邻近地区，全世界的温带和热带地区均有栽培。

野牡丹科 | Melastomataceae | 柏拉木属 | *Blastus*

少花柏拉木 *Blastus pauciflorus* (Benth.) Guillaum.

| 药 材 名 | 少花柏拉木（药用部位：茎叶）。

| 形态特征 | 灌木，高 0.6 ~ 2 m。幼枝有褐色腺盾状小鳞片。叶对生，卵状披针形至椭圆状披针形，长 3 ~ 7 cm，宽 1.2 ~ 3 cm，边缘有疏细齿，上面无毛，背面有黄色腺盾状小鳞片，有 5 纵主脉及许多并行的、在背面稍凸起的横支脉；叶柄长 0.5 ~ 1 cm。圆锥花序顶生；花两性，紫红色；萼筒长 0.2 ~ 0.3 cm，有黄色腺盾状小鳞片，先端 4 齿裂，裂齿小，三角形；花瓣 4，长 0.2 ~ 0.25 cm；雄蕊 4，伸出，等大；子房下位，4 室。蒴果室背开裂，长 0.3 ~ 0.4 cm，无毛；种子多数，矩圆状楔形。

| 生境分布 | 生于低海拔的山坡林下。德兴各地均有分布。

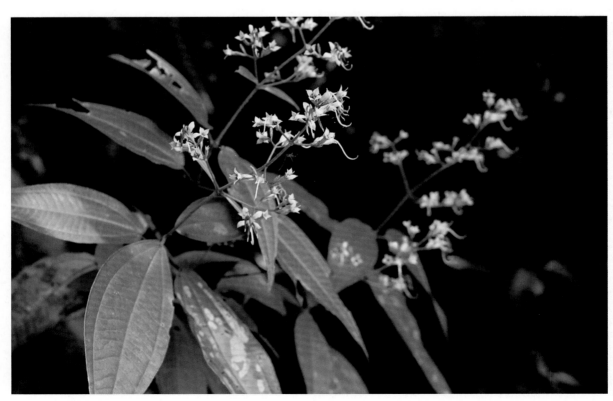

| **资源情况** | 野生资源丰富。药材来源于野生。 |

| **采收加工** | 夏、秋季采收，鲜用或切段晒干。 |

| **功能主治** | 涩、微苦，平。归心、胃经。拔毒生肌，杀虫。用于疮疖肿毒，疥疮。 |

| **用法用量** | 外用适量，捣敷；或煎汤洗；或研末调敷。 |

| **附　注** | 本种异名：*Blastus apricus* (Hand.-Mazz.) H. L. Li、*Blastus ernae* Hand.-Mazz.、*Blastus squamosus* C. Y. Wu et Y. C. Huang ex C. Chen、*Blastus cavaleriei* Lévl. et Van.、*Blastus dunnianus* Lévl.。 |

野牡丹科 Melastomataceae 野海棠属 Bredia

过路惊
Bredia quadrangularis Cogn.

| 药 材 名 | 过路惊（药用部位：全株）。

| 形态特征 | 小灌木。小枝四棱形，棱上具窄翅，无毛。叶卵形或椭圆形，长 2.5 ～ 5（～ 6.5）cm，近全缘或具疏浅锯齿，基出脉 3，两面无毛；叶柄长 0.5 ～ 1.2（～ 1.5）cm，无毛。聚伞花序生于枝条上部叶腋，有 3 ～ 9 花或更多，长 3 ～ 7 cm；花序梗纤细，无毛；花梗长约 0.5 cm，下弯；花萼短钟形，具 4 棱，长约 0.25 cm，裂片浅波状，先端具小短尖头；花瓣玫瑰色或紫色，卵形，稍偏斜，长 0.5 ～ 0.8 cm；雄蕊 4 长 4 短，长者长约 0.85 cm，短者长约 0.7 cm。蒴果杯状，具 4 棱，先端平截，露出宿存花萼外；宿存花萼浅杯状，具 4 棱，长约 0.3 cm，先端具浅波状宿存萼片。

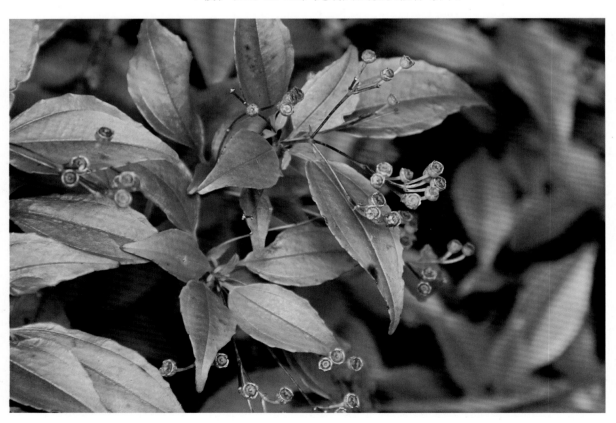

生境分布	生于海拔 300 ～ 1 400 m 的山坡、山谷林下、阴湿处或路旁。德兴各地山区均有分布。
资源情况	野生资源丰富。药材来源于野生。
采收加工	夏、秋季采收，洗净，切段，晒干。
功能主治	苦，微寒。息风定惊。用于小儿惊风，夜啼。
用法用量	内服煎汤，6 ～ 15 g。

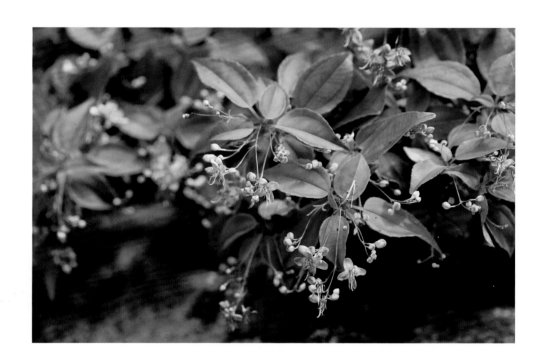

野牡丹科 Melastomataceae 野海棠属 Bredia

鸭脚茶

Bredia sinensis (Diels) H. L. Li

| 药 材 名 | 鸭脚茶（药用部位：全株或叶）。

| 形态特征 | 小灌木，全株无毛。叶对生，椭圆形或卵状椭圆形，略歪斜，长 5 ~ 10 cm，宽 2 ~ 5 cm，边缘常呈浅波状，多少有细锯齿，主脉 3 ~ 5；叶柄长 0.5 ~ 2 cm。聚伞花序顶生，有时排成圆锥花序状；花两性，直径约 1.5 cm；萼筒近钟形，长 0.3 ~ 0.5 cm，略有 4 棱，裂片 4，宽而短；花瓣 4，近椭圆形，长约 0.8 cm；雄蕊 8，不等大，花药先端单孔开裂，二型，4 较长，基部的药隔稍膨大，4 较小，药隔前部有 2 小瘤体，后部有短距。蒴果室背开裂，近碗状，略有 4 棱，直径约 0.7 cm，无毛；种子多数。

| 生境分布 | 生于海拔 400 ~ 1 200 m 的山谷、山坡林下及阴湿的路边、沟旁草

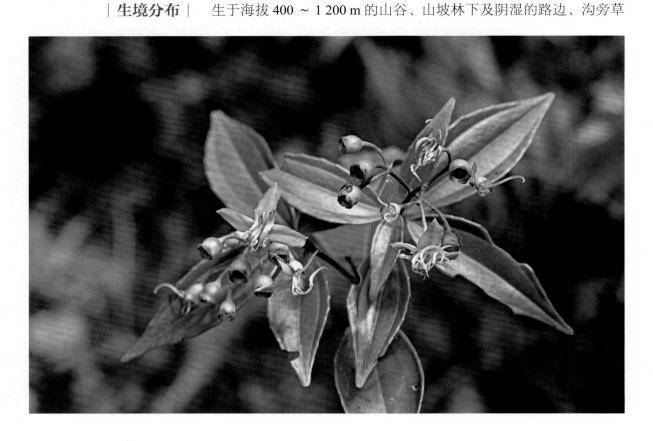

丛中或岩石积土上。分布于德兴龙头山等。

| **资源情况** | 野生资源丰富。药材来源于野生。

| **采收加工** | 夏、秋季采收,鲜用或晒干。

| **药材性状** | 本品全株多皱缩,长 60 ~ 100 cm,无毛。茎细长,圆柱形,直径 1 ~ 1.8 cm,红棕色,表皮有纵皱纹。叶对生,多皱缩、破碎,展开后呈椭圆形或卵状椭圆形,略斜歪,长 5 ~ 10 cm,宽 2 ~ 5 cm,边缘呈浅波状,多少有细锯齿,主脉 3 ~ 5;叶柄长 0.5 ~ 2 cm,叶柄端膨大。聚伞花序顶生,有时排成圆锥状花序;萼筒近钟形,裂片 4,宽而短;花瓣 4,近椭圆形,紫褐色。

| **功能主治** | 辛,平。发表。用于感冒。

| **用法用量** | 内服煎汤,6 ~ 15 g。外用适量,煎汤洗身。

| **附　　注** | 本种异名:*Tashiroea sinensis* Diels、*Bredia glabra* Merr.。

野牡丹科 Melastomataceae 异药花属 Fordiophyton

肥肉草

Fordiophyton fordii (Oliv.) Krass.

| 药 材 名 | 肥肉草（药用部位：全草）。

| 形态特征 | 直立草本或亚灌木，高 30 ~ 50 cm。茎稍肉质，四棱形，无毛。叶对生，卵形至卵状椭圆形，长 6 ~ 10 cm，宽 3 ~ 5 cm，边缘有细齿，主脉 5 ~ 7，横支脉稍明显，两面无毛或近无毛，有长柄。聚伞花序顶生，呈圆锥花序状；花两性，粉红色，花梗生短粗毛；萼筒膜质，有毛，长 0.6 ~ 0.8 cm，裂片 4，卵形，脱落，长 0.3 ~ 0.4 cm；花瓣 4，与萼筒近等长；雄蕊 8，不等大，花药先端单孔开裂，二型，4 较大，长约 1 cm，4 较小，长 0.3 cm，无药隔附属物。蒴果疏生粗毛，先端开裂，宽 0.5 cm；种子多数。

| 生境分布 | 生于海拔 540 ~ 1 700 m 的山谷、疏密林下、阴湿处或水旁、山坡

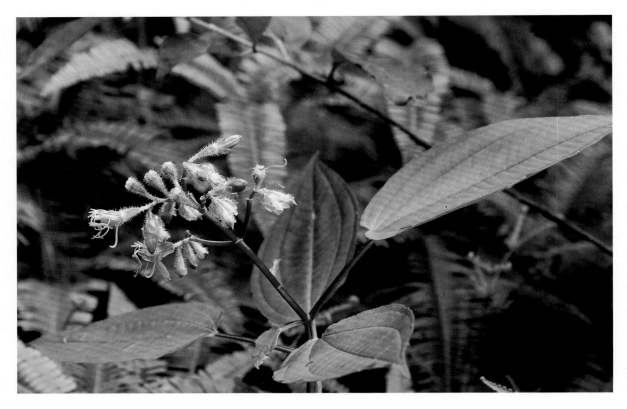

草地土质肥厚且湿润处。德兴各地均有分布。

| **资源情况** | 野生资源丰富。药材来源于野生。

| **采收加工** | 夏、秋季采收，鲜用或晒干。

| **功能主治** | 甘、苦，凉。归胃、大肠经。清热利湿，凉血消肿。用于痢疾，腹泻，吐血，痔血。

| **用法用量** | 内服煎汤，6 ～ 15 g。外用适量，煎汤洗。

| **附　　注** | 本种异名：*Fordiophyton faberi* Stapf、*Fordiophyton multiflorum* C. Chen、*Fordiophyton fordii* (Oliv.) Krass. var. *vernicinum* Hand.-Mazz.、*Fordiophyton fordii* (Oliv.) Krass. var. *pilosum* C. Chen、*Fordiophyton maculatum* C. Y. Wu ex Z. Wei, Y. B. Chang et F. G. Zhang、*Bredia cavaleriei* (H. Lévl.) Diels。

野牡丹科 Melastomataceae 野牡丹属 Melastoma

地菍
Melastoma dodecandrum Lour.

| **植物别名** | 地罗索、地茄子。

| **药材名** | 地菍（药用部位：全草。别名：地稔、铺地锦、山地菍）、地菍果（药用部位：果实）、地菍根（药用部位：根。别名：地茄根、地稔根、火炭泡）。

| **形态特征** | 披散或匍匐状半灌木。茎分枝，下部伏地，长 10 ~ 30 cm。叶对生，卵形或椭圆形，长 1 ~ 4 cm，宽 0.8 ~ 3 cm，仅上面边缘和下面脉上生极疏的糙伏毛，主脉 3 ~ 5；叶柄长 0.2 ~ 0.6 cm，有毛。花两性，1 ~ 3 生于枝端，淡紫色；萼筒长 0.5 ~ 0.6 cm，疏生糙伏毛，裂片 5；花瓣 5，长 1 ~ 1.4 cm；雄蕊 10，花药先端单孔开裂，5 较大，紫色，有延长且 2 裂的药隔，5 较小，黄色，基部有 2 小瘤体。

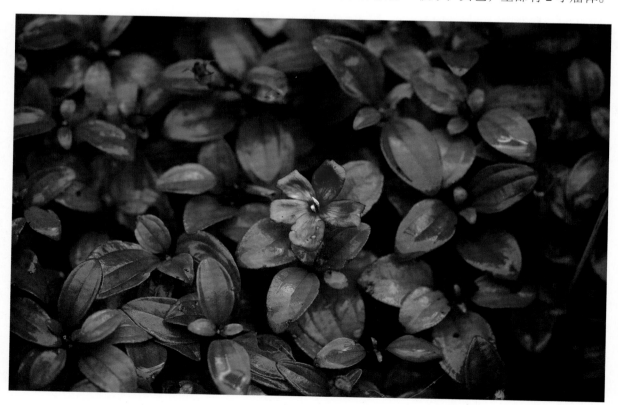

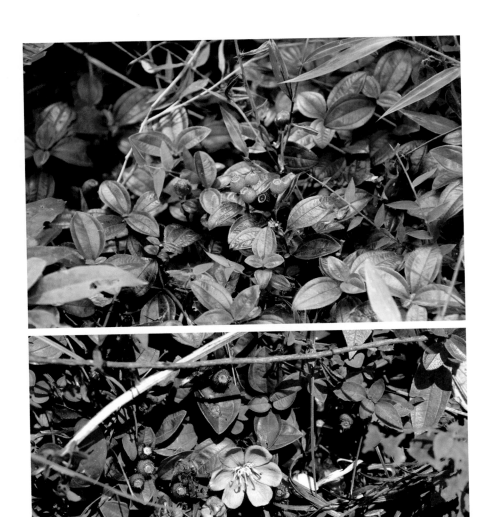

果实稍肉质，不开裂，长 0.7 ~ 0.9 cm，生疏糙伏毛；种子多数，弯曲。

| **生境分布** | 生于海拔 1 250 m 以下的山坡矮草丛中，为酸性土壤中常见植物。德兴各地均有分布。

| **资源情况** | 野生资源丰富。药材来源于野生。

| **采收加工** | 地菍：5 ~ 6 月采收，洗净，除去杂质，晒干或烘干。

地菍果：7 ~ 9 月果实成熟时分批采摘，晒干。

地菍根：8 ~ 12 月采挖，洗净，切碎，鲜用或晒干。

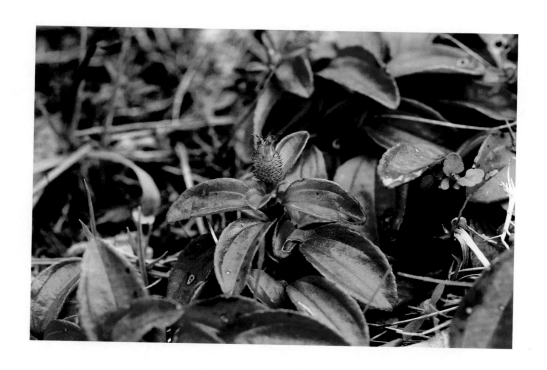

| 药材性状 |　**地菍：** 本品多切段。根细小而弯曲，表面灰白色或黄白色；质坚硬，不易折断，断面淡红棕色，中心有红棕色小髓。茎呈四棱形，多分枝，长 10 ～ 25 cm，直径 0.1 ～ 0.2 cm，表面灰褐色或棕褐色，扭曲，有纵条纹，节处有细须根。叶对生，深绿色，多皱缩破碎，展开后呈卵形或椭圆形，长 1 ～ 4 cm，宽 0.8 ～ 3 cm，仅上面边缘和下面脉上生极疏的糙伏毛。花棕褐色，萼筒 5 裂，花瓣 5。气微，味微酸、涩。

　　地菍果： 本品鲜者呈坛状或球状，平截，近先端略缢缩，肉质，不开裂，0.7 ～ 0.9 cm，直径约 0.7 cm；宿存萼被疏糙伏毛。气微，味酸、涩。

　　地菍根： 本品多切段。根细小而弯曲，表面灰白色或黄白色，光滑或有细皱纹，栓皮剥落后呈淡红色。质坚硬，不易折断，断面淡红棕色，略显放射状纹理，中心有红棕色小髓。气微，味微酸、涩。

| 功能主治 |　**地菍：** 甘、涩，凉。归心、肝、脾、肺经。清热化湿，祛瘀止痛，收敛止血。用于痛经，产后腹痛，痢疾，便血，痈肿疔疮。

　　地菍果： 甘，温。归肾、肝、脾经。补肾养血，止血安胎。用于肾虚精亏，腰膝酸软，血虚萎黄，气虚乏力，月经过多，崩漏，胎动不安，阴挺，脱肛。

　　地菍根： 苦、微甘，平。归肝、脾、肺经。活血，止血，利湿，解毒。用于痛经，难产，产后腹痛、胞衣不下，崩漏，带下，咳嗽，吐血，痢疾，黄疸，淋痛，久疟，风湿病，牙痛，瘰疬，疝气，跌打劳伤，毒蛇咬伤。

| 用法用量 | 地菍：内服煎汤，15 ～ 30 g，鲜品加倍；或鲜品捣汁；孕妇慎服。外用适量，捣敷；或煎汤洗。

地菍果：内服煎汤，10 ～ 30 g；或浸酒。孕妇慎服。

地菍根：内服煎汤，9 ～ 15 g，鲜品加倍；或捣汁。外用适量，煎汤洗；或捣敷。

| 附　方 | （1）治肾盂肾炎：鲜地菍 250 g，鲜海金沙茎叶或根（根尤佳）30 g，鲜马兰 30 g，车前草 6 ～ 9 g，煎汤服，每日 1 剂。

（2）治吐血、鼻衄：地菍叶 30 g，煎汤服。

（3）治带下：鲜地菍全草 60 g，鲜三白草 30 g，鲜白木槿花 90 g，精肉 120 g，同炖，分 2 次服汤吃肉，每日 1 剂。

（4）治咳嗽吐血、血淋：地菍根 30 g，煎汤服。

（5）治瘰疬：地菍带根全草 30 g，猪瘦肉 60 g 或鸡蛋 2 个，同煮服。

（6）治久疟不愈：地菍根 30 g，凤尾草全草 60 g，鹅不食草全草 15 g，白糖为引，煎汤，2 次分服，每日 1 剂。［方（1）～（6）出自《草药手册》（江西）］

（7）治痢疾：地菍根 60 g，煎汤服，冰糖为引，每日 1 剂。若久痢不愈，加凤尾草 60 g、石胡荽 15 g，同煎。（《江西草药》）

| 附　注 | 本种异名：*Osbeckia repens* (Desr.) DC.、*Melastoma repens* Desr.、*Asterostoma repens* (Desr.) Blume。

药材地菍或地稔，为本种的干燥全草，《中华人民共和国卫生部药品标准·中药成方制剂·第九册·附录》（1994 年版）、《湖南省中药材标准》（2009 年版）、《中华人民共和国药典·附录》（2010 年版）、《广东省中药材标准·第一册》（2004 年版）、《贵州省中药材、民族药材质量标准》（2003 年版）、《广西壮族自治区瑶药材质量标准·第二卷》（2021 年版）中有收载。

本种的成熟果实可作野果。

野牡丹科 Melastomataceae 金锦香属 Osbeckia

金锦香 *Osbeckia chinensis* L.

| 药 材 名 | 天香炉（药用部位：全草或根。别名：金锦香、朝天罐根）。

| 形态特征 | 半灌木或草本，高 10 ~ 60 cm。茎直立，四棱形，有糙伏毛。叶对生，条形至披针形，长 2 ~ 4 cm，宽 0.3 ~ 0.7（~ 1.5）cm，两面生糙伏毛，主脉 3 ~ 5，有短叶柄。头状花序顶生，有 2 ~ 10 花，基部有 2 ~ 6 叶状总苞片；苞片卵形；花两性，淡紫色或白色；萼筒长 0.5 ~ 0.6 cm，无毛，裂片 4，有睫毛，在裂片基部间有 4 蜘蛛状附属物；花瓣 4，长约 1 cm；雄蕊 8，等大，偏于一侧；花丝分离，内弯，花药先端单孔开裂，有长喙，药隔基部不膨大。蒴果先端 4 孔开裂，宿存杯状萼筒，长约 0.6 cm；种子多数。

| 生境分布 | 生于海拔 1 100 m 以下的荒山草坡、路旁、田地边或疏林下阳处。

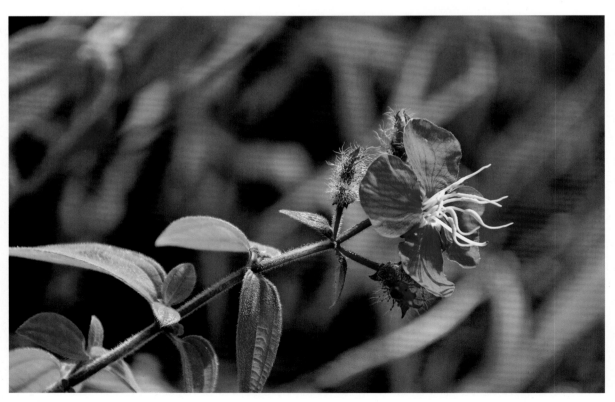

分布于德兴海口、泗洲等。

| 资源情况 | 野生资源丰富。药材来源于野生。

| 采收加工 | 夏、秋季采挖，洗净，鲜用或晒干。

| 药材性状 | 本品全草长约 60 cm。根圆柱形，灰褐色，木质较硬而脆。茎方柱形，老茎略呈圆柱形，直径 0.2 ~ 0.4 cm，黄绿色或紫褐色，被紧密的黄色粗伏毛，质脆，易断，髓白色或中空。叶对生，有短柄，线形至线状披针形，长 2 ~ 5 cm，宽 0.2 ~ 0.6 cm，先端尖，基部钝圆，上表面黄绿色，下表面色较浅，两面均被金黄色毛；基出脉 3 ~ 5，侧脉不明显。头状花序球状；花萼黄棕色；花冠暗紫红色，皱缩，易脱落。蒴果钟状，具杯状宿萼，浅棕色或棕黄色，先端平截。气微，味涩、微甘。

| 功能主治 | 辛、淡，平。归肺、脾、肝、大肠经。化痰利湿，祛瘀止血，解毒消肿。用于咳嗽，哮喘，疳积，泄泻痢疾，风湿痹痛，咯血，衄血，吐血，便血，崩漏，痛经，闭经，产后瘀滞腹痛，牙痛，脱肛，跌打伤肿，毒蛇咬伤。

| 用法用量 | 内服煎汤，10 ~ 30 g；或捣汁；或浸酒；或研末；孕妇慎服。外用适量，研末调敷；或煎汤洗或漱口。

| 附　注 | 本种异名：*Osbeckia kainanensis* Masam.。
药材金锦香，为本种的干燥全草或根，《中华人民共和国药典》（1977 年版）、《福建省中药材标准》（2006 年版）、《广东省中药材标准（第二册）》（2011 年版）中有收载；《福建省中药材标准》（1990 年版）以"金锦香（硬地丁、金石榴）"之名收载之，《贵州省中药材、民族药材质量标准》（2003 年版）以"朝天罐根"之名收载之。

野牡丹科 Melastomataceae 金锦香属 Osbeckia

宽叶金锦香 Osbeckia chinensis L. var. angustifolia (D. Don) C. Y. Wu et C. Chen

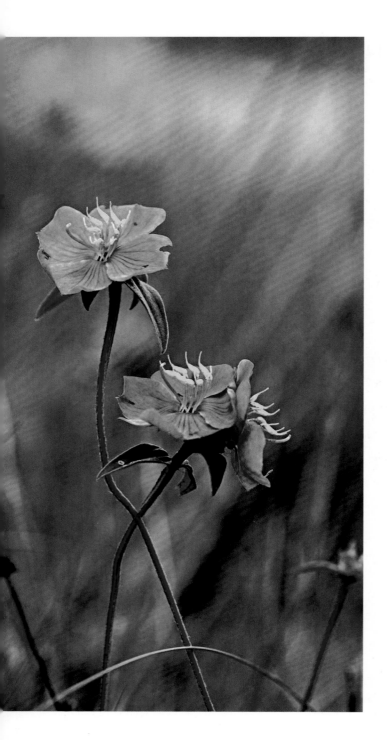

药材名

小朝天罐（药用部位：全草或根）。

形态特征

本变种与金锦香的主要区别在于植株略高；叶片长圆状卵形至椭圆状卵形，极少狭披针形，长 2 ~ 5 cm，宽 0.3 ~ 1.4 cm，叶柄极短；花通常略大，萼管外具多数有刺毛的突起，无光滑者。

生境分布

生于海拔 550 m 以上的山坡矮草地和路旁矮草坡阳处。分布于德兴大茅山等。

资源情况

野生资源一般。药材来源于野生。

采收加工

夏、秋季采挖全草，洗净，鲜用或晒干；秋后采挖根，鲜用或切片晒干。

药材性状

本品长 10 ~ 60 cm。根圆柱形，灰褐色，木质较硬而脆。茎方柱形，直径 0.2 ~ 0.4 cm，黄绿色或紫褐色，被紧密的黄色粗伏毛，质脆，易断，髓白色或中空。叶对生，长圆状卵形至椭圆状卵形，极少狭披针形，先端急尖，基部圆形或近心形，长 3 ~ 5 cm，宽 0.6 ~ 1 cm；叶柄极短。头状花序球状，花冠暗紫红色，皱缩，易脱落，萼管外具多数（5 以上）有刺毛的突起。蒴果钟状，具杯状宿萼，浅棕色或棕黄色，先端平截。气微，味涩、微甘。

| **功能主治** | 淡，平。归肺、肝、脾经。清热利湿，消肿解毒，止咳化痰。用于痢疾，肝痛，感冒咳嗽，咽喉肿痛，哮喘，肺痨，咯血，肠痈，毒蛇咬伤，疔疮疖肿。

| **用法用量** | 内服煎汤，10 ~ 30 g；或捣汁；或浸酒；或研末。外用适量，研末调敷；或煎汤洗；或煎汤漱口。

| **附　注** | 本种异名：*Osbeckia angustifolia* D. Don。

野牡丹科 Melastomataceae 肉穗草属 Sarcopyramis

肉穗草

Sarcopyramis bodinieri Lévl. et. Van.

| 药 材 名 | 肉穗草（药用部位：全草）。

| 形态特征 | 小草本，高 5 ~ 12 cm，具匍匐茎。叶卵形或椭圆形，长 1.2 ~ 3 cm，宽 0.8 ~ 2 cm，边缘具疏浅波状齿，基出脉 3 或 5；叶柄具窄翅。聚伞花序顶生，具 1 ~ 3 花，基部具 2 叶状苞片；苞片通常呈倒卵形，被毛；总梗长 0.5 ~ 3（~ 4）cm；花梗长 0.1 ~ 0.3 cm，常四棱形，棱上具狭翅；花萼长约 0.3 cm，具 4 棱，棱上有狭翅，先端增宽而成垂直的长方形裂片，裂片背部具刺状尖头，有时边缘微羽状分裂；花瓣紫红色至粉红色，宽卵形，略偏斜，长 0.3 ~ 0.4 cm，先端急尖；雄蕊内向，花药黄色，近顶孔开裂，药隔基部延伸成短距；子房坛状。蒴果通常白绿色，杯形，具 4 棱。

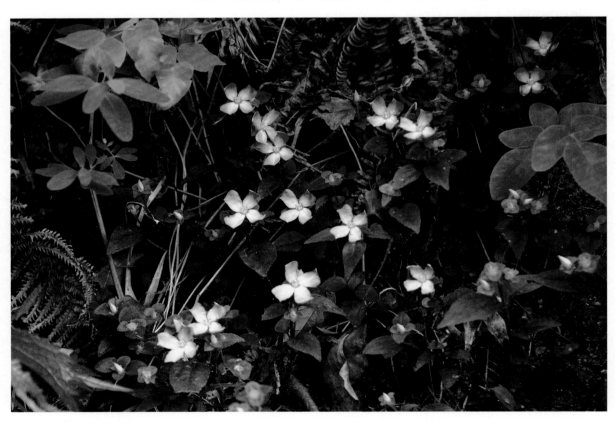

生境分布	生于海拔 1 000 m 以上的山谷密林下、阴湿处或石缝间。分布于德兴大茅山等。
资源情况	野生资源一般。药材来源于野生。
采收加工	春、夏季采收，洗净，切碎，晒干。
药材性状	本品为团捆状，长 5 ~ 10 cm。展开的单个植株，茎纤细，无毛。叶皱曲或破碎，平展叶片卵形或椭圆形，长 1 ~ 1.5（ ~ 3）cm，宽 0.6 ~ 1.5 cm，先端钝或急尖，基部圆形或阔楔形，边缘具疏浅波状锯齿，叶面绿紫色，有疏糙毛，叶背紫红色，无毛，具长叶柄。茎顶部有具 1 ~ 3（ ~ 5）花的聚伞花序，花红色或浅黄白色；萼筒四棱形，具狭翅，先端 4 裂；花瓣 4，阔卵形；雄蕊 8，等大，药隔基部有短距。蒴果杯形，具 4 棱。气微。
功能主治	甘、涩，凉。清热利湿，消肿解毒。用于热毒血痢，暑湿泄泻，肺热咳嗽，目赤肿痛，吐血，疔疮肿毒，外伤红肿，毒蛇咬伤。
用法用量	内服煎汤，15 ~ 30 g；或浸酒。
附 注	本种异名：*Sarcopyramis crenata* H. L. Li、*Sarcopyramis parvifolia* Merr. ex H. L. Li、*Sarcopyramis bodinieri* Lévl. et Van. var. *delicata* (C. B. Rob.) C. Chen、*Sarcopyramis delicata* C. B. Rob.、*Sarcopyramis nepalensis* Wall. var. *bodinieri* (Lévl. et Vaniot) Lévl.。

柳叶菜科 Onagraceae 露珠草属 Circaea

高山露珠草 *Circaea alpina* L.

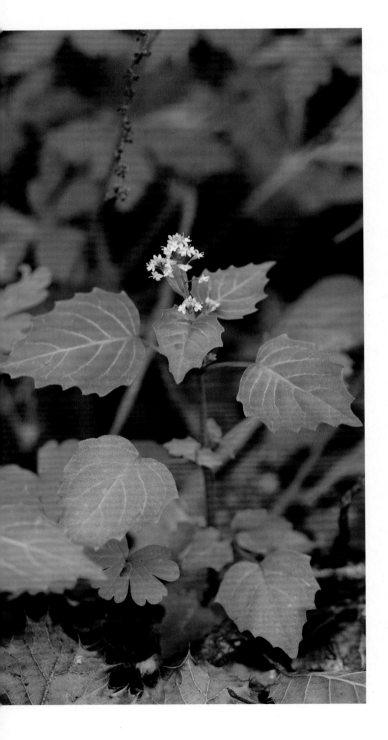

药 材 名

高山露珠草（药用部位：全草）。

形态特征

多年生草本，高 5 ~ 25 cm。茎纤弱，被短柔毛。叶对生，卵状三角形或宽卵状心形，长 1 ~ 3.5 cm，宽 1 ~ 2.5 cm，边缘除基部外具粗锯齿，上面疏被短柔毛，下面常带紫色；叶柄与叶片近等长。总状花序顶生与腋生，花序轴被短柔毛；苞片小；花小，两性，具长约 0.2 cm 的柄；萼筒卵形，裂片 2，紫红色，卵形，长 0.1 ~ 0.15 cm；花瓣 2，白色，倒卵形，与萼裂片近等长，先端凹缺；雄蕊 2；子房下位，1 室。果实坚果状，棒状，长约 0.2 cm，宽约 0.1 cm，外面密生钩状毛；果柄稍长于果实。

生境分布

生于潮湿处和苔藓覆盖的岩石及木头上。分布于德兴三清山北麓等。

资源情况

野生资源一般。药材来源于野生。

| 采收加工 | 7～8月采收，晒干。

| 功能主治 | 甘、苦，微寒。养心安神，消食，止咳，解毒，止痒。用于心悸，失眠，多梦，疳积，咳嗽，疮疡脓肿，湿疣，癣痒。

| 用法用量 | 内服煎汤，6～15 g；或研末。外用适量，捣敷；或煎汤洗。

| 附　注 | 本种异名：*Circaea lutetiana* L. subsp. *alpina* (L.) H. Lévl.、*Circaea caulescens* (Kom.) Nakai ex Hara var. *rosulata* Hara、*Circaea caulescens* (Kom.) Nakai ex Hara var. *glabra* Hara、*Circaea caulescens* (Kom.) Nakai ex Hara f. *ramosissima* Hara。

露珠草
Circaea cordata Royle

| 药 材 名 | 牛泷草（药用部位：全草）。

| 形 态 特 征 | 多年生草本，高 40 ~ 70 cm。茎绿色，密被短柔毛。叶对生，卵形，基部浅心形，长 5 ~ 9 cm，宽 4 ~ 8 cm，边缘疏生锯齿，两面均被短柔毛；叶柄长 4 ~ 8 cm，被毛。总状花序顶生，花序轴密被短柔毛；苞片小；花两性，白色；萼筒卵形，裂片 2，长 0.15 ~ 0.2 cm；花瓣 2，宽倒卵形，短于萼裂片，先端凹缺；雄蕊 2；子房下位，2室。果实坚果状，倒卵状球形，长 0.25 ~ 0.3 cm，直径约 0.25 cm，外被浅棕色钩状毛；果柄被毛，稍短于果实或与果实近等长。

| 生 境 分 布 | 生于排水良好的落叶林。分布于德兴三清山北麓等。

| 资 源 情 况 | 野生资源一般。药材来源于野生。

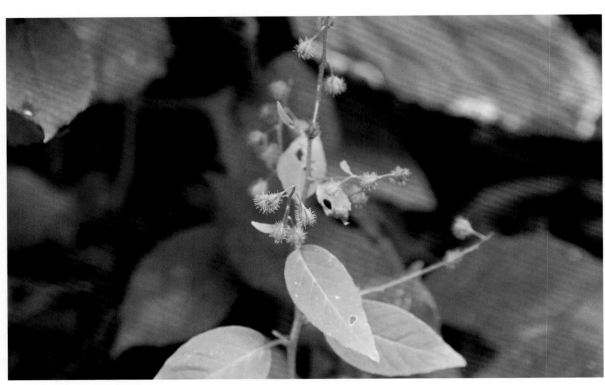

| 采收加工 | 秋季采收，鲜用或晒干。

| 功能主治 | 苦、辛，微寒；有小毒。归脾、肺经。清热解毒，止血生肌。用于疮痈肿毒，疗疮，外伤出血。

| 用法用量 | 内服煎汤，6 ~ 12 g。外用适量，捣敷；或研末调敷。

| 附　注 | 本种异名：*Circaea kitagawawe* H. Hara、*Circaea bodinieri* H. Lévl.、*Circaea cardiophylla* Makino、*Circaea kitagawae* H. Hara。

柳叶菜科 Onagraceae 露珠草属 Circaea

谷蓼 *Circaea erubescens* Franch. et Sav.

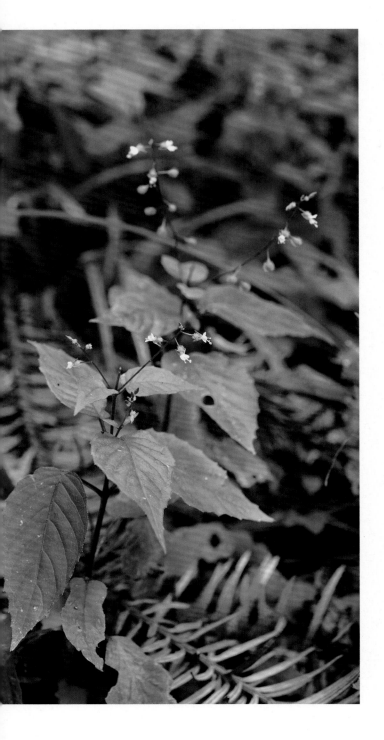

| 药 材 名 |

谷蓼（药用部位：全草）。

| 形态特征 |

多年生草本，高 20 ～ 100 cm。茎无毛，节间与叶柄常略带红紫色。叶对生，卵形或狭卵形，长 3 ～ 9 cm，宽 1.5 ～ 4 cm，基部近圆形，边缘具浅锯齿，通常无毛，具长柄。总状花序顶生与腋生，花序轴无毛；苞片小；花两性；萼筒卵形，裂片 2，粉红色，长约 0.2 cm；花瓣 2，倒卵形，长约为花萼裂片的一半，先端凹缺；雄蕊 2；子房下位，2 室。果实坚果状，梨形，纵沟不明显，长约 0.2 cm，直径约 0.15 cm，外被钩状毛；果柄无毛，纤细，长为果实的 2 ～ 3 倍。

| 生境分布 |

生于砾石河谷和渗水缝隙、山涧路边、土层深厚肥沃的温带落叶林中。分布于德兴大茅山等。

| 资源情况 |

野生资源丰富。药材来源于野生。

| 采收加工 | 秋季采收，鲜用或晒干。 |

| 功能主治 | 辛，凉。清热解毒，化瘀止血。用于无名肿毒，疔疮，刀伤出血，疥癣。 |

| 用法用量 | 内服煎汤，3～9g。 |

| 附　注 | 本种异名：*Circaea kawakamii* Hayata、*Circaea delavayi* H. Lévl.。 |

柳叶菜科 Onagraceae 露珠草属 Circaea

南方露珠草 *Circaea mollis* Sieb. et Zucc.

| 药 材 名 | 南方露珠草（药用部位：全草或根）。

| 形态特征 | 多年生草本，高 30 ~ 60 cm。茎密被曲柔毛。叶对生，狭卵形至椭圆状披针形，长 5 ~ 11 cm，宽 2 ~ 4 cm，被短柔毛，边缘有疏锯齿，具长 1 ~ 2 cm 的柄。总状花序顶生与腋生，花序轴被曲柔毛或近无毛；苞片小；花两性；萼筒卵形，裂片 2，绿白色，长 0.15 ~ 0.2 cm；花瓣 2，倒卵形，长约为花萼裂片的一半，先端凹缺；雄蕊 2；子房下位，2 室。果实坚果状，倒卵状球形，长 0.3 ~ 0.35 cm，直径约 0.3 cm，具 4 纵沟，外被钩状毛；果柄被短柔毛或近无毛，稍长于果实或与果实近等长。

| 生境分布 | 生于落叶阔叶林中。分布于德兴大茅山、三清山北麓等。

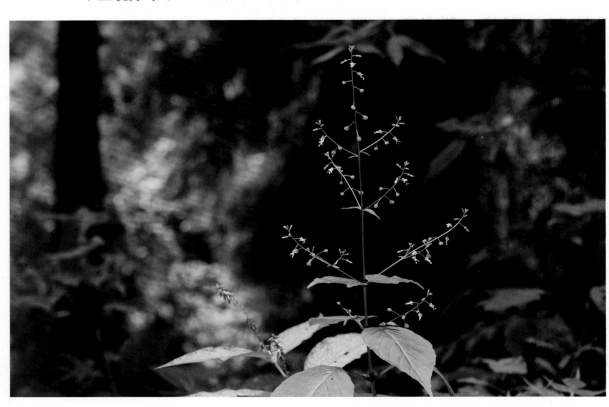

| 资源情况 | 野生资源一般。药材来源于野生。

| 采收加工 | 夏、秋季采收全草，鲜用或晒干；秋季采挖根，除去地上部分，洗净泥土，鲜用或晒干。

| 功能主治 | 辛、苦，凉；有小毒。归肝、胃经。祛风除湿，活血消肿，清热解毒。用于风湿痹痛，跌打瘀肿，乳痈，瘰疬，疮肿，无名肿毒，毒蛇咬伤。

| 用法用量 | 内服煎汤，3 ～ 9 g；或绞汁。外用适量，捣敷。

| 附　　注 | 本种异名：*Circaea coreana* H. Lévl.、*Circaea lutetiana* L. var. *taquetii* H. Lévl.、*Circaea coreana* H. Lévl. var. *sinensis* H. Lévl.。

柳叶菜科 Onagraceae 柳叶菜属 Epilobium

长籽柳叶菜

Epilobium pyrricholophum Franch. et Savat.

| **药 材 名** | 心胆草（药用部位：全草）。

| **形态特征** | 多年生草本，高 20 ~ 70 cm。茎被短腺毛，幼枝毛较密。下部叶对
生，上部叶互生，卵形至卵状披针形，长 2 ~ 5 cm 或更长，宽 0.7 ~
2.5 cm，后带紫红色，边缘具不规则疏齿，脉上被短腺毛，有极短
的柄。花两性，单生于叶腋，淡红紫色，长 0.4 ~ 0.8 cm；花萼裂
片 4，长 0.4 ~ 0.6 cm，外被腺毛；花瓣 4，宽倒卵形，先端凹缺；
雄蕊 8，4 长 4 短；子房下位，柱头棒状，长 0.2 cm。蒴果圆柱形，
长 4 ~ 6 cm，被短腺毛；种子长椭圆形，长约 0.15 cm，较薄，密
被小乳突，先端具 1 簇棕黄色种缨。

| **生境分布** | 生于海拔 300 ~ 1 770 m 的山区沿江河谷、溪沟旁、池塘与水田湿
处。分布于德兴绕二、花桥等。

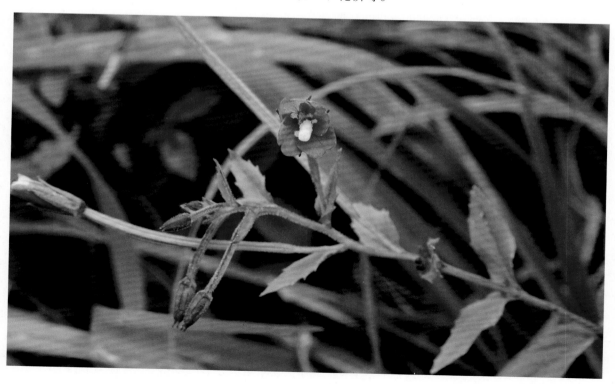

| 资源情况 | 野生资源一般。药材来源于野生。

| 采收加工 | 夏、秋季采收，洗净，鲜用或晒干。

| 药材性状 | 本品根茎上生多数须根。下部叶对生，上部叶互生，近无柄；完整叶片卵形或卵状披针形，长约 5 cm，宽约 2 cm，先端钝尖，边缘具不规则疏齿。花单生于茎顶叶腋。蒴果线状长圆柱形，长达 6 cm；种子长椭圆形，长约 0.15 cm，先端具 1 簇淡黄棕色种缨。气微，味微苦。

| 功能主治 | 苦、辛，凉。清热利湿，止血安胎，解毒消肿。用于痢疾，吐血，咯血，便血，月经过多，胎动不安，痈疮疔肿，烫伤，跌打伤肿，外伤出血。

| 用法用量 | 内服煎汤，6 ~ 15 g。外用适量，捣敷；或研末调敷；或取种子冠毛敷。

| 附　　注 | 本种异名：*Epilobium myokoense* Koidz.、*Epilobium kiusianum* H. Lévl.、*Epilobium axillare* Franch. ex Koid.、*Epilobium hakkodense* H. Lévl.、*Epilobium arcuatum* H. Lévl.、*Epilobium chrysocoma* H. Lévl.、*Epilobium quadrangulum* H. Lévl.。

柳叶菜科 Onagraceae 丁香蓼属 Ludwigia

丁香蓼 *Ludwigia prostrata* Roxb.

| **药 材 名** | 丁香蓼（药用部位：全草）、丁香蓼根（药用部位：根）。

| **形态特征** | 一年生草本，高约 50 cm。茎近直立或下部斜升，具较多分枝，有纵棱，略带红紫色，无毛或疏被短毛。叶互生，全缘，披针形，长 2 ~ 9 cm，宽 1.2 ~ 2.8 cm，近无毛；叶柄长 0.3 ~ 1 cm。花两性，单生于叶腋，黄色，无柄，基部有 2 小苞片；萼筒与子房合生，裂片 4，卵状披针形，长 0.25 ~ 0.3 cm，外面略被短柔毛；花瓣 4，稍短于花萼裂片；雄蕊 4；子房下位，花柱短。蒴果圆柱形，略具 4 棱，长 1.5 ~ 3 cm，宽约 0.15 cm，稍带紫色，成熟后室背果皮呈不规则状破裂，具多数细小的棕黄色种子。

| **生境分布** | 生于海拔 100 ~ 700 m 的稻田、河滩、溪谷旁湿处。分布于德兴

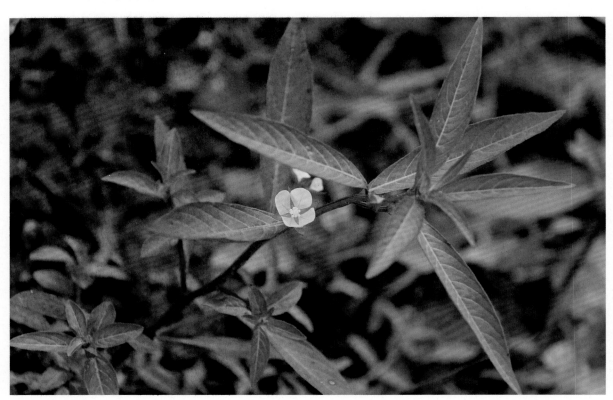

香屯、黄柏、海口等。

| 资源情况 | 野生资源丰富。药材来源于野生。

| 采收加工 | 丁香蓼：秋季结果时采收，切段，鲜用或晒干。

丁香蓼根：秋季采挖，洗净，鲜用或晒干。

| 药材性状 | 丁香蓼：本品全株较光滑无毛。主根明显，长圆锥形，多分枝。茎直径 0.2 ~ 0.8 cm，茎下部节上多须状根，上部多分枝，棱角约 5，暗紫色或棕绿色；易折断，断面灰白色，中空。单叶互生，多皱缩，完整者展平后呈披针形，全缘，先端渐尖，基部渐狭，长 2 ~ 9 cm，宽 1.2 ~ 2.8 cm。花 1 ~ 2，腋生，无梗；花萼、花瓣均 4 裂，萼宿存，花瓣椭圆形，先端钝圆。蒴果条状四棱形，直立或弯曲，紫红色，先端具宿萼。种子细小，光滑，棕黄色。气微，味咸、微苦。

| 功能主治 | 丁香蓼：苦，寒。清热解毒，利尿通淋，化瘀止血。用于肺热咳嗽，咽喉肿痛，目赤肿痛，湿热泻痢，黄疸，淋痛，水肿，带下，吐血，尿血，肠风便血，疔肿，疥疮，跌打伤肿，外伤出血，蛇虫、狂犬咬伤。

丁香蓼根：苦，凉。归肾、小肠经。清热利尿，消肿生肌。用于急性肾炎，刀伤。

| 用法用量 | 丁香蓼：内服煎汤，15 ~ 30 g；或浸酒。外用适量，捣敷。

丁香蓼根：内服煎汤，9 ~ 15 g。外用适量，捣敷。

| 附　　注 | 本种异名：*Jussiaea prostrata* (Roxb.) Lévl.。

本种的拉丁学名被修订为 *Ludwigia epilobiloides* Maxim.。

药材丁香蓼，为本种的干燥全草，《湖南省中药材标准》（1993 年版、2009 年版）中有收载。